3rd edition

핵의학검사학

Laboratory of Nuclear Medicine

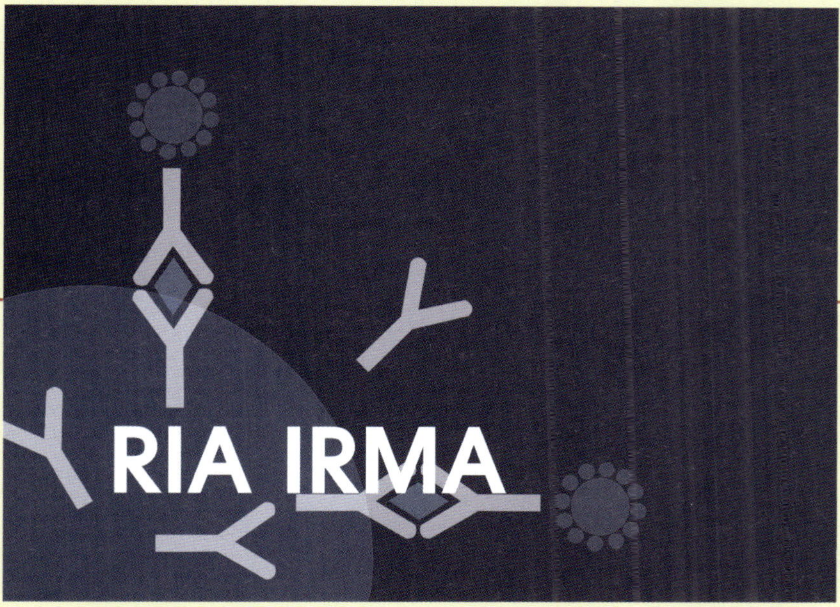

청구문화사

머리말

방사성동위원소나 방사선을 이용하는 기술은 의학, 유전공학, 공학, 농학, 약학, 이학 등 여러 분야에서 필수적인 기법으로 발전하고 있다.

그중에서도 의학계에서 이용되는 핵의학검사학은 핵의학의 한 분야를 차지하는 영역으로 환자의 진단이나 치료효과를 파악하는데 중요한 역할을 하고 있다.

1959년 Yallow와 Berson이 환자의 검체 시료에서 인슐린항체를 방사면역측정법(RIA)으로 측정한 이래, 체내 호르몬을 비롯한 미량성분 측정이 가능하게 되면서 체내에서 일어나는 여러 가지 생명현상의 해명과 질병의 기전을 이해하게 되었다.

우리나라도 1960년 방사성동위원소를 임상검사에 이용한 이래 획기적인 발전을 거듭하고 있고, 현재 전국 150개 병, 의원에서 이를 사용하고 있으며, 현재 임상병리사학회 내 핵의학검사학회를 운영 각 회원들이 활달히 학술 및 연구 활동을 전개 중이다.

이에 임상병리사 국가시험을 준비하는 학생들과 임상실무자를 위한 교재편찬을 하기에 이르렀으며, 아울러 방사성동위원소 면허시험을 준비하는 사람을 위하여 출제분야인 원자력이론, 방사선 장해방어, 방사선취급기술 분야의 기초를 삽입하였고 부록에 원자력 관계법령을 추가하여 도움을 주고자 하였다.

학생들과 임상실무자를 위한 지침서로 초판을 발행한지도 어느새 7년이라는 세월이 흘렀다. 그동안 많은 분들의 성원과 개정작업 참여로 미흡했던 부분들을 보완하여 개정판을 거듭한 결과 이번에 개정3판을 발행하게 되었다. 앞으로도 지속적으로 수정·보완해 나갈 것을 다짐하며 여러 선배제현들의 변함없으신 애정과 지도편달을 바라마지 않는다.

부디 이 작은 책자가 임상에서 근무하는 실무자에게는 핵의학을 보다 깊게 이해하는 기회가 되고, 임상병리학을 공부하는 학생들에게는 국가시험을 준비하는 알찬 수험서가 되길 기대해 본다.

마지막으로 출판에 이르기까지 충고와 조언을 주신 집필자 모두와 인천 길병원 핵의학과 최우재선생님, 한양대학교 내분비학연구실 이창주박사님과 청구문화사 이상태사장님 이하 편집부 직원들에게 그동안에 노고에 감사드린다.

2020년 3월

저자 일동

목 차

I. 총 론

II. 각 론

Ⅲ. 부 록

I

총 론

제1장

원자력 기초

Basic Atomic Energy

지구상에 있는 온갖 생물 또는 무생물을 포함한 도든 물질은 원자(atom)라고 하는 아주 작은 입자로 되어 있다. 자연적으로 존재하는 원자의 종류로는 92가지이며, 원자 번호가 1인 수소 원자로부터 원자번호가 92인 우라늄 원자까지 92종류의 원자가 여러 가지 모양으로 결합하여 지구상의 온갖 물건이나 물질을 만들고, 플루토늄 이외에도 수십여 가지의 원자가 인공적으로 만들어졌다.

알려진 원자의 구조가 밝혀지기 시작한 것은 19세기말 경부터 본격적인 연구가 시작되면서 부터 이며, 영국의 물리학자 러더포드(E.N. Rutherford, 1871~1937)는 α선 입자 산란 실험을 통해 "원자는 양전하의 핵을 중심으로 주변에 전자가 혹성처럼 궤도를 선회하고 있다"고 실험에 의하여 원자의 모형을 발견하였다.

현대 원자모형은 보어(Nilels H.D. Bohr, 1885~1962) 이론에서 설명하였다. 원자핵의 주의를 도는 전자는 각각 정해진 에너지를 가진 궤도(K, L, M, N, O 등의 순서)만을 취할 수 있으며, 같은 궤도 내에서 전자는 전자파를 방출하지 않으며, 궤도간 전자의 이동시에는 전자파가 선 spectrum으로 방출 또는 흡수된다(그림 1-1).

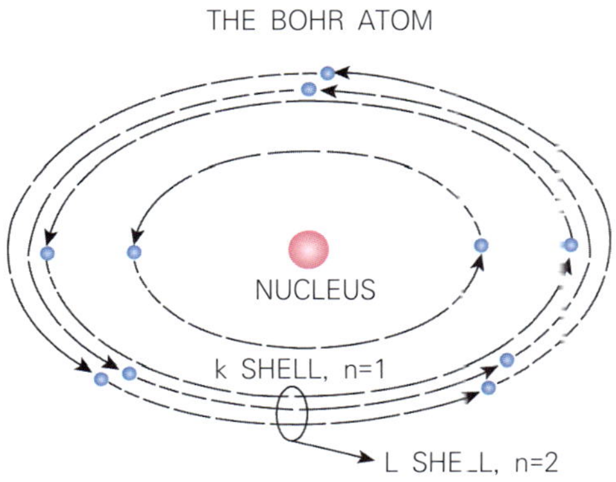

그림 1-1 원자의 Bohr model

1-1. 원자의 구조

물질을 구성하고 있는 원자는 양전하를 띠는 원자핵(nucleus)과 그의 주변을 고속으로 회전하고 있는 음전하를 띠는 궤도 전자(electron)로 이루어져 있다. 또한 원자핵은 핵자로 부르는 양자(proton)와 중성자(neutron)로 구성되어 있다(그림 1-2).

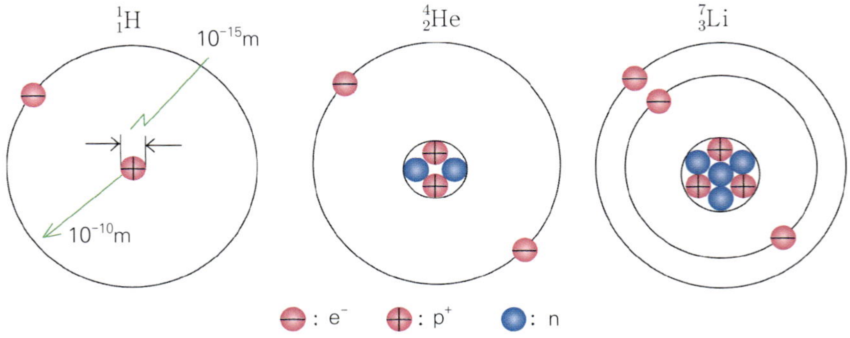

그림 1-2 원자의 구조

원자핵을 구성하는 양자는 전자의 하전과 절대치가 같고 부호가 반대인 양전하(1.6×10^{-19} C)를 가진 입자로 질량은 전자의 약 1,836배이다. 양자의 수는 궤도전자 수와 같으며 원자번호를 나타내고 Z의 기호로 나타낸다. 중성자는 양자와 동일한 질량을 가지며 전기적으로는 중성인 입자로 단독으로 존재하고 있고 양자와 전자와 중성미자로 분열하는 불안정한 입자이다. 원자핵을 구성하고 있는 중성자의 수는 N의 기호로 표시한다(표 1-1). 전자는 핵 주위를 고속으로 회전하는 입자로 전하는 음전하를 띠며 원자번호와 같은 수를 나타내고 전하량 -1.602×10^{-19} C을 가진다.

표 1-1 원자를 구성하는 입자의 성질

입 자		위 치	질 량(kg)	전 하(C)	입자수	
원자핵	양성자	핵내	1.67262×10^{-27}	1.60217×10^{-19}	원자번호수	질량수
	중성자	핵내	1.67262×10^{-27}	0	중성자수	
전자		핵외	9.10938×10^{-31}	1.60217×10^{-19}	원자번호수	

1) 원자핵

(1) 양성자

원자핵(nucleus)을 구성하는 기본 입자로 1886년 독일의 골드슈타인(Goldstein)에 의해 처음으로 발견되었다. 음극선과 같은 기체의 방전관에 기체를 넣고 방전시키면 양극에서 음극으로 흐르는 양이온의 흐름인 양극선이 생기는 것을 관찰하였다. 러더퍼드(Rutherford)는 기체가 수소일 때 생기는 가벼운 수소(H^+) 입자를 양성자로 명명하였다.

양성자는 전기적으로는 1.60217×10^{-19} kg인 양전하를 띠며, 질량은 1.67262×10^{-27} kg 또는 1.007276 amu 정도이며, 원자번호를 결정하고 이 궤도 전자수와 같고 질량은 전자의 1,840배가 된다.

(2) 중성자

Rutherford는 여러 원자핵의 질량을 조사하여 원자핵 질량의 거의 절반이 양성자임을 알게 되었다. 그러므로 전하는 없으나 양성자와 거의 같은 질량를 가진 입자가 존재할 것을 암시하였다.

1932년 영국의 채드윅(Chadwick)은 베릴륨(beryllium)의 원자핵을 알파(α)입자로 가했을 때 큰 에너지를 가진 전하가 없는 입자가 튀어 나오는 것을 발견하고 이를 중성자로 하였다. 질량은 1.67262×10^{-27} kg으로 전하는 없으며 전자의 1,836배의 무게를 가지고 있다.

2) 전자

1878년 영국의 화학자인 크룩스(Crookes)는 기체의 압력이 아주 낮은 유리관의 양끝에 전극을 설치하고 방전하면 (-)극에서 (+)극으로 흐르는 광전이 있음을 발견하였으며 이를 음극선이라 한다. 이 음극선은 전하를 가진 입자의 흐름으로 이 입자의 전하대 질량비 값은 1.60217×10^{-19} C임을 알게 되었고 이 입자를 전자로 명명 하였다.

크룩스가 진공방전 연구에 쓰던 유리관을 크룩스관(Crookes's tube)이라고 하며 이 관을 이용하여 독일의 Röntgen이 X선을 발견하였다

전자가 원자핵의 주변을 회전하는 궤도를 전자궤도(electron orbit)라고 하며, 핵에서 가까운 순서대로 K, L, M, N 껍질(shell)이라고 하며, 1개의 궤도에 전자가 2개씩 들어가는 것을 고려하면 전자의 수용 능력은 K껍질에 2개, L껍질에 8개, N껍질에 18개, M

껍질에 32개가 된다. 이와 같이 원자번호가 클수록 수록 K, L , M, N... 등의 순서로 2, 8, 18, 32...개가 채워진다.

(1) 기저상태, 여기상태

원자에서 열이나 외부에서 자극을 주지 않으면 각각 전자궤도는 에너지준위가 정해진 궤도를 돌고 있다. 이를 기저상태(ground state)라 한다. 그러나 가열하가나 원자를 자극시키면, 궤도전자의 일부는 바깥쪽 궤도로 이동한다. 이와같은 현상을 여기상태(excited state)라 한다. 그러나 이는 불안정 하므로 바로(10^{-6}초) 원래 상태로 되돌아온다. 이와 같이 궤도사이의 이전 현상을 전이(transition)라 하며 이때 빛, 자외선, X선 등이 방출된다(그림 1-3).

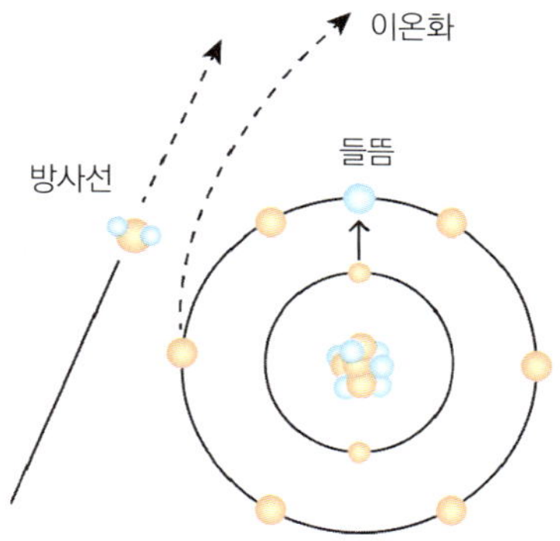

그림 1-3 원자의 여기와 이온화

(2) 이온화

궤도전자는 원자핵과 원심력과의 균형으로 원운동을 하고 있다. 만약 원자핵과 궤도전자가 결합에너지 이상의 에너지를 외부로부터 받았다면 전자는 떨어져 나가 자유전자가 된다. 이를 이온화(ionization) 또는 전리라 한다.

3) 핵 종

핵 내의 양성자수와 중성자수에 의해 분류된 원자를 핵종(nuclide)이라고 한다. 이는 질량수(A)와 원자번호(Z)에 의해 결정되는 원자핵의 종류이다(표 1-2).

(1) 동위원소

원자번호(Z)가 같고 질량수(A)가 다른 핵종으로 동위체 또는 동위원소(isotope)라 한다. 질량은 다르나 화학적 성질이 같은 핵종으로 ${}^{1}_{1}H$, ${}^{2}_{1}H$, ${}^{3}_{1}H$ 및 ${}^{235}_{92}U$, ${}^{238}_{92}U$가 동위원소이다(그림 1-4).

(2) 동중체

질량수(A)가 같고 원자번호(Z)가 다른 핵종으로 ${}^{198}_{79}Au$, ${}^{198}_{78}Pt$, ${}^{198}_{77}Ir$가 동중체(isobar)이다.

(3) 동중성자체

중성자수(N)가 같고 원자번호(Z)가 다른 핵종으로 ${}^{31}_{14}Si_{17}$ ${}^{32}_{15}P_{17}$, ${}^{33}_{16}S_{17}$가 동중성자체(isotone)이다.

(4) 핵이성체

원자번호(Z)와 질량수(A)가 같고 핵 에너지가 서로 다른 핵종을 핵이성체(isomer)라 하며 ${}^{99m}_{43}Tc$, ${}^{99}_{43}Tc$, ${}^{81m}_{36}Kr$, ${}^{81}_{36}Kr$ 등이 있다(m은 metastable 준안정의 약자이다).

표 1-2 핵종의 종류

명칭	원자번호(Z)	중성자수(N)	질량수(A)	예
동위원소	같음	다름	다름	${}^{125}_{53}I$, ${}^{127}_{53}I$, ${}^{131}_{53}I$
동중체	다름	다름	같음	${}^{131}_{53}I$, ${}^{131}_{54}Xe$
동중성자체	다름	같음	다름	${}^{53}_{24}Cr_{29}$, ${}^{54}_{25}Mn_{29}$
핵이성체	같음	같음	같음	${}^{99}_{43}Tc$, ${}^{99m}_{43}Tc$

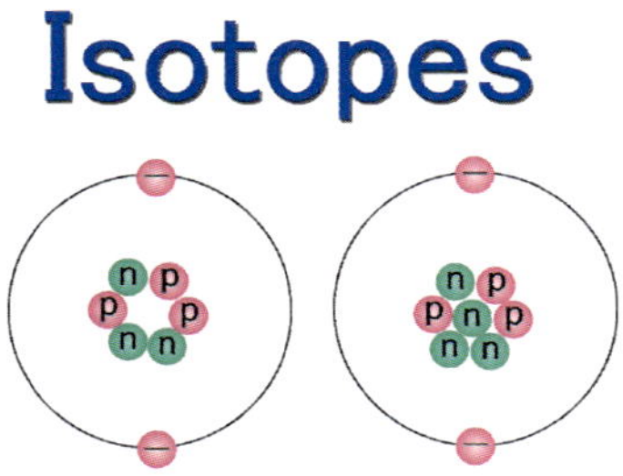

그림 1-4 동위원소의 예

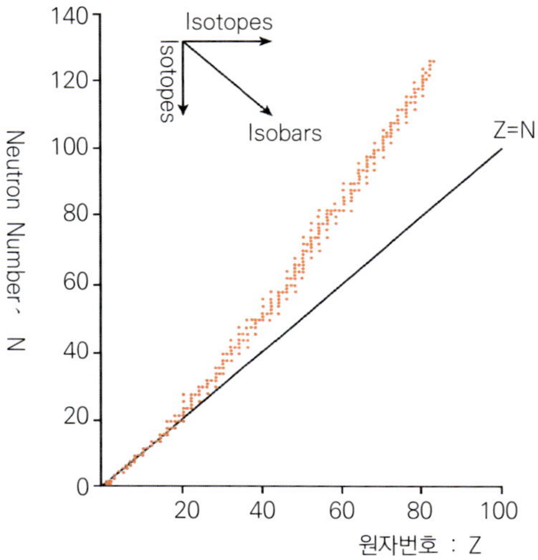

그림 1-5 안정한 핵종에서 중성자수(N)와 질량수(A) 비율

가벼운 핵종은 N = Z로 안정하나 무거운 핵종은 N = 1.5 이상이 된다.

4) 안정한 핵종

핵종의 안정성 여부는 중성자와 양성자수 비율에 따라 결정된다(그림 1-5). 예를 들면 ^{12}C의 경우 Z = 6, N = 6으로 안정하나, 중성자(N) 2개가 증가하면 ^{14}C으로 불안정하여 β선을 방출한다.

가벼운 핵종(^{4}He, ^{12}C)은 N/P비가 1로 비교적 안정하나, 질량이 큰 원소인 ^{238}U는 양자수에 비해 중성자수가 50%가 많은 N/P비가 1.5 이상 되므로 쉽게 불안전 해진다.

5) 핵종 표기

양자수와 중성자수를 합한 (Z + N) 수는 질량수를 나타나고 이는 A의 기호로 표시한다. 통상 원자는 원자번호와 동일한 수의 궤도전자를 가지며 전기적으로는 중성이고, 이의 질량은 원자핵인 양자와 중성자의 무게에 의해 결정된다.

원자번호 Z와 질량수 A의 핵의 에너지 상태에 의해 정해진 원자핵 또는 원자핵의 종류를 핵종(nuclide)이라고 한다. 핵종을 나타낼 때 원소기호의 좌측 상단에 질량수 A, 좌측 하단에는 원자번호를 Z를 기입하고 하고 원소기호의 우측 상단에 원소의 명칭, 하단에 중성자수를 표시한다(그림 1-6). 탄소(carbon)의 경우 원자번호(Z) 6, 질량수(A = Z + N) 14, 중성자수(N = A - Z) 8을 나타낸다.

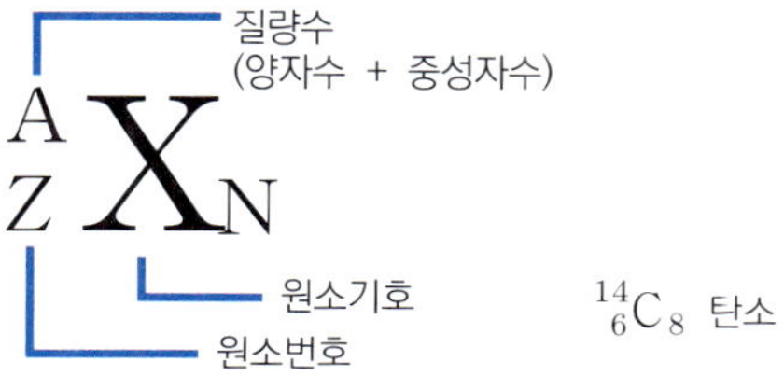

그림 1-6 핵종표시 예

A : 질량수(양자수와 중성자수)
Z : 원자번호(양자수 또는 전자수)
X : 원소의 명칭 N : 중성자수

1-2. 방사선

우라늄이나 플루토늄과 같이 원자량이 매우 큰 원소들은 너무 무겁기 때문에 불안정해서 스스로 붕괴를 일으킨다. 이러한 원소들이 붕괴되어 다른 원소로 바뀔 때에는 몇가지 입자나 전자기파를 방출하는데 이것을 방사선(radiation)이라고 하며 이렇게 방사선을 내놓는 능력을 방사능(radioactivity)이라고 한다.

이러한 원소가 붕괴할 때 나오는 방사선은 α선, β선, γ선, X선, 중성자선 같은 입자나 전자기파를 합쳐서 언급하는 경우가 많다. 방사선은 α선, β선, 중성자선과 같이 운동하는 입자인 입자선과 γ선, X선과 같은 전자기파로 구분할 수 있다. 전자기파 또는 입자선 중 직접 또는 간접적으로 공기를 전리하는 능력을 갖춘 것으로 알파선, 양자선, 베타선 등 중하전 입자선과 감마선, 백만볼트 이상의 에너지를 갖는 전자선과 엑스선을 말한다.

1896년 베크렐(Becquerel)은 우라닐황산칼륨(potassium uranyl sulfate) 표본이 태양빛을 쪼인 적이 없는데도 감광판을 감광시켰음을 발견하고, 자연적인 우라늄 자체에서 방출되는 이 빛을 베크렐선이라 하였다. 1898년 퀴리(Curie)는 역청우란광을 농축 시켜 우라늄보다 150배의 방사능을 방출하는 폴로늄(polonium)을 발견하고 이들 물질로부터 나오는 성질을 최초로 방사능(radioactivity)이라고 명명하였고, 방사능을 가진 물질에서 나오는 것을 방사선(radiation)이라고 하였다.

1) 방사선의 종류

방사선은 1895년 뢴트겐이 X선을 발견하였고, 1896년 베크렐이 우라늄에서 방사능을 발견하였다. 1898년에는 퀴리부부가 라듐(Ra)과 폴로늄(Po)의 방사능을 발견하고 1902년 러더퍼드가 α선, β선, γ선을 발견하였다. 종류로는 X선, 전자기파, 전파, 적외선, 자외선, 햇빛 등의 비전리방사선과 전리능력을 가진 γ선, X선이 있으며, 전리 능력을 가진 입자방사선으로 α선, β선, 양성자, 중성자 등이 있다(표 1-3).

표 1-3 방사선의 종류와 특성

분류	종류		특성
직접전리 방사선 (하전입자)	α선	입자방사선	^{4}He 핵의 흐름
	β^{+}선		$p \rightarrow n + \beta^{+} + \upsilon$
	β^{-}선		$n \rightarrow p + \beta^{-} + \upsilon$
	전자선		전자의 흐름
간접전리 방사선 (비하전입자)	γ선	전자파방사선	원자핵이 방출하는 전자파
	X선		핵외 궤도전자에서 방출하는 전자파
	중성자	입자방사선	핵의 입자선의 흐름

2) 방사선의 작용

(1) 형광작용

형광작용이란 특정물질에 빛을 투과하면 특이한 빛을 발생하는 것을 말한다. 즉 형광물질에 방사선을 조사하고 자극을 정지하면 10^{-4}초 이내 발광이 정지되는 것을 말한다. 시료의 감마선을 측정하는 신틸레이션카운터도 형광작용을 이용한 것이다.

(2) 감광작용

사진검판에 방사선을 조사하면 방사선의 감광작용 또는 사진작용으로 인해 방사능을 알 수 있다. 감광된 정도를 필름의 흑화정도로 측정함으로 피폭선량을 알 수 있다.

(3) 전리작용

전리작용이란 방사선을 조사하면 1단계로 물질을 구성하고 있는 원자의 전자가 핵과의 쿨롱력을 벗어나 궤도 밖으로 끌어내는 2차 전자를 방출하는 현상이다. 이때 방출된 2차 전자는 조직의 원자나 분자에 에너지를 부여한다.

방사선을 취급 시 가이거-뮬러 카운터라는 방사선 측정기로 피폭선량을 측정하는 것은 전리작용을 이용한 것이다.

(4) 투과작용

방사선은 에너지를 가지고 있으며, 물질을 통과할 때 강한 투과력이 있으며 이는 파장이 짧을수록 강하다. 물질을 통과 시 방사선 에너지는 물질 속에 흡수되어 점점 줄어들며 이는 방사선의 종류, 에너지 크기, 통과 물질의 종루에 따라 다르다(표 1-4). 따라서 방사선장해를 방지하기 위해 설치하는 시설을 차폐체라 하고 납, 콘크리트 등이 이용된다.

표 1-4 α선, β선, γ선, X선의 특성

종류	α선	β선	γ선, X선
본질	${}^{4}_{2}He$ 원자핵	전자	전자파
전하	e^{+2}	e^{-}	o
에너지	대(~5 MeV)	중(~2 MeV)	소(~ MeV)
투과작용	소	중	대
전리작용	대	중	소
감광작용	대	중	소
발광작용	대	중	소

1-3. 방사성동위원소

불안정한 핵종이 방사선을 방출하고 특별한 핵종으로 변하는 성질을 방사능(radioactivity)라 하고 방사능을 내는 핵종을 방사성핵종(radionuclide)또는 방사성동위원소(radioisotope, RI)라고 한다.

또한 방사성 동위원소가 별도의 핵종으로 변화하는 현상을 붕괴(decay) 또는 괴변(disintegration)이라 한다. 붕괴의 과정에 있어서는 여러 가지 종류가 있으며, 여기에는 방사성동위원소 고유의 붕괴형식을 가지고 있다. 붕괴 전 원자의 상태를 친핵종, 붕괴 후 원자를 낭핵종이라고 한다.

자연계에는 우라늄계열 등 천연 방사성동위원소가 있고, 의학에서 많이 이용하는 방사성동위원소는 원자로 가속기에서 제조하는 인공 방사성동위원소가 있다.

1) 방사성 붕괴

원자핵은 안정한 핵종과 불안정한 핵종(방사성동위원소)이 있는데, 이는 원자핵의 중성자수가 증가함에 따라 안정한 핵이 불안정한 핵종으로 바뀐다. 불안정한 핵종인 방사성동위원소가 방사선을 방출하고 다른 안정한 핵종으로 변환되는 성질을 붕괴(decay)라 한다(표 1-5).

표 1-5 원자핵의 붕괴

붕괴형식	붕괴내용	질량수	원자번호
α 붕괴	α선($^4_2$He핵)방출	-4	-2
β^-붕괴	음전자(e^-)방출	0	+1
β^+붕괴	양전자(e^+)방출	0	-1
전자포획(EC)	X선 방출	0	-1
핵이성체전이(IT)	γ선 방출	0	0
내부전환(IC)	γ선, X선 방출	0	0

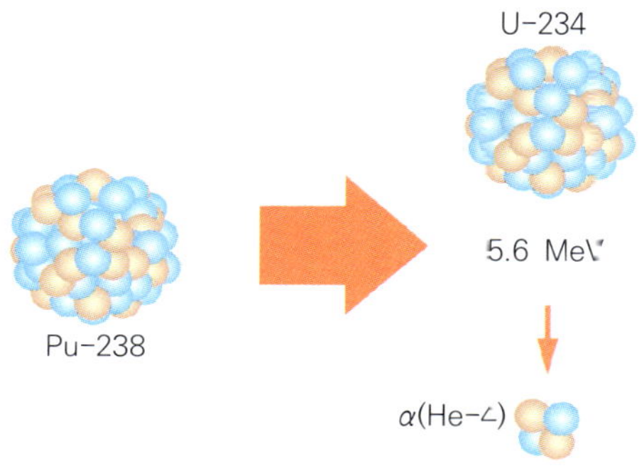

그림 1-7 ^{238}Pu의 α붕괴에 의한 ^{234}U의 생성

(1) 알파붕괴

원자핵은 α선을 방출하고 다른 원자핵으로 변화하는 과정을 α 붕괴(alpha decay)라 한다. α 입자의 본질은 ^{4}He의 핵이며 원자핵으로부터 α 붕괴시 낭핵종은 친핵종보다 양자 2개와 중성자 2개가 소실되는 즉, 질량수 4, 원자번호 2가 감소한다. 따라서 $^{238}_{94}Pu \rightarrow ^{234}_{92}U + \alpha(^4_2He)$가 되며 α선을 방출한다(그림 1-7).

$$^A_ZX \rightarrow ^{A-4}_{Z-2}X + \alpha$$

(2) 베타붕괴

원자핵에서 전자가 방출되어 별개의 원자핵으로 변하는 과정이다. 이에 따른 붕괴에는 3종류의 형식이 있다.

① 음전자(β^-)붕괴

원자핵이 β^-선을 방출하고 다른 원자핵으로 변하는 과정이다. β^-선은 고속의 β^-입자(음전자 electron. e^-)라고도 하며, 이 과정에서 원자핵 내에서 1개의 중성자(n)가 양자(p)와 음전자(β^-)와 중성미자(υ)로 변한다.

$$^{A}X \rightarrow {}_{Z+1}X + \beta^- \quad \text{또는} \quad n \rightarrow p + \beta^- + \upsilon$$

중성미자는 무전하의 질량이 0라고 생각되는 소립자로서 직접적으로 관측되지는 않는다.

β^-붕괴시 낭핵종은 친핵종보다 원자번호가 1 증가하고 질량수는 변화하지 않는다.

예로 $^{32}_{15}P \rightarrow {}^{32}_{16}S + \beta^- + \upsilon$가 되며 핵외로 β^-선을 방출한다.

붕괴시 동시에 발생하는 에너지는 β^-입자와 중성미자와 사이에서 핵종이 나누어진다. β^-선의 운동에너지는 일정하며 0에서부터 핵종에 따라 고유의 최대 에너지까지 연속 스펙트럼을 나타낸다.

② 양전자(β^+)붕괴

원자핵이 β^+를 방출하고 다른 원자핵으로 변하는 과정이다. 양성자(p)는 β^+입자(양전자 positron, e^+)와 중성미자로 변한다.

$$^{A}X \rightarrow {}_{Z-1}X + \beta^- \quad \text{또는} \quad p \rightarrow n + \beta^+ + \upsilon$$

붕괴시 낭핵종은 친핵종보다 원자번호가 1 감소하고 질량수는 변화하지 않는다. 예로 $^{11}_{6}C \rightarrow {}^{11}_{5}B + \beta^+ + \upsilon$가 되며 β^+선을 핵외로 방출한다.

β^+선의 에너지 분포는 β^-선과 동일하다. 다만 방출된 양전자(β^+)와 그의 운동에너지가 소실하면, 주변의 물질 중 전자와 결합하여 소실시 0.51 MeV의 전자파(소멸방사선) 2개가 180° 반대 방향으로 방출된다.

③ 전자포획

원자핵이 궤도전자를 취하고 다른 원자핵으로 변하는 과정을 전자포획(Electron capture, EC)이라 한다.

이 과정은 β^+붕괴와 동일한 형태를 가지며 선을 방출하는 대신 원자핵 내에서 1개의 양자가 궤도전자를 포획하고 중성자와 중성미자로 변화한다.

$$^{A}X + e^- \rightarrow {}_{Z-1}X + \upsilon \quad \text{또는} \quad p + e^- \rightarrow n + \upsilon$$

전자포획에 의한 붕괴시 β^+붕괴와 동일하며 낭핵종은 친핵종보다 원자번호가 1 감소하고 질량수는 변하지 않는다. 예로써 ${}^{125}_{53}I + e^- \rightarrow {}^{125}_{52}Te + \upsilon$로 된다.

전자포획시 원자핵이 궤도전자(통상은 K각 전자)를 포획하게 되면 그의 빈자리를 외측 궤도전자가 이동하게 되고 그의 여분의 에너지를 전자파로 방출한다. 이 전자파를 특성 X선 이라고 하고, 낭핵종은 고유의 에너지를 가지고 있다.

(3) 감마붕괴

α 붕괴와 β 붕괴에 의해 생성된 후 원자핵은 대부분 여분의 에너지를 가진 불안정한 상태(여기상태)가 되고 이에 에너지를 전자파로써 방출하고 기저(안정)상태로 변한다. 이 때 방출되는 전자파를 γ선이라고 한다. γ선과 특성 X선은 동일한 전자파이지만 γ선은 원자핵에서 발생하고 X선은 핵 외에서 발생하는 것으로 구별된다.

γ선을 방출시 원자번호와 질량수는 변하지 않는다. 준안정상태의 핵은 γ선을 방출하여 저에너지 상태로 옮겨가는 것이 일반적이나 에너지를 핵 밖의 전자에 주어 전자를 방출시키기도 한다. 대개 원자핵이 여기상태에서 기저상태로의 전이는 보통 단기 시간 내(약 10^{-10}초 이내)에 일어나며 γ선을 방출한다.

① 핵이성체전이

원자핵 붕괴 후 생성된 원자핵이 종류에 따라 여기상태가(준안정 상태)가 장기간에 있는 경우 보통 10^{-6}초 이내 단시간 사이에 γ선을 방출하고 안정상태가 되나 어떤 종류에서는 약간 긴 수명으로 준안정상태로 머무는 경우가 있다. 이런 에너지 준위가 높은 핵종은 준안정(metastable)의 의미인 m을 질량수에 다음에 붙여 표시한다.

이런 상태에 있는 상호의 핵종을 핵이성체(Isomer)다고 γ선을 방출하여 기저상태(안정상태)로 전이되는 과정을 핵이성체전이(Isomeric transition, IT)라고 한다.

② 감마선의 내부전환

여기상태에 있는 원자핵이 기저상태로 전이될 때 γ선을 방출하는 대신 에너지를 궤도전자에 주고 원자외로 방출 시키는 경우가 있다. 이런 현상을 γ선의 내부전환(internal conversion, IC)이라고 하며 방출된 전자를 내부전환전자(ICE)라고 한다.

^{99m}Tc는 IT를 동반시 0.14 MeV의 γ선을 방출하며 이 경우 10%에 해당하는 내부전환전자를 방출한다. 내부전환이 일어나면 전자포획과 같은 현상인 특성 X선(characteristics X-ray)이 발생한다(그림 1-8).

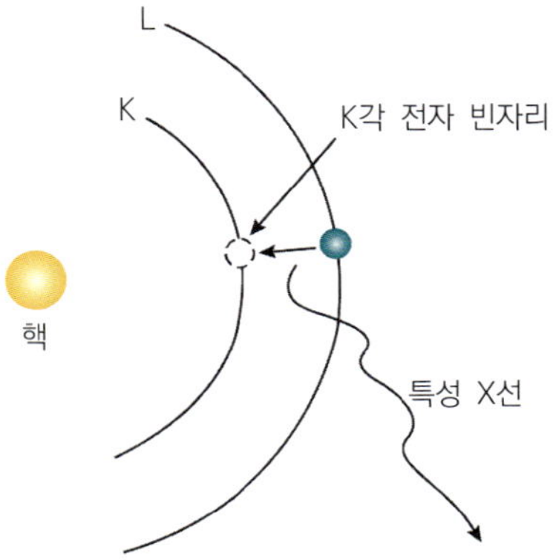

그림 1-8 궤도전자의 이동시 특성 X선(characteristics X-ray)이 방출된다.

2) 붕괴도식

방사성동위원소(RI)의 붕괴과정을 표로 나타낸 것을 붕괴도식(Decay schema)이라 한다. 붕괴도식으로 알 수 있는 것은 핵종의 종류, 붕괴종류, 방출된 방사선에너지, 반감기, 방사선 방출순서 등이다. 원자번호가 증가하는 붕괴(β^-)는 오른쪽 아래로 화살표를, 원자번호가 감소하는 붕괴(α, β^+, EC)에서는 왼쪽 아래로 화살표를 나타낸다, 또한 원자번호가 변하지 않는 γ선 방출은(IT, IC 포함) 아래 화살표로 나타낸다. 원자핵의 에너지 준위는 수평선으로 나타낸다(그림 1-9).

(1) — : 핵의 에너지 표시

↘ : 원자번호 증가(β^-붕괴)
↙ : 원자번호 감소(α, β^+, EC 붕괴)
↓ : 원자번호 변화 없음(γ선 방출, IT)

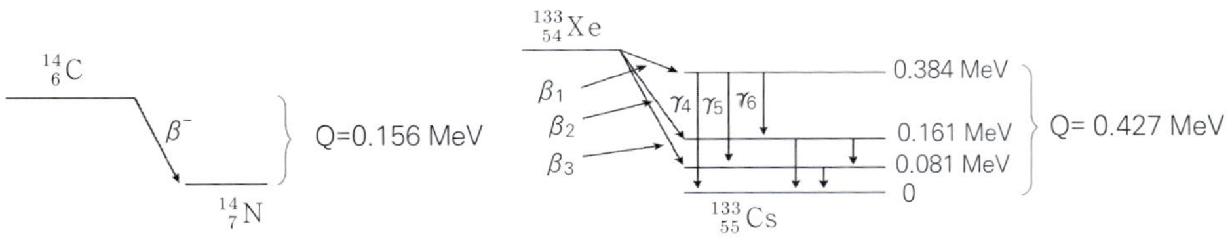

① $^{14}_{6}C$에서 β^{-}방출로 인한 $^{14}_{7}N$으로 붕괴

② $^{133}_{54}Xe$에서 β^{-}, γ선 방출로 인한 $^{133}_{55}Cs$으로 붕괴

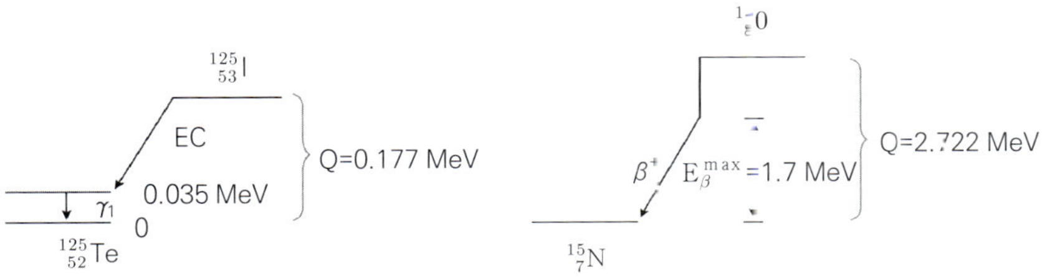

③ $^{125}_{53}I$에서EC, γ방출로 인한 $^{125}_{52}Te$으로 붕괴

④ $^{15}_{8}O$에서 β^{+}방출로 인한 $^{15}_{7}N$으로 붕괴

그림 1-9 붕괴도식의 예

3) 반감기

방사성동위원소 각각의 원자핵 붕괴는 통계적인 현상으로 감쇄되어 가며, 대부분은 일정한 법칙에 따라 붕괴된다. 즉 방사성물질의 원자핵이 붕괴하여 최초의 절반으로 되기까지 걸리는 시간을 반감기(half life)라고 말한다. 1개의 원자핵의 단위시간에 따른 붕괴되는 확률은 그의 방사성동위원소 고유의 값으로 이를 붕괴정수(decay constant)라 하고 기호 λ로 나타내고 핵종에 따라 고유한 값을 갖는다(그림 1-10).

어느 시간에 방사성핵종의 원자수 N개가 시간 dt에 따라 붕괴수 dN가 붕괴가 일어났다면 방사능 A(단위시간당 붕괴수)는,

$A = -dN/dt = \lambda N$ --- (1)이 된다.

최초에 (t=0), 원자수 N는 N_0가 있다고 하고 1식을 적분하면

$N = N_0 e^{-\lambda t}$ ---- (2)가 된다.

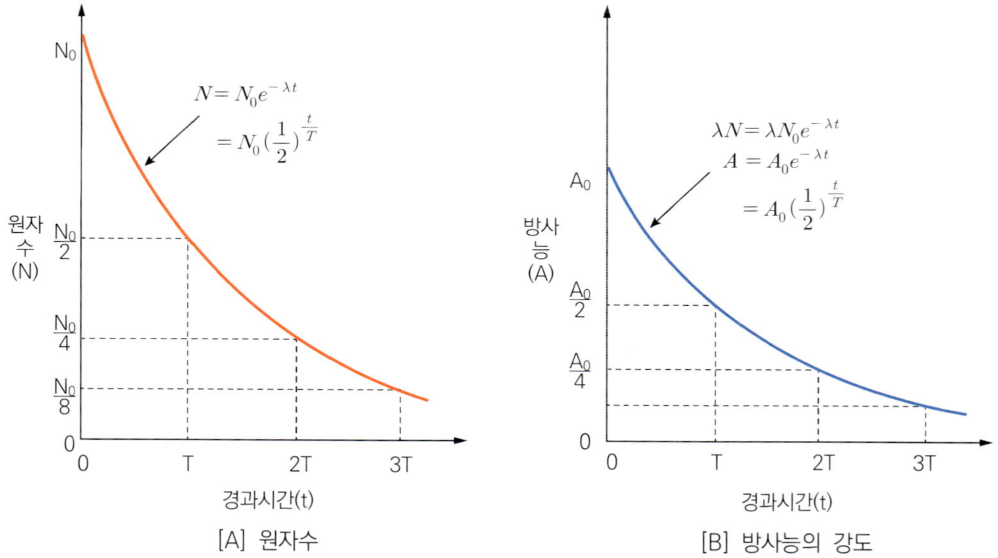

그림 1-10 방사능의 감쇠곡선과 반감기

원자수 N는 경과시간 t의 지수관계에 따라 감소하게 된다(그림 1-10). 방사능 A의 경과시간적 변화는 A = λN에서 (2)식 양변에 λ을 곱하므로 λN = A, $\lambda N_0 = A_0$가 되므로,

$A = A_0 e^{-\lambda t}$ --- (3)이 된다.

여기서 A_0는 t = 0일때, 방사능이 된다. 원자수가 반이 될 때까지의 시간 T를 반감기(half life)라 하고, 시간이 경과하면 방사능이 절반으로 감쇠한다.

각각의 방사성동위원소는 고유한 반감기를 가지고 있다. T와 붕괴정수 λ와 관계는 (3)식에서 t = T, A = $1/2A_0$을 대입하면

$T = In2/\lambda = 0.693/\lambda$ ---- (4)이 되고 반비례 관계가 된다.

(3) 식의 T를 이용하면,

$A = A_0 e^{-In2\ t/T} = A_0(1/2)^{t/T}$ --- (5)이 된다.

또한 방사성동위원소의 원자수(방사능)는 최초의 1/e(약 37%)가 될 때까지의 시간 τ를 평균수명(mean life)라고 한다. τ와 반감기 T와는

$\tau = 1/\lambda = T/0.693 = 1.44\ T$ --- (6)

이때 방사능의 최초의 강도 A_0, t시간 후 강도 A, 경과시간 t가 반감기 T의 정수배인 경우 방사능의 식은 다음과 같이 나타낼 수 있다

$N = N_0(1/2)^{t/T}$ 또는 $A = A_0(1/2)^{t/T}$ --- (7)

문제 1 **100 mCi인 ^{125}I(반감기 60일)는 120일 경과 후 몇 mCi가 남아 있나?**

풀이 ; 반감기(T) : 60일, 경과시간(t) : 120일, 최초의방사능(A_0) : 100 mCi 일 때

식 (7)에서 $A = A_0(1/2)^{t/T} = 100 \times (1/2)^{120/60} = 25$ mCi

(1) 물리학적 반감기

원소자체의 물리적 과정에 의해 붕괴되어 절반으로 감소되는데 걸리는 시간을 물리적 반감기(Physical half life, T_p)라 한다.

(2) 생물학적 반감기

방사능이 생체 내에서 방사성동위원소 특유의 대사과정과 동시에 특정장기에 모이는 경향이 있다. 생체 내에서 방사능이 배설, 대사 등의 생리학적 기전에 의해 절반으로 감소하는데 걸리는 시간을 생물학적 반감기(Biological half life, T_b)라 한다.

표 1-6 주요한 방사성핵종과 반감기

방사성핵종		원자번호	반감기	붕괴형식	방사성핵종		원자번호	반감기	붕괴형식
^{3}H	tritium	1	12.262년	β^-	^{45}Ca	calcium45	20	164일	β^-
^{14}C	carbon14	6	5730년	β^-	^{51}Cr	chromium51	24	27.8일	γ. EC
^{125}I	iodine125	53	60일	γ. EC	^{57}Co	cobalt57	27	270일	γ. EC
^{131}I	iodine131	53	8.05일	γ, β^-	^{99m}Tc	technetium99m	43	6시간	IT
^{32}P	phosphorus32	15	14.28일	β^-	^{235}U	uranium235	92	7.1×10^{8}년	α,γ
^{35}S	sulfur35	16	87,9일	β^-	^{239}Pu	plutonium239	94	2.44×10^{4}년	α,γ

(3) 유효반감기

체내 방사선이 물리학적 반감기 및 생물학적 반감기 두 과정에 의해 방사성 물질이 절반으로 줄어드는데 필요한 시간을 유효 반감기(Effective half life, T_{eff})라 한다.

$$T_{eff} = T_b \times T_p / T_b + T_p \; . \; 1/T_{eff} = 1/T_b + 1/T_p$$

문제 2 **^{131}I의 물리적 반감기가 8일, 생물학적 반감기가 138일 일때 유효반감기는 얼마인가?**

풀이 ; $T_{eff} = T_b \times T_p / T_b + T_p = 8 \times 138 / 8 + 138 = 7.56$일

1-4. 방사선과 물질과의 상호작용

방사선이 물질을 구성하고 있는 원자, 분자와의 상호작용으로 산란, 여기, 전리, 핵반응 등이 일어날 때 에너지를 잃게 되는 것으로 알려져 있다, 이는 방사선의 검출과 물질에 주는 영향을 고려할 때 매우 중요하다. 일반적으로 방사선과 물질과의 상호작용에 의한 전리를 일으키는 것은 대부분 에너지를 가지고 있지 않으며 이를 전리방사선이라고 한다. α선이나 β선 등 하전입자선은 전기적인 힘에 의해 물질 중 원자를 직접 전리하기 때문에 직접전리방사선이라고 한다.

한편 전하를 가지지 않은 X선, γ선, 중성자선 등은 상호작용 결과 발생하는 2차 하전입자에 의해 간접적으로 물질 중 원자를 전리하는데 이를 간접전리방사선이라고 한다.

1) 중하전입자

중하전입자(α선, 양성자) 중 α선은 원자핵으로부터 나오는 ^4_2He 원자핵으로 전자의 약 7,000배의 질량을 가지는 양의 2가($2e^+$)의 전하를 가진다. α 입자는 질량이 전자에 비해 대단히 크므로 물질 중 궤도전자와 상호작용에서 진행방향이 굴절되는 일이 없이 대부분 직진한다.

(1) 탄성산란

원자핵과 α 입자 사이에 쿨롱력으로 전기적인 반발력이 작용한다. 이 힘은 둘 사이의 거리 제곱에 반비례하여 작아지기 때문에 α 입자가 원자핵에서 멀리 떨어져 있을 때는 작지만 원자핵에서 가까울수록 커진다. 그러므로 α 입자가 원자핵에 접근하면 가벼운 α 입자가 반발하여 진로를 바꾼다. 탄성산란이란 중하전입자가 원자핵의 쿨롱력의 영향으로 에너지를 잃지 않고 그 진행 방향만 바꿀 수 있는 것을 말한다.

(2) 비탄성산란

하전입자가 원자핵의 쿨롱력의 영향으로 그 진행 방향을 바꾸는 것으로, 물질 통과 시 어떤 원자의 궤도전자와 충돌에 의해 전리(ionization, 원자에서 궤도전자를 방출)나 여기(excitation. 궤도전자를 외각궤도로 이전)를 반복함으로써 에너지를 잃는다. 이를 충돌손실(collision loss)이라고 한다.

① 비정

중하전입자가 물질 속에서 원자와 산란, 여기, 전리를 반복하며 모든 에너지를 잃기까지 어느 일정한 거리만 진행하고 할 수가 있는데 그 거리를 비정(range)이라고 한다.

α선은 물질 중 비정은 짧고, 투과력은 매우 약하다 공기 중 비정은 수 cm정도이고, 수중에서는 약 0.1 mm이하이다.

② 저지능

중하전입자가 물질을 통과할 때 이온화손실이 동반하는데, 이때 단위 길이당 어느 정도의 에너지를 잃게 되는가를 나타내는 운동에너지 값 $-dE/dx(eV \cdot \mu m^{-1})$을 저지능(stopping power) 이라고 한다.

③ 비전리

하전입자가 물질 속을 통과할 때 단위 길이당 생기는 이온쌍의 수를 비전리(specific ionization)라 한다. 비전리가 클수록 이온화하는 능력은 커지나 도달거리는 짧아진다.

2) 전자선과 β선

경하전입자(β선, 전자선) 중 β선은 원자핵에서 방출되는 전자로 β^+선, β^-선을 가지며 물질 속을 통과할 때 충돌손실에 의해 에너지를 잃는다. 그러나 β선은 궤도전자와 충돌에 의해 산란되고 제동복사 그리고 여기와 전리작용을 일으킨다. α선에 비해 비전리는 작고, 비정은 길고, 투과력은 강하다.

(1) 탄성산란

물질 속에 입사한 전자는 원자핵의 쿨롱력의 영향으로 α선과는 달리 β선은 질량이 가벼우므로 에너지를 잃지 않고 그 진행 방향만 바꾼다.

(2) 전리손실

물질 속에 입사한 전자는 중하전입자와 마찬가지로 물질 원자의 궤도전자와의 사이에도 쿨롱력이 미치기 때문에 전자는 주위 원자를 전리, 여기한다. 이때 전자는 질량이 가벼우므로 방향도 변하며, 입사전자는 비탄성산란을 되풀이하며 에너지를 잃게된다.

(3) 제동복사선

고속의 입사전자가 표적물질의 원자핵에 접근하면 전자의 음전하와 핵의 양전하 사이의 전기적 인력 때문에 입사전자는 저지당하여 원래의 진행방향이 바뀌고 속도가 줄어들어 그의 운동에너지를 잃는다. 전자가 잃은 운동에너지는 전자기파로 방출된다. 이 전자기파를 제동복사선(bremsstrahlung) 또는 연속X선(continuous X-ray)이라고 한다.

(4) 양전자소멸

양전자(β^+선)와 음전자(β^-선)가 결합하여 소멸하는 것으로 0.51 MeV의 광자 2개가 서로 다른 방향으로 γ선을 방출하는 것을 양전자소멸(annihilation radiation)이라 한다(그림 1-11).

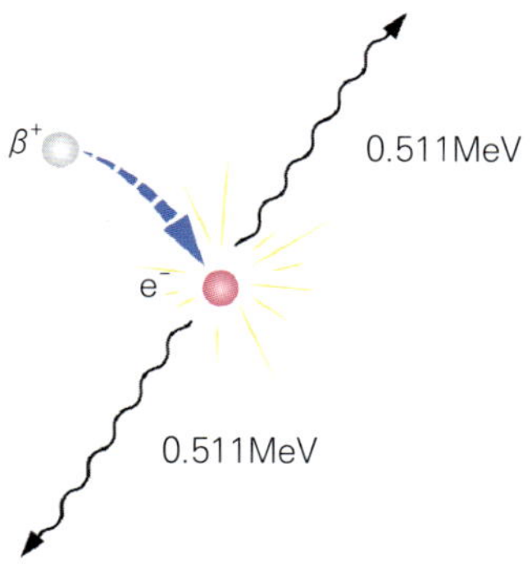

그림 1-11 양전자소멸(annihilation radiation)

3) 광자(X선, γ선)

X선, γ선은 파장이 짧은 전자기파로 물질을 통과할 때 물질 내에서 흡수와 산란, 기하학적 원리에 의해 에너지가 감소한다. X선, γ선은 하전입자선(α선, β선)과 달리 전하도 질량도 없기 때문에 쿨롱력이 미치지 않으며 투과력도 대우 강하다. X선, γ선은 물질 중에서 주로 광전효과, 컴프턴산란, 전자쌍생성의 상호작용을 일으키고 2차 전자를 발생시킨다. 그 결과 광자의 에너지를 2차 전자에 주면, 거듭 전자의 에너지는 전리나 여기작용에 의해 물질에 흡수된다.

또한 다른 방사선과 마찬가지로 이온을 전리시키는 작용, 감광재료를 감광시키는 사진작용, 형광물질을 발광시키는 형광작용, 생물세포를 파괴하는 작용을 이용해 여러 분야에서 사용되고 있다.

(1) 광전효과

γ선 에너지가 물질에 입사하여 내각전자와 충돌하면, γ선의 모든 에너지를 궤도전자에 주어 입사광자 자신은 소멸되고, 에너지를 받은 전자는 궤도 밖으로 튀어 나가는 현상을 광전효과(photoelectric effect)라 한다. 이 현상에서 발생되는 2차 전자를 광전자(photoelectron)라 하고, 광전자가 가진 에너지는 입사광자 에너지(hv)에서 궤도전자의 전리(결합)에너지를 제한 값이 된다(그림 1-12).

또한 전자궤도의 빈자리는 외측 궤도전자가 채워지면서 특성 X선이 방출된다. 광전효과가 일어나는 확률은 저에너지의 광자일수록, 원자번호가 큰 물질일수록 크다. 저에너지 영역의 광자는 광전자효과가 주요 상호작용이다.

(2) 컴프턴 효과

광자는 물질 중 자유전자나 외각전자와 충돌하여 광자에너지(hv)의 일부를 전자에게 주고 전자를 원자 밖으로 튕겨내고 자신은 에너지가 감소되어 산란광자(scattered photon, hv')로 산란되는 현상을 컴프턴 효과(Compton effect)라고 한다. 이때 광자의 에너지를 받아 원자 밖으로 튀어 나온 전자를 반도전자(recoil electron)라 한다. 이 현상에서 발생한 2차전자인 반도전자 에너지는 산란각에 따라 특이하므로 일정하지 않다. 컴프턴 효과가 일어나는 확률은 저에너지일수록, 고밀도 물질일수록 크다. 중에너지 영역 광자는 컴프턴 효과가 주요 상호작용이다(그림 1-13).

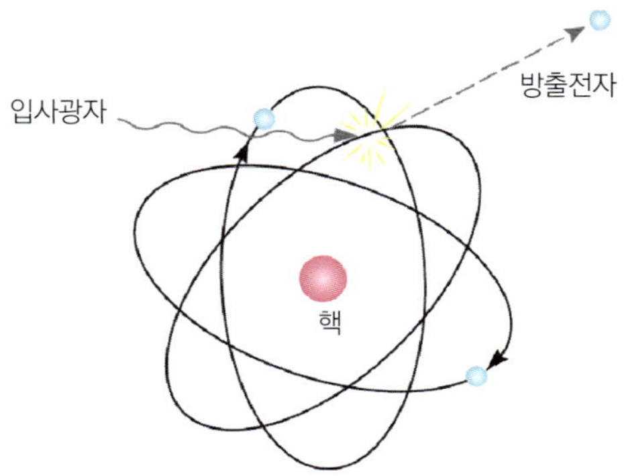

그림1-12 광전효과(Photoelectric effect)

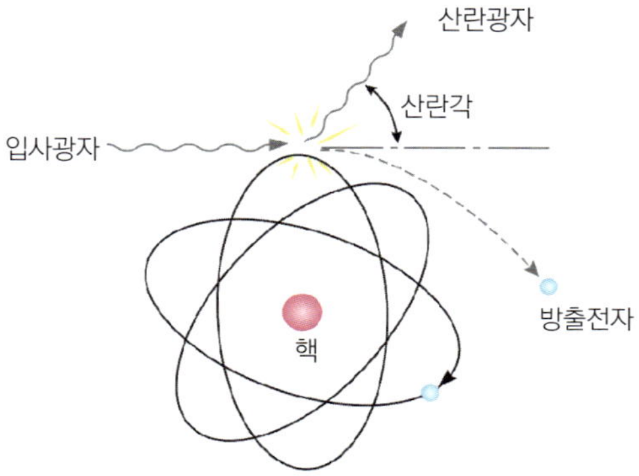

그림 1-13 컴프턴효과(Compton effect)

(3) 전자쌍생성

고에너지의 광자가 원자핵 근방을 통과 할 때, 광자가 소멸되고 양전자, 음전자 한쌍의 전자(e^+, e^-)를 만들고 자신은 소멸하는데 이런 현상을 전자쌍생성(pair production)이라 한다.

전자쌍생성은 광자의 에너지가 2개의 전자(e^+, e^-)로 생성되기 때문에 높은 에너지가 있을때 일어난다. 이 전자가 생기기 위해서는 1.02 MeV(1개 전자의 정지에너지 0.51 MeV의 2배) 이상의 에너지를 가지고 있어야 하며, 그 이상의 에너지는 양, 음전자 운동에너지로 분배된다.

전자쌍생성이 일어나는 확률은 고에너지광자(1.02 MeV) 일수록, 고 원자번호 물질일수록 크다. 고에너지 영역 광자는 전자쌍생성이 주요 상호작용이다(그림 1-14).

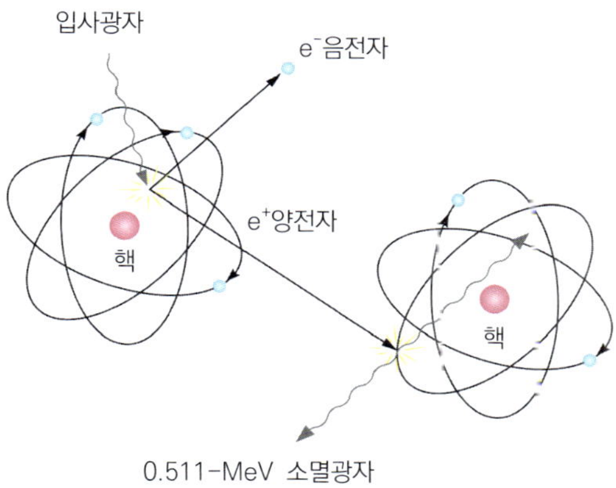

그림 1-14 **전자쌍생성(Pair production)**

1-5. 방사선 차폐

X선, γ선이 물질 속을 통과 할 때 물질과 상호작용에 의해 광자수가 감소되는 것을 감약(감쇠, attenuation)이라 하며 다음의 두 가지 방법에 의해 강도는 약해진다. 첫 번째는 거리에 의한 감쇠이고 둘째는 전자기파 방사선과 물질과의 작용으로 인한 흡수, 산란에 의한 감쇠이다. 이들은 상호작용과는 별도의 확률적 현상이 있다. 그러므로 광자의 지수법칙에 따라 감약시 정한 비정을 가진 강한 투과력을 나타낸다.

1) 거리에 의한 감쇠

방사선원으로부터 거리가 멀어질수록 방사능은 거리제곱 당 반비례하여 감소한다. R_1거리 떨어진 방사선강도 A_1, R_2거리 떨어진 방사선강도 A_2다면?

$$A_1 \times R_1^2 = A_2 \times R_2^2$$

$R_2 = (A_1/A_2)^2 \times R_1$ 이는 거리의 제곱에 반비례하여 감쇠한다.

문제 3 **방사선량률이 400 R일때 2 m 떨어진곳 방사선강도는 얼마인가?**

$$R_2 = (A_1/A_2)^2 \times R_1$$

$$R_2 = (1/2)^2 \times 400\ R = 100\ R$$

2) 흡수, 산란에 의한 감쇠

즉, 물질에 입사 하기전의 광자수 I_0라 하면, 물질을 통과한 광자수 I, 산란선의 영향이 없는 경우 조건에 의하면

$$I = I_0\ e^{-\mu x}$$

I : 두께 x에 의해 감소한 감마선의 수
I_0 : 입사되는 감마선의 수
μ : 단위통과 거리당 감쇠되는 반응을 일으킬 확률
x : 차폐체 두께

로 나타낸다. μ는 감쇠지수. 단위통과 거리당 감쇠되는 확률을 선감약계수 $\mu(cm^{-1})$라 하고, 단위 질량당 감쇠된 확률을 질량감쇠계수 $\mu m(cm^{-2}g^{-1})$한다(그림 1-15).

$\mu = \mu_m \times \sigma$ = 질량감쇠계수 × 밀도

(1) 차폐체 설치

종류 : 납, 콘크리트, 철, 나무 등

문제 4 **1 MeV의 감마선을 콘크리트로 차폐시 1/100로 줄이기 위해 콘크리트 두께를 얼마로 하면 되는가?**
(질량흡수계수 μ m : 0.0635 cm^2/g, 밀도 : 2.4 g/cm^3)

$I = I_0\ e^{-\mu}x = 1/100$ $\mu = \mu\ m \times \sigma = 0.0635 \times 2.4 = 0.1524\ cm^{-1}$
$\ln(1/100) = -0.1524x$, $-4.605 = -0.1524x$ $x = 30\ cm$

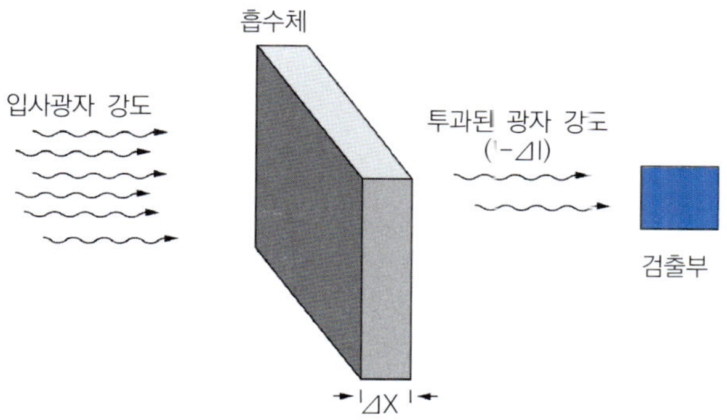

그림 1-15 광자의 물질에 의한 흡수 측정

(2) 반가층

최초의 방사선강도(광자수)를 반으로 감쇄하는데 필요한 물질(차폐체)의 두께를 반가층(half value layer, HVL, $X_{1/2}$)이라 하고 물에 대한 광자에너지와 각종 상호작용에 확률의 관계를 나타내었다(표 1-7).

$X_{1/2}$ = In $2/\mu$ = $0.693/\mu$ μ : 물질의 선감약지수

(3) 1/10가층

방사선강도(광자수)를 1/10으로 감쇄하는데 필요한 물질(차폐체)의 두께를 1/10가층(tenth half value layer, TVL, $X_{1/10}$)이라 한다.

$X_{1/10}$ = In $10/\mu$ = $2.303/\mu$ μ : 물질의 선감약지수

문제 5 **3 MeV의 γ 선을 1/2과 1/10로 감소하는데 필요한 철의 두께는 얼마인가? (질량흡수계수 μm : $0.038 cm^2/g$, Fe 밀도 : $7.86 g/cm^3$)**

① 반가층(HVL, $X_{1/2}$) $\mu = \mu_m \times \sigma = 0.038 \times 7.86 = 0.298$

$X_{1/2} = 0.693/\mu = 0.693/0.298 = 2.32$ cm

② 1/10가층(TVL, $X_{1/10}$) $\mu = \mu_m \times \sigma = 0.038 \times 7.86 = 0.298$

$X_{1/10} = 2.303/\mu = 2.303/0.298 = 7.71$ cm

표 1-7 물의 반가층과 납의 1/10가층

핵종	광자에너지(keV)	HVT water(cm)	TVT Lead(cm)
^{125}I	27.5	1.7	0.06
^{133}Xe	81	4.3	1.0
^{99m}Tc	140	4.6	0.9
^{131}I	363	6.3	7.7
β선	511	7.1	13.5
^{60}Co	1330	11.2	36.2

1-6. 방사선 단위

1) 방사능

불안정한 핵종(방사성동위원소)이 방사선을 방출하고 다른 핵종으로 변하는 성질을 방사능(radioactivity)이라 하고, 이는 방사성동위원소의 단위시간당 붕괴되는 원자수를 나타낸다. 방사능의 세기라 함은 방사능의 강도를 말하는 의미로써 방사능의 세기는 1초당 1개가 붕괴하는 경우 1 dps(disintergration per second)로 나타낸다.

방사능의 세기강도는 국제단위(SI)는 S^{-1}가 사용되고 있지만 또 다른 단위로 방사성 물질의 발견자 이름을 도입하여 베크렐(Becquerel, Bq)이 사용되고 있다.

또한 단위시간당 붕괴수라 하는 의미를 명확히 나타내기 위하여 dps(disintergration per second, 1초당 붕괴수)라는 단위를 편의상 많이 사용되고 있다(표 1-8).

$$1 \text{ Bq} = \text{sec}^{-1} = 1 \text{ dps}$$

또한 접두사를 사용하여 1 Ci = 10^3 mCi, 1 μCi = 10^{-6} Ci로 나타내기도 한다.

단위 Bq는 방사성동위원소의 양을 나타내는 단위가 되며, 그 외 여러 가지 방사능의 단위가 있다.

① Bq(베크렐) : 국제단위(SI)로 1초당 1개의 방사선을 방출할 때 세기
  1 Bq = 1 dps
② Ci(큐리) : 실용적 단위로 ^{226}Ra 1 g의 방사능(1초당 방사성원자의 붕괴수)
  1 Ci = 3.7×10^{10} dps = 3.7×10^{10} Bq

③ dps(disintergration per second) : 원자핵의 1초당 붕괴수

④ sec^{-1} : 국제단위(SI)

2) 에너지

방사선에너지 단위는 SI 단위계에서는 J(주울)이 있고 에너지를 나타내는 단위로는 보통 eV(electron volt)가 있다. 1 V는 전자 1개가 1 V의 전위차로 가속되어 얻어지는 운동에너지로 큰 의미가 있다. 그러므로

$$1\ eV = 1e \times 1\ V = 1.6 \times 10^{-19}\ C \times 1\ V = 1.6 \times 10^{-19}\ J$$

$$1\ keV = 1.6 \times 10^{-16}\ J$$

$1\ MeV = 1.6 \times 10^{-13}\ J$ 인 관계가 된다

에너지 E와 질량 m과의 관계는 $E = mc^2$(c: 진공 중 빛의 속도)인 관계가 있고 상호변환하여 환산할 수 있다. 정지상태의 전자 1개의 질량을 에너지로 환산하면 0.51 MeV가 된다.

3) 조사선량

방사선의 선량은 방사선과 물질의 상호작용의 결과 발생하며, 방사선의 물질(생체를 포함)에 미치는 영향정도를 나타낼 때 선량이라는 개념을 사용한다.

광자(X선, γ선)에 의해 조사되는 공기를 전리되는 양으로 나타낸 것을 조사선량(exposure)이라 하고 단위로는 C/kg가 있다. 1 C/kg은 공기 1 kg 중 전리에 의해 1 C의 전기량을 발생하는 X선이나 γ선의 선량이고, 다른 종류의 방사선에 대해서는 사용되지 않는다.

종래 널리 사용된 조사선량의 단위로는 R(Röntgen)이 있드며, 1 R은 공기 1 kg 중 2.58×10^{-4} C/kg 전기량, 즉 $1R = 2.58 \times 10^{-4}$ C/kg 이다.

(1) 조사선량률

단위 시간당 발생한 조사선량의 변화를 조사선량률(exposure rate)이라고 하며 단위로는 C/kg·s, C/kg·h 등이 이용된다.

$$\text{조사선량률} = \tau\text{-factor} \times A / r^2$$

τ-factor : 감마정수 A : 방사능 r : 거리

(2) 조사선량률 정수. 감마상수(τ-factor)

방사능 1 mCi 의 점선원으로 부터 거리 l cm 거리에서 1시간 동안 조사되는 조사선량률을(R/h)로 나타낸 것을 말한다.

(3) 조사선량률 계산

문제 4 200 mCi의 선원 ^{137}Cs으로부터 2 m 거리의 조사선량률은?(감마상수 3.3)

$$\tau\text{-factor} \times A/r^2 = 3.3 \times 200/200^2 = 0.0165\ R/h = 16.5\ mR/h$$

4) 흡수선량

어떤 물질이 방사선에 조사받은 결과, 그 물질의 단위물질 당 흡수되는 에너지를 흡수선량(absorbed dose)이라고 한다. 흡수선량은 방사선의 물질에 미친 영향 정도를 나타내는 기초가 되는 선량으로 모든 방사선과 물질에 대해 적용된다.

단위로는 Gy(gray)가 사용되며, 1 Gy는 물질 1 kg당 1 J의 에너지가 흡수될 때 흡수선량이다. 종래에 사용된 단위로는 rad와 Gy는

1 Gy = 1 J/kg = 100 rad　　1 rad = 0.01 Gy의 관계가 된다.

단위 시간당 흡수선량을 흡수선량률이라고 하고 단위로는 Gy/s 등이 이용된다.

5) 등가선량, 실효선량, 선량당량

방사선이 인체에 주는 영향정도를 평가하는 선량으로써 등가선량(relative exposure) 실효선량(effective dose), 선량당량(dose equivalent)이 있다. 여기서 선량은 방사선방어의 목적으로 사용되며, 피폭선량의 평가에 이용된다(그림 1-16).

(1) 등가선량(실효선량)

인체에 방사선이 조사받을 때에 동일한 흡수선량에도 방사선의 종류와 에너지에 따라 나타나는 영향정도가 다르다. 이런 현상을 수정하기 위해 방사선하중계수를 이용하는데 장기・조직의 경우 방사선피폭의 위험도를 평가하는 것이 등가선량이다.

전신 또는 복수의 장기 · 조직이 피폭을 받을 경우에 같은 등가선량에도 나타내는 영향의 정도는 다르다. 이런 현상을 수정하기 위하여 장기 · 조직의 방사선감수성의 상대치로서 어떤 조직하중계수로 등가선량을 하중하고 피폭한 모든 장기 · 조직으로 가산한 것을 실효선량이라 하고 전신의 방사선피폭의 위험도를 평가할 때 이용된다.

등가선량이나 실효선량은 방어량이라고도 하며, 방사선방어의 기준을 나타내는데 사용할 수가 있으나 실측할 수 없는 불가능한 선량이다.

(2) 선량당량

실제 측정에 이용되는 선량을 실용량이라고 하고 ICRU(국제방사선단위측정위원회)의 정의에 따르면 선량당량이란 인체에 주는 영향정도나 위험도를 평가하는 선량으로써 사용되는데 있다. 인체에 대한 방사선의 영향은 흡수선량이 같다 해도 방사선의 종류, 에너지 및 조사조건에 따라 다르다. 방사선 방어 목적으로 피폭의 영향을 모든 방사선에 대해 같은 척도로 평가하기 위해 사용하는 양이 선량당량이다.

선량당량 H, 흡수선량을 D, 선질계수 Q이면 $H = D \times Q$로 나타낸다.

표 1-8 방사선과 관련 단위

단 위	단위명	기호	정 의	비 고
방사능	Bq(베크렐)	Bq	1초당 1개의 방사선을 방출할 때 세기	국제단위(SI) 단위
	Ci(큐리)	Ci	^{226}Ra 1 g의 방사능(1초당 방사성원자의 붕괴수)	관습적단위
방사선 에너지	전자볼트	eV	전자 1개가 1 V의 전위차로 가속되어 얻어지는 운동에너지	국제단위(SI)로는 J(주울)
조사선량	kg당 쿨롱	C/kg	공기 1 kg 중 전리에 의해 1 C의 전기량을 발생하는 선량	국제단위(SI)
	뢴트겐 (Röentgen)	R	공기 1 kg 중 2.58×10^{-4} C/kg 전기량을 생성하는 선량	관습적단위
흡수선량	그레이(gray)	Gy	물질 1 kg당 1 J의 에너지가 흡수될 때 선량	국제단위(SI)
	라드	rad	물질 1 kg당 1/100 주울 에너지 흡수가 있을 때 선량	관습적단위
선량당량	시버트	Sv	흡수선량D, 선질계수 Q, H = D × Q × 수정치	국제단위(SI)
	렘	rem	흡수선량D, 선질계수 Q, H = D × Q × 수정치	관습적단위

선량당량 H의 단위는 렘(rem), 흡수선량을 D의 단위 라드(rad), 선질계수 Q값은 생물학적효과비(relative biological effectiveness, RBE) 치를 사용한다. 이들은 피폭에 관한 다른 인자와는 관계없이 방사선의 선 에너지 부여에 관여되어 있다. 그 단위는 시버트(Sv)와 렘(rem)이 있으며 1 Sv = 1 J/kg 관습단위로 rem = 100 erg/g = 0.01 Sv 이다. 등가선량, 실효선량, 선량당량의 단위는 Sv이다. 단위시간당 이러한 선량을 각각 등가선량률, 실효선량률, 선량당량률이라 하고 단위로는 Sv/s, Sv/h 등이 이용된다.

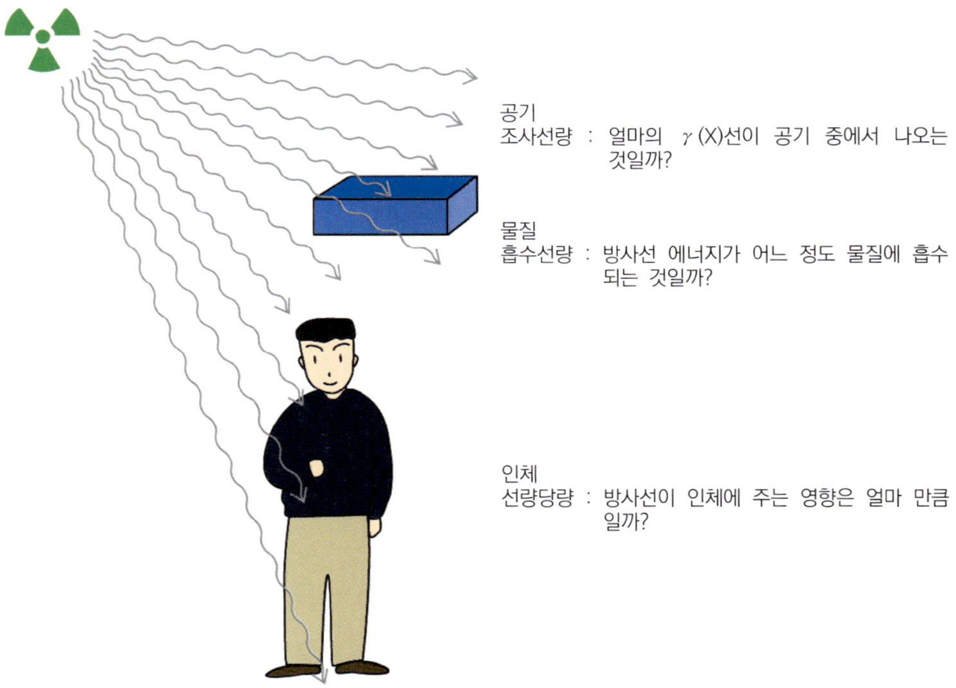

그림 1-16 **조사선량, 흡수선량, 선량선량**

1-7. 핵반응

핵반응이란 원자핵이 외부 다른 입자와의 충돌로 핵종이 변하거나 방사선이 발생하는 현상을 말한다(그림 1-17).

1) 핵반응의 분류

(1) 탄성산란

탄성산란이란 입사입자 A가 표적핵 a와 충돌 시 내부상태의 에너지나 기타 상태는 전혀 변화가 없으며 단지 반응 후 입사입자 A의 운동방향만 변화하는 핵반응이다.

(2) 비탄성산란

비탄성산란이란 입사입자 A가 표적핵 a와 충돌 시, 표적핵의 여기상태 값만큼 입사입자 A의 운동에너지가 감소하는 핵반응이다.

(3) 흡 수

입사입자 A가 표적핵 a에 흡수되어 생성핵 B가 되고 전자파인 γ선을 방출하는 핵반응이다.

(4) 핵변환

입사입자 A와 표적핵 a에 충돌 시 전혀 새로운 생성핵 B을 만들어 내는 핵반응이다.

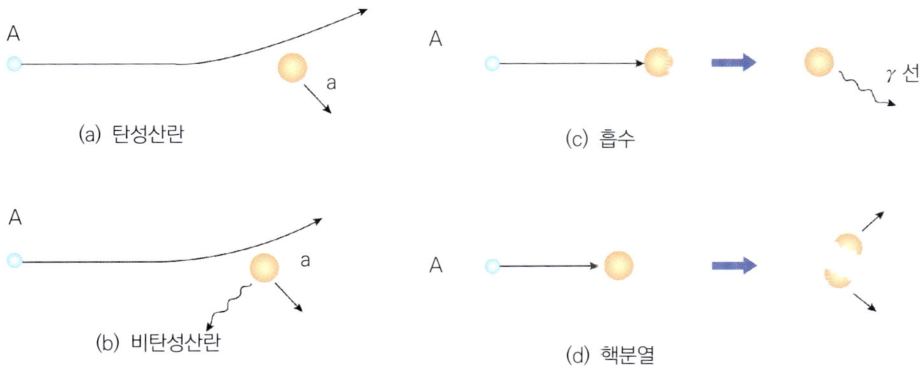

그림 1-17 핵반응의 종류

2) 핵반응 에너지

핵반응시 에너지를 방출하는 발열반응과 에너지를 흡수하는 흡열반응이 있다. 이와 같이 발열, 흡열에너지를 Q값이라 한다. 핵반응시 원자핵에 입사되는 입자가 충돌되는 원자핵을 표적핵이라고도 하며, 핵반응에 의해 새로 생성되는 원자핵을 생성핵이라고 한다. 입사입자가 전하를 가지는 경우 입사입자와 표적핵 사이에 강한 쿨롱반발력이 작용하는데, 이를 압도할 에너지를 가지지 않으면 핵반응은 일어나지 않는다.

입사입자를 a, 표적핵을 A, 방출되는 입자를 b, 생성핵을 B라 하면, a + A → b + B 이 되고 핵반응이 일어날 때 다음식으로 나타낸다.

A(a, b)B 이때 양변의 질량차에 해당하는 에너지를 핵반응 Q라 하고 $Q = M_AC^2 + MaC^2-(M_BC^2 + M_bC^2)$이 된다. Q치가 정(+)의 경우를 발열반응, Q치가 부(-)의 경우를 흡열반응이라고 한다. 흡열반응의 경우 중심계로 입사 에너지가 Q치를 초과하지 않으면 반응은 일어나지 않는다. 반응을 일으키는데 필요한 최저 실험실계에서의 에너지를 반응의 임계치라고 한다.

3) 핵분열

원자핵이 2개 이상의 원자핵으로 분열하는 현상을 핵분열(nuclear fission)이라고 하는데, 페르미(Fermi, 1901 ~ 1954)는 안정한 원자핵에 중성자를 충돌시켜서 많은 불안정한 원자핵인 인공방사성원소를 만들었다. ${}^{235}_{92}U$에 중성자(${}^{1}_{0}n$)를 충돌시키면 ${}^{236}_{92}U$로 전환되는데 이때 핵은 대단히 불안정하여 곧 분열되어 ${}^{139}_{56}Ba$와 ${}^{94}_{36}Kr$로 전환되고 다량의 에너지를 방출한다.

대표적인 핵분열 반응식은

$${}^{235}_{92}U + {}^{1}_{0}n \rightarrow {}^{139}_{56}Ba + {}^{94}_{36}Kr + 3n + Q\,(\text{에너지})$$

$${}^{233}_{92}U + {}^{1}_{0}n \rightarrow {}^{133}_{51}Xe + {}^{99}_{41}Sr + 3n + Q$$ 로써 발열반응이다.

핵분열 후 생성되는 생성물을 핵분열 생성물이라고 하는데 이들은 약 79여종으로 질량수 95에서 145사이에서 가장 많이 생성된다.

한번의 핵분열에서 생성된 중성자(2.5개)가 다른 원자핵에 반응하여 되풀이 하여 핵분열을 일으키는 것을 연쇄반응이라고 하고 이를 이용한 것이 원자폭탄이다. 또한 핵분열에서 생성된 중성자(2.5개)를 흑연 감소재로 중성자를 제거하여 일정 규모만 서서히 핵반응을 일으키게 한 것이 원자력발전소의 원자로이다(그림 1-18).

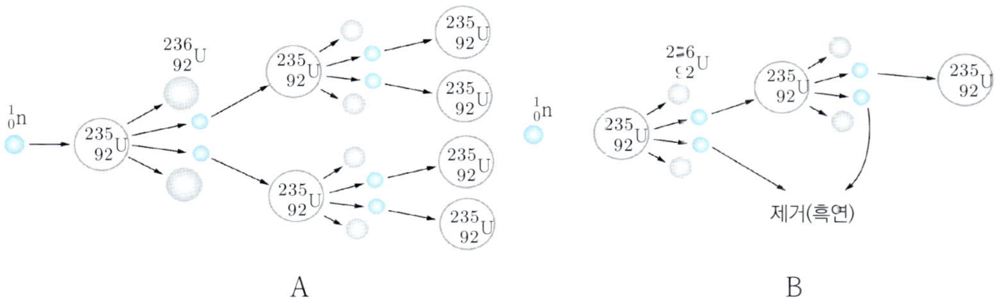

그림 1-18 핵분열 연쇄반응(A: 원자폭탄 B: 원자로)

4) 핵융합

무거운 우라늄 원자핵을 중성자로 충돌시켜 핵분열을 일으키는 것과는 반대로 가벼운 원자핵 수소, 헬륨, 리튬 등의 작은 핵 2개가 합하여 하나의 다른 무거운 원자핵으로 융합하여 복합핵을 형성할 때 질량의 감소를 가져와 에너지가 방출되는데 이를 핵융합(nuclear fusion)이라고 한다.

핵융합에 의해서 발생하는 에너지는 핵분열의 경우에 비해 4배에 이르며, 핵융합의 원료인 중수소는 바다에서 저렴하게 구할 수 있어 핵융합에 의한 에너지 생산은 실용적으로 큰 장점을 가지고 있다. 그러나 핵이 융합하기까지 충분한 에너지인 5000 만℃ 이상 필요로 하는 문제점이 있다.

$${}^{2}_{1}H + {}^{3}_{1}H \rightarrow {}^{4}_{2}He + {}^{1}_{0}n + \text{에너지}$$

5) 가속기

가속기는 전자나 이온 등을 전기력 또는 자기력으로 가속시켜 준다. 원자핵 반응을 일으키기 위해서는 하전입자 반응의 경우, 입사 입자와 표적 핵에 대한 쿨롱력 이상 충돌시켜야 한다. 핵반응이 흡열반응에서는 Q치 이상의 에너지를 가하는 것이 필요하다. 이를 위해 입사입자는 적절한 에너지까지 가속시킬 가속기가 필요하다.

이를 이용하여 원자의 종류를 조사, 방사성동위원소의 제조, 암세포의 파괴, 의료기구의 소독, 중성자나 감마선을 발생시키는데 사용한다.

가속기의 종류로는 코크로프트-왈튼 가속기(Cockroft-Walton accelerator), 반 데 그라프 가속기(Van de Graff accelerator), 사이크로트론(cyclotron), 베타트론(betatron) 등이 있다.

제2장

방사선생물학

Radiation Biology

1895년 독일의 물리학자 뢴트겐(Röntgen)은 가스방출관(gas discharge tube)에서 발생하는 X선을 발견한 이래 이를 의학적으로 사용하기 시작하였다. 1899년 스웨덴 Stenbeck 등은 환자의 코끝에 생긴 피부 종양을 방사선으로 제거하였고, 1927년 Müller 교수는 방사선이 염색체 상에 치명적인 유전자 돌연변이를 일으킨다는 새로운 사실을 발표 했는데 이로써 돌연변이율을 연구하는 계기가 되었다.

방사선은 진단과 치료, 산업적 이용 등 인류에게 많은 영향을 미치는 반면 위험이 수반되고 있다. 이러한 방사선이 생물체에 미치는 특징으로는 피폭의 무지각성 장해의 발생, 증상의 특이성 등 여러 가지 현상들이 나타난다. 생물학은 방사선이 생체에서 전리방사선의 작용을 연구하는 학문으로 지금까지 많은 연구가 활발히 진행되고 있다.

2-1. 인체의 방사선 작용

방사선이 인체나 생물체에 조사될 때 방사선의 작용은 물리적 단계, 화학적 단계와 생물학적 단계로 나누어진다.

1) 물리적 작용

방사선이 인체에 조사되었을 때 물리적과정은 방사선의 에너지를 받아 각종 분자나 원자가 이온화되거나 여기된다. 이는 10^{-15}초 이내에 일어나는 것으로 방사선의 작용 중 물리적 작용이 가장 먼저 일어난다. 물리적 작용은 방사선과 원자 또는 분자의 상호작용으로 원자의 외곽전자를 떼어 내는 것을 의미한다. 이때 작용은 매우 순간적이며 여기서 떨어져 나온 전자가 수차례 이온화를 일으켜 2차 전자를 발성시킨다. 이러한 과정에서 전자는 에너지를 잃게 되고 에너지가 결합에너지(1~4 eV)보다 낮아지면 이온화 능력이 없어지고 여기작용을 일으키면서 소멸된다.

2) 화학적 작용

방사선이 물질에 조사된 후 두 번째로 나타나는 반응 단계를 화학적 작용이라 한다. 방사선에 의해 분자가 전리되고 여기되며 이들은 다른 분자나 원자와 2차적인 반응을 하게 되며, 이 결과 자유전자, 이온, 또는 유리기가 발생되고 이들은 생물체를 구성하는 물, 단백질, 지질, 탄수화물 및 핵산에 영향을 주어 불활성을 초래하게 되는데 이들은 짧은 시간(3 ~ 4초)에 이루어진다.

(1) 물분자와 화학 작용

물을 떠나서는 생명현상을 생각할 수 없으며 거의 모든 생물체는 대략 80%의 물을 가지고 있다. 생물 또는 세포가 방사선에 피폭되면 일차적으로 물분자에 이온화가 일어나고 방사분해(radiolysis)가 일어난다.

물이 이온화되면 물분자에서 하나의 전자가 방출되며 방출된 전자는 다른 물분자에 의하여 흡수된다. 이와 같은 과정으로 양이온 물분자(H_2O^+)와 음이온 물분자(H_2O^-)가 생성되며 이 이온은 다른 물분자의 존재하에 분해되어 이온과 유리기(free radical)를 형성한다.

$$H_2O \xrightarrow{\text{방사선}} H_2O^+ + e^-$$
$$e^- + H_2O \longrightarrow H_2O^-$$

H^+이온과 OH^-이온이 갖고 있는 에너지는 크지는 않으나 물분자의 방사 분해로 인해 생성되는 1차 유리기(primary free radicals)인, e_{aq}^-, $H^\cdot$ $OH^\cdot$는 반응력이 강하기 때문에 생성된 부위에서 대부분 2차 반응을 일으킨다. 또한 이차적으로 생성되는 유리기로는 HO_2^-, O_2^-등이 있으며 1차 유리기에 비해 비교적 반응력이 약하기 때문에 먼 곳까지 이동하여 생체 구성물질과 상호작용을 일으킬 수 있다.

또한 여기된 양이온 물분자 H_2O^+와 음이온 물분자 H_2O^-는 H_2O(여기)와 반응하여 $H_2O^+ + H_2O \longrightarrow H^\cdot + OH^\cdot$과 라디칼이 생성된다. 위에서 생성된 라디칼이 생체고분자에 작용하게 되고, 라디칼과도 재결합하게 된다.

$$H^\cdot + H^\cdot \longrightarrow H_2\text{(수소분자)}$$
$$OH^\cdot + H^\cdot \longrightarrow H_2O\text{(중화반응, 물분자)}$$
$$OH^\cdot + OH^\cdot \longrightarrow H_2O_2\text{(과산화분자)}$$

순수한 물에서 유리기들이 반응하여 이들 H_2O, H_2와 H_2O_2 라디칼에 대한 분자생성물을 생성한다. 과산화물은 독성을 띠고 있는데 이들은 방사선조사에 의해 축적된다. 생체 내에서 산소의 중요한 작용은 불포화 지방산의 과산화반응이고 이 결과 과산화물이 생체막의 구조 및 기능에 변화를 일으킨다.

이러한 분자상태 생성물질은 고분자에 대해 심각한 손상을 나타내지는 않는다. 세포 내에는 물이 대량 포함되어 있으므로, 저 LET 방사선(X선, γ선, β선)에는 간접작용이 직접작용보다 크게 미친다. 특히 OH^-에 의한 간접작용이 크게 영향을 미친다. 다만 고 LET 방사선(중성자선, α선, 중입자선)에서는 직접작용이 주로 영향을 준다.

(2) 세포 장애작용

방사선이 인체에 흡수되면 세포 내 생사에 관계된 중요한 표적에 작용하게 된다. 생체에 흡수된 방사선 에너지가 세포내의 분자와 원자에 직접 작용하여 전리 또는 여기시키면, 표적 자체에서 일어나는 경우를 직접작용이라고 하며 세포 내의 물과 작용하여 유리기 및 과산화물을 발생시키고 그 부산물이 세포성분과 반응하여 장애를 일으키는 것을 간접작용이라고 한다.

(3) 생체 방사선 화학반응

생물체를 구성하는 단백질, 탄수화물, 핵산, 지질 등 고분자 물질들은 세포 내 대부분 3차원 구조를 하고 있다. 이러한 생체 고분자 물질을 체외에서 방사선 조사를 하면 구조상의 물리적, 화학적 변화가 일어나는 것을 알 수 있다. 이는 어떤 고분자 물질의 용해성 감소로 그 분자 내 가교형성이 증가되었음을 의미하고 효소부위의 활성도 감소는 효소 구조 내의 화학적 변화가 초래되었음을 의미한다. 방사선이 생물체에 조사되면 효소부위의 분자량이 변화되는데, 이는 화합물간 결합 부위의 절단과 분자간 화학적 결합에 의한 가교현상 때문이다.

3) 생물학적 작용

방사선으로 인해 세포의 변화 과정을 살펴보면, 먼저 물리적 과정으로 방사선이 에너지를 받아 짧은 시간(10^{-15}초)에 이온화 또는 여기분자가 되고, 이 결과 2차 반응이 일어나 이온, 자유전자 또는 유리기에 의해 생체 고분자들은 불활성화 된다(수초-수분). 이로 인해 세포의 기능 변화, 세포치사, 이상 증식으로 수분에서 수년에 걸쳐 이상증세, 암, 돌연변이, 유전적 영향이 발생한다.

2-2. 직접작용과 간접작용

방사선이 DNA나 효소 등의 생물체에 손상을 일으키는 경우 이 작용형식에는 직접작용과 간접작용이 있다

1) 직접작용

생물체가 방사선에 피폭되어 유기물분자에 직접 흡수되어 특정부위에 구조변화 등의 손상을 유발하는 것을 직접작용이라 한다. 방사선의 에너지가 물을 제외한 유기물 분자에 직접 흡수, 전달되어 장해를 일으키는 것으로 전 생체 영향의 25%에 해당한다.

2) 간접작용

방사선이 세포질의 용매인 물의 분자를 전리, 여기 시, 이 결과로 발생한 OH·(OH 라디칼)이나 H·(H 라디칼) 등의 free radical(유리기)이 세포성분과 반응하여 대사 장애 및 손상을 일으키는 경우를 간접작용이라 한다.

즉, 어떤 분자가 직접 에너지를 흡수하는 것이 아니고 에너지를 흡수한 다른 분자와 반응하여 장해가 발생하여 주로 물분자의 이온화를 통하여 장해를 유발하는 것으로 전 영향의 75%에 해당한다.

2-3. 방사선선질과 생물학적 효과비

1) LET(Linear energy transfer)

전리입자가 단위 거리당 잃는 에너지 손실을 LET라고 하고, 방사선 LET값은 각 방사선 종류에 따라 달라진다. 중하전 입자인 α선은 β선, γ선, X선에 비해 생체 흡수 시 단위 거리당 잃는 에너지 손실이 크다.

2) 선질계수(QF)

방사선은 그 종류 및 에너지가 동일 선량이라도 방사선의 선질이 다르면 사람에게 주는 효과가 다르다. 방사선 방어상 효과의 정도를 나타낸다(표 2-1).

표 2-1 방사선종류에 따른 선질계수(QF) 값

방 사 선	QF
β^-, β^+및 e^-(0.03 MeV 이하)	1.7
X선, γ선, β^-, β^+ 및 e^-(0.03 MeV 이상)	1.0
α선, 중성자	10
recoil atoms	20

표 2-2 방사선의 LET와 RBE 비교

방사선의 종류	에너지(MeV)	LET(KeV/μm)	RBE
α선	5	80	10
	10	50	20
β선	0.02	0.2	2
	40	0.6	1.5
X선, γ선	5	1.2	1
	10	2	1
중성자	3	5	2

3) 생물학적 효과비(Relative biological effectiveness, RBE)

방사선의 LET(Linear energy transfer)를 증가시키면 생물학적 장해가 증가한다. 동일한 선량이라도 피폭한 방사선의 종류나 에너지, 피폭부위에 따라 사람에게 주는 효과는 다르다. 이를 나타내는데 방어상 효과의 정도를 나타내는 것이 생물학적효과비(RBE)이다.

방사선의 선질을 나타내는 지표로 LET(linear energy transfer, 선에너지부여)가 있다. LET는 방사선의 비적에 따른 단위거리 당 매질에 부여되는 에너지의 크기를 나타내며 보통 수중에서 keV/μm로 나타낸다. X선, γ선, β선은 저 LET 방사선이 되고, 중성자선, α선 등은 고 LET이 된다. 저 LET 방사선인 X선, γ선, β선 간의 효과발현의 효율은 전혀 차이가 없다. 그러나 고 LET 방사선에서는 전리밀도가 높아 생체 고분자에 직접 손상을 일으키는 직접작용이 일어난다. LET 값은 QF값 또는 RBE값으로 환산하며 LET값을 증가 시키면 생물학적 장애도 증가한다.

RBE선량은 단위는 rem으로 rem = rad × QF ×n 또는 rem = rad × RBE의 관계가 있다(표 2-2).

$$\text{RBE} = \frac{\text{어떤생물효과를얻는데필요한기준방사선의흡수선량}}{\text{방사선으로동일한효과를얻는데필요한흡수선량}}$$

RBE치를 구하는 기준방사선에는 X선(250 keV)이 있으며, γ선이 이용되는 경우가 많다. 방사선량(rad)에 RBE를 곱한 것으로 방사선장애를 설명할 때 사용한다.

RBE를 LET와 비교하여 그림 2-1에 나타낸 바와 같이, LET의 치가 100 keV/μm 부근까지는 LET가 증가하면 RBE가 같이 증가한다. 그러나 peak는, LET가 더욱 크게 되어도 RBE는 저하된다. 이와같이 100 keV/μm 이상까지 RBE가 감소하므로 이는 overkill이 원인이다. RBE는 선량, 선량률, 산소분압, 온도 등 환경조건에 의해 변화한다.

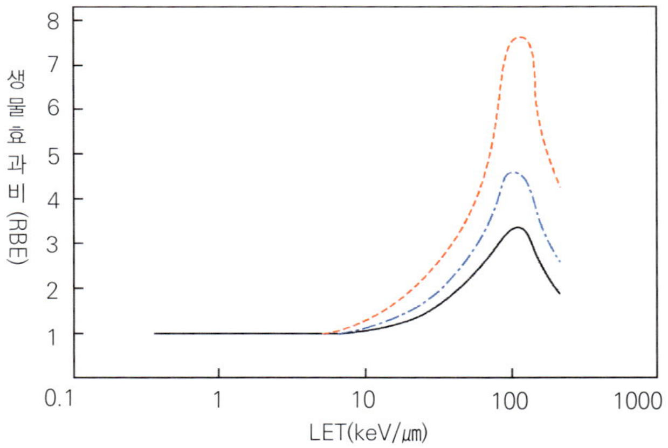

그림 2-1 배양세포 치사효과에서 LET와 RBE의 관계

2-4. 방사선 감수성

방사선 감수성이란 방사선이 인체에 조사되었을 때 반응하는 정도를 말한다. 생체에 방사선이 조사되면 선량에 대한 어떤 반응을 나타내는데 이는 생체에 방사선 감수성이(radiosensitivity) 있기 때문이다.

이에 대한 방사선 효과는 생물의 종류나 조직, 세포가 다르면 비록 같은 선량을 주어도 반응이 다르다. 방사선감수성이 높은 조직으로는 림프조직, 조혈기관, 생식기관이 있고, 낮은 조직으로는 근육, 신경, 뼈가 있다.

1) 베르고니-트리본드(Bergoni-Tribondeau)의 법칙

1906년 Bergoni와 Tribondeau는 방사선이 생쥐 고환에 미치는 영향을 연구한 결과 다음과 같은 방사선감수성 법칙을 발표하였다.

① 세포의 재생능력이 클수록 ② 세포 분열이 활발할수록 ③ 형태적, 기능적 분화의 정도가 얕을수록 ④ 미분화 세포일수록 방사선의 감수성이 높다.

2) 방사선 감수성 작용 과정

방사선이 생물에 작용과정을 보면 그림 2-2가 된다.

(1) 물리적 과정

방사선조사에 의한 물질 중 전리(이온생성)와 여기가 발생한다. 이는 조사후 10^{-18}~10^{-15}초에서 일어나므로 대단히 일찍 반응한다. X선, γ선의 경우 광전자효과, 콤프턴산란, 전자쌍생성에 기인한 2차 전자가 발생하는데, 이 과정을 물리적과정이라고 한다.

(2) 화학적 과정

물리적 과정에 이어 화학적 과정이 일어나는데 생체의 주된 구성 물질에 있는 물과 방사선과 반응한 OH 등 라디칼(radical)이 생체구성 물질과 화학반응을 일으킨다. 이 라디칼의 수명은 10^{-12}초 정도이다. 화학적 반응은 10^{-12}초에서 1초 정도에서 일어난다.

(3) 초기장해

화학반응이 핵산이나 단백질 등의 생체고분자에 미치면 이에 의해 손상을 일으키는 과정이다. 이 과정을 생화학적 과정이라고 부르기도 한다. 이는 조사 후 수 분에 걸쳐 일어나는데, 이에 의한 손상을 생물학적 초기효과라고도 한다. 초기효과로써 가장 중요한 것은 DNA 손상에 있다.

(4) 확대과정

초기장해는 세포내의 물질대사에 의한 증폭, 확대로 수 분에서 수 시간 후에 생화학적으로 검출 가능한 장애가 발생한다.

(5) 최종효과

생화학적 장해를 일으킨 결과 피폭된 조직에 여러 가지 급성장해에 이어 나아가 만발장해 현상이 나타난다.

이는 세포장해(세포사), 조직장해, 개체의 죽음, 돌연변이, 발암, 유전적 영향 등을 포함한다. 급성장해는 발생 후 수 시간에서 수 십일 이내 나타나나, 만발효과는 수 개월에서 수 년의 잠복기를 거쳐 나타난다.

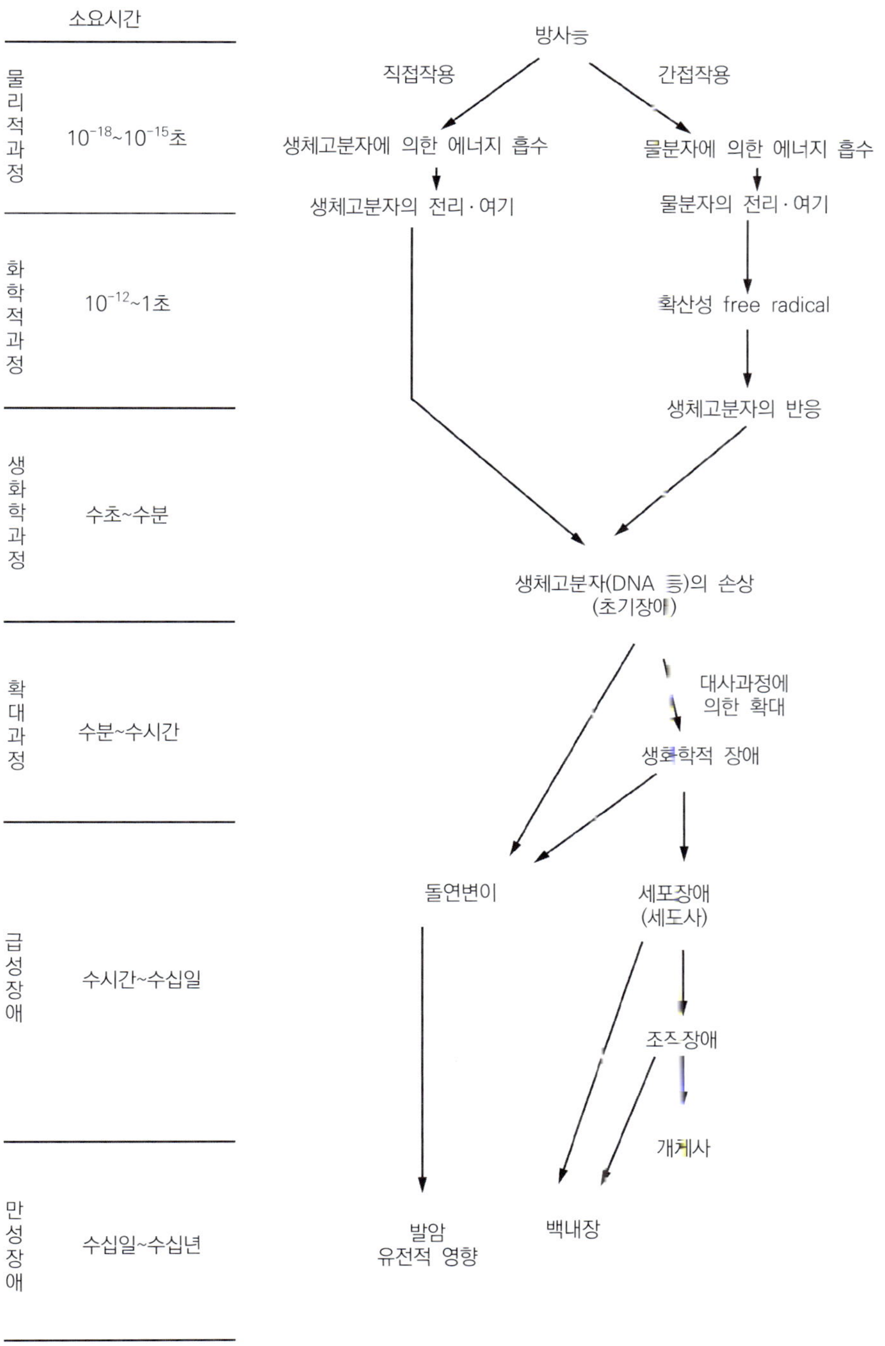

그림 2-2 **방사선이 생물에 작용하는 과정**

3) 세포분열주기의 방사선 감수성

모든 세포에서 핵이 방사선에 매우 민감하고, 핵내 염색체수가 적을수록 민감하고 또한 미토콘드리아 수가 적을수록 민감하다. 림프구는 미토콘드리아 수가 적어 민감하나 심장세포는 미토콘드리아가 풍부하므로 방사선에 대해 저항성을 가지고 있다.

세포의 증식은 유도기를 거친 후 시간 경과에 따라 부피는 거의 2배로 증가하는데 이 때 세포는 분열하여 새로운 세포들이 만들어 진다(그림 2-3). 분열기간은 DNA 합성전기(G_1), DNA 합성기 S 및 합성후기(G_2) 및 유사분열기(M)로 나눈다. G_1기는 세포가 DNA 복제를 위한 준비단계로 소요시간은 약 10시간이고 다음 단계인 S기는 8시간을 소비하며 DNA를 합성하는 기간이다. DNA의 복제가 완성되면 G_2기라 불리우는 세포분열의 준비단계로 4시간 정도가 소요된다. 마지막 단계인 M기는 세포분열이 이루어지는데 이 시간 소요 시기는 30분 정도이다.

이러한 세포분열이 일어날 때 방사선조사 기간에 따라 방사선의 감수성은 달라진다. 세포분열주기 M에서 방사성 감수성이 가장 민감하고, S기는 DNA 합성기로 이 때 방사선감수성이 가장 낮다. 방사선은 세포분열을 억제하므로 DNA 합성과정이 연장되거나 이상이 일어나 정상보다 늦어지고 결과적으로 세포가 죽게 된다.

4) 조직의 방사선 감수성

방사선이 인체에 조사되었을 때 방사선 감수성은 장기, 기관에 따라 다음과 같이 그 차이가 있다(표 2-3).

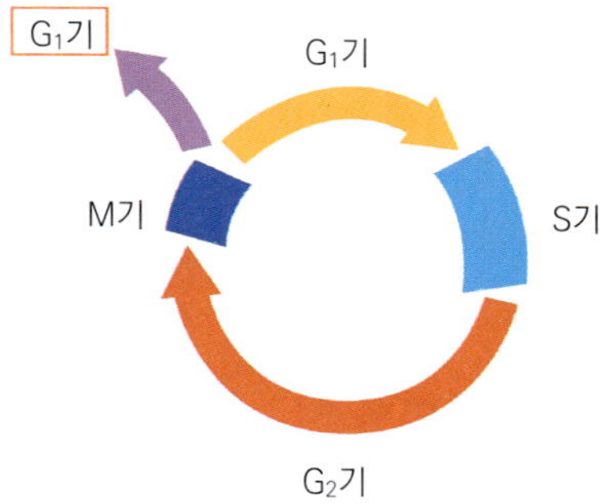

그림 2-3 세포분열주기

표 2-3 방사선 감수성 순위

순위	조직의 방사선 감수성	기 관
1	림프조직, 골수	조혈기관(감수성 높다)
2	난소, 고환	생식선
3	위장, 대장, 소장	소화관
4	피부, 모낭, 수정체	체표, 안눈
5	폐, 간장, 신장, 췌장, 갑상샘	내장, 선
6	골, 혈관, 결합조직, 지방조직, 근육	근육, 지대
7	신경	신경(감수성 낮다)

2-5. 방사선 장해

인체에 고선량의 방사선을 일시에 받았을 때 나타나는 증상으로 0.25 Gy 이하는 증상이 나타나지 않으나, 2.0 Gy 이상의 피폭 시 전날 마신 술이 깨지 않은 것과 같은 증상이며, 5.0 Gy 피폭 시 30일 이내 50%, 10 Gy 피폭 시 100% 사망한다.

인체에 미치는 영향은 크게 신체적, 유전적 영향으로 구별된다. 신체적 영향은 방사선을 받은 사람에게만 나타나는 영향이며, 유전적 영향은 방사선을 받은 사람의 자손에게 나타나는 영향이다. 신체적 영향은 방사선을 받아 수 주일 이내 증상이 나타나는 급성장해(조기효과)와 긴 잠복기를 거쳐 나타나는 만성장해(만발효과)가 있다.

1) 급성장해

방사선을 단시간에 고선량의 피폭으로 인해 즉시 나타내나는 초기효과로 일시적 구토, 피로, 설사, 메스꺼움, 피부홍반, 탈모, 식욕부진과 같은 증상이 있으며 화상, 출혈, 중추신경 장애 및 사망을 야기할 수도 있다(표 2-4).

대선량을 단기간에 전신 피폭 시 비교적 짧은 시간에 일어나는 급성치사에 이르는 것으로 분자사, 중추신경사, 소화관 장애사(위장, 소장, 대장사), 골수사가 있다(그림 2-4).

표 2-4 급성장해시 인체에 미치는 영향

선량(Gy)	인체 영향
0 ~ 0.25	무증상
0.25 ~ 1	일시적 오심, 구토, 혈액변화(림프구 감소)
1 ~ 2	오심, 구토, 설사, 빈혈
2 ~ 5	방사선숙취, 피로, 권태, 피부홍반, 식욕부진
5 ~ 10	조혈장해, 30일내 50% 사망($LD_{50(30)}$)
10 ~ 50	소화관장애, 30일내 100% 사망($LD_{100(30)}$)
100	중추신경장해, 1 ~ 2일내 사망

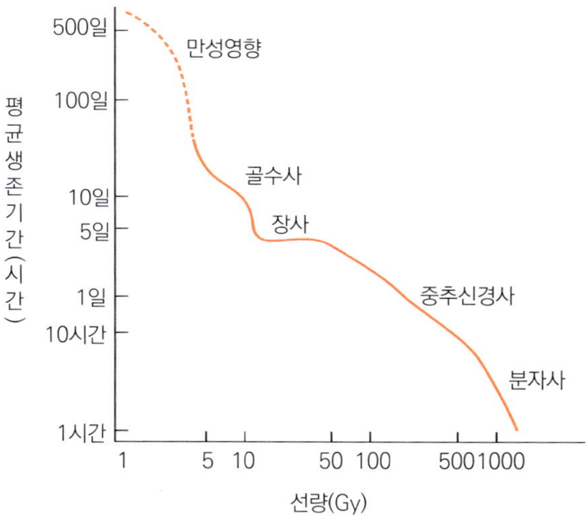

그림 2-4 급성장해시 평균생존기간

2) 만성장해

저선량의 방사선을 장기적으로 피폭하여 오랜 기간 잠복기를 거쳐 일어나는 장애이다. 방사선조사로 인한 영향으로 인체의 기능이 점진적으로 저하나 퇴화를 일으켜 특정장기의 장해, 질병의 유발, 면역력저하, 조혈계 장해, 노화 등의 일반적인 변화가 일어난다. 잠복기간이 수 십년 지속되기도 하며 대표적으로 나타나는 증상으로 수명단축, 발암, 백혈병, 백내장, 유전질환(돌연변이), 재생불량성빈혈 등이 있다.

3) 장애 시 의학적 조치

방사선장애에 전반적으로 적용되는 근본적인 치료법이 없으며 여러 가지 증상에 따라 치료방법이 결정된다. 일반적으로 주의할 것은 안정, 세균감염의 방지, 조혈기능 재생 촉진(조혈기능 촉진제의 투여, 혈소판의 수혈, 골수이식 등) 등이 있다.

2-6. 장기에 대한 영향

1) 생식선

방사선에 의한 생식선의 장해로서 수태능력의 저하, 불임이 있다.

(1) 고 환

고환은 세포 재생계의 조직으로 정소 중에 충만해 있는 세정관에서 일반적으로 정자형성이 이루어진다. 정자형성과정은 정소내 원시생식세도들이 구사분열에 의해 정원세포에서 시작하여 정모세포, 정자세포의 순서로 분화, 성숙하여 최종적으로 정자가 된다(정원세포 → 정모세포 → 정자세포 → 정자).

정자형성의 분화가 진행될수록 방사선 감수성은 저하되어간다. 방사선 조사 시 정원세포의 감수성이 가장 높으며, 세포의 성장에 따라 방사선감수성은 감소하는데 이는 Bergoni-Tribondeau의 법칙에 따른다. 일반적으로 방사선감수성은 정원세포가 가장 높고, 정자형성 과정 중 진행순서에 따라 감수성이 낮아지며, 정자가 가장 저항성이 있다.

고환에 전신 혹은 국소조사에 의해 피폭을 받으면 0.2~1.5 Gy에서는 일시적으로 불임이 되고, 10 Gy에서는 영구불임이 된다. 생식선과 불임의 관계는 표 2-5에 나타내었다.

(2) 난 소

난자형성과정은 난소에서 난원세포에서 출발하여, 난모세포, 난자로 분화된다(난원세포 → 난모세포 → 난자세포 → 난자). 사람은 태아기에서 난원세포에서 난모세포가 만들어지고, 출생 시 난소에는 난원세포가 없이 난모세포만 있다. 출생이후 연령에 따라 배란되면, 난모세포의 수는 감소하게 된다.

표 2-5 생식기의 변화

성 별	1회 조사	증 상
고환	0.1 ~ 1.5 Gy	일시적불임
	2.0 ~ 5 Gy	일시적불임, 영구불임
	1회 10 Gy이상	영구불임
난소	0.5 Gy이상	일시적불임
	2.5 ~ 15 Gy	영구불임
	1회 6 Gy 이상	영구불임

성숙 난모세포는 방사선에 대해 감수성이 가장 높으며, 난소도 방사선 감수성이 높다. 여성은 0.5 Gy에서 일시적 불임이 되며, 6 Gy까지 1회 피폭으로 일시적 불임이 되고, 15 Gy 피폭으로 영구 불임이 된다.

2) 눈

눈은 방사선에 의해 흔히 시력저하, 결막염을 일으킬 수 있으나 2 ~ 5.2 Gy의 저선량에서는 극히 드물다. 그러나 6 ~ 12 Gy의 고선량에서 75% 정도가 백내장을 일으키는 것으로 알려져 있다.

3) 조혈조직

방사선에 의한 골수조직은 감수성이 가장 높은 조직의 하나로 대표적인 질환이 백혈병이다. 조혈계의 장애는 말초혈액계에서 1차적으로 변화가 일어나고, 2차적으로 조혈계에 관여하는 신경체액성 조절의 변화에 의해 일어난다. 골수연골 부근에서 골수는 민감하고 골단부에서 위축성 변화를 일으키며 장골 중앙부에서 증식성 변화를 야기 시킨다.

말초혈액상에서 림프구는 방사선 조사와 비례하며 0.2 Gy 이하 조사 시 특별한 증상을 보이지 않으나 0.5 Gy 조사 시 일시적으로 감소하고, 2.5 Gy 조사 시 급격히 감소한다(표 2-6, 그림 2-5).

4) 소화관

소화관은 일반적으로 장점막으로 된 소장, 십이지장은 위점막인 위, 대장보다 감수성이 높다. 초기 증상으로 식욕부진, 배멀미, 메스꺼움, 우울증세가 있고, 20 ~ 40 Gy 조사시 구토 및 설사가 심하고 30일내 100% 사망한다.

표 2-6 방사선 선량(Gy) 조사에 의한 혈액 변화

선량(Gy)	혈액 변화
0.25	초기 림프구 감소
0.5 ~ 1.0	림프구 감소, 백혈구 증가
1.0 ~ 2.5	림프구 감소, 백혈구 감소
2.5 ~ 5.0	백혈구 감소, 혈소단 감소
5.0 ~ 7.5	백혈구 감소, 혈소판 감소 적혈구 감소
7.5 ~ 10	백혈구 감소, 혈소판 감소, 적혈구 감소, 혈색소 감소, 출혈, 화농 형성

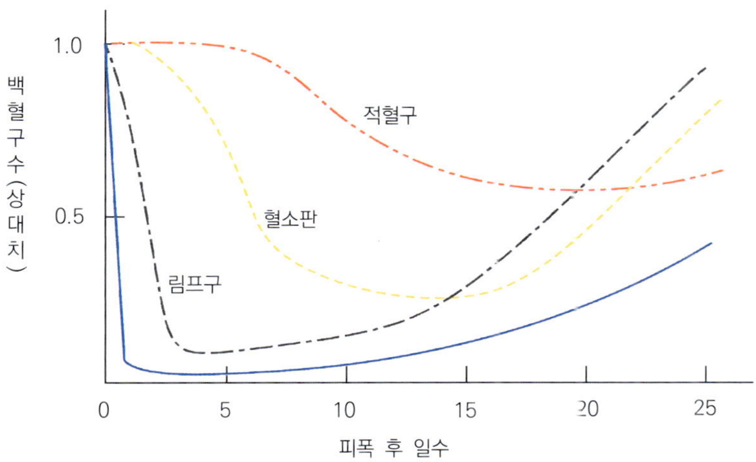

그림 2-5 방사선 선량(Gy) 조사 후 말초혈액에 나타나는 혈구수의 변화

5) 피부

피부는 방사선 조사 시 즉시 변화를 보이기 때문에 오래 전부터 알려져 왔다. 피부는 표피와 진피로 되어 있다. 표피는 편평상피세포가 중첩된 각화된 얇은 층이고, 표피 아래 진피는 비교적 두껍고 단단한 섬유성 결합조직으로 되어 있다. 진피는 피하지방 조직인 소성결합 조직층에 의해 근육의 근막층과 연결되어 있다. 여기에 땀샘, 기름샘이 있고 근막층이 있어 인체를 보호하고 체온조절 및 배설과 감각을 유지한다. 방사선 조사 시 진피의 손상, 탈모, 홍반, 수포, 및 괴사가 온다(표 2-7).

표 2-7 방사선조사로 인한 피부의 피부 영향

조사선량(Gy)	증 상
0.5	변화가 없다
3 ~ 5	탈모, 색소 침착
5 ~ 8	진피손상
8 ~ 10	출혈, 궤양
10 ~ 20	수포형성
20이상	괴사

6) 태아

임신은 수정으로부터 평균 38주 지속된다. 정자의 핵과 난자의 핵이 융합함으로 이배체의 접합자가 형성되고 배반포의 형성까지 약 2주가 걸린다. 3주부터 8주까지 기간이 배아기(embryonic period)인데 이 시기에 주요 기관이 형성된다. 그 기간이 끝나면 배아는 분명한 한사람의 모습을 가지므로 태아라 한다. 수정란이 자궁에 착상하였을 때부터 방사선에 피폭되면 여러 장해가 나타난다. 특히 자궁 내 수정된 배아(embryo)의 방사선 피폭은 이후의 성장하는 어떤 개체에 비해 치명적인 영향을 주므로 인체에 미치는 방사선 효과 가운데 태아에 미치는 영향은 가장 중요하다고 하겠다.

7) 염색체

세포에서 유전암호가 작동할 때 세포는 자신에게 필요한 구조와 기능을 갖는 단백질을 합성한다. 이때 유전암호에 변화가 생기면 단백질에드 변형이 생긴다. 이로 인해 비정상적인 세포가 되고, 유전자 염기서열은 변하는데 이를 돌연변이라고 하고, 개체에서 다른 개체로 유전될 수도 있다. 이러한 변화는 방사선에 의해 일어나는 염색체의 구조변화로 알 수 있다.

염색체가 절단되면 방사선조사에 의해 염색체의 일부가 없어지는 결실(deletion)이라 하고, 절단된 부분이 다른 염색체에 결합되는 전좌(translocation), 전좌된 절단면이 다른 상동염색체에 결합하여 동일한 염색체 부위를 이중으르 갖는 것을 중복(duplication), 절단면이 반대 방향으로 결합하여 유전자의 배열이 그 부분에서 반대가 되는 역위(inversion)라는 변화가 일어날 수 있다. 그러므로 방사선조사로 염색체 손상을 가져올 수 있고, 이로 인해 돌연변이가 발생할 수 있는데 빈도는 선량에 비례하여 증가한다.

8) 발암

많은 암은 유전자의 돌연변이에 의해 일어난다고 알려져 있으며, 이러한 돌연변이 유전자를 발암유전자라 한다. 방사선이 세포의 DNA를 자극하여 발암유전자가 형성되고, 돌연변이원이 DNA 구조를 변형시킴으로 암이 발생하는 것으로 알려졌다. 방사선조사로 인한 암의 종류로는 백혈병, 림프종, 피부암, 폐암, 유방암, 귀암, 간암 등이 발병할 수 있다.

암 발생은 방사선 선량의 증가에 따라 증가하는 경향이 있으나 매우 높은 선량에서 세포가 죽게되면 암발생률은 감소하게 된다.

2-7. 방사선피폭에 의한 영향

1) 내부피폭

방사성물질이 체내 침착으로 받는 피폭을 체내피폭이라 한다. 이는 체내 호흡, 피부, 경구를 통해 이루어지고 체내에 조직이나 장기에 축척된 방사성 물질은 자연붕괴와 생물학적 과정에 의해 소멸되어 간다.

표 2-8 핵종과 결정장기

핵 종	붕괴형식	결정장기(집접부위)	영 향
^{3}H	β^-	전신	돌연변이
^{14}C	β^-	지방	돌연변이
^{32}P	β^-	뼈	백혈병
^{45}Ca	β^-	뼈	백혈병
^{59}Fe	β^-, γ	비장	백혈병
^{60}Co	β^+, γ	전신	간암
^{90}Sr	β^+, γ	뼈	골육종, 백혈병
^{125}I, ^{131}I	β^-, γ	갑상샘	갑상샘암, 갑상샘기능저하
^{238}U	β^-, γ	신장, 골, 폐	골육종, 폐암, 백혈병
^{239}Pu	α, γ	뼈	간암, 골육종, 폐암, 백혈병

내부피폭은 α선, β선이 X선이나 γ선에 비해 특정장기에 손상이 미치는 결정장기(critical organ)에 치명적인 손상을 준다. 이들 피폭은 오염된 공기의 호흡, 피부를 통한 흡수, 경구섭취를 통해 이루어지므로 특히 방사성물질의 오염을 유의해야 한다(표 2-8).

(1) 섭취 경로

방사성동위원소는 소화관, 호흡기, 피부, 점막 등에서 흡수되어 체내로 들어오나, RI의 화학적 성질이 흡수를 좌우한다. 일반적으로 수용성, 지용성인 ^{90}Sr, ^{140}Ba, ^{226}Ra 등은 소화관에서 흡수된다. 호흡기에서 ^{222}Rn, ^{133}Xe 등은 흡입되고 ^{131}I도 휘발하여 기도로 흡수되기 쉬우므로 주의를 요한다. $^{239}PuO_2$ 분말상태로 기도점막에 침착하기 쉽다.

(2) 분 포

방사성동위원소가 체내에 섭취되면 핵종이나 화학형에 의해 체내 분포가 달라진다. ^{3}H 체내 전신 조직 등균하게 분포하고, 생식선에도 분포되는데, 이때 돌연변이를 일으킬 수 있다.

^{45}Ca은 근육이나 전신에 분포하나 백혈병이나 불임의 원인이 된다. 옥소는 갑상샘에 선택적으로 섭취되어 갑상샘호르몬의 합성에 필요하나, 갑상샘에 지나치게 높게 되면 갑상샘염이나 갑상샘기능저하가 된다.

RI는 화합물과 결합되는 경우 이의 화학형이 집접부위 및 집접정도에 크게 영향을 미친다. 주요 핵종과 그의 집적부위 및 내부피폭의 영향을 표 2-8에 나타내었다.

2) 외부피폭

방사성물질을 체외로 부터 받는 피폭을 외부피폭이라 한다. 체내 방사선의 영향은 투과력이 강한 X선이나 γ선에 의해 내부조직 장해가 큰 영향을 받는다. 외부피폭방어의의 3대 원칙은 거리, 시간, 차폐로 이는 방사선원으로 부터 가능한 거리를 멀리 유지하고, 작업 시간은 가능한 단시간에 마치고, 방사선을 감쇠하기 위해 차폐체를 설치한다.

제3장

방사성 의약품

Radiopharmaceutical

방사성 의약품은 일반적으로 진단 또는 치료용으로 사용하는 비밀봉 방사성동위원소와 그의 화합물 또는 제재물을 말한다. 방사성 의약품은 핵의학 분야에서 주로 진단시약이나 치료약으로 사용되며, 사용 목적에 의해 진단용과 치료용으로 구분하는데, 진단용으로는 생체에 투여하지 않고 시료 측정용으로 사용하는 in vitro용 방사성 의약품과 생체내 투여하는 in vivo용 방사성 의약품으로 나눌 수 있다.

3-1. 특 징

일반적인 의약품과 비교하면 방사성 의약품은 다음과 같은 특징이 있다.

1) 방사성동위원소를 포함하므로, 따라서 방사선피폭 관리가 필요하다. 또한 방사성동위원소의 방사능은 물리적반감기에 따라 감쇠하며, 효력을 상실한다.
2) 사용 및 폐기에 따라 법적인 규제가 수반된다.
3) 약리작용을 가지지 않는다.
4) 진단의 경우, 측정기기가 필요하다. 따라서 진단은 측정 기기의 성능 및 측정 기술에 의존한다.
5) 검출감도가 대단히 양호하다. 체외검사법(in vitro)에서 호르몬 등은 pg/mL정도의 미량 측정이 가능하다.

3-2. 방사성 의약품의 조건

1) In vitro용 방사성 의약품

In vitro용 방사성 의약품은 혈중이나 요중에 함유된 호르몬 항원-항체, 이상 단백,

비타민, 약물 등 미량물질을 방사측정법(radioassay)에 의해 정량분석에 이용된다. 기타 다른 화학적 측정법보다 감도, 정도, 특이도, 간편성 및 측정법의 재현성 등에서 훨씬 우수하다.

(1) 사용 핵종

체내 투여하지 않으므로 환자의 피폭을 고려할 필요가 없으며, 경제성이나 취급을 고려해야 하며, 비교적 반감기가 긴 핵종이 좋다.

측정면에서 보면 ^{3}H, ^{14}C, 등 β선을 방출하는 핵종에서, 시료처리 및 측정이 간편한 γ선을 방출하는 핵종이 좋다. 현재 ^{125}I(반감기 60일, 에너지 35 keV)가 가장 널리 이용되고 있으며, 그 외 ^{131}I, ^{59}Fe, ^{57}Co 등이 사용된다.

^{125}I가 가장 많이 사용되는 이유는 ① 반감기가 60일로 적당하고 ② 옥소는 tyrosine기와 용이하게 결합하므로 표지하기가 쉽고 ③ 피폭선량이 미량이며 ④ 저 γ선 에너지(0.03 MeV)로 계측효율이 높다.

2) In vivo용 방사성 의약품

In vivo용 방사성 의약품에는 암치료용과 진단용으로 사용하는 방사성핵종이 서로 다르다.

(1) 치료약

암치료에서 표지원소의 선택은 표지화합물이 암세포에 집적적으로 나타나는 것을 사용한다. 이때 표지원소는 세포와 상호작용이 높은 α선을 방출하는 핵종이 좋다. ^{131}I-sodium iodide가 갑상샘암에, ^{198}Au-colloid는 복부암에 사용한다.

(2) 진단시약

방사성동위원소를 주로 경구나 정맥주사로 체내에 투여하고, 이들 방사성동위원소의 생체내의 분포나 대사 등을 체외측정기로 측정하는 In vivo용 방사성 의약품은 다음의 조건을 충족 시켜야 한다.

① γ선을 방출하는 핵종

α, β선은 비정이 짧아 조직 내 대부분 흡수되고 내부피폭도 커서 체외 측정기로 측정이 곤란하다. α선의 경우 인체 내 투여 시 발암과 방사선장해의 위험성이 크므로 방사성

의약품으로는 사용하지 않는다. β선의 경우 일부 사용하나 γ선은 투과력이 강하고 체외 측정이 가능하며 내부피폭의 영향도 작다.

② 저에너지의 γ선(100 ~ 200 keV)

γ선 에너지가 높으면 측정기의 감도가 나쁘고 image장치의 해상력이 떨어진다.

③ 반감기가 짧은 핵종

환자의 피폭선량을 줄이고, 폐기물처리, 환경 오염방지 등을 고려하면 수명이 짧은 핵종이 좋다.

④ 특이적인 조직 친화성

조직이나 장기의 생리학적 기능을 고려하여 선택적으로 집적하는 방사성 의약품이 사용되며 현재 In vivo용 방사성동위원소로 ^{99m}Tc이 가장 널리 사용된다.

3-3. 방사성동위원소의 제조

방사성동위원소를 얻기 위해서는 원자로나 싸이클로트론을 이용한 핵분열이나 핵반응을 이용한 방법과 방사평형을 이용한 generator에 의한 방법이 있다.

1) 원자핵분열을 이용하는 방법

원자로에서 우라늄(^{235}U)에 열중성자를 조사하고 핵분열을 일으키면 대부분 핵분열생성물(fission product)이 생성된다. 이 혼합물을 분리, 정제하고 유용한 핵종을 무담체(carrier free)를 얻을 수가 있다. 이 방법에서 ^{131}I, ^{99}Mo, ^{133}Xe 등이 제조된다(그림 3-1).

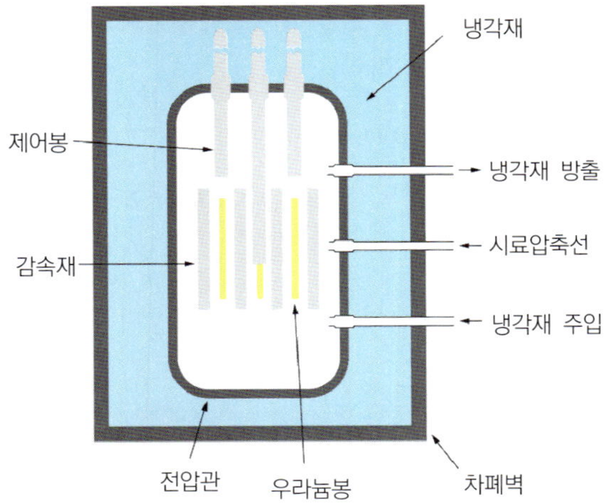

그림 3-1 **원자로 단면도**

2) 중성자에 의한 핵반응을 이용하는 방법

원자로에서 발생하는 열중성자를 표적원소에 조사 시, (n, γ)반응 등의 핵반응을 이용하여 방사성동위원소를 얻을 수 있다. 이 방법에서 생성되는 방사성동위원소는 표적원소와 동일한원소(질량수는 다름)가 되므로 화학적으로는 분리가 불가능하며, 생산성이 최대이다. ^{51}Cr, ^{59}Fe, ^{75}Se, ^{198}Au, ^{99}Mo, ^{131}I, 등이 이 방법으로 얻을 수 있다(그림 3-2).

3) 하전입자에 의한 핵분열을 이용하는 방법

Cyclotron 등의 하전입자 가속장치에서 양자(p), 중양자(d) α입자(^{4}He)를 가속하고 표적원소에 조사하여 (p, n), (d, n), (α, 2n) 반응 등을 핵반응을 이용하여 방사성동위원소를 얻는다. 이 방법에서 표적원소보다 원자번호가 크고 전자포획과 양전자붕괴에서 핵종이 얻어진다. 그러나 부생성물이 많고, 생산성이 적으므로 보통 가격이 고가이다. ^{67}Ga, ^{111}In, ^{125}I 등 임상적으로 많이 사용되는 핵종이 이 방법으로 제조된다(그림 3-3).

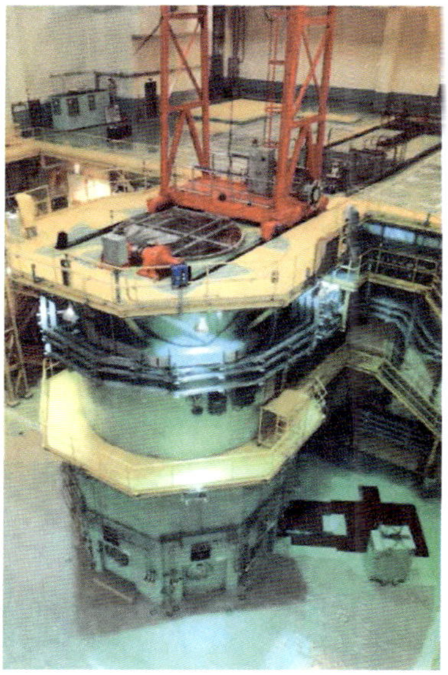

그림 3-2 대전 원자력원구소의 하나로원자로

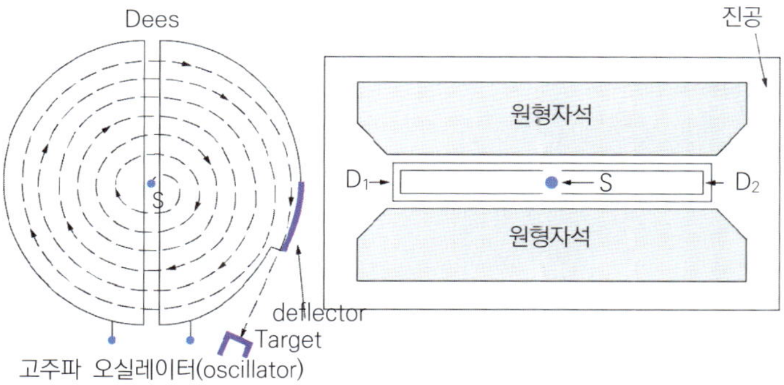

그림 3-3 Cyclotrone의 단면도(좌 : 평면도, 우 단면도)

4) Generator를 이용하는 방법

β^+선을 방출하는 핵종은 반감기가 약 2 ~ 110분으로 대단히 짧기 때문에 제조 시 병원 내에 전용 제조 장치인 초소형 generator를 설치하여 사용할 필요가 있다. 초단기 반감기 핵종은 병원 현장에서 즉시 제조하여 임상에 사용함으로써 빠르고, 신뢰성이 높은 표지화합물을 합성할 수 있는 자동합성장치가 필수적이다.

비교적 반감기가 긴 모핵종으로 부터 반감기가 짧은 딸핵종을 용출 분리하는 장치를 generator라고 하고 여기서 얻는 핵종 제조, 즉 이러한 조작으로 딸핵종을 얻는 과정을 소(cow)에서 우유를 얻는 과정과 흡사하기 때문에 milking이라고도 한다.

^{99m}Tc이 가장 많이 이용되는 이유는 ^{99m}Tc의 방사능 성질이 임상진단에서 대단히 우수하고, generator로 쉽게 제조할 수 있기 때문이다.

3-4. 수명이 짧은 방사성 핵종 제조

수명이 짧은 방사성 핵종을 병원에서 사용하가 위해서는 현장에서 제조하여 공급해야 한다. 방법으로 하나는 원자로 및 가속기를 이용하여 방사성핵종을 제조하고, 이를 표지화합물을 만들어 병원에서 사용하는 것이다. 이법은 비교적 반감기가 긴 핵종으로 ^{67}Ga, ^{131}I, ^{99m}Tc 등이 이 방법으로 공급된다.

또 하나는 수명이 아주 짧은 핵종의 제조, 표지화합물 제조에서 행해지는 방법으로 병원내 ^{99m}Tc을 generator에 의해 제조하는 방법이다.

1) ^{99m}Tc-generator

^{99m}Tc은 ^{99}Mo(반감기 66시간)을 친핵종으로, 친핵종이 β^-붕괴 하여 생기는 낭핵종이다. ^{99m}Tc-generator는 적당한 흡착제를 충전한 column에 흡착시킨 ^{99}Mo로부터 친핵종-낭핵종의 관계에서 생성하는 ^{99m}Tc을 적당히 분리, 용출하도록 이루어져 있다. ^{99}Mo-^{99m}Tc의 계에서는 평행 혼합액으로부터 ^{99m}Tc이 분리된 후 거의 24시간 후에 새로운 평행을 이룬다. 그러므로 24시간마다 정기적인 용출조작으로 반감기가 긴 ^{99}Mo의 방사능의 강도에 대응하는 ^{99m}Tc을 얻을 수 있다. 그러므로 ^{99}Mo는 다음과 같은 붕괴계열을 형성한다.

$$^{99}\text{Mo} \xrightarrow{\text{66시간}} {}^{99m}\text{Tc} \xrightarrow{\text{6시간}} {}^{99}\text{Tc}$$

^{99m}Tc은 핵이성체 전이에 의해 140 keV의 γ선을 방출하며 모핵종으로부터 추출하면 6시간의 반감기로 감약하여 핵의학 진단에 가장 많이 쓰이고 있다.

그림 3-3에서 ^{99}Mo를 Al에 흡착시킨 ^{99}Mo-^{99m}Tc 발생기로 column의 위쪽에 생리식염수를 넣으면 ^{99m}Tc가 녹아 나온다. 주요 generator로는 ^{13}Sn(반감기 115일), ^{113m}In(1.7시간), ^{81m}Kr(13초), ^{68}Ge(288일) 등이 있다.

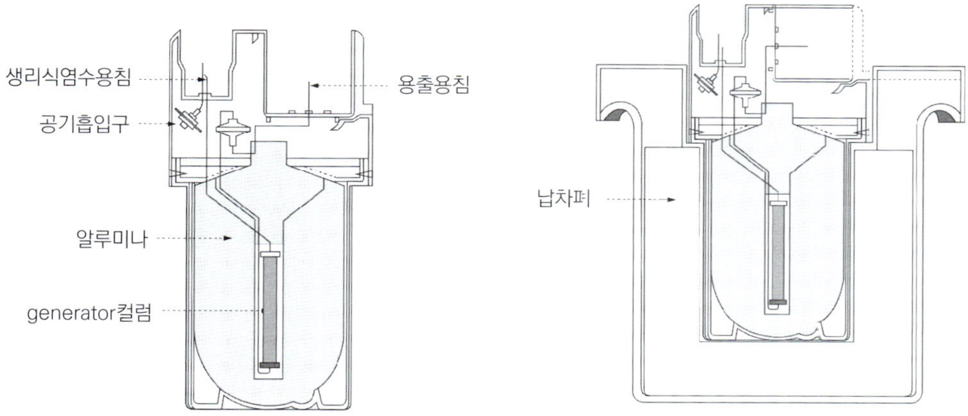

납차폐에 넣은 상태

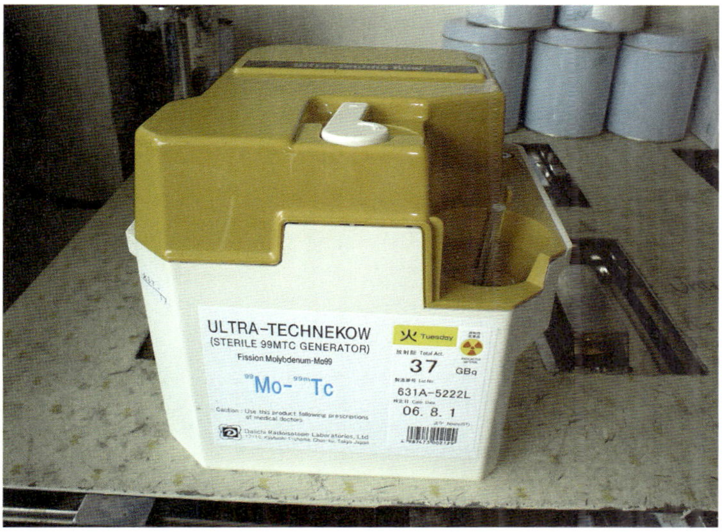

그림 3-4 ^{99}Mo-^{99m}Tc-generator와 단면도

제4장

방사선장해 방어

Protection Radiation Damage

방사선 피폭은 인체에 대해 유해한 영향을 주는 것으로 알려져 있지만, 방사선 및 방사성동위원소의 의학적 이용은 다른 분야에 대해 점점 증가하는 경향이다. 방사선 및 방사성동위원소의 이용을 보다 유리하고 안전하기 위하여 이를 관리하고 방사선장해의 위험으로부터 인체를 방어하는 것이 무엇보다 중요하다.

4-1. 방사선방어의 원칙과 관계법규

1) 방사선방어위원회(International Commission on Radiological Protection, ICRP)의 권고

방사선이 인체에 손상을 일으키는 것이 널리 알려졌으며 이러한 손상을 받지 않기 위해서 방사선에 피폭되지 않는 것이 가장 좋다. 이러한 방사선으로 인한 장해에 대해 1928년 국제 X선 및 라듐방어위원회가 발족되었고, 그 후 1950년 국제방사선방어위원회로 개정하고 매년 방사선방어의 기본개념, 기준을 검토하며 권고안을 발표하고, 이 권고는 국제기구 및 모든 국가에서 방사선방어관련 법령이나 기준을 설정에 이용하고 있다.

(1) 방사선방어의 개념

방사선방어의 목적은 방사선장해에서 발생하는 신체적장하와 유전적장해를 방지하거나 최소화하는데 있다.

(2) 최대허용선량(maximum permissible dose, MPD)

① 방사선작업 종사자가 어떤 일정기간 허용되는 피폭방사선의 최대 한도량을 말한다.

② 직업상 피폭

D = 5(N-18) (D : 선량 rem. N : 나이)
1년 5 rem, 3개월 3 rem을 원칙으로 한다. 18세 이하는 5 rem 이하, 30세까지 총 60 rem을 초과해선 안된다.

③ 방사선작업에 관한 원칙

a. 방사선작업자의 작업장이 연간 1.5 rem을 넘는 선량을 받을 경우 관리구역으로 한다.
b. 방사선 방어용구를 착용한다.
c. 정기적인 건강진단을 한다.

2) 방사선의 인체에 관한 영향

(1) 신체적 영향과 유전적 영향

인체 건강에 장애를 일으키는 외적요인이 많이 있으며, 방사선도 그 중에 하나이다. 방사선영향에 대한 조사, 연구된 학술적 자료가 많이 나와 있다. 방사선이 인체에 미치는 영향은 피폭된 개인에 나타나는 신체적 영향과 자손에 나타나는 유전적 영향으로 나누는데, 신체적 영향은 급성 영향과 만성 영향으로 구분된다. 인체에 나타나는 영향은 피폭선량이 같아도 개인차가 있으며, 또한 선량률, 피폭부위나 범위(전신, 부분피폭) 피폭조건에 따라 다르다.

신체적 영향 중 급성 영향은 피폭 후 수주간 후에 나타나는 경우 피부의 장해(홍반, 탈모 등), 혈액의 장해(백혈구 감소 등), 불임 등을 포함한다. X선, γ선의 1회 조사의 경우 0.25 Gy 이하의 피폭에서는 거의 임상적 증상이 없으나, 반치사량($LD_{50/30}$: 피폭 후 30일 이내 50% 사망하는 선량)은 4 Gy이고 100% 치사량은 7 Gy 정도이다.

한편, 만발효과 영향과 피폭 후 장기간 잠복기간(수개월에서 수십년)이 경과한 후 나타나는 영향은 발암, 백내장, 태아의 영향 등이 대표적이다. 유전적인 영향으로는 유전자의 돌연변이나 염색체 이상 등이 있다.

(2) 확률적 영향과 확정적 영향

방사선방어의 관점에서 보면, 피폭선량과 나타나는 영향이 서로 다르므로, 방사선이 인체의 영향으로 확률적 영향(stochastic effects)과 확정적 영향(deterministic effects)으로 나눌 수 있다(그림 4-1).

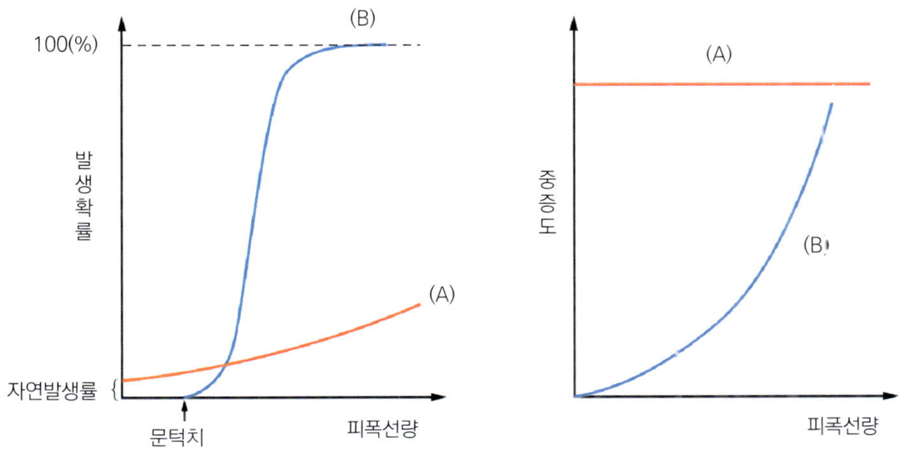

그림 4-1 선량과 인체에 대한 확률적영향(A)과 확정적영향(B) 관계

확률적 영향은 피폭선량이 크게 되면 이에 대한 영향으로 발생확률이 단순히 증가되는 것으로 발생할 확률이 발단치(threshold value, 발생과 한계선량)가 없는 것으로, 나타나는 영향은 선량과 무관하며 발암과 유전적영향이 포함된다

확정적 영향은 피폭영향이 발단치를 초과하였을 때 발생하며, 선량이 크게 되면 이에 대한 영향도 크게 되므로 피부장애, 혈액장해, 불임, 백내장, 태아의 영향 등 발암 이외 신체적 영향이 포함된다.

3) 방사선 방어의 원칙

방사선방어의 목적은 ① 편익을 가져오는 방사선 피폭을 수반하는 행위를 부당하게 제한하는 일이 없이 사람의 안전을 확보할 것 ② 개인의 결정적 영향의 발생을 방지 할 것 ③ 확률적인 영향의 발생을 감소시킬 것이다.

이런 목표를 달성하기 위해서 방사선을 이용하는 방사선피폭을 감소시키며 방사선 방어체계의 준수를 권고한다.

4) 등가선량

등가선량(equivalent dose, H_T)은 조직 및 장기에 피폭되는 방사선의 위험도를 나타내는 선량으로, 표준 국제단위인 Sv를 사용한다. 조직, 장기에 대한 다양한 피폭조건 및 선량당량의 계산 결과에 대한 정보 등을 검토하여 기존의 유효선질계수 Q 대신 방사선하중계수(radiation weight factor)를 이용하여 인체의 조직, 장기 T에 대한 평균적으로 흡수하는 방사선 R의 선질에 의하여 하중되는 흡수선량 $D_{T.R}$을 고려하여 방사선 R의 조직, 장기에 대한 등가선량 $H_{T.R}$은 다음과 정의된다.

$$H_{T.R} = \Sigma D_{T.R.} W_R$$

$H_{T.R}$: 조직, 장기 T의 등가선량(단위 : Sv)
W_R : 방사선R의 방사선하중계수
$D_{T.R}$: 조직, 장기 T의 평균흡수선량(단위 : Gy)

방사선하중계수는 방사선의 종류와 에너지에 의한 방사선영향 정도의 차이를 보정하는 계수로 종래에는 선질계수로 대신하였다. 저선량에 의한 확률적 영향을 생물학적효과비(relative biological effectiveness, RBE)를 고려하여 결정되며, 저 LET의 방사선(X선, γ선, β선)에 대해서는 1, 양자선(2 MeV 이상)은 5, 중성자선은 에너지에 따라 5~20, α선은 20의 치를 나타낸다.

등가선량은 방사선 방호를 목적으로 선량한도 이하의 수준에서 사용하고, 고 수준 방사선피폭에는 적용되지 않는다.

5) 유효선량

등가선량만으로는 인체조직의 불균형 등 방사선피폭 시 위험도를 간단히 나타낼 수 없으므로 피폭된 조직에 조직하중치를 보정하여 위험도를 나타낸다. 그 값을 유효선량(effective dose)이라고 한다.

전신 또는 복수의 장기, 조직에 조사된 경우 확률적 영향 발생의 위험도를 나타내기 위해 도입된 선량으로, 장기, 조직의 방사선감수성의 상대치가 되고 조직하중계수(tissue weighting factor, Wt)로 하중하고 등가선량을 피폭한 모든 장기, 조직이 가산된 것이다(표 4-1). 유효선량 E는 등가선량과 같은 단위인 Sv를 사용하고 다음 식으로 정의된다.

표 4-1 조직하중계수의 비교

조직(T)	1990년 권고	1977년 권고
생식선	0.20	0.25
적색골수	0.12	0.12
결장	0.12	
폐	0.12	0.12
위	0.12	
방광	0.05	
유방	0.05	0.15
간장	0.05	
식도	0.05	
갑상샘	0.05	0.03
피부	0.01	
골표면	0.01	0.03
기타 조직	0.05	0.3
합계(전신)	1.00	1.0

$$E = \Sigma W_T \Sigma W_R \cdot D_{T.R} = \Sigma W_T H_T$$

E : 유효선량(단위 Sv)

W_T : 조직하중계수

W_R : 방사선하중계수

$D_{T.R}$: 조직 T의 방사선 R에 의한 흡수선량(단위 Sv)

H_T : 조직 T의 등가선량 (단위 Sv)

위의 등가선량이나 유효선량은 방사선방호의 기준을 정하기 위하여 도입된 선량으로 방호량이라고도 한다. 이 선량은 실제 현장에서 측정이 불가능하다. 그러므로 방사선방호를 위하여 실제로 측정에 사용되는 선량은 유효선량이라고 한다.

6) 선량한도

방사선방호의 대상이 되는 개인은 직업상 피폭의 위험도에 노출되는 자로(방사선작업종사자) 일반인과 분류된다. 방사선작업종사자는 법이 정하는 선량한도(dose limit)를 초과하여서는 안 된다. 이는 자연방사능에 의한 피폭과 의료피폭은 포함하지 않는다.

안전관리규칙상 방사선 작업종사자의 선량한도는 원자력법규에서 정한 값과 같으며 이는 표 4-2에 나타내었다.

7) 방사성동위원소의 법적인 정의

방사성동위원소는 법적으로 엄격한 규제를 받으며 이에 대한 농도 및 수량을 표 4-3에 나타내었다. 농도와 수량이 표에 나타난 이상을 초과 할 경우 법적으로 규제의 대상이 된다.

병원에서 환자의 진단이나 치료에 사용하는 방사성 의약품(비밀봉방사성동위원소)는 의료법상 진단용 방사성동위원소라 하고 규제의 대상이 되나 장해방지법에서는 제외된다.

또한 연구소에서 사용되는 비밀봉방사성동위원소는 장해방지법에서 규제의 대상이 되나 의료법상에서는 제외된다.

표 4-2 방사선작업종사자 및 일반인의 선량한도

구 분	직업종사자	일반인
유효선량	연간 5 rem 이하(50 mSv) 5년간 10 rem 이하(100 mSv) 여자 3개월에 0.5 rem 이하(5 mSv)	연간 0.5 rem 이하(5 mSv)
등가선량	연간 수정체 15 rem 이하(150 mSv) 피부, 손,발 15 rem 이하(500 mSv)	1.5 rem 이하(15 mSv) 1.5 rem 이하(50 mSv)

표 4-3 법 규제의 대상이 되는 방사성동위원소

구 분			수 량	농 도
밀봉되지 않은 방사성동위원소	1군	^{90}Sr 및 α방출핵종	0.1 μCi (3.7 kBq) 이상	74 Bq/g을 초과하는 경우
	2군	반감기가 30일 초과하는 핵종 (^{3}H, ^{7}Be, ^{14}C, ^{35}S, ^{55}Fe, ^{90}Sr, α방출핵종제외)	1 μCi (37 kBq) 이상	
	3군	반감기가 30일 이하 핵종 (^{18}F, ^{51}Cr, ^{71}Ge, ^{201}Ti, α방출핵종 제외 및 ^{35}S, ^{55}Fe, ^{59}Fe)	10 μCi (370 kBq) 이상	
	4군	^{3}H, ^{7}Be, ^{14}C, ^{18}F, ^{51}Cr, ^{71}Ge, ^{201}Ti	100 μCi (3.7 MBq) 이상	
밀봉된 방사성동위원소			1개당 100 μCi (3.7 MBq)를 초과하는 경우	상동

표 4-4 장소에 관한 한도

장 소	방사선사용시설	관리구역 경계	사업소 경계
외부방사선량	유효선량 1 mSv/ 주 이하	유효선량 1.3 mSv/ 3개월 이하	유효선량 250 μSv/ 3개월 이하
공기중 RI 농도	1주간 평균농도는 공기 중 농도한도 이하	3개월 평균농도는 공기 중 농도한도×1/10 이하	3개월 평균농도는 배기구 농도한도 이하
수중 RI 농도	-	-	3개월 평균농도는 배수구 농도한도 이하
표면 오염 농도	표면밀도한도 이하	표면밀도한도×1/10이하	-

8) 시설, 설비의 기준

비밀봉 방사성동위원소를 안전하게 취급하기 위하여 시설과 설비가 필요하고, 이에 대해 법적인 규정이 필요하다.

(1) 장소에 관한 한도

비방사성방사성동위원소를 사용하는 사업장 또는 병원 등의 장소에 대한 한도를 표 4-4에 나타내었다. 외부방사선량의 한도는 장소의 경우 차폐의 규준이 되는 수치로, 실내에서는 이 수치 이하가 되는 차폐벽이나 차폐체를 설치하지 않으면 안 된다.

공기중 및 수중의 방사성동위원소농도 한도 제한은 법령에 의해 별도로 핵종이 정해져 있다. 또한 사용시설 내 및 관리구역 내에서는 음식물 섭취가 금지되어 있고, 장소의 경우 수중 방사성동위원소농도의 한도는 정해져 있지 않다.

(2) 관리구역

사용시설 등을 포함하는 방사선피폭의 위험도가 있는 장소에서 사람의 출입을 규제하지 않으면 안 되는 구역을 관리구역이라고 한다. 관리구역의 경계 한도를 초과하는 장소는 관리구역으로 방사선작업종사자 이외 자는 함부로 출입을 제한하는 조치를 강구하지 않으면 안 된다.

(3) 사용시설

사용시설의 주요 구조부는 내화구조나 불연재료로 한다. 오염이 발생하면 이를 즉시 제거하여야 하며 출입구, 부근에는 세정시설, 갱의설비, 방사선측정기, 오염제거 기구를 준비하고 오염검사실을 설치할 필요가 있다.

(4) 저장시설

방사성동위원소의 보관은 주요 구조부 등이 내화구조로 된 저장실 또는 내화성의 저장함에 둔다. 저장용기는 밀봉된 것으로 넘쳐흐르기 어려운 구조는 물론, 액체가 침투하기 어려운 재료의 용기를 필요로 하고, 만일 파손한 경우 용기는 흡수재를 사용한다.

(5) 폐기시설

장소에 관한 공기 중 또는 수중 방사성동위원소농도는 한도 이하를 갖는 배기설비와 배수설비를 갖는다. 또한 고체나 액체의 폐기물을 보관하는 보관폐기설비가 필요하다.

각 시설은 법령으로 규정된 표지를 게시하고 방사선장해방지에 필요한 주의사항을 게재할 의무를 가진다.

4-2. 피폭의 방어와 안전관리

방사선에 의한 피폭은 외부피폭과 내부피폭으로 나눌 수 있다. 외부피폭은 인체의 외부에 있는 어떤 선원으로부터 방사선을 조사받는 경우로, 주로 투과력이 큰 γ선, X선이 문제가 된다. α선, β선은 차폐가 용이하므로 외부피폭이 문제가 되는 일은 적으나, β선은 취급 시 체표면의 국소피폭(특히 손)에 주의를 요한다.

한편, 체내에 주입된 방사성동위원소가 방출되는 방사선에 의해 조사받는 경우를 내부피폭이라 한다. 특징으로는 ① 방사선원과 조직이 밀착되어 있는 경우 α선, β선 등이 국소적으로 피폭선량이 크고, ② 핵종이 체내에서 인위적으로 배출이 곤란하여 장기간 조사받으며 ③ 특정장기에 집적되고(예; ^{131}I: 갑상샘, ^{137}Cs: 근육, ^{90}Sr: 골) ④ 체내 방사성동위원소의 분포를 정량적으로 측정이 곤란한 경우이다.

1) 외부피폭 방호

외부피폭을 경감하는 방법으로 거리, 시간, 차폐의 3원칙이 있다.

(1) 거 리

점선원으로부터 γ선, X선의 선량은 거리 제곱에 반비례한다. 그러므로 방사선원으로부터 거리를 유지하기 위해 도구를 사용하거나, 필요 이상으로 선원과 가까이 하지 않음으로 간단히 피폭선량을 줄일 수 있다.

A 선원으로 부터 d(m) 떨어진 장소에의 실효선량률 E는, $E(\mu Sv/h) = \tau \times A/d^2$ 식으로 나타내므로, 각 장소의 외부방사선량이나 그 외 장소에서 작업하는 사람의 외부피폭선량을 계산에 의해 예측할 수 있다.

(2) 시 간

피폭시간을 단축하는 방법은 여러 가지가 있을 수 있지만 사전에 작업계획을 수립하여 방사선 작업장에서 체류시간을 짧게 하는 것이다. 피폭선량은 작업시간에 비례하여 증가하므로, 작업시간의 단축으로 피폭선량은 줄일 수 있다.

(3) 차 폐

외부 방사선량을 줄이기 위해 차폐가 가장 적극적이고 효과적인 수단이다. 차폐란 방사선원과 작업자 사이의 공간에 적절한 장해물을 설치하여 작업자에게 도달되는 방사선을 줄이는 것이다. α선은 공기 중 비정이 수 cm로 종이 1장으로 차폐할 수 있다. β선은 공기 중 최대 비정이 수 m가 되나, 수 mm정도의 플라스틱, 유리, 알루미늄 등으로 쉽게 차폐할 수 있다. 고에너지 β선의 경우 원자번호가 큰 물질을 통과할 때, 제동복사선을 방사하는 경우가 크게 때문에 플라스틱 등의 원자번호가 작은 물질로 차폐하고, 그 외는 납, 철로는 제동복사선에 대해 차폐한다.

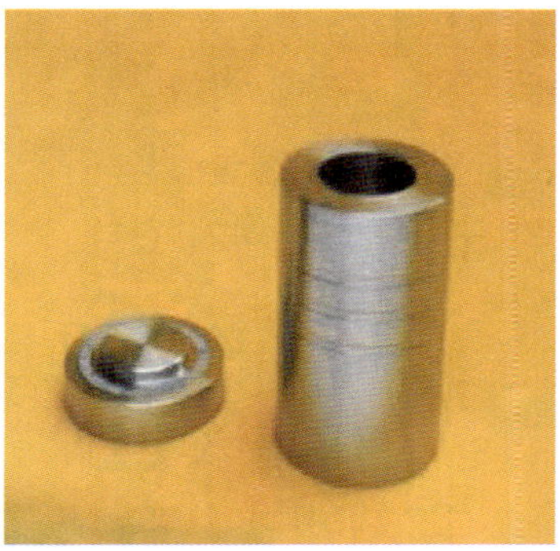

그림 4-2 **차폐용기**

γ선 이나 X선의 강도는 차폐체에 의해 줄어드는데, 이때 강도가 절반으로 감소하는데 필요한 차폐체의 두께를 반가층이라고 한다. 일반적으로 원자번호가 큰 고밀도의 물질은 반가층이 작고 차폐체의 효과가 크다. 차폐체로서 납, 철, 콘크리트가 많이 사용된다(그림 4-2).

2) 내부피폭의 방어

내부피폭은 밀봉되지 않은 방사성동위원소가 피부의 상처, 호흡, 경구 등으로 체내에 침투하는 것이다. 내부피폭을 방어하기 침입 경로를 적극 차단해야 한다. 이를 위해 적절한 시설이나 설비를 이용하고 안전취급의 규칙을 필히 준수하는 습관을 가지며, 작업환경의 오염을 방지하는 조치를 강구하는 것이 무엇보다 필요하다.

비밀봉방사성동위원소를 사용하는 관리구역 내에서는 입구에서 물건을 반입하는 행위를 엄금하고, 작업 중에는 비닐 또는 고무장갑을 착용하여 피부의 침입을 막을 수 있다. 호흡기 침입은 공기 중 농도 한도량 이하의 적은 양으로 하여도 공기를 오염하는 위험성이 항상 존재한다. 그러나 공기를 오염시키기 쉬운 작업은 후드를 사용하고, 공기오염의 원인이 되는 작업환경의 오염 방지 대책이나 조기제거, 사용 핵종의 종류와 사용량의 제한 등이 필요하다. 그러므로 내부피폭 방어에는 격리, 희석, 차단의 3대 원칙이 있다.

4-3. 주의사항

비밀봉방사성동위원소를 안전하게 취급하기 위해서 주의 사항은 다음과 같다.

1) 핵종의 허가량을 초과하여 사용하지 않는다.
2) 고무 또는 비닐장갑을 착용한다.
3) 방사성동위원소의 취급은 일정 구역에 한한다.
4) 공기를 오염시킬 가능성이 있는 방사성물질을 취급 시는 후드 내에서 행한다.
5) 오염도구와 비오염도구의 구분을 엄밀하게 한다.
6) 작업대는 폴리에틸렌여지로 덮는다.
7) pipette 조작은 입으로 하지 않는다(안전 pipette 사용).
8) 관리구역 내에서 음식, 흡연, 화장을 하지 않는다.
9) 폐기물은 엄밀히 분리하고 일정의 용기에 넣는다.
10) 무분별하게 방사성동위원소를 흐르지 않게 한다.

11) 방사성동위원소를 엎지르는 등의 오염을 야기하면 즉시 조치를 취한다.
12) 작업 종료 시 작업장소의 오염의 유무를 survey meter로 확인한다.
13) 방사선구역의 출입문 등에는 그림 4-3의 부착되는 표시를 붙이고 통제하여야 한다.

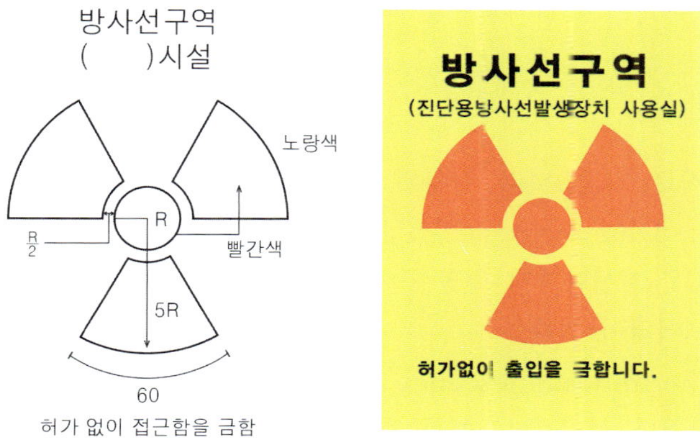

그림 4-3 **방사선구역 표시**

4-4. 개인관리

방사선장해를 예방 하거나 조기 발견을 위하여 정기적으로 개인 피폭선량을 측정하거나 정기적으로 건강진단을 실시해야 하고, 이에 대한 결과를 기록하고 보존해야 한다.

1) 개인 피폭선량 측정

개인 피폭선량의 측정은 ① 개인 피폭선량 측정 ② 사고로 인한 피폭선량 측정 ③ 작업기간내 피폭량 측정을 목적으로 한다.

비밀봉 방사성동위원소를 취급하는 경우 외부피폭과 내부피폭 모두가 위험하다. 피폭선량의 평가는 외부피폭과 내부피폭을 합산한 실효선량 및 외부피폭에 의한 등가선량을 말한다.

실효선량이 20 mSv/년을 초과한 방사선작업종사자는 해당 연도를 포함 5년간 누적실효선량을 계산하여 기록해야 한다. 이는 본인에게 교부되고 만발영향을 고려해 무기한 보존한다.

(1) 외부 피폭선량 측정

개인 외부 피폭선량은 소형선량계를 사람의 정해진 부위에 부착하고, 관리구역 내에서 연속적으로 측정한다. 일반적으로 선량계로 측정되는 것은 광자(γ선, X선)의 경우는 조사선량이나 공기가스, 전자선(β선)이나 중성자선의 경우 플루언스가 있으며, 이들 수치는 실용량으로 개인선량당량을 환산하는데 필요하다.

(2) 개인선량계

외부 피폭선량계로 가장 널리 사용된 개인선량계는 필름배지였으나 최근에는 OSL (optical stimulated luminescence)선량계가 많이 쓰이고 있다. 이들은 필름배지보다 비교적 감도가 높고, 저선량까지 측정이 가능하다. 비교적 측정법이 간단하고 짧은 기간 동안 결과를 얻는 이점이 있다.

열형광선량계(Thermo-luminescence dosimeter : TLD)는 소형으로 측정시 선량범위가 넓고, 전리상이나 실리콘반도체를 검출기에 이용한 pocket 선량계는 직접 판독이 가능하므로 작업 중 피폭선량을 알 수 있으므로 단기간 사용에 적합하다(표 4-6).

① 필름배지(film badge)

필름배지는 사진필름을 케이스에 넣은 것으로, 사용 후 현상하여 흑화농도를 측정함으로 선량을 구할 수 있다. X선, γ선은 적당한 두께의 개방창, 플라스틱, 알루미늄, 구리 등 여러가지 필터를 사용하여 흑화도의 에너지 특성을 측정한다(그림 4-4). β선은 필터를 사용하지 않는 개방창이나 플라스틱 필터 아래 필름의 흑화도차에서 선량을 측정한다. 열중성자선은 카드뮴과 주석 밑에 있는 필름의 농도 차에서 선량을 측정한다. γ선과 열중성자선을 분리하기 위해서는 카드뮴과 납 필터를 사용한다. 필름배지는 특히 습도가 높은 곳이나, 산, 알칼리에 주의해야 한다.

가. 사진유제의 특성

Ⓐ 에너지의존성

입사방사선의 에너지에 따라 감도가 다르다. 저에너지(20 ~ 50 keV) 에서는 감도가 커진다.

Ⓑ 선량의존성

입자방사선 에너지는 물론 필름의 종류 및 현상조건에도 영향을 받는다.

Ⓒ 방향의존성

필름에 대해 방사선이 입사하는 각도에 따라 감도가 달라진다.

Ⓓ 잠상퇴행

방사선이 조사된 필름을 장시간 방치한 후에 현상하면 그 흑화도가 조사 직후 현상한 필름의 흑화도보다 저하되는 현상이다.

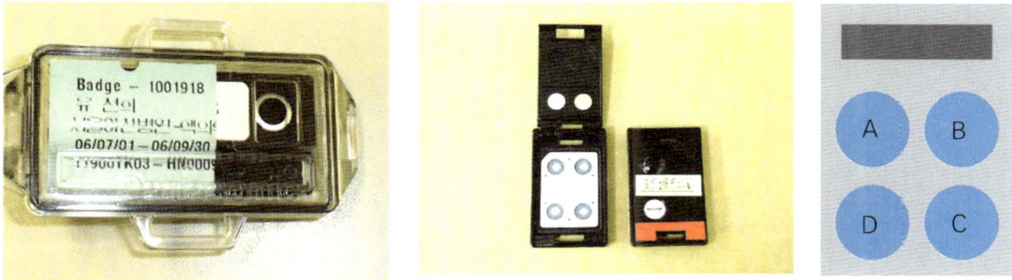

그림 4-4 **필름배지와 내부**

A : 필터 없음 B : Al 0.6 mm 필터 C : Cu 0.2 mm + Al 0.6 mm 필터
D : Sn 0.8 mm + Cu 0.4 mm+

② 열형광선량계(Thermo-luminescence Dosimeter, TLD)

기본선량계로서 격자결함을 갖는 결정체에 방사선을 조사하면 형광을 발생한다. 열형광선량계는 열형광현상을 이용한 것으로 LiF, CaF_2, $CaSO_4$ 등이 사용되며 필름배지 처럼 방사선 종류나 에너지를 알 수 없다(표 4-5).

③ 포켓선량계(Pocket dosimeter)

만년필형의 휴대용 선량계로 기체전리를 이용한 검출기로 전리함 영역에서 작동하며, 작업 시 피폭 여부 점검에 사용되는 보조선량계로, 선량을 바로 판독할 수 있고, 측정조작이 간단하고, 휴대하기가 편리한 것이 장점이고 기계적 충격에 약하고, 습도에 큰 영향을 받지 않고 결과를 기록 보존 할 수 없는 것이 단점이다(그림 4-5).

표 4-5 필름배지와 포켓선량계

분류	필름배지	포켓선량계
원리	흑화도	기체전리
장점	① X선, γ선 등 각종 방사선량을 측정 할 수 있다. ② 기계적 충격에 강하고 취급이 용이하다. ③ 측정치 신뢰도가 높다. ④ 기록 보존이 가능하다.	① 반복 사용이 가능하다. ② 온도, 습도 영향이 없다. ③ 방향의존성이 양호하다. ④ 즉시 결과를 알 수 있다.
단점	① 에너지의존성이 크다. ② 방향의존성이 크다. ③ 온도 및 습도의 영향을 받는다. ④ 즉시 결과를 알 수 없다. ⑤ 잠상퇴행현상이 있다.	① 판독치 소멸로 기록이 보존되지 않는다. ② 판독의 신뢰도가 약하다. ③ 진동이나 충격을 주지 않아야 한다. ④ 정기적으로 보정을 필요로 한다.

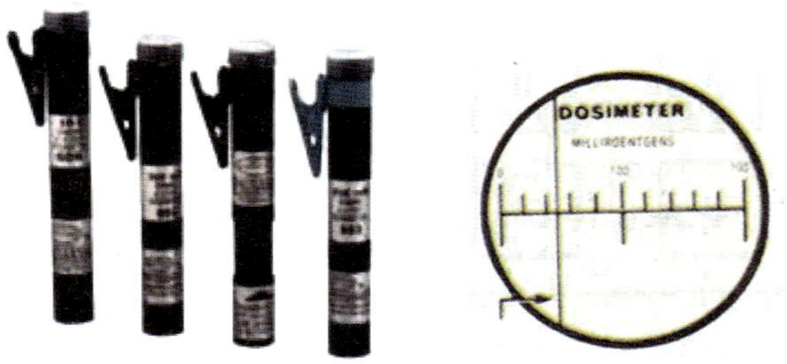

그림 4-5 포켓선량계와 읽는 화면

④ 형광유리선량계(Radiophotoluminescence glass dosimeter)

은이온이 활성화된 유리에 방사선을 조사하면 흡수된 선량에 비례하여 형광을 발한다. 이 형광을 광전자증배관으로 측정한다.

⑤ OSL(optical stimulated luminescence)선량계

이들은 필름배지보다 비교적 감도가 높고, 광자에 대한 검출 한계가 약 1/10보다 저선량까지 측정이 가능하다. 현상 시 화학적처리가 필요 없고, 온도나 습도의 영향도 적으며 비교적 측정법이 간단하고 짧은 기간 동안 결과를 얻는 이점이 있다.

표 4-6 개인선량계

측정기	원리	측정	에너지 의존성	방향 의존성	특징
필름배지	필름 감광 작용	흑화도 측정	대	대	측정치 신뢰도가 높다. 1개월간 선량 측정. 측정기록 보존 가능. 온도, 습도에 영향을 받는다. 기계적 충격에 강하다.
TLD	열형광 작용	가열 열루미네센스 측정	대	소	장기간 누적선량 측정. 소형으로 측정선량 범위가 넓다.
전리상 Pocket dosimeter	전리상	직접	소	소	작업중 피폭선량 직접 측정. 온도, 습도에 영향을 받지 않는다. 기계적 충격에 약하다 신뢰성이 낮다.
OSL선량계	광자극 루미네센스	열루미네센스 측정	중	대	장기간 누적선량 측정 가능. 온도, 습도에 영향을 받지 않는다.
반도체 Pocket dosimeter	실리콘	직접	중	소	작업중 피폭선량 측정. 저선량 측정이 가능. 전리상보다 신뢰성이 높다.

(3) 내부 피폭선량 측정

방사성물질이 체내에 들어가면 방출되는 방사선에 의해 인체 조직이 조사 받아 내부 피폭을 일으킨다. 내부 피폭량을 평가하는 것은 체내 반입된 방사성동위원소의 종류와 섭취량을 측정하는 것이다. 체내 섭취된 방사성동위원소의 방사능을 구하는 방법으로는 체외계측법, Bioassay법, 공기 중 방사성물질농도에서 계산하는법 등이 있다.

① 체외계측법(Whole body counting method)

중차폐체형의 전신카운터, 간이형 전신카운터형 및 ^{239}Pu의 폐부하량을 측정하는 폐모니터 계측기이다. 인체에 섭취된 방사성 물질에서 몸 밖으로 방사되는 방사선을 계측하여, 체내 방사성 물질을 측정하는 장치이다.

② Bioassay법

체내 오염이 발생하였을 때 방사성물질을 측정하는 것으로 섭취된 방사성물질의 종류에 따라 다르지만 소변, 대변을 채취하여 분석한다.

(4) 건강진단

건강검진은 초기 관리구역에 들어오기 전 및 그 후 정기적으로 행해지며, 그 기록은 무기한 보존한다. 건강검진 항목은 방사선피폭 경력과 이에 관한 문진, 혈액검사(헤모글로빈치, 적혈구수, 백혈구수 및 백혈구백분율), 백내장에 대한 안검사, 피부검사이다.

4-5. 환경관리

외부 방사선량, 공기 중 및 수중 방사성 물질 농도, 표면 오염 밀도 등의 환경 방사선량을 정기적으로 측정한다. 이 결과를 기초로 하여 필요한 안전 취급상의 개선과 사고방지, 작업자의 피폭관리에 중요하다. 비밀봉방사성동위원소를 사용하는 경우 각 장소에 외부방사선량 및 오염 상황을 월 1회 이상 측정하며, 이 결과는 보관할 의무를 갖는다.

4-6. 폐기물처리

방사성동위원소 사용시 발생하는 방사성폐기물의 증가로 인간과 주변 환경에 미치는 영향에 대한 우려가 갈수록 증가되고 있다. 그러므로 방사성폐기물을 안전하게 효율적으로 처리하는 것은 대단히 중요하다. 방사성 폐기물이란 방사성 동위원소나 방사성 동위원소에 오염된 것으로 실험용소모품, 기구 및 의복, 실험동물, 실험폐액 등을 포함한다.

폐기물 형태에는 액체 폐기물, 고체 폐기물, 기체 폐기물로 분류하며, 농도준위로는 고준위, 중준위, 저준위가 있고 발생원으로 방사성 동위원소 취급업소, 원자력발전소, 핵주기시설 및 재처리시설이 있고 반감기에 따라 단반감기, 장반감기로 나눈다.

각각의 폐기의 기준에 따라 처리한다.

1) 액체폐기물

^{99m}Tc 같은 비교적 반감기가 짧은 방사성동위원소로 인한 폐기물은 보관폐기물 설비에서 보관하여, 감쇠하도록 배수처리 한다. 반감기가 길고 방사성농도가 비교적 적은 것은 저장욕조에서 다량의 물로 희석하여 배수하여 처리한다. 그러나 반감기가 길고 방사

성농도가 높은 것은 보관폐기용 용기에 넣어 폐기업자가 처리한다. 유기용매(^{3}H, ^{14}C 등을 포함하는 액체신티레이타)는 전용 소각로에서 처리한다.

2) 고체폐기물

고체폐기물은 가용성물질(옷, 장갑 등), 난연성물질(플라스틱 류), 불연성물질(유리, 금속류) 등으로 분류하고 전용 용기에 넣어 폐기한다. 처리방법에는 소각처리, 압축처리, 해체처리가 있다. 비방사성폐기물의 혼입을 방지해야 하며, 적당한 시기에 폐기업자가 처리한다.

3) 기체폐기물

기체폐기물은 방사성가스와 방사성에어졸로 분류되며, 에어졸은 방사성고체 혹은 액체의 미립자가 공기 중에 부유한 것이다. 방사성가스로 이것에 의해 오염된 공기는 사용시설 전체로 방출 확산된다. 진료를 위해 대량의 ^{133}Xe 등을 사용할 경우 방사성가스가 사용실내 누설되어서는 안 된다.

4) 방사성폐기물 처분

중 저준위 폐기물 처분에는 천층매몰, 시설 내 처분, 동굴처분, 해양투기가 있으며 고준위 폐기물 처분에는 지층처분, 심해저 퇴적층처분과 기타 우주처분 및 소멸처리법이 있다.

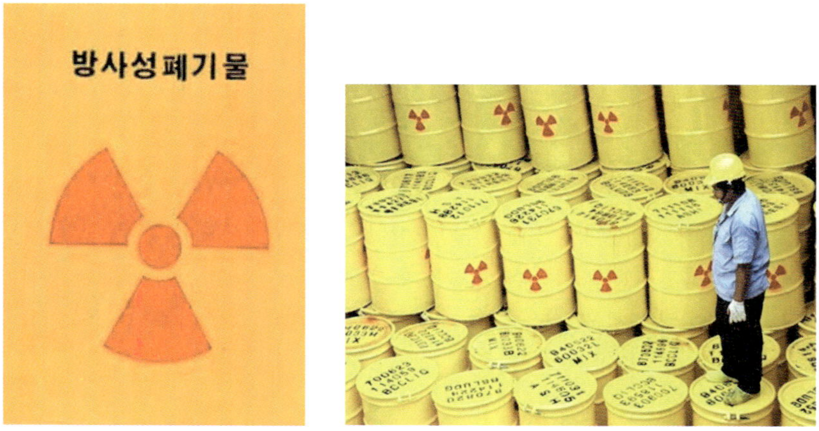

그림 4-6 방사성 폐기물과 표지판

제5장

방사선 측정기

Radiation detector

5-1. 방사선 측정

방사선의 측정은 방사선량 측정과 방사능 측정으로 나눈다. 방사선량 측정은 조사선량(C/kg), 흡수선량(Gy), 선량당량(Sv) 등으로 나타내며, 방사선과 물질의 상호작용을 정량적으로 측정하고, 인체의 피폭선량 측정 등이 이에 해당된다.

한편, 방사능 측정은 측정 대상에 포함된 방사성동위원소와 동일한 방사능의 강도, 이의 분포나 시간적 변화를 측정하는 것으로, 방사성동위원소를 이용한 임상검사를 위한 측정이 이에 포함된다. 방사선 측정기가 많이 알려져 있으나, 원리, 특징이 여러 가지가 있으므로 측정 목적에 적합한 기기를 선택하는 것이 중요하다.

1) 방사선의 검출 원리

방사선은 감각으로 느낄 수 없고, 방사선과 물질의 상호작용을 이용하여 검출한다. 사용되는 검출법의 종류를 표 5-1에 나타내었다.

(1) 기체의 전리

방사선이 기체에 입사되면 직접 또는 간접적으로 기체의 분자나 원자를 전리시켜 양이온과 전자의 이온쌍이 생성된다. 이때 발생한 이온을 전극에 모으고, 이를 전류 또는 전기 pulse로 측정하여 방사선을 검출할 수 있다. 전극간의 인가전압과 전극에 수집된 이온수 간에 대한 관계를 그림 5-1에 나타내었으며, 이온 특성에 의하면 6개의 영역으로 구분된다.

표 5-1 방사선 검출법

검출법	기기 종류	측정 방사선
기체의 전리작용	전리함 GM계수관 비례계수관	베타선, 감마선 베타선, 감마선 알파선, 베타선
고체의 전리작용	반도체검출기	알파선, 베타선, 감마선, X선
발광현상	신틸레이션카운터 열루미네센스선량계	베타선, 감마선 감마선
감광작용	사진유제	베타선, 감마선

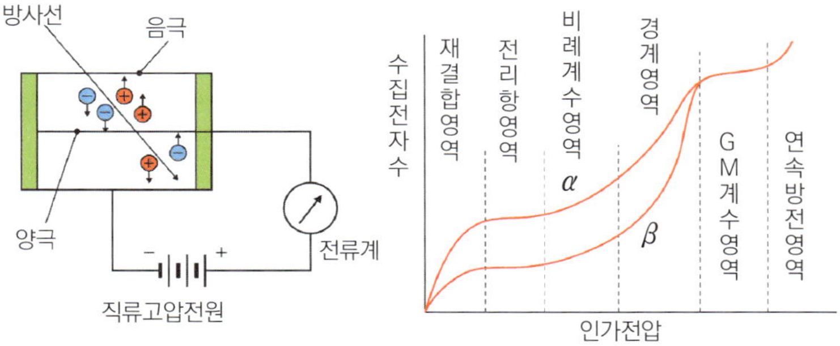

그림 5-1 기체의 전리를 이용한 검출기와 인가전압과 수집전하량과의 관계

전리함영역(인가전압 : 수백 V)에서는 입사방사선에 의해 발생한 1차 이온대는 양극에 모여 포화치에 이르면, 일정한 전류가 얻어진다. 이 영역을 이용한 측정기를 전리함(ionization chamber)이라고 칭하고, 전리기체로서 공기를 이용한 공기 전리함이 선량 측정에 널리 이용되고 있다.

더욱 인가전압을 올려 비례계수영역이 되면, 1차 전리에 의해 발생한 전자의 에너지가 크게되고, 주변 기체분자를 전리하여 2차, 3차의 전리 증폭이 일어난다. 그러나 전극에 수집된 이온수는 1차 이온수에 비례하고, 출력(pulse파고)을 측정하면 방사선의 종류나 에너지를 알 수 있다. 이 영역을 이용한 측정기는 비례계수관(proportional counter)이라고 한다.

GM계수영역(인가전압 : 500 ~ 1,000 V 이상)이 되어 가스증폭이나 전자기울기가 검출기 전체에 확대되면, 1차 이온대와 무관하고, 일정한 출력이 얻어진다. 이 영역을 이용한 측정기를 GM계수관(Geiger-Muller counter)이라 한다.

(2) 고체의 전리

기체와 동일하며, 실리콘(Si) 이나 게르마늄(Ge) 등의 반도체에 입사방사선의 전리 작용에 의해 전자가 비례하여 발생한다. 이를 전극에 모으고 전기적 펄스로 바꾸어 방사선을 검출한다.

(3) 발광현상

입사방사선이 물질과 상호작용에 의해 에너지를 직접 빛으로 방출하는 물질이 있다. 이 빛을 scintillation이라고 하고, 발광물질을 scintillator로 방사선 검출에 이용한다.

형광체 또는 scintillator라 불리우는 물질에 방사선이 통과하면 전리와 여기에 의해 주어진 에너지가 가시영역의 빛을 방출한다. 이 빛은 미약하기 때문에 광전음극에서 광전자를 방출하고 광전자증배관(photo-multiplier tube)에서 이를 증폭하여 큰 전기적 펄스로 바꾸어 방사선을 검출한다.

Scintillation을 이용한 이러한 검출기를 scintillation counter라 하고, 입사된 방사선의 계수 및 에너지를 측정할 수 있고, 방사성동위원소를 이용한 임상검사에 가장 널리 이용되고 있다.

(4) 감광작용

방사선이 film에 입사되면 사진유제 할로겐화은이 감광되고, 흑화 되는 것을 이용하며, 이 흑화도는 흡수선량과 일정한 관계를 가지므로 선량을 측정할 수 있다. 이 현상을 이용하여 개인피폭선량계의 필름배지가 널리 이용된다.

2) 방사능의 측정

방사성동위원소의 원자수 N, 붕괴정수 λ라 하고, 방사능의 강도 A는 $A = \lambda N$이 되고, 단위시간당 붕괴되는 원자수(Bq 또는 dps)로 나타낸다. 그러므로 방사능의 강도를 아는 것은 이때 존재하는 방사성동위원소의 량 또는 원자수를 아는 것과 같은 의미를 갖는다.

방사능의 강도를 측정하는 것은 방사성동위원소의 붕괴에 동반되어 방출되는 방사선의 수를 검출기로 측정한다(그림 5-2).

검출기로 측정된 단위시간당 방사선의 수를 계수율이라고 하고 단위로는 cpm(count per minute) 또는 cps(count per second)가 사용된다. 방사성동위원소의 방사능강도를 A (Bq 또는 dps)는 1초간 방사성동위원소에서 방출되는 방사선의 수로 $A \times f$가 된다. 이때 f는 방사성동위원소가 붕괴되어 방출되는 측정 대상의 방사선수(방출률)를 나타낸다.

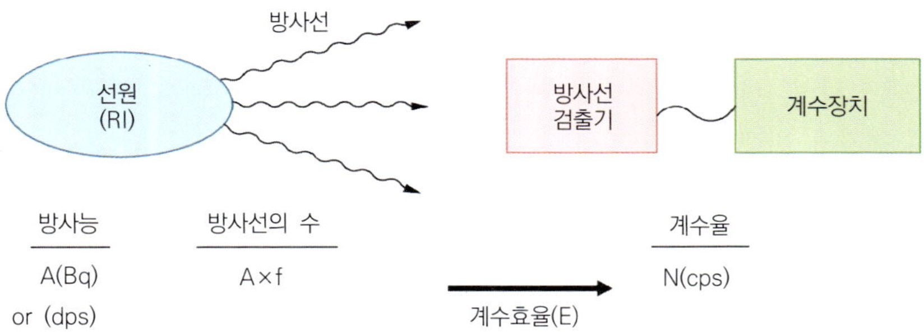

그림 5-2 방사능의 측정

계수율을 N(cpm), 계수효율(방사성동위원소에서 방출된 방사선수 중 검출기에서 계수된 부분)을 E라고 하면 방사능의 강도 A는 다음식으로 나타낸다.

$$A(Bq.dps) = N(cpm) \times 1/E \times 1/f$$

5-2. 감마선계측기(Gamma counter)

방사성동위원소를 이용한 임상검사에서 시료측정을 위한 방사능의 측정은 거의 모두 신틸레이션카운터에 의해 행해진다. 우물형 신틸레이션 계측기(well type scintillation counter)라고도 하며 ^{125}I를 이용한 체외검사에서 혈액이나 요중 방사능을 측정하는데 가장 널리 이용되는 측정기기이다(그림 5-3).

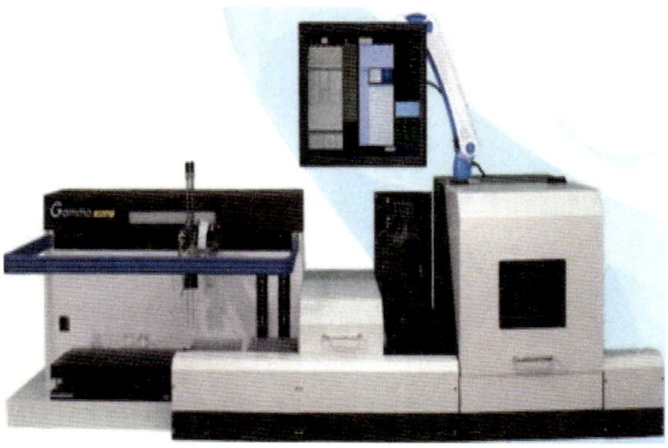

그림 5-3 감마선계측기(Gamma counter)

1) 측정원리

방사선(γ선)이 섬광체(NaI(TI)에 입사되면 전리 및 여기작용을 통해 발생된 섬광이 광전자증배관의 광전음극에 의해 광전자가 방출되고 다이노드에 의해 증폭되어 양극으로 이동하여 전하펄스를 만들며 이는 방사선 에너지에 비례한다.

2) 구조(그림 5-4)

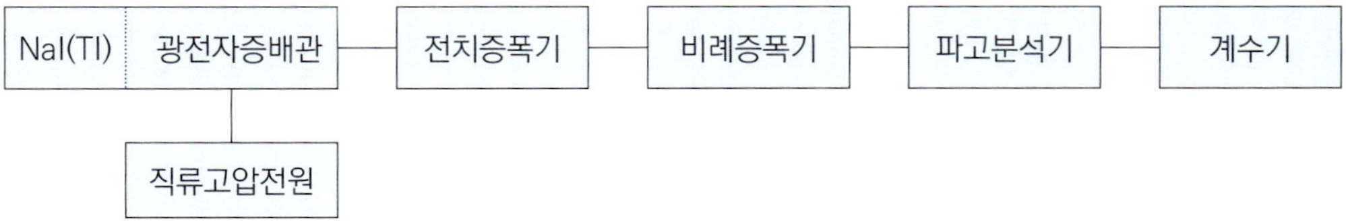

그림 5-4 **Gamma counter의 구조**

(1) 섬광체(Scintillator)

발광효율을 좋게 하기 위하여 TI를 혼합한 NaI결정은, 광자용 섬광체로써 우수한 특성을 가지며, 일반적으로 NaI(TI), CsI(TI) 등의 무기섬광체(scintillator)는 원자번호가 크고, γ선에 대한 검출 감도가 높다.

① NaI(TI) 결정

NaI(TI)결정은 우물형(well)으로 γ선을 방출하는 방사성동위원소를 포함하는 시료가 들어 있는 시험관을 삽입함으로 측정한다(그림 5-5). 기하학적 효율이 대단히 좋으며 미량 방사능까지 측정이 가능하다. 기계적 충격에 약하고 차광이 필요하고 알루미늄으로 밀폐된 용기에 넣어져, 광전자증배관과 결합되어 있으며 주로 γ선 측정에 이용하며, α선이나 β선에는 측정하지 않는다.

NaI(TI) 결정은 입사 γ선이 광전효과나 컴프턴산란 등의 상호작용 결과 섬광체 내에서 에너지를 상실하고, 이 에너지에 비례한 pulse의 신틸레이션을 말한다. 따라서 빛의 pulse 수에 의해 입사 γ선의 수를 펄스의 크기에 의해 에너지를 알 수 있다.

주된 신틸레이션카운터의 특성과 용도는 표 5-1에 나타내었다.

표 5-1 섬광체(Scintillator)의 특성과 용도

신틸레이터	밀도(g/cm³)	유효원자번호	발광량	감쇠시간	용 도
NaI(Tl)	3.7	50	100	0.25	γ선
CsI(Tl)	4.5	54	8	0.43	고에너지 γ선
ZnS(Ag)	4.1	27	95	0.2	α선
액체 scintillator	0.9	5.6	35	0.005	α선, β선

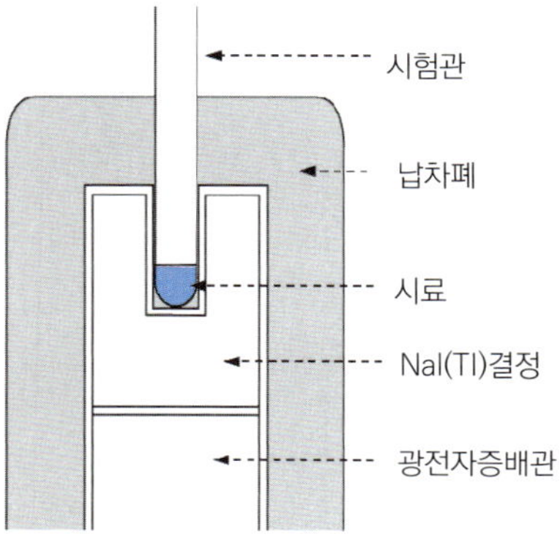

그림 5-5 NaI(Tl) scintillation counter(Gamma counter)의 검출부

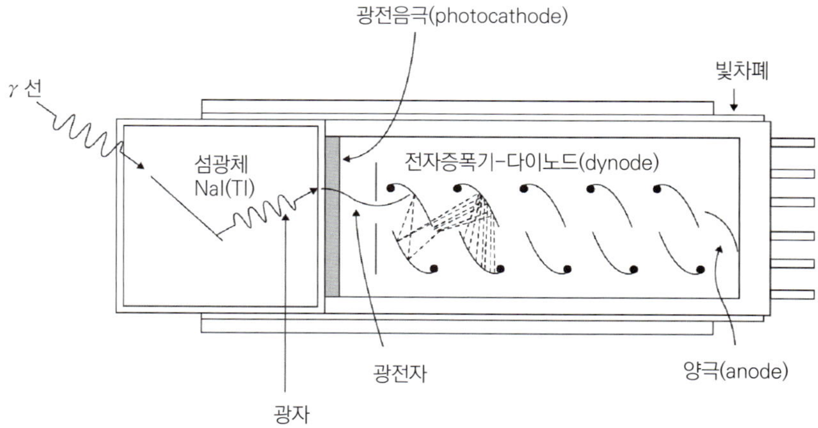

그림 5-6 scintillation counter(Gamma counter)의 광전자증배관

(2) 광전자증배관(photomultiplier tube)

NaI(TI)에서 발생하는 빛은 광전자증배관의 광전음극에서 광전자로 변환하고, 이 광전자를 약 100 V의 전위차를 주어 10단계 전후의 다이노드(dynode)에서 약 10^6배로 증폭하여, 전기적 펄스로 얻는다(그림 5-6).

(3) 전치증폭기와 비례증폭기

이 펄스를 전치증폭기와 비례증폭기에서 더욱 증폭, 파형정형으로서 파고분석기로 이동한다.

(4) 파고분석기

파고분석기는 2개씩 파고선별기의 window 레벨 사이에 들어 있는 높은 펄스로 통과하게 되면, 계수장치에서 계수된다. 이 window의 폭이나 우치를 변화함에 따라, 펄스 파고분석기에서 측정할 수 있다(그림 5-7).

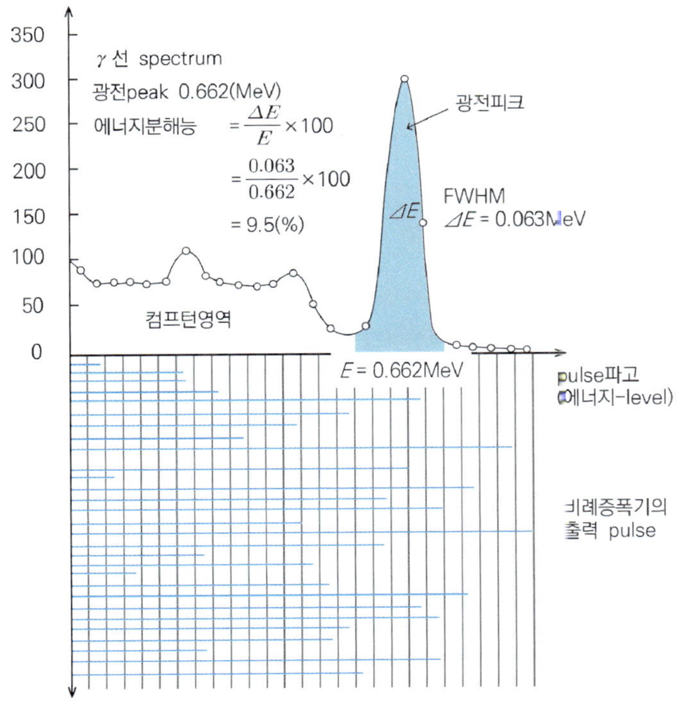

그림 5-7 파고분석(γ선 spectrum)

5-3. 베타선계측기(Beta counter)

액체신틸레이션 계측기(Liquid scintillation counter)라고도 하며 주로 ^{3}H, ^{14}C, ^{32}P, ^{35}S, ^{45}Ca, 등의 저에너지 β선을 방출하는 핵종을 포함한 시료를 측정하는데 이용된다. 임상검사보다는 β선을 tracer로 사용하는 생화학적 연구분야에서 널리 이용되고 있다.

β선의 방사성동위원소 시료를 액체섬광체에 혼합함으로 발광하고, 광전자증배관에서 측정한다. 이 방법은 α선이나 저 에너지 β선을 방출하는 핵종을 포함하는 시료의 방사능을 측정하는 방법이다(그림 5-8). 액체섬광체는 PPO(폴리페닐렌옥시드, Poly Phenylene, Oxide), POPOP(1,4-bis(5-phenyloxazol-2-yl) benzene) 등의 유기섬광체를 톨루엔(toluene), xylene 등의 유기용매에 용해한 것으로 원자번호가 작고, β선 측정에 적합하다.

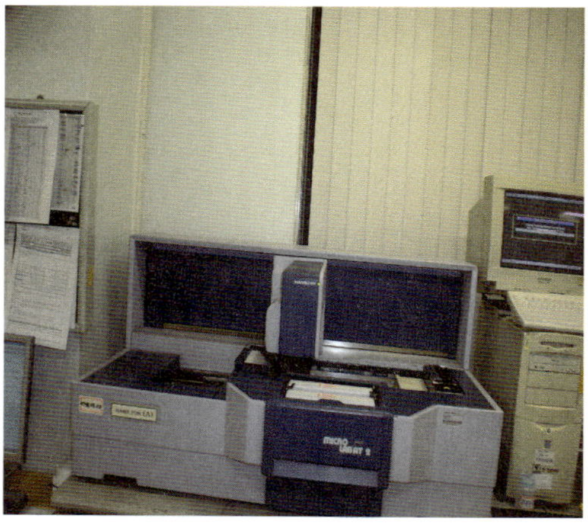

그림 5-8 베타선계측기(Beta counter)

1) 측정원리

방사선(β선)이 액체섬광체에 입사되면 발생된 빛이 광전음극에 의해 광전자가 방출되고 다이노드에 의해 증폭되어 양극으로 이동하여 전하펄스를 만들며 이는 방사선 에너지에 비례한다.

2) 구조

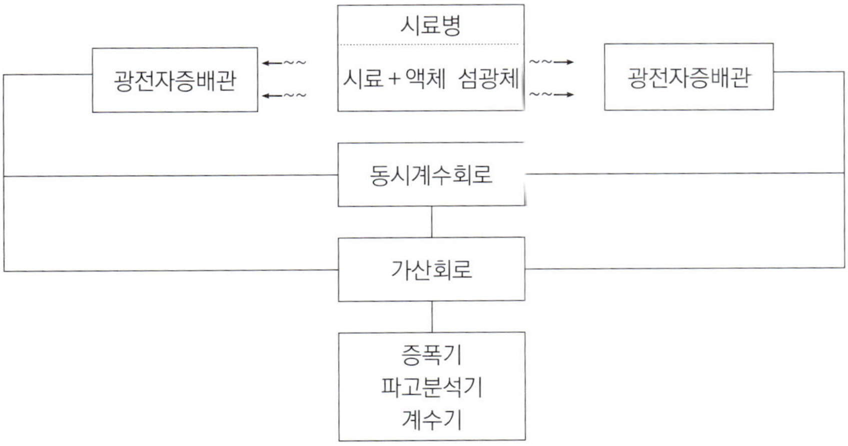

그림 5-9 Beta counter의 구조

(1) 액체섬광체

액체섬광체는 베타선의 에너지를 빛으로 바꾸어 주는 물질로 용질 PPO와 POPOP를 용매 톨루엔에 용해하여 사용한다. 용질은 작용에 따라 제1 용질, 제 2용질로 나누어져 있으며 이들은 제1 용질은 제 1형광체로 제 2 용질은 제 2형광체로 작용한다(표 5-2, 3).

표 5-2 액체섬광체에서 사용하는 용질

용질	흡수스펙트럼	발광스펙트럼		사용농도(g/l)
	λmax(Å)	λmax(Å)	λmax(Å)	
제 1용질				
TP	2760	3580	3420	5
PPO	3030	3560	3660	4
PBO	3000	3560	3650	9
BBOT	3730	4260	4330	10
제 2용질				
POPOP	3580	4080	4140	0.3
aNOP	3300	3920	4010	1
aNOPON	3550	4300	4320	
DPH	3530	4550	4600	1

표 5-3 액체섬광체에서 사용하는 용매

용매	응고점	발광스펙트럼		상대적 펄스파고
		λmax(Å)	λmax(Å)	
Toluene	-95			1.00
Benzen	5.4	2840	2870	0.84
o-Xylene	-29	2780	2840	0.96
m-Xylene	-54	2840	2910	1.09
p-Xylene	13	2880	2910	1.12
Xylene	-20	2840	2930	1.07

즉 시료에서 방출된 β선은 제 1형광체를 여기하여 자외선(300 ~ 380 nm)을 방출한다. 이 자외선은 광전자증배관의 감도 범위와 일치하지 않으므로 이 자외선 제 2형광체를 자극하여 가시광선(440 nm)을 방출하여 광전자증배관에서 빛을 받아들인다.

(2) Scintillation cocktail의 조제

방사성동위원소 α, β선의 에너지를 증폭시킬 촉매제 역할의 용액으로 가장 많이 사용하는 액체섬광체의 조성은 PPO 5 g, POPOP 0.1 g, Triton X-100 333 mL에 Toluene을 가해 1 L가 되게 한다. 이를 liquid scintillation vials에 각각 5 mL씩을 분주하고 여기에 시료(α, β선)를 가해 베타선 계측기로 방사능을 계측한다(그림 5-10).

(3) 소광

이 측정기에서 문제가 되는 것은 시료나 불순물로 인해 소광(quenching)이 일어날 수 있다. 소광이란 시료용액 중 발광을 방해하여 계수효율의 저하를 초래하는 현상으로, 화학적소광, 착색소광, 산소소광, 농도소광 등이 있다.

여러 종류의 화학기의 존재나 시료용액 중 색에 의해 신틸레이션을 흡수 하므로 광전자증배관에 도달하는 빛의 양이 감소하고 계수효율이 저하되는 현상으로 각 시료를 보정할 필요가 있다.

3) 계수치의 통계

방사성동위원소의 붕괴는 시간적으로 불규칙하게 일어나는 현상으로 이 과정에서 발생한 방사선을 계측한 값도 당연히 불규칙한 값을 갖는다. 그러므로 방사선의 계수치의

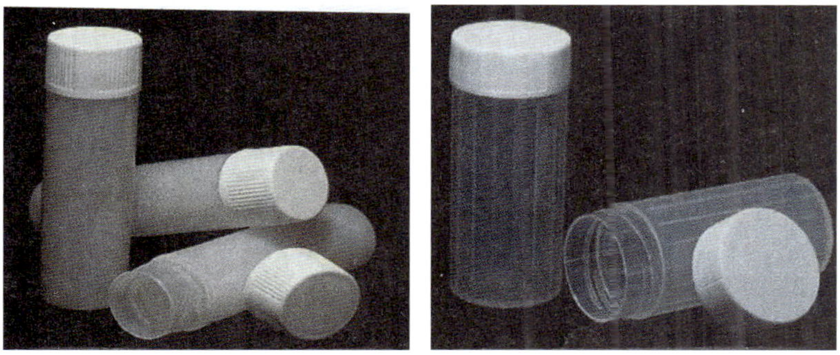

그림 5-10 Liquid scintillation vials

평가에서 정도관리를 향상시키기 위해 통계적으로 고려해 볼 필요가 있다. 계수치의 불규칙한 지표로써 일반적으로 표준편차 σ를 사용하고 계수치(n)± σ로써 나타낸다.

5-4. 체외계측 장치

체내에 투여된 방사성동위원소의 각 장기나 기관에서 방출되는 방사선을 체외에서 측정시, 평면이나 입체적으로 방사능 분포나 시간적 변화를 측정하기 위한 장치이다. 이를 위한 장치로는 Scinticamera, CT(computed tomography), 각종 동태기능측정장치, 전신계측기(whole body counter)가 있다.

5-5. 방사선 관리용 측정기

1) 개인 피폭선량 측정기

방사선관리를 위한 측정기로 개인 피폭선량을 측정하는 필름배지, 형광가스 선량계, OSL 선량계, TLD, 반도체 포켓선량계 등이 있다.

2) 환경 방사선 측정기

소지가 간편하고 운반이 가능한 소형방사선측정기로 사용하는 방사성동위원소의 실내 및 주변 방사선 오염여부를 측정하는 방사능측량계(survey meter)가 있다(그림 5-11).

측정기기는 공간선량률, 공기중 방사능 측정, 수증 방사능 측정, 표면 방사능 오염도 측정이 있다. 공간선량률 측정에는 X선, γ선, β선, 중성자선을 측정하며 측정하는 방사능측량계의 종류로는 전리함, 신틸레이션, 비례계수관, 가이거-뮬러(GM)관이 있다.

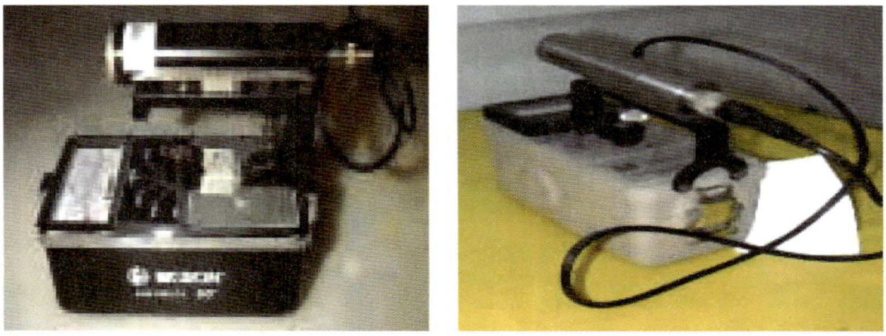

그림 5-11 방사능측량계(survey meter)

제6장

핵의학 개론

Basic Nuclear Medicine

핵의학(nuclear medicine)이란 방사성동위원소(radioisotope ; RI)를 사용하여 인체 질병의 진단, 치료 및 생리 또는 생화학적 연구를 하는 학문을 말한다.

6-1. 역사

1895년 11월 독일 Röntgen에 의해 X선을 발견하였고(그림 6-1), 1896년 1월 Becquerel은 태양을 쪼이면 가시광선을 발생시키는 형광물질이 형광과 함께 X선을 방출하는 것이 아닐까하고 연구 하던 중 책상 속의 uranium 광석이 태양을 쪼이지 않았음에도 사진 건판이 감광되어 있음을 발견하였다. 이 uranium에서 방출되는 방사선을 Becquerel선 이라 하였는데, 그의 제자인 마리 큐리(Marie curie)는 이 현상을 방사능(radioactivity)이라 명명하였다(그림 6-2). 이후 큐리는 이때 방출되는 방사선은 X선이 아니고 X선보다 에너지가 높고 투과력이 큰 새로운 방사선임을 밝혀냈고 새로운 방사성 동위원소인 폴로늄과 라듐을 발견하였다.

1926년 미국 매사추셋츠 종합병원에서 Blumgart와 Weist는 심질환 환자의 한쪽 팔꿈치 정맥에서 Radium C를 주사하고 반대팔에서 방사능이 출현할 때까지의 시간, 즉 혈액 순환 시간을 측정하였다. 이것이 방사성 tracer를 이용한 핵의학의 시초였다. 핵의학의 시작은 1935년 안정된 원소가 중성자에 의해 충격을 받으면 방사능을 가질 수 있다는 것이 엔리코 페르미에 의해 밝혀진 후였다. 또한 체외검사에서는 1959년 Berson과 Yallow에 의해 당뇨병환자의 체내에서 인슐린항체를 발견하고 방사면역측정법(radioimmunoassay)을 개발함으로 종래에는 검출이 불가능 했던, 혈액 내의 호르몬, 이상 단백, 효소, 약제 등 미량 물질을 측정이 가능하게 되었다. 방사면역측정법은 지난 40여 년간 급속히 발전하여 현재 각종 생물학적 물질을 측정하는데 널리 쓰이며 임상 진단과 연구에 중요한 도구가 되었다.

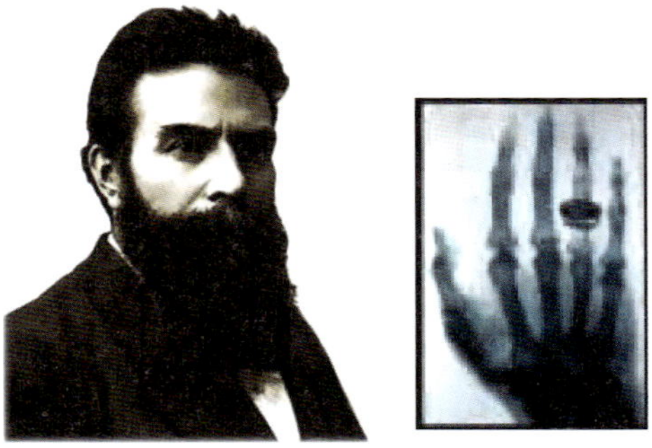

그림 6-1 Röntgen과 부인 베르타의 손과 반지의 X선 사진(1895년 12월 22일)

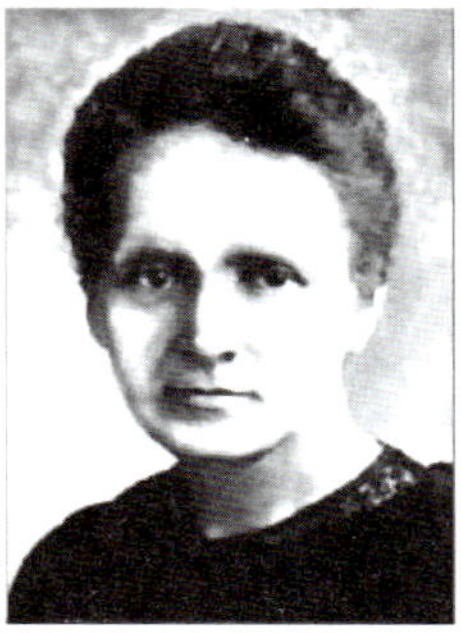

그림 6-2 마리큐리(Marie curie)

6-2. 분야

핵의학은 병원의 핵의학과(구, 동위원소실)에서 행하며, 업무는 치료와 검사로 나누며 검사로는 체내검사(In vivo test)와 체외검사(In vitro test)가 있다.

1) 치료

방사성동위원소(RI)인 ^{60}Co, ^{131}I로부터 방출되는 방사선을 이용하여 환자의 암세포를 제거하는 치료가 있다.

2) 검사

(1) 체외검사

체외검사(In vitro test)는 환자의 검체를 채취하여 방사성동위원소(RI)와 반응시켜 시료속의 각종 미량 물질을 시험관 내 반응에 의해 정량하는 방법이다(그림 6-3). 특수검사로 방사성동위원소를 환자 내에 투여하고 혈액, 요, 대변 등의 검체를 채취하고 이에 포함된 방사능을 측정하는 검사법으로 체내-체외검사법이 있는데 임상병리사들이 시행한다.

(2) 체내검사

체내검사(In vivo test)는 환자에게 방사성동위원소(RI)를 투여하고 방출되는 방사선을 감마카메라를 이용하여 갑상샘, 간, 뇌, 심장, 신장, 뼈 등의 장기를 촬영하여 필름에 영상화함으로 진단하는 방법이다.

이 분야의 기술은 많은 발전을 거듭하고 있는데, 엑스선 단층촬영법(computerized tomography), 감마선이나 양전자의 소멸 방사선을 이용하는 단일광자방출 컴퓨터 단층촬영장치(SPECT), 양전자방출 단층 촬영기(PET), 고에너지 입자선투과를 이용하는 양성자 빔 CT 등이 개발되어 있으며 주로 방사선사들이 시행한다.

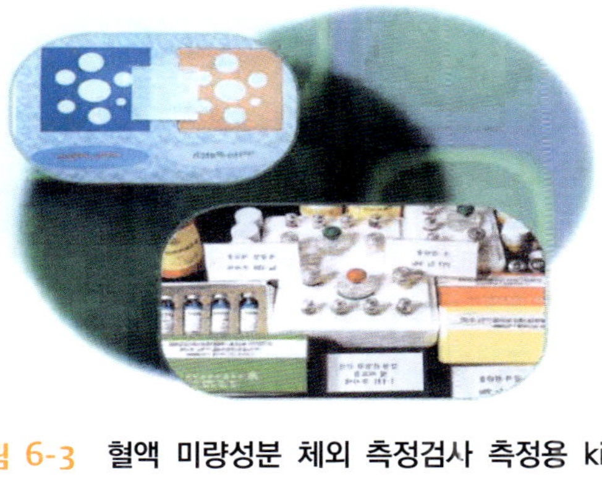

그림 6-3 **혈액 미량성분 체외 측정검사 측정용 kit**

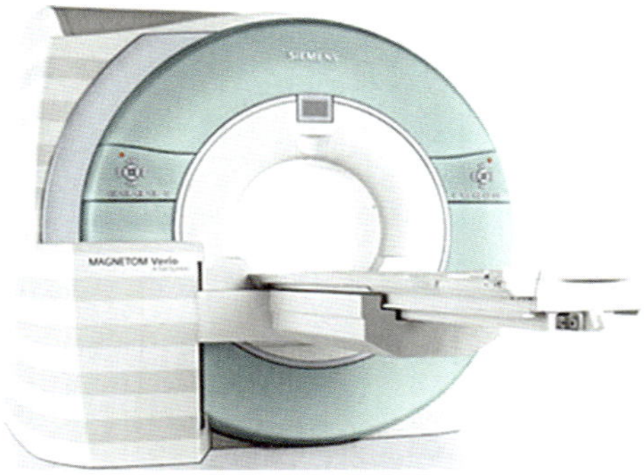

그림 6-4 방사성동위원소를 투여하고 방출되는 방사선을 이용하여 장기를 촬영하는 감마카메라

6-3. 방사성동위원소 및 방사선의 이용

과학자들이 방사선을 발견한 이래 인류를 위한 방사선을 더 유용하게 이용하기 위한 연구가 계속되어왔다. 원래 라듐 등 천연에 존재하는 방사선은 제한되어 있으나, 원자로에서 여러 인공방사성물질을 값싸게 만들 수 있고 또한 강력한 방사선을 발생시키는 가속기가 개발됨으로 tracer, 에너지 등의 이용도로 급속히 증가되고 있다.

1) 의학적 이용

RI의 의학적 이용으로 치료와 진단을 위한 검사에 응용되고 있다.

2) 연구, 조사 및 분석

방사성동위원소의 물리, 화학적, 이화학적 특성을 이용함으로써 원소 및 화합물의 양 측정, 물질성분 분석, 추적자로써 이용 등이 있다.

3) 공업적 이용

(1) 두께계측기

β, γ선(^{137}Cs, ^{60}Co)이 물질 내에서의 흡수와 산란작용으로 방사선세기가 약해지면 이

를 이용하여 물질을 통과한 방사선의 두께나 밀도를 측정함으로 일정한 품질의 제품을 제조할 수 있다.

(2) 비파괴

물체의 내부 상태를 알기 위해 물질을 파괴하지 않고 조사하는 방법으로, 물질에 방사선을 투과시켜 투과한 방사선량의 정도를 필름이나 영상으로 내부의 결함상태를 알 수 있다.

이용되는 방사선으로 ^{60}Co, ^{226}Ra, ^{192}Ir 등이 이용되는데, 제트엔진의 터빈, 발전소 터빈, 탱크나 원자로의 연료봉, 배관 등에 이용된다.

(3) 고무, 플라스틱의 가공, 합성

방사선 가공 처리용 선원으로 ^{60}Co을 폴리에틸렌 등에 노출하면 내열성 및 기계적강도가 향상되어 이를 전선 절연재료에 응용하여 텔레비전, 컴퓨터, 자동차 등 전자회로 배선에 이용된다.

(4) 도장, 접착

재료의 표면에 도장한 재료와 접착제를 경화시 용매를 증발 건조 시키면 증발로 인해 환경이 오염되나 방사선 조사 시 재료가 전자선을 흡수하여 그대로 굳어진다.

4) 농업적 이용

(1) 품종개량

식물에 방사선을 조사하면 돌연변이가 생기는데 그 중에 지금까지 발견되지 않던 새로운 유전자를 발견하여 품종개발 연구에 이용된다. 이미 벼, 브리. 콩 등의 작물에 밀양 10호, 방사 6호, KEX-2 신품종이 개발 보급되었다.

(2) 해충구제

인공사육한 수컷 해충의 번데기에 방사선을 조사하면 그 수컷과 암컷이 교미해도 수정란이 되지 않는다. 이를 반복 시 야생의 암컷이 건전한 야생의 수컷과 교미하는 기회가 줄어들어 수정란이 감소하고 마침내 해충집단이 멸종하게 된다.

(3) 식품조사

식품은 수송이나 저장 중 발아하거나 부패하기 쉽다. 이때 방사선을 조사하면 발아를 방지하고, 숙성을 늦추며, 살충과 살균효과를 거둘 수 있고 장기간 보관이 가능해 진다.

5) 기타 이용

(1) 멸 균

방사선은 멸균작용이 있어 1회용 주사기나, 수술용 칼, 인공신장기, 수술용기구 등의 의료용품을 밀봉하고 20000 ~ 25000 Gy 정도 방사선을 조사하여 멸균 사용한다.

(2) 연대측정

방사성 탄소연대 측정법은 ^{14}C라고 하는 특이한 원소가 시간이 지나면서 그 양이 줄어드는 성질을 통해서 연대를 측정하는 방법이다.

모든 생물들은 살아 있을 때 보통의 ^{12}C와 같이 호흡작용에 의해 ^{14}C 일정비율로 세포 속으로 들어가며, 생물체가 죽으면 그 순간부터 그 안에 ^{14}C 원소는 붕괴되어 감소한다. 생성연대를 조사하고자 하는 죽은 생물체 유기물의 ^{12}C와 ^{14}C의 비율과 생물체의 ^{12}C와 ^{14}C의 비율을 비교하고 ^{14}C의 반감기를 고려하면 생성연대를 추정할 수 있다. 예를 들어 100 kg 짜리 사자가 죽었는데 그 안에 ^{14}C 원소가 원래 0.1 g 있어야 되는데 0.05 g 밖에 없다면 반으로 줄었으니 그 사자는 죽은지 5,730년이 지난 것이고, 만약 0.025 g 밖에 없으면 4분의 1로 줄었기 때문에 5,730년이 2번, 11,460년이 지난 것이다.

이 방사성 탄소연대 측정법으로 측정할 수 있는 시간의 한계는 7만 6천년이며, 그리고 생물적인 부분이 포함되어 있다면 거의 모든 사료들이 이 방법으로 측정이 가능하다.

(3) 유전공학 이용

미량의 DNA를 방사성물질로 표지하고 이를 표적으로 DNA를 구성하고 있는 염기배열을 조사하거나 특정 유전자의 염색체상의 위치를 결정할 수 있다. 그 결과 많은 유전자의 염기서열과 특성이 밝혀졌고, 이로 인해 인슐린, 성장호르몬, 인터페론 등의 의약품이 개발되고 있다.

(4) 에너지 이용

① 원자력발전소

우라늄(^{235}U)과 같이 무거운 원소의 원자핵 분열 연쇄반응에서 나오는 열로 수증기를 발생시켜 증기 터빈, 발전기를 회전시켜서 발전하는 것으로 1954년 6월 소련(지금의 러시아)에서 세계 최초의 원자력발전소인 오브닌스크(Obninsk, 흑연감속형 원자로, 6 MW)가 가동되었다. 이 발전소는 2002년 4월 30일 정지하기까지 48년간 가동되었다.

우리나라 최초의 원자력발전소인 고리1호기가 1978년 4월 29일 첫 상업운전을 작한 이래로 우리나라에는 고리(신고리 포함), 한빛, 한울(신한울 포함), 월성(신월성 포함)의 6개의 부지에 총24기의 원전이 가동 중이다. 발전량으로는 국내 원자력발전의 원년인 1978년에는 2,324 GWh를 발전하여 전체 발전량의 7.4%에 불과했으나, 2018년도에는 133,505 GWh를 발전하여 전체 발전량의 23.4%를 차지하고 있다. 정부는 장기전원개발 계획에 의해 2030년까지 총 원전 38기로 설비기준 전력분담율을 41%로 확대할 계획이다.

현재 운전 중인 원자로의 노형은 월성에 가압중수로 3기가 가동 중이며, 이외의 모든 원전(21기)은 가압경수로이며 총 설비용량은 2만MW에 이르고 있다. 이는 1970년 이후 경제수준과 생활수준의 향상으로 에너지소비량이 매년 10% 이상씩 늘어나고 사용 에너지의 97% 이상을 수입하고 있는 현실 여건에서 원자력발전을 가장 중요한 전력수요 대처방안으로 채택한 한국 정부의 정책 때문이다.

한편, 고리1호기는 2015년 6월 영구정지가 결정돼 2017년 6월 19일 가동이 정지되었고, 월성1호기는 2018년 6월 20일 전기설비폐지가 되었다

② 역사

원자로에서 전기를 최초로 만들어낸 원자력 발전소는 흑연감속 비등경수 압력관형 원자로를 사용한 소련의 오브닌스크 원자력 발전소로, 1954년 6월 27일 운전을 시작하였다. 최초의 상업용 원자력 발전소는 마그녹스 원자로를 사용한 영국 셀라필드에 위치한 콜더 홀(Calder Hall) 원자력 발전소로, 1956년 10월 17일 상업 운전을 시작하였다. 그 후 1979년 3월 28일 스리마일 섬 원자력 발전소에서 운전원의 조작 그리고 1986년 4월 26일 소비에트 연방의 체르노빌 원자력 발전소에서는 운전원들의 조작 실수로 인해 냉각재 누출사고가 발생, 멜트다운(노심용융사고)가 일어나고 말았다. 체르노빌 원자력 발전소에서는 격납용기도 없었고, 운전원들이 비상 노심냉각장치를 가동하지 않았기 때문에, 피해는 스리마일보다 더 컸다.

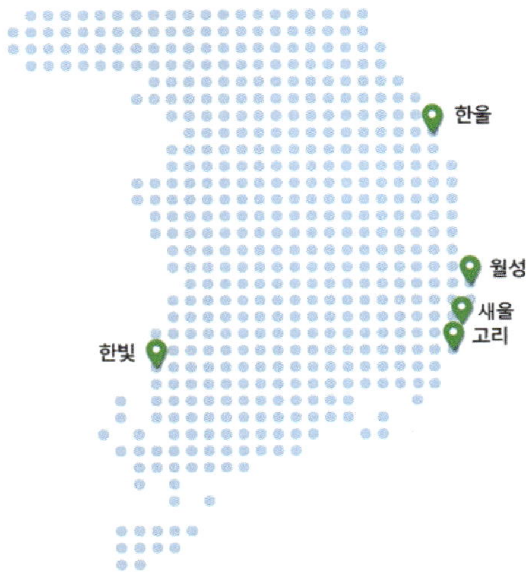

그림 6-5 국내 원자력 발전소

고리원자력발전소 2-4호기, 신1~2호기
월성원자력발전소 1-4호기, 신1~2호기
새울원자력발전소 신고리3호기
한빛원자력발전소 1-6호기
한울원자력발전소 1-6호기

2011년 3월13일 일본은 후쿠시마에 리히터규모 9의 엄청난 지진과 쓰나미로 인해 수만명의 희생자와 원자력발전소의 사고의 큰 재앙이 일어났다.

③ 장단점

장점으로는 온실 기체를 배출하지 않으며, 그 때문에 지구 온난화에 미치는 영향이 적다. 저렴한 연료가격, 높은 연료비축을 자랑한다.

단점으로는 원전사고의 경우 그 피해가 크기 때문에 충분히 주의를 기울인다 하더라도 사고에 대한 사회적 불안감이 큰 편이다. 또한 초기 건설비용이나, 운전 중 배출되는 여러가지 방사능 폐기물의 처리, 수명이 다한 원전에 대한 철거 비용, 쓰고난 열로 인해 주변 생태계가 영향을 받는 등의 문제가 지속적으로 제기되고 있다.

④ 세계의 원자력 발전소 추세

1950년대에 연구원들은 2000년까지 적어도 1,800개의 원자력 발전소가 건설되고, 전 세계 21%의 상업용 에너지를 충당하고 전 세계 대부분의 전력을 생산할 것으로 예측하였다. 하지만 지난 60년간 전 세계 정부의 감축안이 여러차례 적용되어 2조 달러의 정도의 예산이 투자되었고, 2007년 기준 30여개국에 439개의 원자로가 전 세계 30여개국에서 전 세계 6%의 상업용 에너지와 16%의 전력을 생산하고 있다. 특히 프랑스에서는 완벽한 안전설비 아래 77%의 전력이 원자력 발전으로 생산되고 있으며, 대한민국에서는 24%의 전력이 원자력 발전으로 생산되고 있다.

(5) 군사적 이용

^{235}U, ^{239}Pu의 핵연료의 핵분열이나 핵융합 반응으로 발생하는 막대한 에너지를 이용해서 만든 살상 파괴의 핵무기로 사용된다. 이외 이의 에너지를 이용한 핵 항공모함 등이 있으며 그 외 여러 분야에서 이용도는 증가하고 있다.

제7장

호르몬
Hormone

7-1. 호르몬의 역사

내분비학은 1849년 독일 과학자인 Berthold(그림 7-1)가 거세한 수탉을 가지고 수행한 내분비학적인 실험으로부터 처음으로 출발하였다. Berthold는 숫병아리의 정소를 모두 제거하는 경우 턱볏(wattle)과 벼슬(comb), 그리고 계관(crown) 모두 발달이 빈약하고 암탉에 대해 흥미를 보이지 않았으며 공격적 행동도 거의 없는 결과를 보였다. 그러나 제거한 정소 대신 다른 쪽 정소로 교환하거나 혹은 대체시키는 경우에는 벼슬, 턱볏 및 계관의 발달이 정상과 같았으며 공격적인 행동을 보이는 결과를 얻었다. Berthold는 어떤 물질이 정소에서 분비되어 혈류를 통해 이동하여 웅성 특성을 발달시키는 것으로 보고하였고, 이러한 물질은 현재 호르몬으로 알려져 있다.

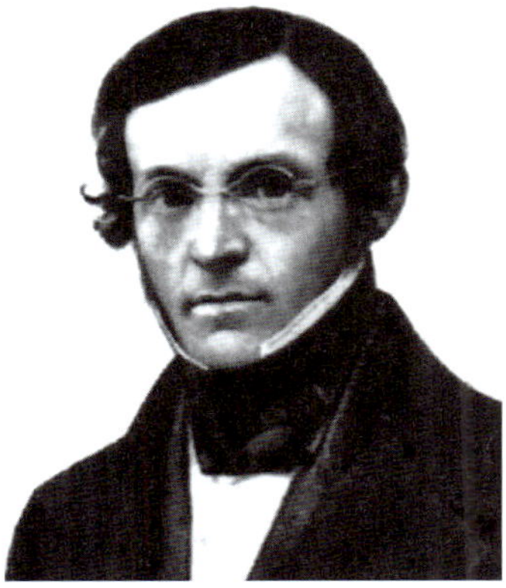

그림 7-1 Arnold Adolph Berthold(1849)

7-2. 내분비학(endocrinology)

호르몬이란 내분비선(endocrine gland)이라고 부르는 체내의 특수한 조직으로부터 합성 분비되어 체액을 통해 체내의 특정 기관으로 운반되어 그 기관의 활동이나 생리과정에 관여하는 물질로 정의한다.

호르몬은 인체 내분비계에서 분비되며(그림 7-2), 신경계와 더불어 체내 정보전달에 관여하고 생장, 생식, 대사, 발생뿐만 아니라 체내 항상성 유지를 위한 중요한 역할을 수행한다. 내분비샘은 호르몬을 세포외 공간으로 분비하며 분비된 호르몬은 순환계를 통해 전신으로 떠돌게 된다. 이러한 분비도관을 가지지 않는 분비 양식은 침샘 혹은 피지샘과 같은 외분비샘(exocrine gland)과는 다르다. 관이 없는 샘 혹은 조직 그리고 내분비선에서 분비한 이들 호르몬에 대해 연구하는 생리학의 한 분야를 내분비학이라고 한다.

7-3. 내분비학의 주요 개념

(1) 항상성(homeostasis)

프랑스 생리학자인 Claude Bernard가 19세기에 처음으로 언급한 개념이다. 생물은 외부환경으로부터 격리된 고유한 내적인 내부 환경을 가지고 있는데, 내부 환경은 세포를 둘러싸고 있는 용액의 성분으로 구획되어 있어 외부환경의 변화에 대해 항상 일정한 내적 환경을 유지하는 것을 항상성이라고 한다. 따라서 생물은 가혹한 외부환경의 변화에 대해 늘 일정한 내적환경을 유지하려고 하며, 실제로 이 항상성이 깨지게 되면 그 생물의 생존 자체가 위협받게 된다.

(2) 되먹임(feedback)

생물이 외부환경의 변화에 대해 내부환경을 일정하게 유지하는 것은 이 되먹임 기작에 의한다. 되먹임 기작은 양성 되먹임과 음성 되먹임으로 나뉘는데 양성 되먹임이란 분비된 호르몬이 표적기관에 도달하여 작용을 나타내게 되면 표적기관으로부터 분비되는 또 다른 호르몬에 의해 내분비샘으로 부터 그 호르몬의 분비가 억제(그림 7-3-A)되는 것을 의미하며 음성 되먹임은 억제되는 것이 아니라 오히려 촉진되는 현상(그림 7-3-B)을 의미한다.

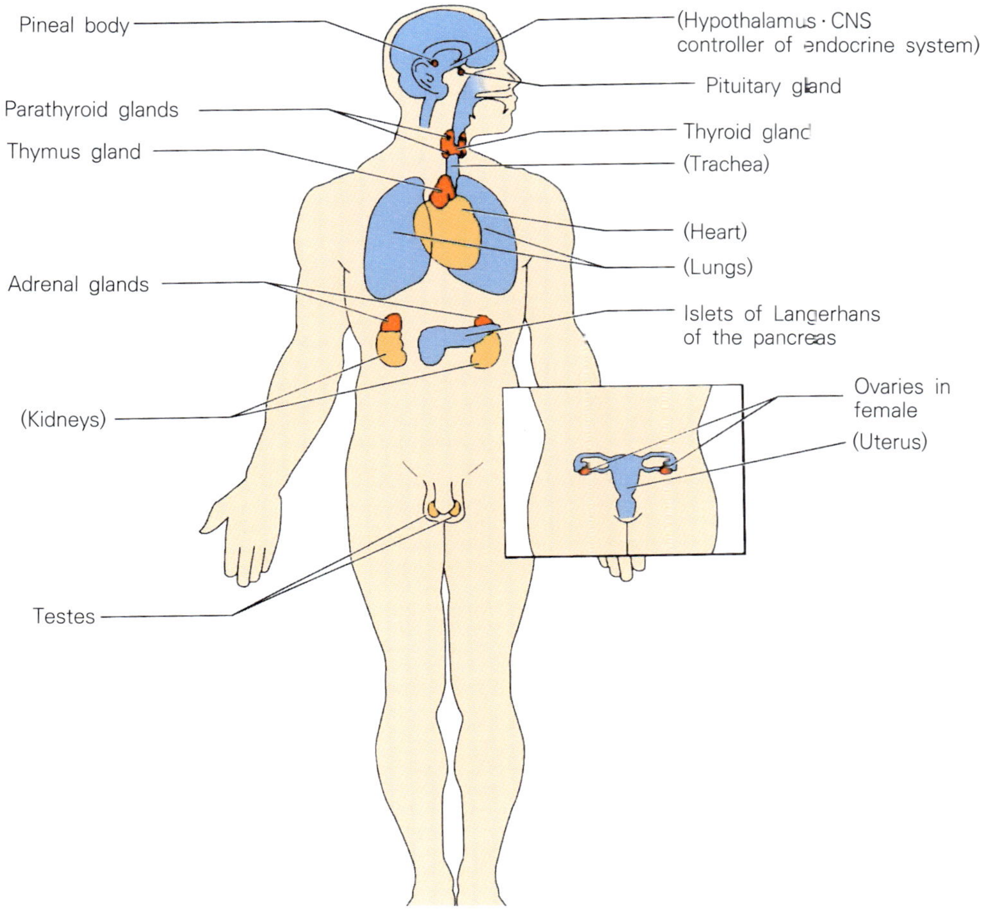

그림 7-2 인체 내분비계

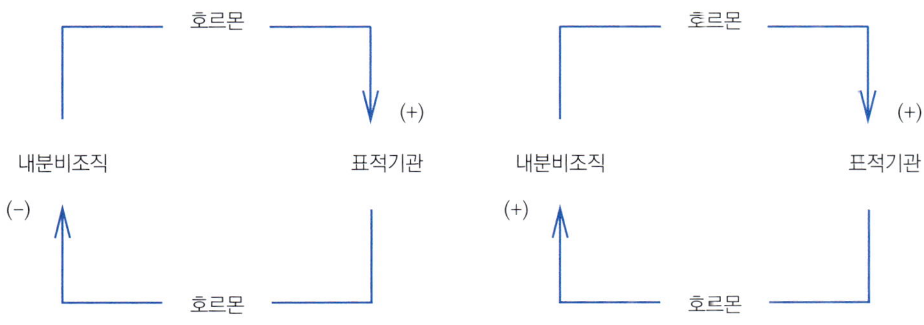

그림 7-3 음성 및 양성 되먹임계의 일반적 예

7-4. 호르몬의 종류

호르몬은 현재까지 대단히 많은 종류가 알려져 있지만 구조 및 기능에 연관하여 몇 가지 주된 종류로 분류할 수 있다(표 7-1).

표 7-1 주요 호르몬의 생성장기와 종류

호르몬 구분	재료	내분비장기	종 류	주요 기능
펩티드(단백질) 호르몬	펩티드(단백질)	뇌하수체 후엽	항이뇨호르몬(ADH) 옥시토신(Oxytocin)	항이뇨, 혈압 자궁수축
		뇌하수체 전엽	부신피질자극호르몬(ACTH) 황체형성호르몬(LH) 난포자극호르몬(FSH) 프로락틴(Prolactin) 갑상샘자극호르몬(TSH) 성장호르몬(GH)	코티졸분비 배란 난포발육 유선발육 갑상샘호르몬 성장 발육
		부갑상샘	부갑상샘호르몬(PTH) 칼시토닌(Calcitonin)	Ca상승,P저하 Ca저하,P상승
		소화관(위, 장)	가스트린(Gastrin) 세크리틴(Secretin)	위액분비 췌액분비
		췌장	인슈린(Insulin) 글루카곤(Glucagon)	혈당감소 혈당증가
		신장	레닌(Renin)	Na,K이온조절, 혈압조절
아미노산 유래 호르몬	티로신	갑상샘	티록신(T_4) 트리요드티로신(T_3)	무기이온 흡수 무기이온 흡수
	티로신	부신피질	카테콜아민(Catecolamine) 도파민(Dopamine) 에피네프린(Epinephrin)	분비세포 조절 분비세포 조절 분비세포 조절
	트립토판	소화관	세로토닌(Serotonine)	장대사
지방산유래 호르몬	아라키돈산	혈관내피	프로스타글랜딘(Prostaglandin)	혈관생라활성
스테로이드 호르몬	콜레스테롤	부신피질	코티졸(Cortisol) 알도스테론(Aldosterone)	탄수화물대사 전해질 대사
		고환	테스토스테론(Testosterone)	남성성징
		난소	프로게스테론(Progesterone) 에스트라디올(Estradiol)	임신유지 착상
		태반	사람융모성성선자극호르몬(HCG)	임신유지

호르몬은 다른 세포의 활성을 조절하는 생리적 역할을 갖는 외인성 및 내인성 기원의 세포에 의해 생성된 어떤 물질을 의미하며, 펩티드호르몬, 갑상샘호르몬, 스테로이드 호르몬 및 신경전달물질, 신경펩티드, 칼론, 펩티드성 성장 자극인자, 아이코자노이드, 페로몬, 기타 세포조절인자 등으로 나뉠 수 있다.

1) 대부분의 호르몬은 단백질(펩티드) 호르몬으로서 이들은 아미노산으로 구성된다. 가장 작은 호르몬은 아미노산 3개로 구성된 갑상샘자극호르몬 방출흐르몬(TRH)에서부터 아미노산 180개 이상으로 구성된 뇌하수체 생식샘자극호르몬 등과 같은 것이 있다.
2) 갑상샘호르몬은 타이로신으로부터 합성되는 티록신(thyroxine, T_4)과 트리요오드티로닌(triiodothyronine, T_3)의 두 종류가 있다. 갑상샘호르몬의 주된 역할은 무기이온의 흡수를 조절하는 기능을 갖는다.
3) 스테로이드호르몬은 cholesterol을 재료로 하여 주로 부신과 생식소 기원의 지용성 호르몬을 의미한다. 부신의 스테로이드분비 조직에서는 코르티졸, 코르티코스테론, 코르티손과 같은 글루코코르티코이드(glucocorticoid)와 알도스테론과 같은 미네랄로코르티코이드(mineralocorticoid)를 분비하는데, 이들 코르티코이드들은 각각 탄수화물대사와 전해질 균형의 유지에 중요한 역할을 담당한다. 생식소의 스테로이드분비 조직에서는 여러 종류의 성호르몬을 분비하는데 여기에는 남성호르몬인 안드로젠과 여성호로몬인 에스트로젠이 포함되며 착상과 임신의 유지에 필수적인 프로제스테론 등이 포함된다. 남성의 경우 정소에서 남성호르몬인 테스토스테론이 주로 합성 분비되며 여성의 경우 난소에서 여성호르몬인 에스트라디올이 주로 합성 분비된다.
4) 신경전달물질은 신경세포에 의해 합성되어 시냅스간극(synaptic cleft)으로 방출된다. 따라서 신경전달물질은 인접된 신경세포, 근육세포 혹은 침샘과 같은 분비세포를 조절하는 역할을 갖는다. 가장 일반적인 신경전달물질에는 아세틸콜린, 노르에피네프린, 도파민, 세로토닌 등이 있다.
5) 신경펩티드는 뇌에서 주로 발견되는데 이들은 주로 특정의 신경세포로부터 합성되어 특정의 신경경로를 통해 분포하게 된다.
6) 프로스타글랜딘(prostaglandin)은 비교적 최근에 발견된 아이코자노이드(eicosanoid) 계열의 호르몬으로써 아라키돈산(arachidonic acid)과 같은 지방산으로부터 합성된다. 트롬복산, 프로스타사이클린, 류코트리엔 등이 여러 성리적 과정에 관여하는 중요한 역할을 하는 대표적인 호르몬이다.

7) 기타 다른 종류의 세포 조절자를 살펴보면 펩티드 성장자극인자에는 신경성장인자(nerve growth factor), 적혈구자극인자(erythropoietin, erythrocyte-stimulating hormone), 상피성장인자(epidermal growth factor) 등이 포함된다.

호르몬은 다양한 생리적 기능을 조절하는데 그 생리학적 역할을 보면 다음과 같다. 호르몬은 체내 거의 모든 세포의 활성을 조절한다고 해도 과언이 아니다. 특히 호르몬은 다른 내분비샘이 신경세포에서 다른 호르몬의 합성과 분비를 자극할 수 있으며 소화관 내에서 염산, 담즙, 효소 등의 분비에 관여한다. 또 호르몬은 상피의 점막이나 젖 생산 및 분비를 자극하고 피지 및 땀의 분비를 자극할 뿐 아니라 모든 세포에서 동화작용뿐 아니라 이화작용과 같은 대사과정에 관여한다. 에너지 혹은 성장에 필요한 경우 탄수화물, 지방 그리고 단백질의 합성과 분해가 호르몬에 의해 조절되며, 근육의 수축, 이완, 대사 등에 영향을 미치며 자궁이나 나팔관과 같은 생식계에 있는 평활근뿐 아니라 혈관이나 위장관에서 평활근의 수축과 이완에 관여한다.

또한, 호르몬은 심장이나 골격근의 수축에 영향을 미치며, 일부 스테로이드 호르몬은 근육 내 동화작용과 이화작용에 큰 영향을 미치기도 한다. 호르몬은 생식소 분화, 성숙, 배우자 형성과정과 같은 생식과정에 관여하며, 세포 증식을 촉진하거나 억제하여 성장에 영향을 미친다. 또한 호르몬은 수정란의 분열과 초기 분화를 조절할 뿐 아니라 나트륨, 칼륨, 칼슘, 인과 같은 무기이온의 흡수와 배설을 조절하고, 또 다른 호르몬의 효과를 크게 증강시킨다.

7-5. 호르몬의 작용 기작

1) 단백질호르몬 및 비스테로이드 호르몬의 작용

호르몬에 의해 조절되는 생리학적 과정은 세포 내 특정 성분과 호르몬이 상호작용하여 일어나는데, 이러한 세포 내 특정의 성분을 호르몬 수용체(hormone receptor)라고 한다. 펩티드 호르몬과 신경전달물질은 세포막에 수용체와 결합하여 작용을 시작하게 되는데, 세포막에 존재하는 특정의 수용체는 소위 2차 전령자라 부르는 cAMP나 cGMP와 같은 고리화 뉴클레오티드(cyclic nucleotide)를 활성화시킨다.

이러한 2차 전령자는 세포 내에서 한개 이상의 다른 단백질을 인산화시키고 이렇게 활성화된 단백질은 다른 단백질을 또 인산화하여 활성화시켜 신호를 증폭시키게 된다(그림 7-4).

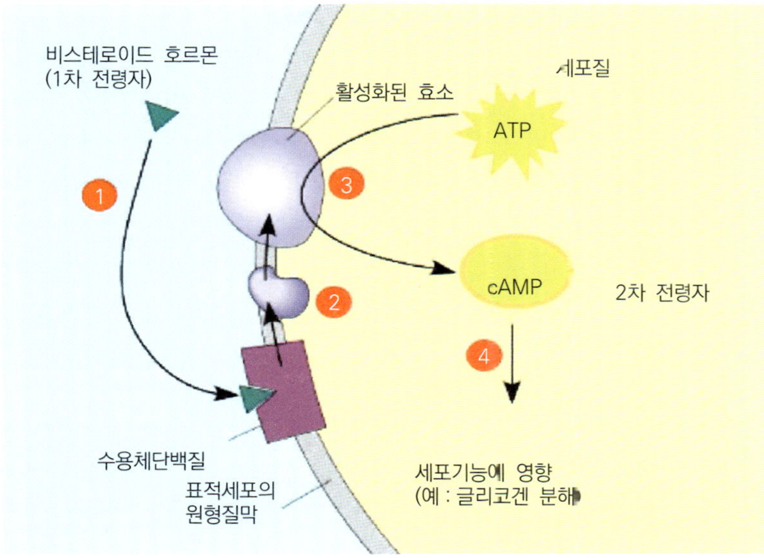

그림 7-4 단백질호르몬 및 비스테로이드 호르몬의 작용기작

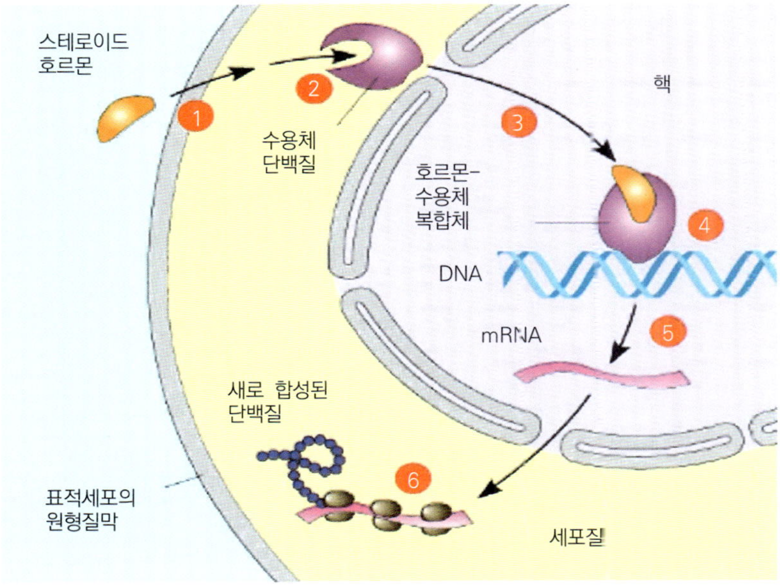

그림 7-5 스테로이드호르몬의 작용기작

(2) 스테로이드호르몬의 작용

스테로이드 호르몬은 세포내 수용체와 결합하고 이 호르몬-수용체 복합체는 염색체 상의 특정 부위와 상호작용하여 특이적인 mRNA의 합성과 단백질의 합성을 시작하게 한다. 갑상샘호르몬 역시 세포내 수용체와 결합하여 단백질 합성 과정을 시작하게 한다(그림 7-5).

호르몬 신호전달의 특징을 보면 다음과 같다. 호르몬과 수용체의 결합은 대단히 특이성이 크며, 호르몬에 의한 신호는 세포 내에서 대단히 증폭된다는 특성을 갖는다. 또한 호르몬에 의한 신호가 전달되어 반응이 있게 되면 그 이후 탈감작되어 그 반응이 종료되며 여러 다른 신호가 세포 내에서 통합되는 특징이 있다.

제8장

체외검사법

In Vitro Test

방사성동위원소(radioisotope ; RI)를 환자에게 투여하지 않고, 시험관내 조작만으로 RI를 tracer로 사용하여 혈액내의 호르몬, 약제 등 미량물질을 측정하는 검사법이다. 이러한 측정 방법을 방사측정법(radioassay)이라고 하며, 검사시료 ng/mL ~ pg/mL 단위의 미량 물질 측정이 가능하다. 방사면역측정법(radicimmunoassay, RIA)은 그 대표적인 방법으로 감도가 높고, 특이성이 우수하며, 측정 성적은 정확하고 재현성이 양호할 뿐더러 조작이 간단하여 많은 검체를 한번에 처리할 수 있다.

측정원리를 분류하면 표 8-1과 같이 나눌 수 있다. 여기서 사용하는 방사성동위원소는 거의 γ선을 방출하는 핵종으로 ^{125}I을 사용하며 간혹 ^{131}I을 사용하기도 한다. 그 외 ^{59}Fe, ^{57}Co 등이 특정 물질 측정에 사용된다. 간혹 β선을 이용하기도 하며 사용되는 핵종으로는 ^{3}H, ^{14}C 등이 있다.

8-1. 경합적 방사측정법(Competitive radioassay)

방사성동위원소를 이용한 혈청 및 기타 시료 중의 미량 물질 측정방법 중에서 표지한 호르몬과 검체 시료중의 비표지 호르몬이 항체에 경합해서 결합하는 것을 이용한 것이 방사면역측정법(radioimmunoassay, RIA)이며, 항체 대신 호르몬과 특이적으로 결합하는 단백을 사용한 것이 경합적단백결합측정법(competitive protein binding assay, CPBA)이고, 세포막 등에 있는 수용체를 이용한 것이 방사수용체측정법(radioreceptor assay, RRA)이다. 이들 방법은 모두 RI를 사용하고, 경합반응을 이용해서 측정하기 때문에 경합적 방사측정법(competitive radioassay)이라고 한다.

경합적 방사측정법이란 표지한 물질과 검체 시료중 비표지 물질이 결합 물질인 항체, 결합단백, 수용체(receptor) 등과 경쟁적으로 결합하는 것을 이용해서 그 물질의 농도를 측정하는 방법이다. 결합 물질에 따라 각각 RIA, CPBA, RRA의 3가지 방법으로 분류된다.

표 8-1 체외검사법인 방사측정법(radioassay)

경합적 방사측정법(competitive radioassay)
방사면역측정법(radioimmunoassay; RIA) 경합적단백결합측정법(competitve protein binding assay; CPBA) 방사수용체측정법(radioreceptor assay; RRA)
비경합적 방사측정법(non competitive radioassay)
면역방사계수측정법(immunoradiometric assay; IRMA) 직접포화분석법(direct saturated analysis; DSA)

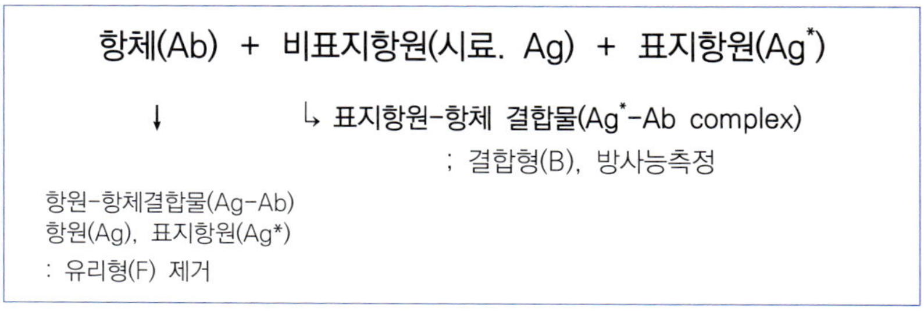

그림 8-1 Radioimmunoassay의 측정원리

1) 방사면역측정법(Radioimmunoassay; RIA)

(1) 원 리

방사면역측정법(RIA)은 방사성 물질로 표지한 항원과 그에 대해 만들어진 항체와의 결합이 비표지항원의 첨가에 의해 경합적으로 결합된다는 원리에 따라 그 항원 농도를 측정하는 검사법이다.

측정하는 물질을 항원(Ag)이라 하고, 이에 대한 항체(Ab)를 만든다. 또한 측정하는 물질인 항원을 방사성동위원소로 표지하여 표지항원을 만든다(Ag^*). 그림 8-1에서 일정량의 표지항원(Ag^*)과 검체(Ag)를 가하고 일정량의 항체(Ab)를 가해 일정시간 반응시키면 항원-항체반응결합물(Ag^*-Ab)이 형성된다.

이때 항체(Ab)와 결합물질을 결합형(B, bound form), 결합하지 않은 물질을 유리형(F, free form) 이라 한다. 여기서 항체 결합 표지항원과 유리항원을 어떤 방법으로 분리하고, 그 방사능을, 각각 결합형 및 유리형을 측정할 수 있다.

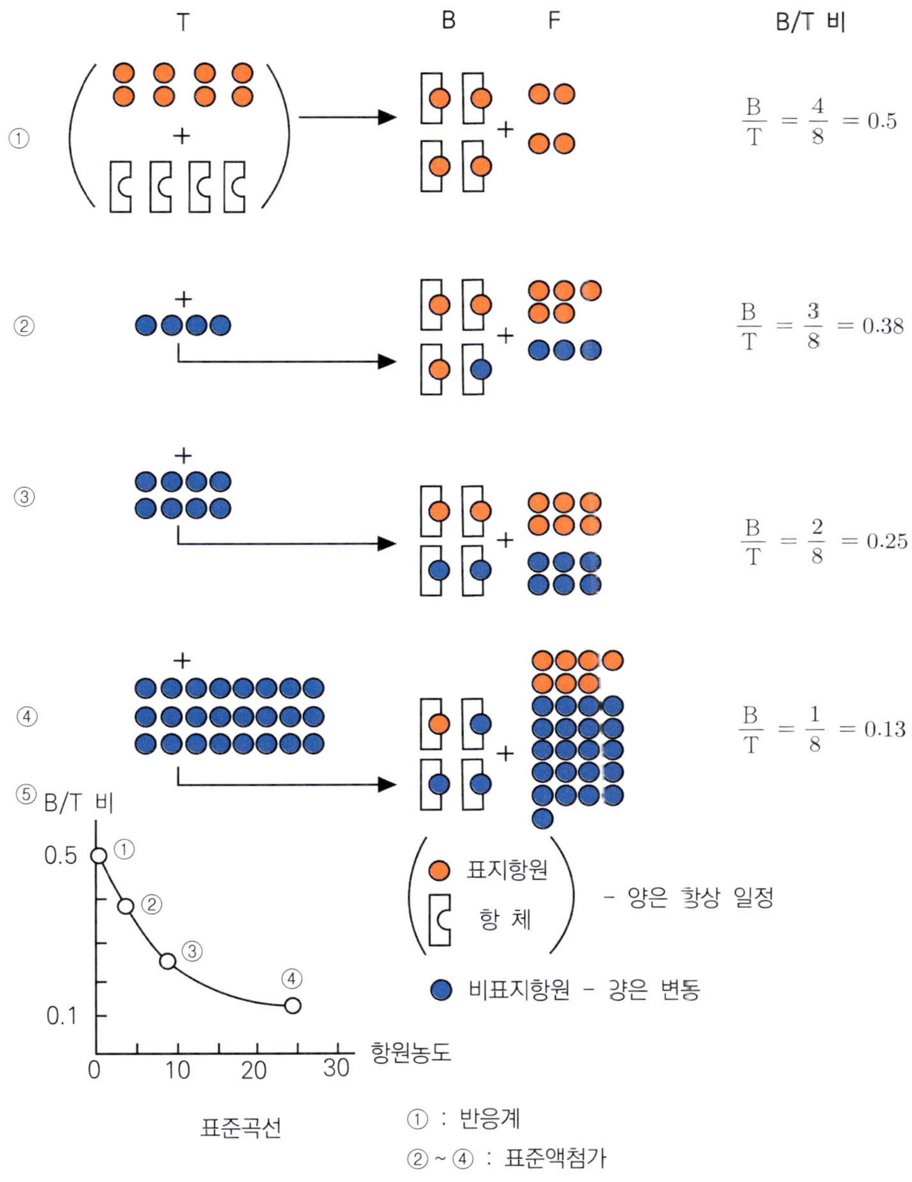

그림 8-2 Radioimmunoassay의 측정원리

그림 8-2에서 나타낸 바와 같이 비표지항원 (시료성분)을 첨가하지 않은 경우의 B/B+F 비, 즉 B/T 비(T : total)는 0.5이다. 이어서 비표지 항원을 4. 8 및 24개를 첨가한 경우의 B/T 비는 각각 0.38, 0.25 및 0.13이다(그림 8-2, ②③④). 그래서 횡축(X축)에

항원의 양(농도), 종축에 B/T 비를 취하면 그림 ⑤에서 나타낸 바와 같은 표준곡선이 작성된다. 또한 종축에 B/F 비, 또는 B/B_0 비(B_0은 0농도 때의 결합 count)를 취하는 경우도 있다. 그래서 항원 양 미지의 검체를 이 계에 가하여 B/T 비를 구하고, 표준곡선에 대입하여 대응하는 항원 양을 구할 수 있다.

(2) 역 사

1959년 미국의 Berson과 Yallow는 당뇨병의 연구과정에서 RIA를 개발하였으며 최초로 이 방법으로 인슐린 측정에 성공하였다고 보고 하였다(그림 8-3).

당뇨병 환자의 혈청에다 ^{131}I-insulin을 가하면 ^{131}I의 방사능이 γ-globulin 분획에서 나타나는 것을 전기영동에서 확인하고, ^{131}I-insulin이 환자에서 발생한 insulin 항체와 결합한 것이라고 생각하였다. 또한 그들은 이 계에 비표지 insulin을 첨가하면 γ-globulin 분획의 ^{131}I의 방사능이 감소한다는 것을 발견했다. RIA는 이러한 원리를 이용하여 개발되었다.

그 후 RIA를 이용하여 다양한 펩타이드 호르몬(GH, GH, FSH, prolactin 등), 스테로이드 호르몬(testosterone, estradiol, progesterone, cortisol 등), amino acid 호르몬(T_3, T_4)의 측정이 가능해졌으며(표 8-2), 오늘날 호르몬만이 아니고, 약제 (digoxin, ciclosporin), 효소(trypsin, estrase 등) cyclic nucleotide(cyclic AMP, GMP), 종양항원(AFP, CEA 등), virus 항원-항체, 혈청 단백성분, 내분비계 기능평가 등의 측정도 시행하고 있다.

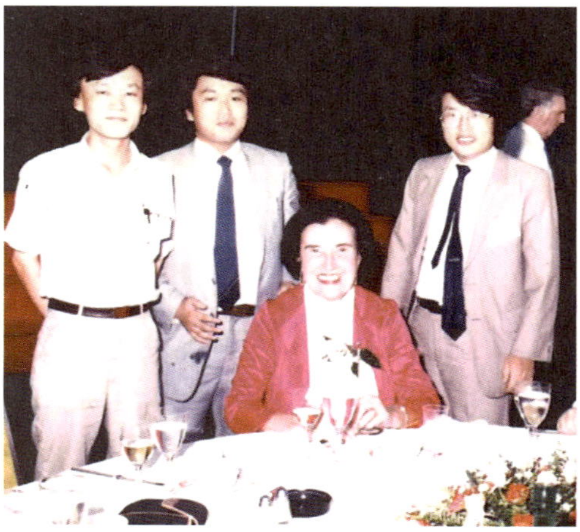

그림 8-3 Dr. Yallow와 함께

(3) RIA의 조성

RIA를 시행하기 위해서의 필요조건으로서 ① 순수한 항원을 얻을 수 있을 것 ② 항체를 생산할 수 있을 것 ③ RI 표지가 가능할 것 ④ B/F 분리가 정확하게 이루어질 것 등을 들 수 있다. 즉, RIA의 중요한 요소로는 표준액, 항체, 표지 항원, B/F 분리시약이 필수적이다.

표 8-2 Radioassay로 측정할 수 있는 주된 물질

기능검사	항 목
하수체 · 시상하부기능	TRH, LH-RH, Somatostatin, GH, ACTH, Prolactin, TSH, LH, FSH, MSH, Oxytocin, Endorphin
갑상샘기능	T_3, free T_3, T_4, TBG, T_3 uptake, Thyroglobulin, TSH, TSH receptor antibody, Anti-thyroglobulin antibody, Anti-peroxidase antibody
부갑상샘기능 · 골 대사	PTH, Calcitonin, Osteocalcin, PTHrP, 25-OH-D_3, 1.25(OH$_2$)D_3
췌·소화관기능	Insulin, C-peptide, Glucagon, Gastrine, Secretin, Cholyglycin, VIP, CCK/PZ, GIP
성선, 태반, 부신기능	Testosterone, Free testosterone, α-dehydrotestosterone, Estron(E_1), Estradiol (E_2), Estriol(E_3), Progesteron, 1-7-α-hydroxyprogesterone, HCG, β-HCG, α-HCG, HPL, Estrogen receptor, SHBG, Androsterone, Aldosterone, Cortisol, Dehydroxyepiandrosterone, Androsterone, Corticosterone, 11-Deoxycorisol, Metanephrine, Normetanephrine, Androgen receptor, Progesterone receptor
신 · 혈압조절기능	Renin, HANP, α_1-Microglobulin, β_2-Microglobulin, Angiotensin I·II
혈액 · 조혈기능	β-Throboglobulin, Ferritin, Vitamin B_{12}, Folic acid, UIBC, TIBC
종양마카	AFP, CEA, TPA, SCC, CA125, CA130, PA, SP1, CA19-9, CA72-4, A15-3, SPAN-1, SLX, STN, PAP, NSE, CA50, POA, BPP, DuPAN-2
효소	PSTI, PPLA2, 2-5A, Estrase, Trypsin, Pepsinogen I · II
약물	Digoxin, Digitoxin, Ciclosporin
바이러스 특이 항원, 항체	HBs Ag-Ab, HBc Ag-Ab, HBc Ab, IgM-HBc Ab HA Ab, IgM-HA Ab, HBV-DNA, HCV Ab, HDV Ab, HFV-DNA
정보전달물질	cyclic AMP, cydic GMP, Prostaglandin I2, thromboxane B_2
면역글로불린 · 알레르겐	IgE(RIST), specific IgE(RAST), IgG

① 항체의 생성

a. 면역 항원에 대해 : RIA에 사용하는 항혈청은 특이성이 높고, 친화성이 우수한 항체를 갖는 것이 무엇보다 중요하다. 그러나 항원으로서 투여하는 물질은 반드시 완전히 정제된 것이 아니어도 된다. 그것은 설사 불순물에 대한 항체를 만들었다고 하더라도 RIA에 사용하는 표지 항원과 표준물질(표준곡선작성에 사용하는 기지의 농도인 항원)이 순수하다면 측정에 영향을 주지 않기 때문이다.
   일반적으로는 분자량이 낮을수록 항체 생성이 일어나기 어렵다. 특히 분자량 1,000 이하의 물질인 경우에는 단백과의 결합물을 만들지 않으면 항체 생성이 일어나지 않는 것으로 생각되고 있다. 면역원성을 높이는 방법으로서는 ⓐ 큰분자인 물질에 흡착시킨다. ⓑ 단백과 결합시킨다. ⓒ 항원의 중합체를 만든다 등이 있다.

b. 면역에 사용하는 동물, 주사 및 채혈 방법 : 대개 몰모트와 토끼가 흔히 사용된다. 주사부위로서는 피내, 피하, 복강내 등이다. 항원에 adjuvant(항체 생성능을 높이는 것)를 충분히 혼화하고, 완전한 oil 유탁액을 만들어 2~3주 간격으로 수 회 주사한다. 항혈청의 채취는 마지막 면역에서 2주 후에 시행한다. 최근에는 monochronal 항체에서 흔히 사용하고 있다.

c. 항체가의 측정 : 일정량의 표지 항원과 다양한 정도로 희석한 항혈청을 가해서 반응시키고 얻어진 B/F 비가 1이 되도록 항혈청의 희석 배수를 구하여 이것을 항체가로 한다. 대개 이 농도의 항혈청이 RIA에 사용되고 있다.

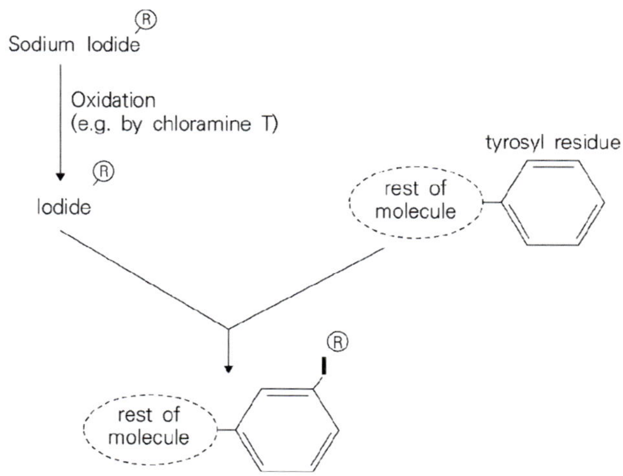

그림 8-4 ^{125}I 산화에 의한 옥소화(iodination)

② 표지항원 제작

RIA에 추적자(tracer)로 사용하는 표지 물질에 요구되는 조건으로서는, ⓐ 표지에 의해 생물학적 성질은 변화해도 좋으나, 항체와의 반응성에 변화가 없을 것, ⓑ 미량의 항원을 검출하기 위해서는 비방사능의 충분히 높을 것 등을 들 수 있다. 이와같은 목적에 가장 적합한 방사성동위원소는 ^{125}I이다.

옥소(iodine)는 단백을 구성하는 아미노산 중 tyrosine, cystine, tryptophane, sulphydryl기 등과 결합할 수 있다. Tyrosine기가 없는 경우에는 화학적으로 thyrosine기를 도입해서 옥소화(iodination) 하던가 또는 미리 옥소화한 화합물을 만들어, 펩타이드 호르몬의 amino기에 결합시키는 것도 시행되고 있다(그림 8-4).

a. 옥소화 표지항원 제작법

현재 chloramine-T법이 가장 널리 사용되고 있다. 이것은 Na ^{125}I를 chloramine-T로 산화하고, ^{125}I를 유리시켜 이것을 thyrosine기와 결합시키는 방법이다. 이 외에 lactoperoxidase, H_2O_2 및 iodogen을 사용하여 산화시킨 단백에 Na-^{125}I를 표지하는 효소 표지법을 가장 많이 이용되고 있다(그림 8-5).

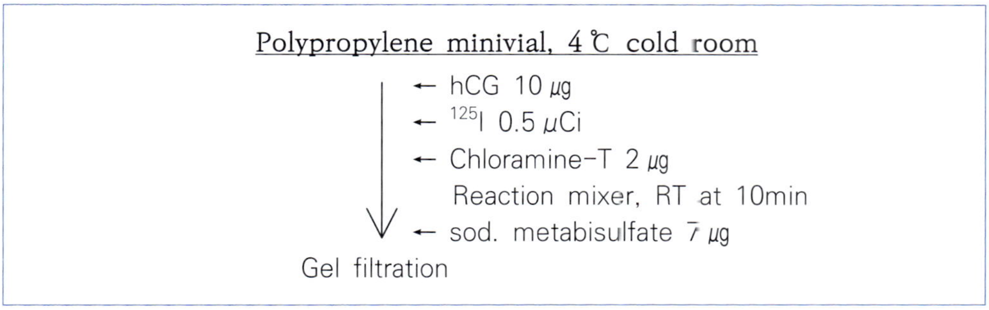

그림 8-5 Chloramine-T법을 이용한 hCG의 표지항원 제작법

b. 표지물질의 정제

위의 방법으로 방사성옥소를 단백에 반응시킨 다음, 신속하게 반응하지 않은 방사성 옥소와 변성 단백을 표지 단백에서 분리 정제할 필요가 있다. 이 정제법으로서 gel 여과법이 흔히 사용되고 있다(그림 8-6).

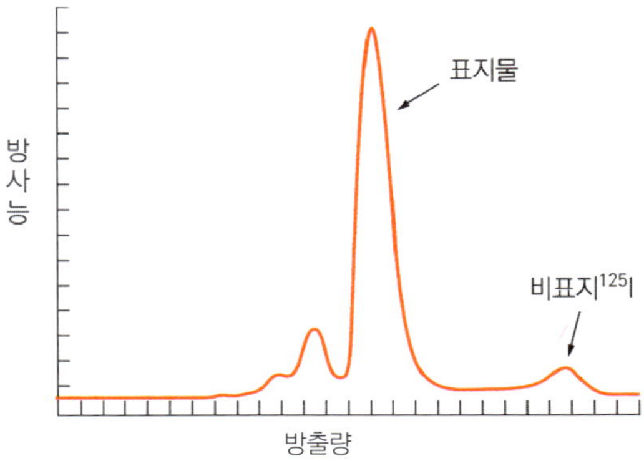

그림 8-6 Gel filtration chromatography를 이용한 표지, 비표지 항원 분리

③ 결합형(B)와 유리형(F) 분리

RIA에서 항원 항체반응에 따라 항원-항체 결합형(bound form)과 유리형(free form)의 분리는 가장 중요한 조작의 하나이다. 이러한 B, F의 분리는 다음과 같은 사항을 고려해야한다.

ⓐ B, F 분리가 완전해야 하고 ⓑ 조작이 간편하고 ⓒ 재현성이 높고 ⓓ 비특이적 영향이 없고 ⓔ 별도의 장치가 요구되지 않고 ⓕ 경제적이어야 한다.

분리에는 다양한 방법이 있다. Chromatography법, 전기영동법, chromato 전기영동법, 흡착법(dextran 활성탄, ion 교환수지법, cellulose 분말법 등), gel 여과법, 염석법(황산암모늄법, alchohol 침전법, PEG법 등), 이중항체법, 고상법 등이 있다. 지금까지 사용되고 있는 분리법의 주된 것을 그 원리에 따라 표 8-3에 나타내었다.

현재 조작의 간편성 등의 이유로 현재 가장 많이 보급되고 있는 것은 고상법이다. 고상법은 미리 항체를 불용성 물질에 흡착 또는 결합시키고 이것과 항원을 반응시켜 불용성 물질로서 B를 쉽게 얻을 수 있도록 고안한 방법이다.

a. 고상법 : 항체를 미리 고체상 물질에 부착시키고, 여기에 항원 항체반응 후 고체상에 결합된(고체상항체-표지항원) B와 남은 여분의 방사성동위원소인 F를 제거하여 쉽게 측정을 가능케 한 방법이다. 사용하는 고체로는 ⓐ sephadex, sephalose, plastic(폴리스틸렌, 폴리프로렌 등), 유리 등의 입자, ⓑ plastic 시험관, microplate, disc, ⓒ 철 미립자 등이 있다.

   Sephadex의 경우에는 반응 종료 후 저속 원심분리로 침전한 B를 얻는다.

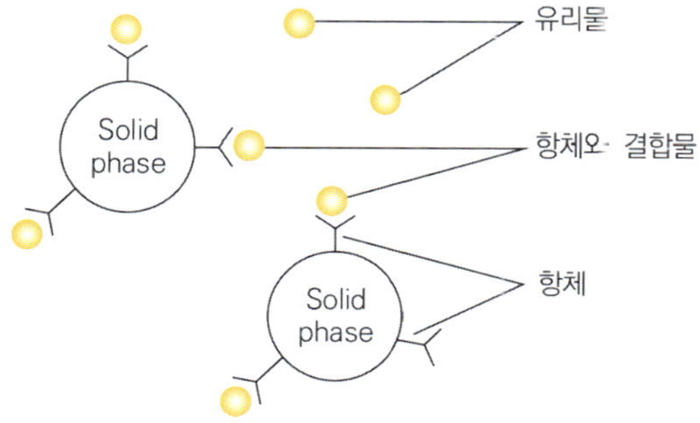

그림 8-7 고상법

철 미립자의 경우에서는 자기를 띤 lac 속에 시험관을 넣는 것으로 신속한 B·F의 분리가 가능하다.

Plastic 시험관은 저표면에 항체를 흡착시켜 반응 후 원심분리의 조작 없이 여액인 F를 세척하여 제거하여, B의 방사능 측정하는 법으로 현재 가장 널리 사용하는 방법이다(그림 8-7).

b. 이중항체법 : 이중항체법은 오래전부터 사용되고 있는 분리법으로 호르몬과 그 항체의 반응 산물이 침강하기가 어려울 때, 항원 항체 반응의 제1 항체를 goat에 주사하여 감작시킨 γ-globulin(goat anti-rabbit gamma globulin) 항체, 즉 제 2 항체를 가하여 항체(제1 항체)-항원-항체(제2 항체) 복합물을 만들어 침전하기 쉽게 하여 원심분리하여 침강물의 방사능(B)을 계측하여 B · F의 분리를 확실히 하는 방법이다.

그러나 본법은 시간이 많이 걸리고 재현성도 좋지 않은 단점도 있으므로 최근에는 double antibody solid phase(DASP)이 널리 이용되고 있다. 이는 침전법과 비교해 한층 간편한 법으로 원심분리 과정이 생략된다(그림 8-8).

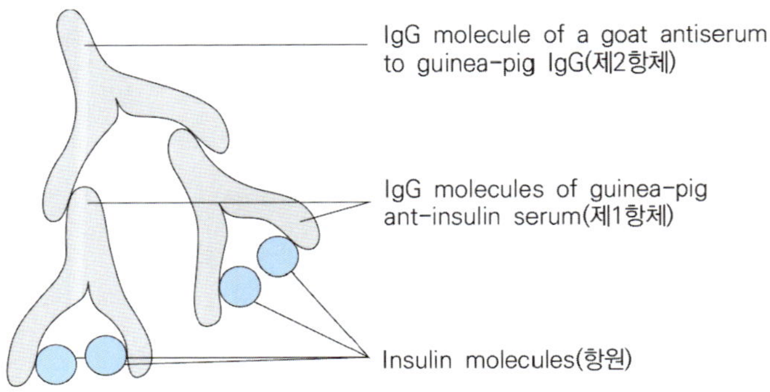

그림 8-8 이중항체법

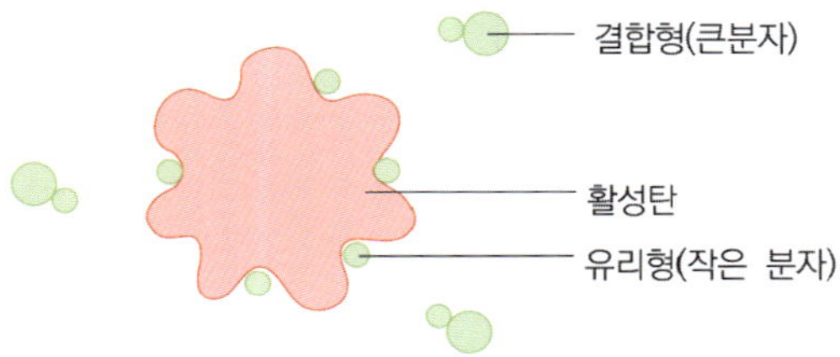

그림 8-9 흡착법

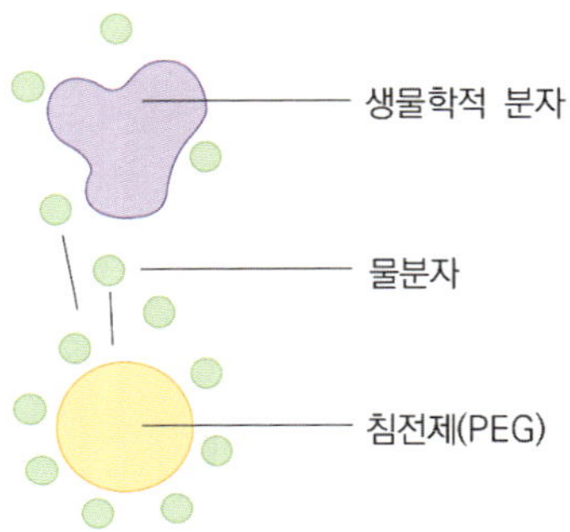

그림 8-10 염석법

c. 흡착법 : 덱스트란으로 피복한 활성탄(dextran coated charcoal ; DCC)을 이용한 흡착법은 저분자 ligand, steroid의 분리에 널리 이용되고 있다. 장점은 B, F 분리가 신속하고 저온 유지, 단백 보정시 좋은 분리가 가능하고 반응 시간이나 온도의 영향을 덜 받는다. 흡착제로는 활성탄, 탈크(talc), 이온교환수지(resin) 등이 F를 흡착하고, B를 흡착하지 않는 것을 이용한 분리 방법이다(그림 8-9).

d. 염석법 : Polyethylene glycol (PEG), ethanol, ammonium sulfate 등이 시료의 immuno-globulin을 침전시켜 값싸고 신속하게 B와 F를 분리한다(그림 8-10).

e. 전기영동법 : Berson과 Yalow가 insulin 측정 시 처음으로 B, F를 분리한 방법으로 시료를 지지체인 cellulose에 도입 후 전류를 통하면 원점의 방사능 F와 이동한 방사능 B의 비를 구한다. 이 방법은 과정이 복잡하고 다수의 검체 처리에 적절치 아니하므로 사용되지 않는다.

표 8-3 B · F 분리법

염석법(salt precipitation)
이중항체법(double antibody method)
Polyethylene glycol(PEG)법
흡착법(absorption method)
투석법(dialysis)
고상법(solid phase method)
효소법(enzymatic method)
전기영동법(electrophoresis)
chromatography법
전기영동법
gel 여과법(gel filtration)

(4) RIA의 장점과 문제점

① 장 점

고감도이다. 정도 및 특이성이 높다. 측정 수기상에서는 다수 시료의 처리가 가능하며, space는 좁아도 무관하다. 원리가 공통적이기 때문에 1개의 측정을 터득하면 모든 RIA에 응용이 가능하다는 것을 들 수 있다.

② 문제점

a. 생물 활성과의 해리 : RIA에서는 항원 항체 반응을 이용해서 측정하고 있기 때문에 진짜 생물 활성을 반영하고 있지 않을 가능성이 있다. 예를 들면, 생물 활성과 면역 활성부위가 상이한 경우(ACTH, PTH 등의 펩타이드 호르몬은 N단측에 생물 활성이 C단측에 면역 활성이 존재한다), 생물 활성부위가 대사되거나, 변화하게 되어 그 활성이 소실되더라도 면역 활성부위에 이상이 없으면, 측정치에는 변화가 나타나지 않는다. 또한 같은 면역 활성을 가지고 있으면서 다른 생물 활성을 가진 것도 같은 물질로서 측정된다. 반대로 면역 활성부위가 대사되고 소실된 경우에는 설사 생물 활성이 있더라도 물질로서 측정할 수 없게 된다. PTH의 측정은 전에 C단 항체를 사용한 RIA가 시행되고 있었으나, 신부전 등에서는 C단이 대사되지 않고 남기 때문에 고치를 나타내고 있었다. 최근에는 생물 활성부위를 인식하는 항체가 assay에 사용되고 있다.

b. 측정 물질에 대한 항체의 영향 : 당뇨병에서 insulin 치료를 받고 있는 환자에서는 혈중에 insulin에 대한 항체가 산생된다. Insulin 자기면역 질환의 환자에서는

insulin 사용량이 없는데도 혈중에 insulin 자기항체가 검출된다. 이와 같은 검체에서는 RIA에 의한 insulin의 측정치가 이상 고치 또는 이상 저치를 나타낸다. 시료 중에 항체가 함유되면 표지 호르몬은 kit에 첨부하고 있는 항체만이 아니고, 시료중의 항체와도 결합한다. 이중항체법과 고상법에서는 kit 첨부의 항체에 결합한 방사능 만이 B count로서 측정되는데, 따라서 B count는 낮고, 측정치는 외견상 높아진다. 한편 polyethylen glychol법과 dextran 활성탄법 등의 1항체법에서는 혈중 항체에 결합한 표지 호르몬 B count로서 셀 수 있기 때문에 B count는 상승하고 측정치는 외견상 반대로 낮아진다.

(5) RIA법에 의한 혈중 T_3 측정의 실제

RIA에 의한 항원 농도 측정에 있어서는 간편성, 신속성, 정확성 등이 요구되지만, 오늘날에는 이들 조건을 충족하기 위해, 측정에 필요한 시약을 모두 갖춘 방사성 의약품 kit가 시장에 공급되어 일상적인 임상의학에 이용되고 있다. Kit에 의한 RIA 수기의 실제 예는 다음과 같다.

① 검사목적 ; 갑상샘 기능검사
② 사용 kit ; RIA-mat(그림 8-11)
③ 원리 ; RIA(Coating tube, 그림 8-12)

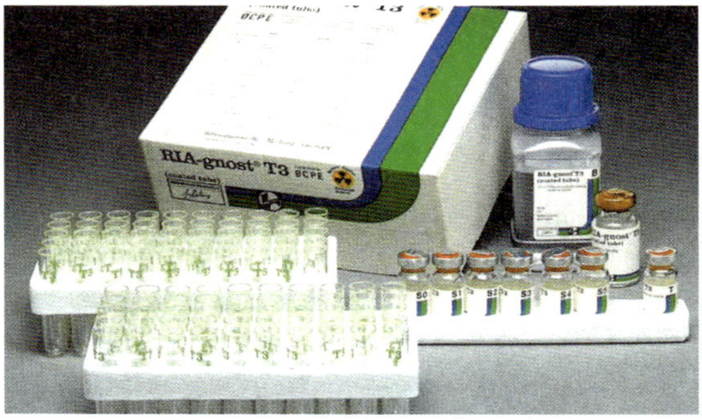

그림 8-11 RIA에 의한 T_3 측정용 Kit

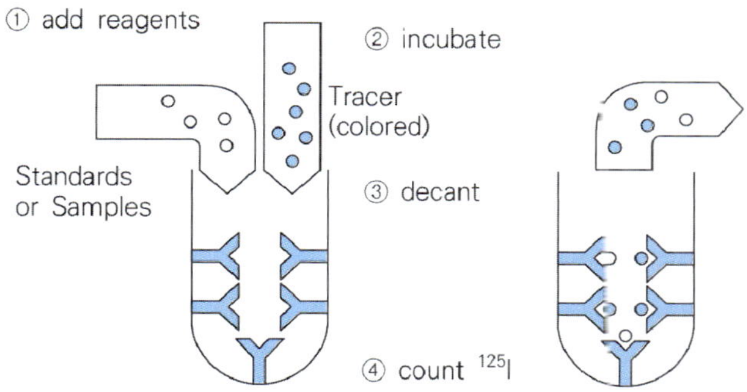

그림 8-12 혈중 T_3 측정 원리: RIA법

④ 검체종류 및 채취, 보관;

2-8˚C : 24시간이내/ -20˚C : 24시간 이상

⑤ 재료 및 시약 (Kit contents)

Antibody	Anti-T_3 polyclonal Ab	100 Tubes
Tracer	Radiolabelled T_3-Ag, 4 Ci/mL	23 mL x 1
Std. Set	6개 : 0/ 53/ 107/ 199/ 422/ 766 ng/dL	1 mL x 6

⑥ 검사방법

a. 항 T_3 항체를 결합시킨 반응용 시험관에 0, 53, 107, 199, 422, 766 mg/dL의 6종류 농도인 T_3 표준용액 또는 피검 혈청을 각각 100 μL씩 첨가한다.

b. 다음에 TBG 결합 저해제를 함유한 ^{125}I-T_3용액을 200 μL씩 가하고, 혼합한 다음, 실온에서 1시간 반응시킨다.

c. 반응 후 시험관 내 용액을 흡인 제거한다.

d. 시험관의 방사능을 측정한다.

e. 아래의 식에 의해 B/B_0을 구하고, 표준액에서 제작한 표준곡선에 의해 각 검체의 T_3 농도를 취한다.

$B/B_0(\%)$ = Bound cpm/zero standard cpm × 100

Coating tube		Stds	Controls	Samples
Numbering		1 ~ 12	13 ~ 16	17
Pipette	Standards (μl)	100		
	Controls (μl)		100	
	Samples (μl)			100
Ab-I-125 (μl)		200	200	200
Incubate		실온에서 1시간 동안 반응시킨다(Shaker).		
Wash		증류수로 수세한다.		
Gamma-counting		1분간 계측한다.		

☞ 검체희석 : 가장 높은 std. 농도 이상으로 결과를 내며, 희석하지 않는다.

측정은 대개 2중 측정으로 시행한다. 본 kit에서는 항체 결합시험관이 100개 준비되어 있다. 6종류의 표준액용에 2 × 6 = 12개의 시험관이 사용되는 셈이기 때문에 나머지 피험 검체용으로서는 100 - 12 = 88개의 시험관이 사용 가능하다. 2중 측정으로 하면 44검체가 1회의 assay에서 측정할 수 있다. 또한 이밖에 정도관리용으로 control 혈청을 1 ~ 2검체 정도 측정한다.

⑦ 측정 결과의 예

번호	표준액 및 검체	계측값(cpm)	평균계측값(cpm)	B/B_0%	농도(ng/mL)
1	표준액 1	15546	15688	100	0
2		15831			
3	표준액 2	12071	11992	76.4	53
4		11912			
5	표준액 3	8828	8899	56.7	107
6		8971			
7	표준액 4	5374	5342	34.1	199
8		5312			
9	표준액 5	3389	3418	21.8	426
10		3447			
11	표준액 6	1632	1656	10.6	766
12		1680			
13	control 1	9186	9180	58.2	100
14		9174			
15	control 2	4472	4421	28.18	293
16		4369			
17	검체 A	7011	7190		
18		7369			
19	검체 B	6574	6461		
20		5348			
21	검체 C	2929	2965		
22		3001			
23	검체 D	7446	7337		
24		7228			
25	검체 E	4410	4438		
25		4466			
27	검체 F	8754	8645		
28		8536			

⑧ 표준곡선 작성(Standard curve)

⑨ 결과 보고

참고치 : 98 ~ 180 ng/mL

이상 증가 : 갑상샘기능항진증(hyperthyroidism)

갑상샘기능저하증(hypothyroidism)

(6) kit의 기초적 검토

새로이 kit를 사용하는 경우, 다음에서 제시하는 것과 같은 기초적 검토를 시행하고, 그 측정이 임상 응용에 가능한가 어떤가를 평가하지 않으면 안 된다.

① 반응시간 및 온도의 영향

반응시간과 온도(예를 들면 37℃, 실온 4℃)를 변화시켜, 표준액의 각종 농도에서의 결합률이 플라토(plateau)에 달하는 조건, 결합률이 높고, 또한 가장 가파른 표준곡선이 얻어지는 조건을 선택한다. 오늘날에는 kit화된 시약의 발전으로 실온 또는 37℃에서 단시간(1 ~ 2 시간) 반응이 시행되는 경우가 많다.

② 희석시험

검량할 수 있는 범위의 고농도 검체를 임의로 선정하고, 미리 검토해서 선택한 희석제로 순차적으로 희석한 다음, 그 배수에 따라 측정치가 얻어지는가 아닌가를 검토한다. 혈청의 희석은 목적 물질이 존재하지 않는 free 혈청을 사용하는 것이 이상적이지만, 완충액과 생리식염수도 사용할 수 있다.

③ 회수율

검체 중에 다양한 농도의 표준액을 첨가하여 정량했을 때 첨가한 표준품이 회수되는 비율을 회수율이라고 한다.

(첨가시의 측정치 - 검체만 존재하는 데서의 측정치)/첨가량 × 100(%)로서 회수율을 나타낸다. 측정이 정확하게 시행되었다면 대개 95 ~ 105%의 치를 나타낸다.

희석시험, 회수율시험 모두 측정치가 검체 중의 측정 물질 농도를 정확하게 반영하고 있는가, 다양한 측정조건(완충액의 pH, ion 강도, 첨가물, 혈청단백, 다른 물질의 교차반응성, 자기항체 등)에 의해 결합률이 영향을 받지 않았는가 등을 조사하기 위해 시행한다.

④ 교차반응

교차반응은 항체의 특이성을 조사하기 위한 수단으로서 흔히 시행한다. 그림 8-13은 T_4 측정용 kit에 있어서 표지 T_4와 T_4 항체와의 결합에 미치는 비표지 T_3, MIT, DIT의 영향을 본 것이다. MIT와 DIT는 대량을 가하더라도 양자의 결합에 아무런 영향을 주지 않았으나, T_3와는 약간의 교차반응성을 나타냈다. B/B_0(%)표시법에서 50% 결합률을 나타내는 농도를 취하고, 목적 성분의 농도 교차반응 물질 (T_3)의 농도로 제하여 백분율을 산출하고, 이것을 교차율로 한다. 따라서 이 kit의 항체는 T_3와 약 4%의 교차반응을 나타냈다고 할 수 있다.

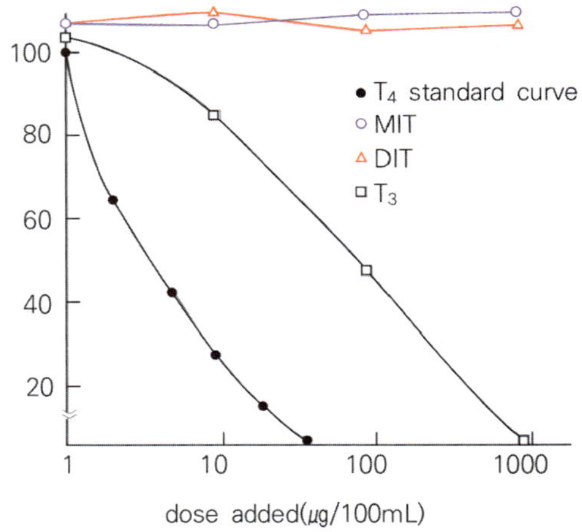

그림 8-13 MIT, DIT 및 T_3과 항 T_4 항체와의 교차반응

이 kit에서는 항체와 T_3와의 교차반응성에서 T_3 농도가 100 μg/dL, 즉 1×10^5 ng/dL 검체의 T_4 농도는 설사 검체 중에 거의 T_4가 함유되어 있지 않더라도 4 μg/dL인 것으로 측정된다. 그러나 건강인에 있어서 혈중 T_3 농도는 T_4 농도의 약 50분의 1인데, 이와같이 측정에 영향을 줄만큼 T_4치에 대해 T_3치가 고치를 나타내는 것은 드물다. 이것이 반대의 관계라면, 즉 항 T_3 항체와 T_4와의 교차반응이 4%정도였다고 하면, 이 T_3항체가 T_3의 RIA에 대해 전혀 소용이 없는 것이 된다. 이와 같이 임상 응용에 지장을 가져오지 않으면 다른 물질과의 교차반응은 다소 있더라도 괜찮은 것이라 할 수 있다.

⑤ 정밀도

고치역, 중앙치역, 저치역 등 3종류의 농도 검체를 사용하여, 동일 측정내, 상이한 측정간의 측정치 개차를 검정할 필요가 있다. 이를 측정치의 재현성이라 일컫고 있다. 변동계수(표준편차/평균치 × 100%)가 동일 측정내에서 5% 이내, 상이한 측정 사이에서 10% 이내가 바람직하다.

⑥ 검출감도

일반적으로 감도란 측정 가능한 항원의 최소량으로서 나타낸다. 현재 사용되고 있는 검출감도란 0농도와 구별할 수 있는 최소 검출 한계를 뜻한다. 구하는 방법은 intercept법, 2SD법, 희석법, precision profile법 등이 있다.

(7) 표준곡선에 의한 농도의 산출과 data 처리

반응, B · F 분리, 또한 counting이 끝난 다음 background를 빼고, B/F, B/T 혹은 B/B_0를 산출하고, 표준곡선을 그리며, 여기에 미지 검체의 계측치를 이용하여 농도를 산출하고, 이것을 report 한다는 과정은 꽤 많은 시간과 수고가 필요하다. 그래서 오늘날에는 컴퓨터를 온라인으로 접속하고, 측정치를 자동적으로 산출하는 방법이 취해지고 있다. 자동화를 위해서는 얻어진 표준곡선을 다양한 회귀식에 근사시킴으로써 측정치가 계산되는 시도가 시행되고 있다. 그 근사법으로서는 ① 쌍곡선을 취하는 방법, ② log dose법, Y = a + b log X, ③ logit법 logit Y = a + b log X 등이 있다. 또한 최근에는 pipetting 조작 그 자체도 자동화되어 있다(그림 8-14).

(8) 정도관리

RIA에 있어서는 검체가 매우 미량인데다 측정 감도가 높기 때문에 측정 오차에 대해 주의할 필요가 있다. 표 8-4에서 보는 바와 같이 RIA의 측정치에는 변동을 초래할 많은 요인들이 존재한다.

이와같이 측정 오차를 평가한다거나 결과를 비교한다거나 하는 것이 정도관리(quality control ; QC)이다. 이는 동일 시설에서 시행하는 내부 정도관리와 다른 시설간에서 시행하는 외부 정도관리가 있다. 또한 1회 측정에서의 측정 오차를 평가하는 단기적 정도관리와 반복측정에서의 동일 검체의 측정 오차를 평가하는 장기적 정도관리로 분류할 수 있다.

선술한 측정치의 재현성, 회수율시험, 희석시험, 항체의 특이성, 반응 시간과 온도의 영향 등도 정도관리의 중요한 검토 항목 중의 하나이다.

이와같은 정도관리를 시행하기 위해서는 관리혈청이 필요하다. 보통 사용되고 있는 관리혈청에는 측정용 kit에 첨부된 혈청과 시판 동결 건조혈청과 각 검사실에서 환자 혈청을 사용하여 조정할 수 있는 pool 혈청 등이 있다.

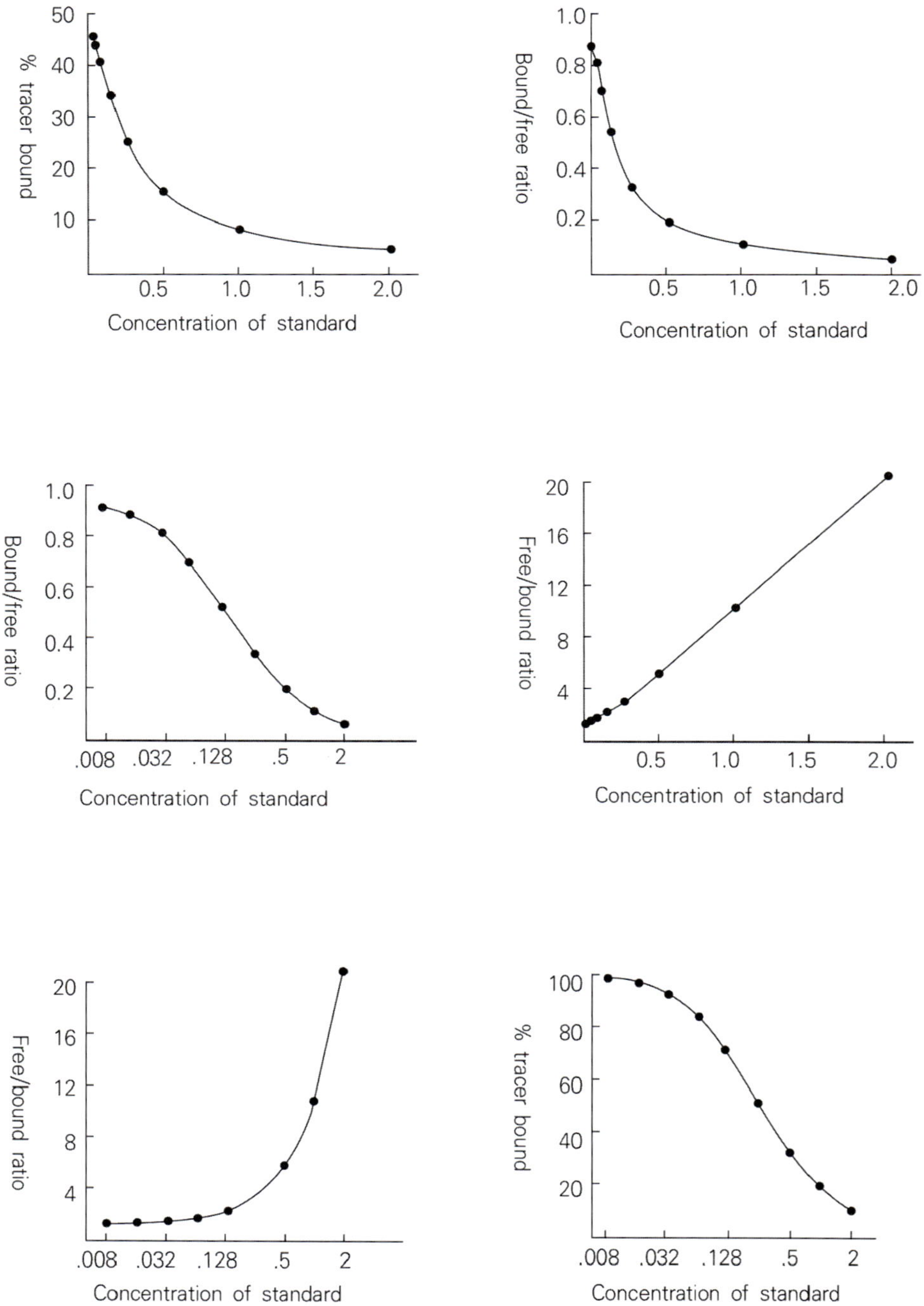

그림 8-14 표준곡선 사용 예

표 8-4 측정치에 영향을 미치는 요인

과정	주된 변동요인
변동요인	스트레스, 식사, 운동, 투약, 일내변동, 부하시험
채혈조건	용혈, 온도, 항응고제, 경과시간, 시험관
검사시료	다른 시료와의 오염, 검체 오류, 보존상태, 비 특이적 영향
시약	항체 특이성, 표지항원 안정성, 보관, 유효기간
분주	pipetting 정도, 혼화
반응	시간, 온도, 단백농도, 보관장소, 동족상태
B/F 분리	pipetting 정도, 시간, 온도, 원심분리, 흡입 또는 테칸트
계측	통계적변동, 표준곡선과 회귀식
기입	기입잘못

(9) 측정방법(Manual Process)

검체접수⇒ 검체분리⇒ 분주(Dispensing)⇒ 반응(Incubation)⇒ 세척(Washing) ⇒ 계측(Counting)⇒ 결과전송

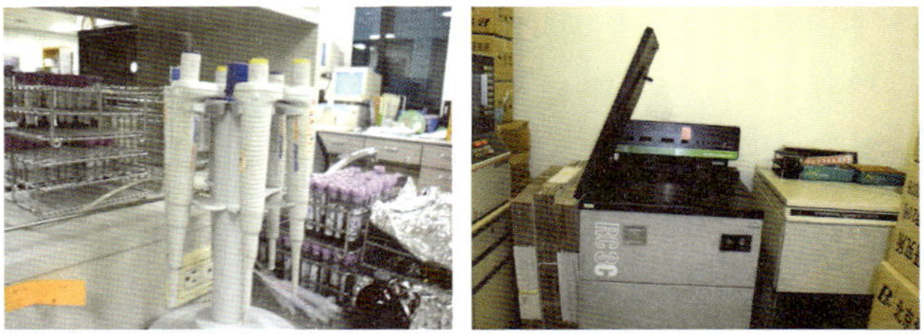

① 검체분리: Centrifuge

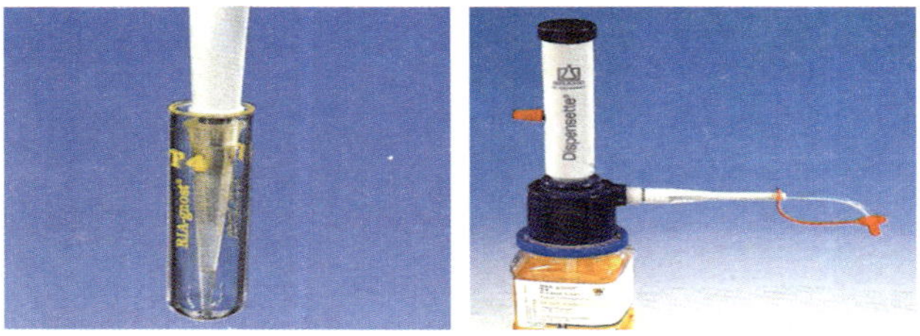

② 분주: Pipette/Dispensor

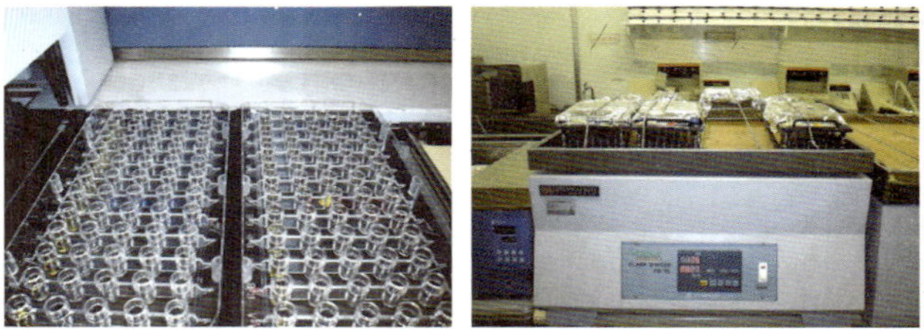

③ 반응: Well plate/Shaker

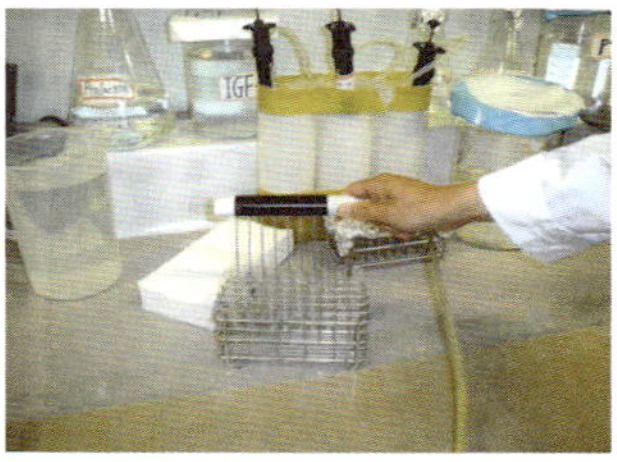

④ 세척: Suction pump

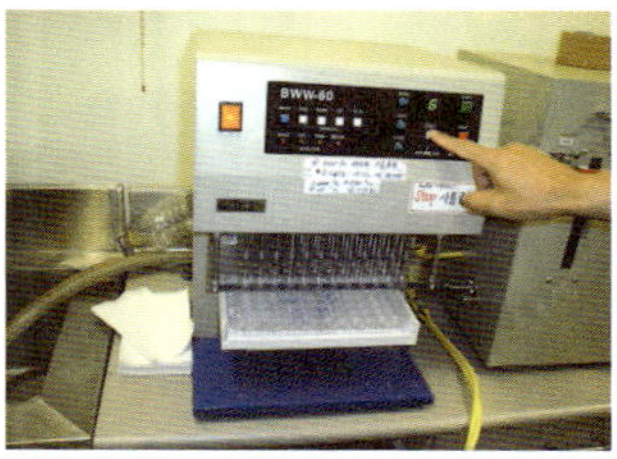

⑤ 계측: Gamma counter

2) RIA 자동화(RIA Automatic Laboratory System, RALS)

(1) 자동화 필요성

① 검사항목의 증가 ② 정확한 검사 처리 ③ 빠른 검사보고 ④ 검사의 효율성, 편의성 향상 ⑤ 검사의 경쟁력 향상 ⑥ 경영의 효율성

(2) 자동화 기기의 구성

① Dispenser ② Shaker/Incubator ③ Washer ④ Gamma Counter

(3) 자동화 과정

검체접수⇒ Dispensing⇒ Shaking/Incubation⇒ Washing⇒ Counting

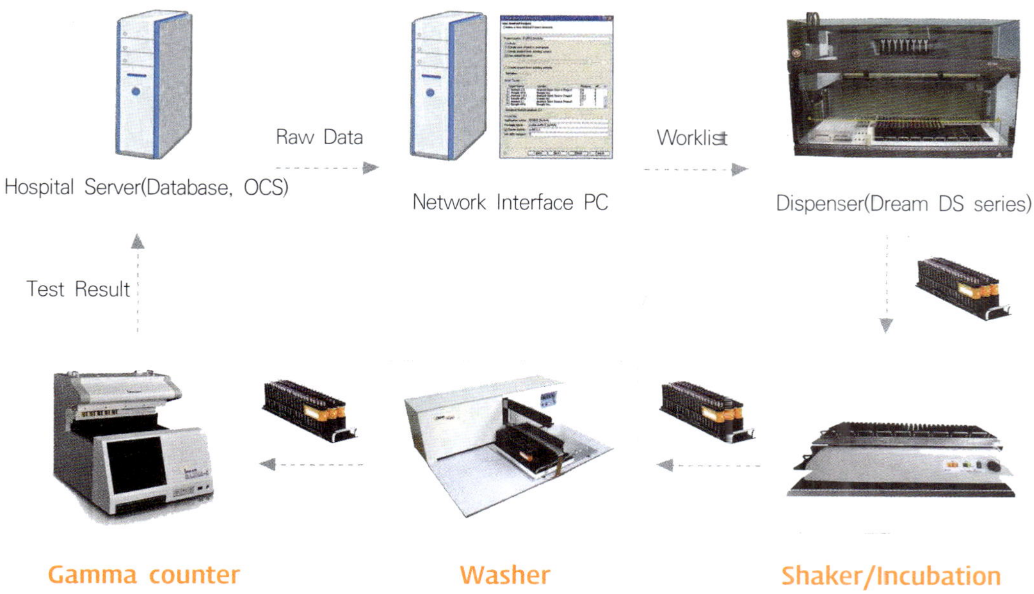

(4) 자동화 장비

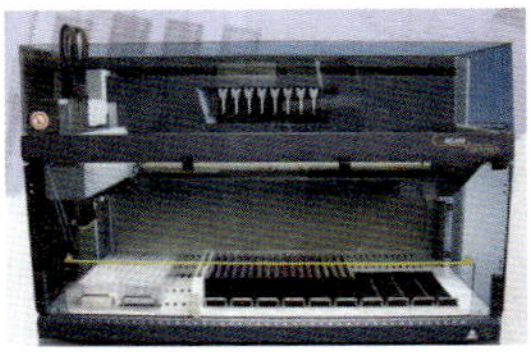
① Dispenser

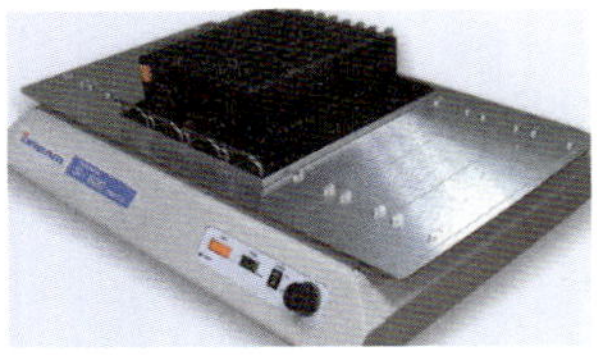
② Shaker/Incubator

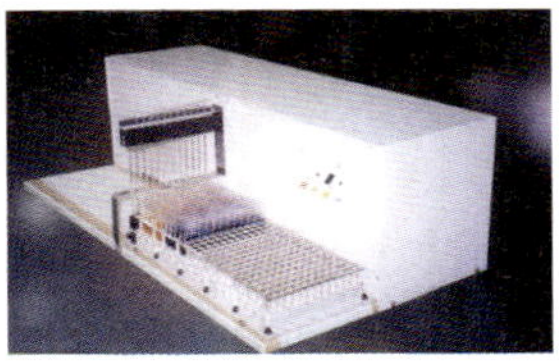
③ Washer

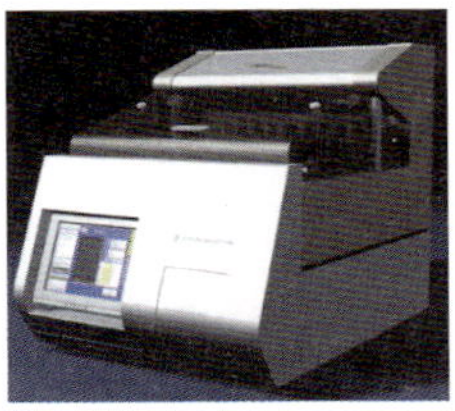
④ Gamma counter

3) 경합적 단백결합측정법 (Competitive protein binding assay; CPBA)

어떤 종류의 호르몬, 비타민 등은 생체 내에서 각각 특이적인 단백과 결합하고 있다. 따라서 RIA의 항체 대신 이 단백에 대한 결합을 경쟁시킴으로써 미량 물질의 정량이 가능하다. 항체의 제작이 필요치 않다는 이점은 있으나, 특이성이 RIA에 뒤지기 때문에 최근에는 거의 모두가 RIA 및 IRMA법으로 바뀌고 있다.

(1) 개발의 역사

1959년 Berson과 Yalow에 의한 RIA의 개발에 이어 1963년 Murphy 등은 항체 대신 특이적결합단백을 사용, RIA와 같은 원리로 미지물질을 측정하는 경합적 단백결합측정법(competitive protein binding assay)을 개발하였다. 그들은 CBG(cortisol binding globulin)를 결합단백에 사용, cortisol의 측정법을 그 후 TBG를 결합단백으로 하여 T_4의 측정법을 개발하였다(표 8-5).

표 8-5 CPBA법으로 측정되는 물질

측정물질	측정 특이결합단백
Thyroxine	Thyroxine binding globulin(TBG)
Trioiodothyronine	Thyroxine binding globulin(TBG)
Corticosterone	Corticosteroid binding globulin(CBG)
Cortisol	Corticosteroid binding globulin(CBG)
Progesterone	Corticosteroid binding globulin(CBG)
Testosterone	Corticosteroid binding globulin(CBG)
Vitamine D	V-D 결합단백
Iron	Transferrin
Vitamin B_{12}	Intrinsic factor
Follic acid	FA reductase

(2) 원리와 현황

전술한 바와 같이 RIA에 있어서의 항체 대신에 생체 내에서 특이적으로 결합하는 단백을 측정에 사용하고 있기 때문에 측정에 있어서는 미리 단백과의 결합을 절단하는 조작이 필요하다. 측정에 사용하고 있는 단백이 RIA의 항체에 비해 특이성이 낮고, 또한 결합 친화성도 낮기 때문에 최근에는 일부(25-hydroxy vitamin D)를 제외하고 CPBA는 시행하지 않게 되었다.

4) 방사수용체측정법(Radioreceptor assay; RRA)

항체 대신 세포막, 세포질 또는 핵 등에 있는 수용체(receptor)를 이용해서 측정하는 방법이다. 호르몬, 신경전달 물질, 어떤 종류의 약물 등은 그 작용의 발현에 있어서 먼저 표적 세포수용체와 결합한다. 이 수용체를 결합 단백으로서 사용하고, 이에 대한 표지 물질과 비표지 물질의 경합반응에서 활성 물질의 측정을 시행하는 것이 방사수용체측정법(RRA)이다.

RRA는 단지 측정법만이 아니고, 수용체와 활성 물질과의 반응을 분석하고, 수용체의 수와 성상을 알아보는데 사용한다. 또한 수용체에 대한 항체의 검출에도 응용되며, 다양한 수용체 이상에 기인하는 질환의 병태 해명에 큰 기여를 하고 있다. RIA보다 감도는 뒤지나 생물학적 활성과 잘 일치한다고 한다. 그러나 수용체의 안정성, 측정 오차 등에 문제점도 있어 연구면에서는 중요하나 아직 일반적인 임상 검사에서는 널리 이용되고 있지 않다.

(1) 개발의 역사

펩타이드 호르몬과 카테콜아민(catecholamine)이 세포막의 수용체와 결합하고, 아데닐시크라제를 활성화하며, 세포 기능을 제어하는 것이 비로소 밝혀진 것은 1960년 전후였다. 1970년 방사성표지 ACTH 및 angiotensin을 사용하여 호르몬이 세포막에 결합한다는 것이 비로소 증명되었다. 그 후 LH, hCG, insulin, GH, TSH 등도 RRA이 가능해졌다.

한편, 스테로이드 호르몬의 RRA 개발은 1966년 자궁에서 에스트로젠수용체(estrogene receptor)의 증명에서 비롯되었다. 그 후 당질코르티코이드, testosteron, 비타민 D, 갑상샘 호르몬 등의 RRA도 시행하게 되었으며, 오늘날에는 호르몬만이 아니고, 신경전달 물질, 약제 등에의 임상 응용도 가능해졌다.

(2) 측정 원리

RIA와 같으며, 다만 RIA에서의 항체 대신 수용체를 사용한다.

(3) 측정 조건

방사수용체측정법(RRA)을 시행하기 위해서는 순수한 호르몬 등 활성 물질과 그 표지물이 필요하며, 특히 표지물질은 수용체에 결합하는 활성을 유지하고 있지 않으면 안 된다. 또한 B·F 분리는 시행하는 적당한 분리 시스템이 있어야 하는 것도 성립 조건의 하나이다.

수용체 분획으로서는 각각의 호르몬의 표적장기, 그 중에서도 입수하기 쉬운 것이 사용된다. 막 수용체인 경우에는 박리세포 조직을 균질화해서 얻어진 막분획, 정계형질막 분획 또는 이들을 계면활성제로 가용화한 것 등이 사용되고 있다. 세포질 수용체인 경우에는 균질액을 일반적으로 10,500 × g로 원침한 상층액이 사용된다.

호르몬 등의 표지는 생물 활성을 유지하기 위해 가급적 온화한 조건에서 시행된다. ^{125}I 표지인 경우 효소법을 사용하거나 chloramine T를 사용하는 경우에는 감량하는 경우가 많다. 얻어진 표지 호르몬의 결합률이 낮은 경우에는 일단 수용체와 반응시킨 후 해리시키고, 그 gel여과에 의해 정제해서 사용하면, 특이적 결합률이 보통 수배로 상승한다.

(4) 문제점과 특징

호르몬의 측정법으로서는 감도, 재현성에 있어서 충분하다고는 할 수 없다. 특히 호르몬과 수용체의 반응이 단백 농도, ion 강도, pH 등에 의해 경향을 받기 쉽다. 수용체가 변형하기 쉽다 등의 결점이 있다. 따라서 현재 임상적으로는 호르몬의 측정보다도 오히려 수용체의 해석, 수용체 항체의 측정, 약제의 analog, agonist, antagonist의 개발 등에 이용되고 있다.

(5) 수용체의 정량적 해석

RRA에 있어서도 RIA와 마찬가지 방법으로 scatchard plot를 작성하는 것이 가능하며, 이에 의해 수용체에의 결합 양식의 분석, 최대 결합능 및 친화정수의 산출 등을 시행한다. 최근 수용체 이상에 기인한 질환이 연이어 알려지고 있다.

유방암의 전이소에 대해서 내분비 요법이 유효한 예로서는 종양 내에 estrogen receptor가 증명되었으며, 반대로 증명되지 않은 것에서는 거의 효과를 얻을 수 없다는 것이 밝혀졌다.

(6) 수용체 항체의 측정

수용체 항체가 중요한 병적 역할을 다하고 있는 질환으로서는 중증근무력증, Basedow병, 저해형 TSH 수용체항체에 의한 갑상샘기능저하증, insulin 저항증 B형이 있다.

중증근무력증에 있어서는 acetylcholine receptor 항체가 수용체의 붕괴를 촉진하기도 하고, 또한 수용체의 생리 활성을 직접 저해함으로써 근무력증이 발증하는 것으로 생각되고 있다.

흑색표피종을 수반하는 insulin 저항성 당뇨병 환자에서는 insulin receptor의 결합능이 현저하게 낮아진다. Insulin 저항증 B형에서는 insulin 결합능의 저하가 insulin receptor 항체에 의한 것으로 알려져 있다. 이 항체도 agonist와 antagonist와 같이 양면 작용을 가지고 있다. 임상적으로는 당뇨병으로서의 병태를 나타내는데, 경과 중에 저혈당을 일으키는 경우도 있다.

(7) 방사수용체측정법(RRA)의 장래

방사수용체측정법은 다양한 수용체 이상의 질환의 해명에 커다란 발전을 가져오게 하였다. 근년 수용체 에 대한 monochonal 항체의 제작, 또한 cDNA cloning에 의해 수용체의 아미노산 구조에 대한 해명 등이 시행되었다. 앞으로 활성 물질 또는 활성저해 물질의 수용체 결합에 관한 해석이 더욱 발전할 것으로 기대되고 있다.

8-2. 비경합적방사측정법(Non competitive radioassay)

1) 면역방사계수측정법(Immunoradiometric assay; IRMA)

비경쟁 반응에 의한 측정법으로, 고상화항체를 검체 중의 항원와 결합시킨 항원-항체 복합물에 ^{125}I 표지항체를 가해서 sandwich를 생성한다. 이 중 결합하지 않은 물질은 세척과정 중 제거되고 항체와 항원 그리고 표지항체와의 결합된 복합체는 검체양에 비례하는 방사능을 감마카운터로 방사능을 측정한다.

면역방사계수측정법 (IRMA)의 장점은, ① 넓은 측정 범위, ② 우수한 재현성, ③ 용이한 표지항체의 작성, ④ 고감도, ⑤ 간편한 조작 등인데 monochronal 항체의 개발, 발전에 의해 RIA에 대신해서 임상 응용이 증가하였고, 많은 종양 marker는 이 방법에 의해 측정되고 있다.

(1) 원 리

방사성동위원소(RI)로 표지한 항원을 사용하고 경합적법에 의해 측정하는 종래의 RIA에 대하여, IRMA에서는 RI로 표지한 항체가 사용된다. 항체(Ab)를 고상화한 비드(beads), 또는 플라스틱 시험관에 항원(미지검체)을 가하고, 다시 방사성동위원소로 표지한 항체(Ab*)를 반응시켜, 결합형인 항체-항원-표지항체 반응결합물(Ab-Ag-Ab*)이 형성되며 일명 sandwich법이라고도 한다(그림 8-15. A, B).

이때 항원(Ag)와 결합물질을 결합형(B, bound form), 결합하지 않은 물질을 유리형(F, found form)을 어떤 방법으로 분리하고, 그 방사능을 각각 측정할 수 있다. 반응하지 않은 표지항체를 세척 흡인한 다음 결합 방사능을 측정하고 기지농도 표준용액 count에서 얻어진 표준곡선에서 미지검체 중의 항원 농도를 구한다.

항체(Ab) + 항원(Ag) → 항체-항원(Ab-Ab)
\+
표지항체(Ab*) → 표지항체(Ab*) : 유리형제거
↓
항체-항원-표지항체결합물(Ab-Ag-Ab*complex) : 결합형(B)
방사능 측정

그림 8-15-A 면역방사계수측정법(Immunoradiometric assay; IRMA)의 원리

그림 8-15-B에서 나타낸 바와 같이 비표지항원(시료성분)을 첨가하지 않은 경우의 B/B+F 비, 즉 B/T 비(T : total)는 0이다. 이어서 비표지 항원을 1. 2 및 3개를 첨가한 경우의 B/T 비는 각각 0.2, 0.4 및 0.6이다(그림 ②③④). 그래서 횡축(X축)에 항원의 양(농도), 종축에 B/T 비를 취하면 그림 ⑤에서 나타낸 바와 같은 표준곡선이 작성된다. 또한 종축에 B/F 비, 또는 B/B_0 비(B_0은 0농도 때의 결합 count)를 취하는 경우도 있다. 그래서 항원 양 미지의 검체를 이 계에 가하여 B/T 비를 구하고, 표준곡선에 대입하여 대응하는 항원 양을 구할 수 있다.

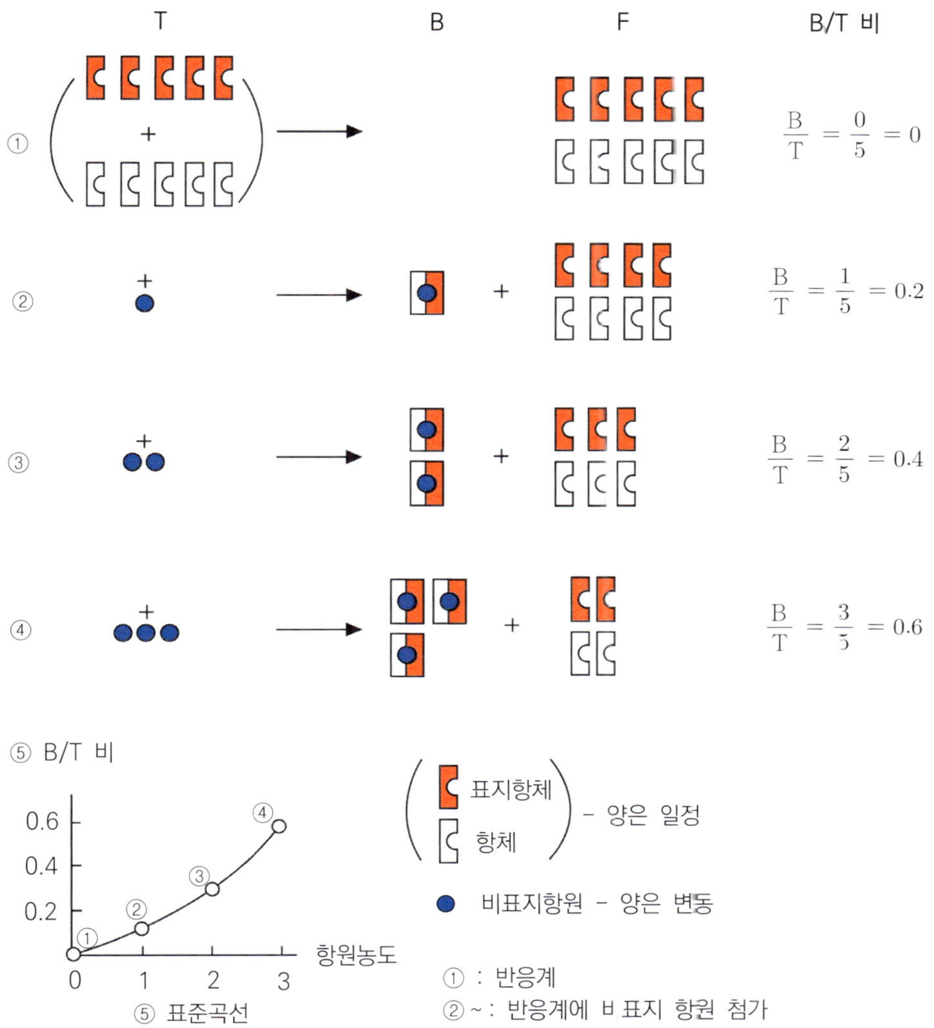

그림 8-15-B Immunoradiometric assay의 측정원리 및 표준곡선

(2) 측정의 실제

방사계수면역측정법에서는 one-step법과 two-step법이라 일컫는 2가지 방법이 있다. 전자에서는 그림 8-16-A에서 나타낸 바와 같이 고상화 항체에다 미지 검체(또는 표준액)과 ^{125}I 표지 항체를 동시에 혼합한다. 일정 시간 후에 내용액을 흡입, 세척하고, 고상화 항체(그림에서는 beads)에 결합한 방사능을 측정한다. Two-step 법에서는 먼저 고상화 항체와 검체(또는 표준액)와 일정 시간 반응시킨 다음 내용액을 흡인, 세척하고, 그 후 ^{125}I 표지 항체를 가해서 다시 일정 시간 방치한 다음, 흡입, 세척, 방사능을 측정한다(그림 8-16-B). IRMA의 표준곡선은 RIA와는 달리, 항원 농도의 증가에 따라 결합 계측수가 증가한다.

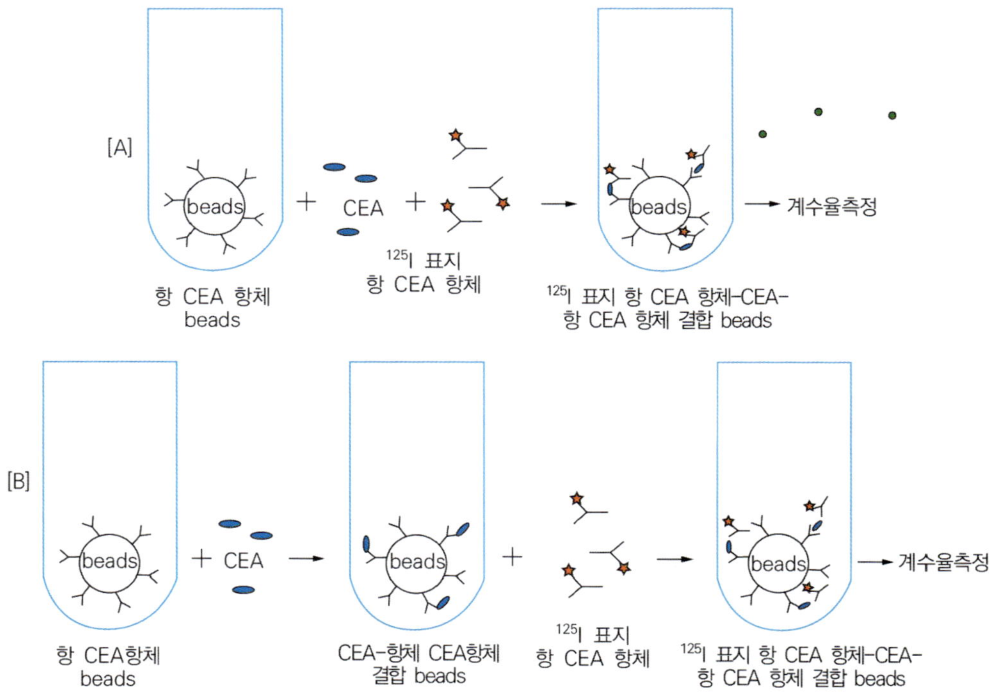

그림 8-16 A. One-step법 B. Two-step법 IRMA-CEA의 측정 원리

(3) 특징

방사계수면역측정법의 장점으로서는

① 고상법을 사용하지 않는 RIA와는 달리 원심분리의 조작이 필요치 않다는 것.

② 고상화 항체에 결합한 항원을 RI 표지 항체에서 예민하게 검출하기 때문에 경합법 RIA에 비해 측정 감도가 높다는 것.

③ 2개의 monoclonal 항체를 사용하고 있다는 점에서 특이성이 높다는 것.

④ 균일한 monoclonal 항체를 대량으로 제작할 수 있기 때문에 시설 간과 kit 간에서 측정치에 호환성이 있다는 것.

⑤ 항원의 ^{125}I 표지에 비해 항체의 표지가 용이하고 또한 표지 물질은 장기간 안정하다는 것 등을 들 수 있다.

한편, 단점으로는

① 과잉된 항원이 assay 내에 존재하면 ^{125}I 표지 항체는 유리한 항원이도 결합하고, 항원의 고농도 역에서 결합률이 저하하는 경우가 있는데, hook 현상 또는 프로존 현상이라 일컫고 있다(그림 8-17). Two-step법보다 분명히 one-step법에서 발생하기 쉽다.

② mouse IgG에 대한 항체를 가진 증례에서는 결합 방사능이 증가하고, 외견상 이상 고치를 나타낸다. 시판하는 IRMA kit의 완충액 중에는 항 mouse 항체를 흡수할 목적으로 정상 mouse 혈청(0.5%), 또는 mouse γ-globulin을 첨가하고 있다.

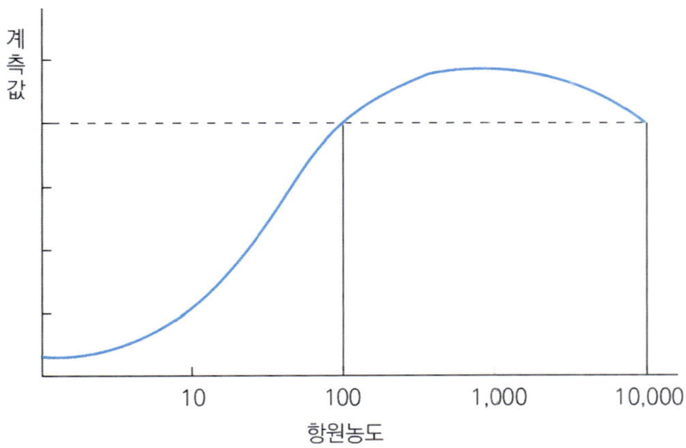

그림 8-17 IRMA에 있어서의 hook 현상

(4) Monoclonal 항체

골수종은 림프구에서 분화한 형질세포가 악성 종양화한 것인데 골수종 세포는 면역 globulin, 즉 항체를 생산하는 능력이 있다. 어떤 항원을 동물에 주사하면 림프구, 특히 림프구 B세포의 작용에 의해 그 항체를 생산하지만 장기간 배양은 불가능하다. 그러므로 1975년 영국의 Kohler와 Milchstein은 림프구 B 세포와 골수종 세포를 융합시켜 2개 세포의 장점을 가진 1개의 세포를 만드는데 성공했다. 즉, B 세포가 가진 특정 항원에 대한 항체를 생산하는 성질과 골수종 세포의 무한 증식하는 양쪽의 능력을 가진 새로운 세포를 만들었는데, 그 결과 무제한으로 단일 항체를 생산해 나가는 것이 가능해졌다. 이와 같은 항체를 monoclonal 항체라고 한다. 현재는 쥐를 이용한 것이 거의 모두인데, 이에 의해 필요한 항원에 대한 항체를 자유로이 다량으로 생산하는 것이 가능해졌다.

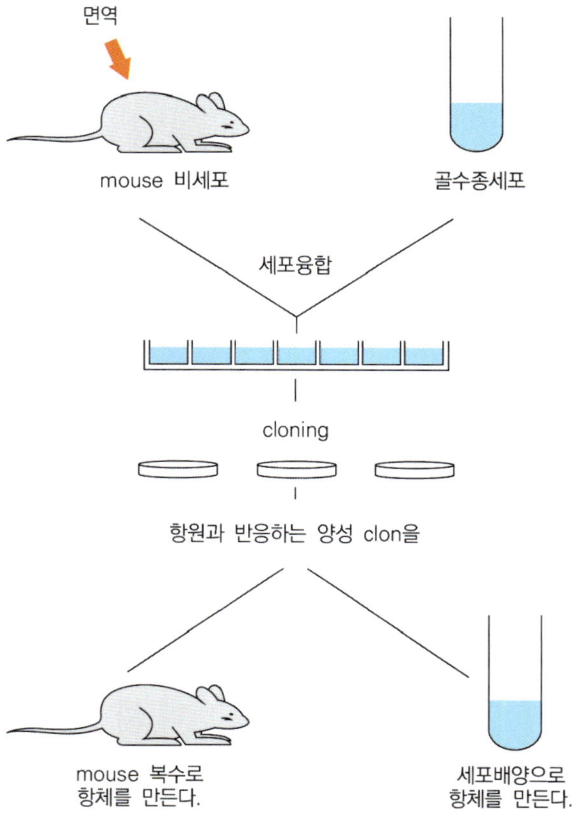

그림 8-18 Monoclonal 항체의 제작 방법

암에 대한 항체를 만들기 위해 암세포로 면역을 하더라도 암세포의 표면에는 다수의 항원이 있기 때문에 다수의 항체가 만들어지게 된다. 이 다수의 항체 중에서 유용한 항체를 선택해서 암에 대한 우수한 많은 monoclonal 항체가 개발되었다. 그 최초에 임상적으로 유용한 것이 CA 19-9이며, 이에서 CA-125, CA 15-3 등이 이어졌다. 즉, CEA, AFP 등은 먼저 항원이 검출되고, 그에 대한 항체를 제작한 것에 대해 CA 19-9 등은 우수한 항체를 먼저 발견했다. 전술한 수법에 의해 monoclonal 항체의 다량 생산이 가능해졌으며, IRMA 등의 간단한 방법으로 특이성이 우수한 고감도, 광범위적인 측정이 가능한 성과를 얻게 되었는데, 최근 RIA는 IRMA와 점차 바뀌고 있다(그림 8-18).

(5) IRMA에 의한 혈중 TSH 측정의 실제

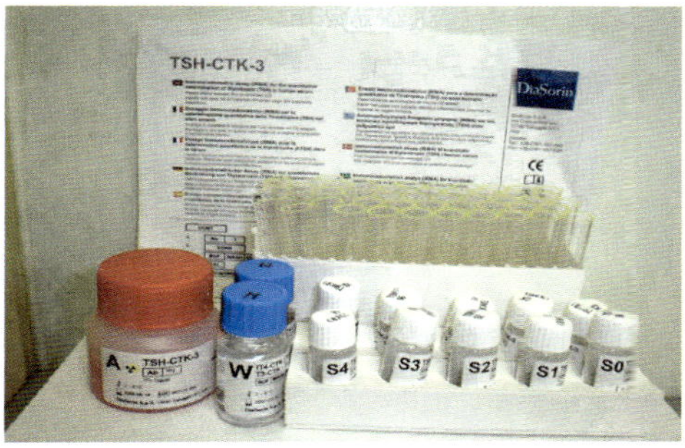

그림 8-19 IRMA에 의한 TSH 측정용 Kit

① 측정 목적

갑상샘 기능 진단

② 면역방사계수측정법(Immunoradiometric assay 그림 8-20)

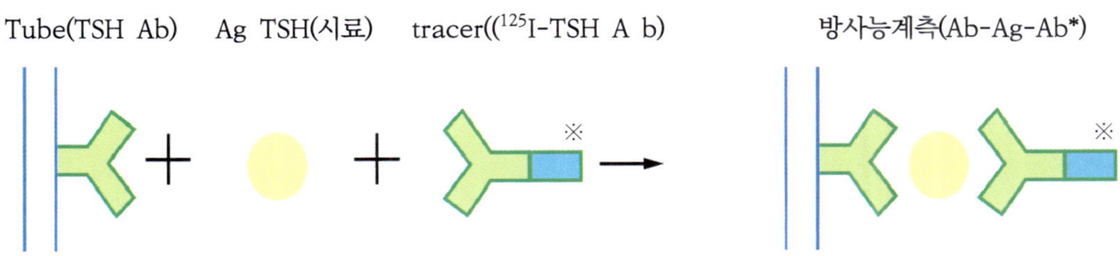

그림 8-20 TSH 측정원리(IRMA법)-sandwich method

③ 재료 및 시약(Kit contents)

Antibody	anti-TSH coated tube (mouse monoclonal)	100 Tube
Tracer	Radiolabelled Anti-TSH, 310.8 kBq/1 vial	10.5 mL X 1
Std. set	0/ 0.1/ 0.5/ 2.5/ 12.5/ 50/ 200 uU/mL,	1 mL X 6
Control	2개	1 mL X 6

④ 측정 방법

Coated tube		Stds	Controls	Samples
Numbering		1 ~ 14	15 ~ 18	19
Pipette	Standards (μℓ)	100		
	Controls (μℓ)		100	
	Samples (μℓ)			100
Ab-I-125 (μℓ)		100	100	100
Incubate		실온에서 2 시간 동안 반응시킨다.		
Wash		생리식염수 2 mL씩 2회 세척한다.		
Gamma-counting		1분간 계측한다.		
☞검체희석: 200 μU/mL 이상 검체도 희석하지 않고 보고한다.				

⑤ 혈중 TSH계측 결과의 예

번호	표준액 및 검체	계측값(cpm)	평균계측값(cpm)	B/BO%	농도(μU/mL)
1	표준액 1	40	39	0.08	0
2		38			
3	표준액 2	158	155	0.27	0.16
4		152			
5	표준액 3	225	261	0.46	0.3
6		297			
7	표준액 4	1001	1007	1.78	1.23
8		1013			
9	표준액 5	3981	4099	7.26	4.92
10		4217			
11	표준액 6	17451	17423	30.85	19.4
12		17395			
13	표준액 7	56002	56475	100	78.8
14		56948			
15	control 1	3989	4141		
16		4293			
17	control 2	19113	18969		
18		18825			
19	검체 A	1448	1417		
20		1386			
21	검체 B	1011	956		
22		901			
23	검체 C	2673	2931		
24		3189			
25	검체 D	23301	22521		
26		21741			
27	검체 E	412	410		
28		408			
29	검체 F	1169	1149		
30		1129			

⑥ 정상 범위

0.4 ~ 5.0 μU/mL

⑦ 임상적 의의

이상 증가 ; 원발성 갑상샘기능저하증,
이상 감소 ; 원발성 갑상샘기능항진증, 결절성 갑상샘종, 아급성 갑상샘염

2) 포화분석법(Saturation analysis; SA)

포화분석법(SA)이란 어느 물질의 농도를 결합 단백의 불포화(미결합) 부분을 측정함으로써 간접적으로 아는 방법이다. 현재 임상적으로는 T_3-섭취율(T_3-uptake) 및 혈청 불포화철 결합능(UIBC)의 측정에 이용되고 있다. 혈청에 ^{125}I-트리오오드티로닌(triiodothyronine; T_3), 또는 ^{59}Fe를 가하고, 각각 thyroxine-binding globulin(TBG) 또는 transferrine에 결합한 방사능과 결합하고 있지 않은 방사능과의 비를 구한다. 그러므로 전자는 TBG 중 티록신(thyroxine; T_4) 비결합 부분, 후자에는 transferrine의 Fe 비결합 부분의 크기를 알 수 있다.

초기에는 T_3-uptake에 가장 많이 이용되었으나, T_3, T_4, TBG 등의 측정이 RIA에서 용이하고 정확하게 된 후에는 이용 빈도가 감소되고 있다. 그러나 불포화혈청철결합능 검사는 오늘날에도 널리 이용되고 있다.

(1) 측정 원리

T_3-uptake에서 혈중 갑상샘 호르몬의 대부분은 TBP(thyroxine binding globulin)와 결합하고 있으나, 갑상샘기능항진증의 혈청에서는 혈중 호르몬 양이 많기 때문에 TBG의 미결합부분이 적고, 반대로 갑상샘기능저하증에서는 많다. 따라서 검체 혈청, ^{125}I-T_3, 흡착 결합물질 (resin)을 반응시키면 항진증의 혈청에서는 TBG의 미결합 부분이 적기 때문에 ^{125}I-T_3은 흡착결합 물질에 의해 많이 결합하고, 저하증에서는 반대로 적으며, 정상인에서는 중간이 된다. 따라서, 양자를 원심 등에 의해 분리하고, 그 어느 것인가의 ^{125}I-T_3 방사능을 측정하면 간접적으로 혈중 갑상샘 호르몬량을 측정할 수 있다. 결점으로서 TBG가 증감하는 질환에서는 그 영향을 받는다.

(2) T_3-섭취율(T_3-uptake)

1955년 Hamolsky는 ^{131}I-Triioiodothyronine(^{131}I-T_3)를 혈액에 혼합하여 일정시간 방치하면, 혈장 단백뿐만 아니고 적혈구도 ^{131}I-T_3를 흡입하는 갑상샘기능검사법을 개발하였다.

그 후 적혈구를 대신하여 레진(resin) 등 기타 흡입제를 이용한 측정법이 개발되었으며 현재는 많은 시약 kit가 시판되고 있다. 그림 8-18에 측정법이 나타내겼으며, 갑상샘호르몬은 Triioiodothyronine(T_3)와 Thyroxine(T_4)가 있으나(대부분 T_4이고 T_3는 일부) 이들은 혈중 Thyroxine binding globulin(TBG)에 결합한 상태로 있다. TBG는 완전히 포화 상태가 아닌 미결합부위 있으며, 이 TBG에 ^{131}I-T_3를 가하면, ^{131}I-T_3는 미결합부위에 결합한다.

^{131}I-T_3를 과잉 첨가하고, 나머지를 흡착제로 흡착한다. 흡착체를 취하여 그의 방사능을 카운터로 계측하면 T_3와 T_4의 양을 간접적으로 알 수 있다. T_3양은 미량이므로, 주로 T_4양을 반영한다.

일정량의 시료와 ^{131}I-T_3 및 흡착제를 시험관에 넣고 일정시간 반응 시키고, 그 후 흡착제를 세척하고 카운터로 계측한다. 가해진 일정량의 ^{131}I-T_3의 계측수 (A)CPM, 흡착제의 계측수 (B)CPM 이라고 하면 T_3 섭취율은

$$T_3\text{-uptake} = \text{(B)CPM} \ / \ \text{(A)CPM} \times 100\%$$

갑상샘기능이 정상일 때 비해 갑상샘기능항진증이면 T_3 섭취율은 증가하고, 반대로 갑상샘기능저하증이면 감소한다. 그러나 TBG가 증가하는 임신 중에는 위저치를, 또한 TBG가 감소하는 질환 네프로제에서는 위고치를 나타내고, TBG와 ^{131}I-T_3와의 결합저해제인 썰친산, 페니실린 등을 투여 혈중 존재하는 경우 의고치를 나타내는데 이는 갑상샘기능과 관계가 없으므로 주의를 요한다(그림 8-21).

예부터 사용되고 있는 갑상샘기능측정법에서 간편한 여러 검체처리가 가능한 검사법이 있는 반면, TBG가 증감 등의 영향을 크게 받는 문제점이 있다. 최근 RIA법의 진보에 따라 직접 T_3, T_4 또는 유리 T_3, T_4 측정으로 갑상샘기능검사법이 주류를 이루고 있다.

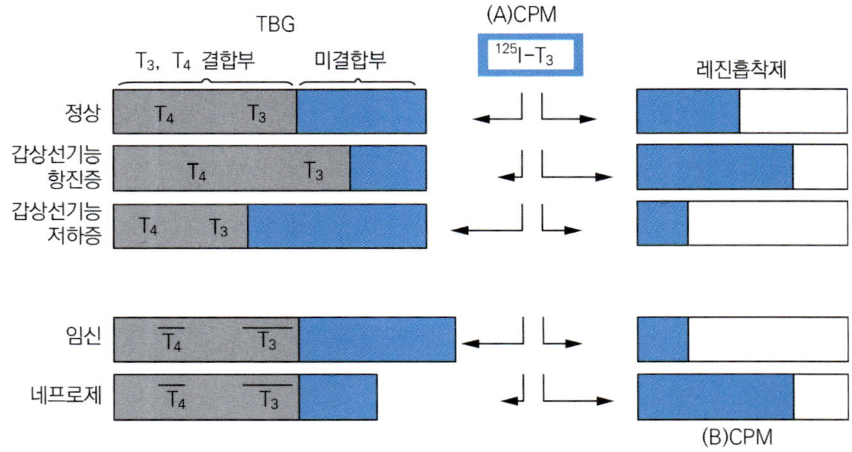

그림 8-21 T_3-uptake의 측정 원리

(3) 혈청 불포화철 결합능(UIBC)

혈청철(serum iron)은 transferrin에 결합되어 있다. 이러한 결합은 전체 transferrin에 1/3 정도가 되고, 나머지 미결합부위를 unsaturated iron binding capacity (UIBC)라 한다.

또한 UIBC와 혈청철(serum iron)의 총합을 총철결합능(total iron binding capacity, TIBC)이 되고, 이때 UIBC는 조혈기능상태 파악에 유용하게 이용된다.

일정량의 혈청과 ^{59}Fe를 혼합하고 흡착제를 가하고 반응시키면, T_3-섭취율(T_3-uptake)과 동일한 ^{59}Fe는 transferrin과 결합하고, 나머지는 흡착제에 흡착된다.

최초에 가한 ^{59}Fe량을 (A)CPM, 흡착제에 흡착된 ^{59}Fe량을 (B)CPM 이라고 하면 다음과 같은 공식을 이용한다.

혈중불포화철결합능(UIBC, μg/dl) = (B) CPM / (A) CPM × 100%
× 흡착계수 × 첨가량(μg/dl) × 100/100

8-3. 방사측정법(radioassay)의 이용

다양한 방사측정법의 측정 물질을 종류를 표 8-4에 요약하였다. 이는 특정 물질 측정을 위해서는 어떠한 방법이 이용되는지 알 수 있을 것이다.

표 8-4 Radioassay의 적용

측정법의 종류	측정물질
Radioimmunoassay	T_3, T_4, LH, FSH, TSH, Prolactin, Vitamin B_{12}, Folate, Insulin, Digoxin, Morphine, Acetylcholin, Cyclosporin, AFP, β thromboglobulin, Myoglobulin, Platale factor 4
Competitive pretein binding assay	T_3, T_4, Vitamin B_1, Cortisol, Serum Fe
Radioreceptor assay	Estrogen receptor, LH receptor GH receptor TSH receptor, Insulin receptor, hCG receptor
Immunoradiometric assay	TSH, LH, FSH, GH, Prolactin, PTH, ACTH, AFP, CEA, hCG, IgE, specific IgE, Ferritin
Saturated ananlysis	T_3U, UIBC

8-4. 표지방법(Labelling)

방사성동위원소로 물질을 표지하는 방법을 표지법이라고 한다. 표지법은 표지하는 물질이 단백성인 경우와 비단백성인 경우 다르다(표 8-5). 단백성인 물질을 표지하는 경우 주된 방사선은 요오드(^{125}I, ^{131}I)가 표지핵종으로 이용되고 있으며, 표지법으로 단백을 구성하는 아미노산으로 arginine, histidine, cystein과 반응하게 하는 표지chloramine-T법, 효소법 등 방법이 있다(그림 8-22).

비단백성인 물질을 표지하는 경우 ^{3}H, ^{14}C이 이용되며, 이중 물질구성원소의 동위체와 치환하는 방법으로, 이 경우 방사능의 계측에 액체신틸레이션카운터를 사용하고, 조작이 까다롭고 폐기물처리도 유의해야한다. 최근에는 이를 대신하여 방사선요오드로 표지하는데, 소분자물질을 표지하는 방법으로 Boton-Hunter법이 이용되는 경우가 많다.

표 8-5 표지법의 분류

표지 대상물질	표지핵종	표지부위	표지법
단백성물질	^{125}I	Tyrosine Histidine Cystein	Chloramine-T법 효소법 요오드겐법
비단백성물질	^{3}H, ^{14}C	구성원소 동위체에 치환	

1) Chloramine-T법(Hunter-Greenwood법)

1962년 보고된 표지법으로 Hunter-Greenwood가 개발한 방법으로 강력한 산화제인 chloramine-T를 이용하는 방법으로, 반응은 대단히 빠르고 물질에 의한 약간의 차이는 있으나 10~60초 반응 시 표지효율이 좋고, 또한 비방사능이 높은 물질을 얻을 수 있다. 그러나 chloramine-T의산화작용으로 표지물질이 손상되고, 불안정한 물질의 표지에는 적당하지 않는 단점이 있다. RIA, CPBA 등에서 가장 널리 이용되는 방법이다.

2) 효소법

1972년 미야지 등에 의해 보고된 표지법으로, lactoperoxidase와 과산화수소로 5~10분에 걸쳐 서서히 산화되는 방법으로, 물질의 손상이 적어 RRA 등에 좋은 방법이다.

3) Bolton-Hunter법

1973년 Boton과 Hunter에 의해 보고되었으며, 단백성물질 또는 비단백성물질에 대해 간접적으로 방사성요오드를 분자량이 작은 물질에 표지하는 방법이다.

4) Iodogen법

이 방법도 산화제를 사용하나 물에 녹기 어려운 산화제 iodogen을 사용하기 때문에 산화작용은 부드럽고 효소법과 같이 손상이 적다.

이상과 같이 여러 가지 표지법으로 표지를 행한 표지물질에 대해 미반응방사성옥소나 표지시 변성한 물질을 제거하기 위해 분리 정제할 필요가 있다. 방법으로는 gel chromatograph, 흡착법, 박층크로마토그래피, 이온교환크로마토그래피, 투석법 등이 있으나 일반적으로 gel chromatograph가 사용된다.

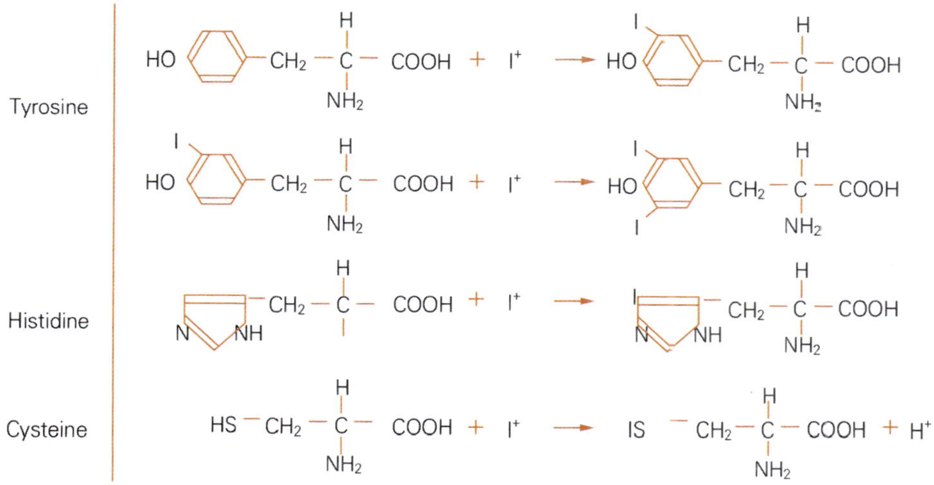

그림 8-22 옥소와 아미노산과 반응

8-5. 비방사성면역측정법(Non radioisotope immunoassay)

RIA는 감도 및 특이도가 대단히 우수한 방법이지만 방사성동동위원소를 사용하기 위해 방사성기기, 별도의 시설, 여러 가지 법의 규제, 방사성동위원소의 폐기물 처리, 감쇄로 인한 시약의 안정성 부족, 고가 등의 문제점이 많다.

그러므로 반응 원리는 같으며 방사성동위원소를 대신 다른 tracer를 사용하는 방법이 개발되었다. 이를 비방사성면역측정법이라고 하고 이를 이용한 측정법은 표 8-6에 나타내었다. 현재 가장 널리 사용되는 방법으로 효소면역측정법(enzyme immunoassay)이 있다.

표 8-6 비방사성면역측정법의 종류

측 정 법	tracer
효소면역측정법(enzyme immunoassay, EIA)	효소, 기질, 조효소
형광면역측정법(fluoro-immunoassay, FIA)	형광물질
화학발광면역측정법(chemiluminescent immunoassay, CLIA)	화학발광물질
화학발광효소면역측정법(chemiluminescentenzyme immunoassay, CLEIA)	효소

Ⅱ

각 론

제1장

뇌하수체 호르몬
Pituitary hormone

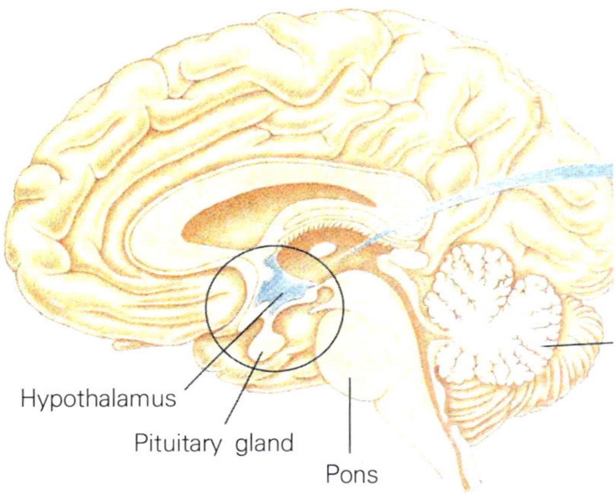

Pituitary gland

1-1. 부신피질자극 호르몬 (Adrenocorticotropic hormone, ACTH)

부신피질자극 호르몬(ACTH)은 아미노산 39개, 분자량 4,500으로 이루어진 peptide hormone으로, 뇌하수체 전엽에서 proopiomelanocortin(POMC)으로서 합성된 후 ACTH, β-lipotropin 등 생리 활성을 가진 물질로 분비된다. 주된 작용은 부신피질을 자극하여 당질부신피질스테로이드(glucocorticoid)와 다른 스테로이드 호르몬의 합성을 촉진하는 일이다.

시상하부에서 부신피질자극방출 호르몬(corticotropin releasing hormone ; CRH)이 분비되며, 이는 뇌하수체 전엽에서 ACTH의 분비 및 합성을 증가시킨다. 이 ACTH는 부신피질에서 혈중 cortisol을 분비하여 음성되먹이기(negative feedback)에 의해

CRH 분비를 억제시킨다. 즉, cortisol 생산이 증가하면 cortisol은 시상하부의 신경세포를 억제하여 CRH의 유리를 감소시켜 뇌하수체의 부신피질자극 호르몬 분비를 억제한다. 또한 혈중 cortisol의 농도가 감소하면 시상하부의 신경세포는 부활되어 CRH의 분비가 높아져서 뇌하수체 전엽의 부신피질자극 호르몬 생성이 증가하고 부신피질을 자극하여 glucocorticoid의 분비는 촉진되며, 정신적인 stress에 의해서 ACTH의 분비가 촉진되는 것도 glucocorticoid의 분비가 촉진의 원인이라고 생각한다.

건강인의 혈중 농도는 cortisol과 마찬가지로 아침에는 높고 오후에는 낮은(조고야저) 치를 나타내는 명확한 일내변동을 보이기 때문에 검체 채취는 오전 정해진 시각에 하며, 육체적, 정신적 스트레스에 의해 분비가 자극된다.

1) 측정 목적

뇌하수체에서 분비되는 부신피질자극 호르몬으로 시상하부-뇌하수체-부신피질계의 장애를 검색한다.

2) 원리

면역방사계수측정법(IRMA)으로 두개의 다른 단클론 anti-ACTH를 사용하는 sandwitch method이다. 하나의 항체는 시험관에 부착되어 있고, 다른 하나는 ^{125}I가 표지된 부신피질자극 호르몬 단클론 항체와 결합되어 있다. 검체에 존재하는 부신피질자극 호르몬은 시험관에 부착된 부신피질자극 호르몬 항체와 결합하고, 이미 형성된 항원-항체 복합체에 ^{125}I이 결합된 부신피질자극 호르몬 항체와 결합하여 "Sandwitch"를 형성한다. 이 중 결합되지 않은 물질은 세척 과정에서 제거되고, 고정상에 결합된 복합체의 양은 검체 중 부신피질자극 호르몬의 양에 비례하며 이를 감마카운터에 방사능을 측정하여 농도를 구한다(Coating Tube, 그림 1-1)

3) 시약(그림 1-2)

① Antibody ; Anti-ACTH monoclonal Ab
② Tracer ; Radiolabelled anti-ACTH monoclonal Ab, 25 μCi/ 1 vial
③ Std. set ; 0/ 2/ 8/ 20/ 80/ 200 IU/L(lyophilized)
④ Controls ; 약 40 pg/mL
⑤ Wash Sol. ; Tween 20

⑥ Diluent ; 1개 (lyophilized)
시약준비 : Std.와 control ; 증류수 1.5 mL을 넣는다.
Diluent에 증류수 4 mL을 넣는다.

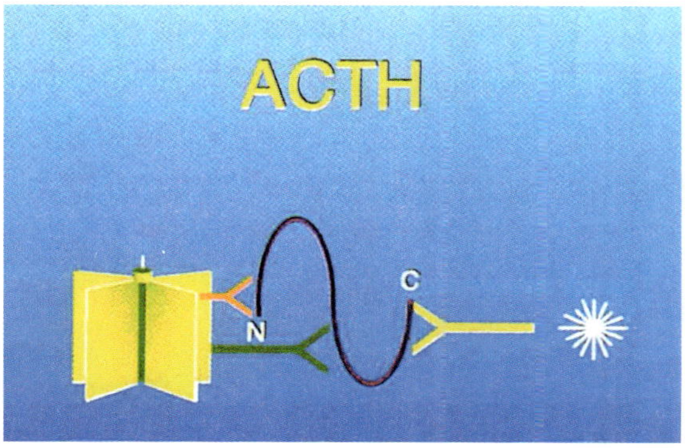

그림 1-1 ACTH 측정원리(IRMA법)

4) 측정 방법

ELSA coating tubes		Stds	Controls	Samples
Numbering		1 ~ 12	13 ~ 14	15
Pipette	Standards(μL)	200		
	Controls(μL)		200	
	Samples(μL)			200
Ab-I-125(μL)		100	100	100
Mix		multi tube vortex mixer에서 혼합한다.		
Incubate		20±2시간 실온에서 반응시킨다		
Wash		증류수로 3회 세척한다(GAW50 washer).		
Gamma-counting		1분간 계측한다.		

☞ 검체희석: 2000 pg/mL 이상 시에는 diluent 450 μL에 검체 50 μL를 넣어 10배, 100배 희석하여 실험한다(Dilution sample이 있을 때는 diluent도 실험해서 그 값을 측정해야 하고 다음과 같이 계산한다).
희석 결과계산 ; Sx = (obtained value-(9/10 × diluent value) × 10 pg/mL

5) 정상 범위

20 ~ 90 pg/mL

6) 임상적 의의

이상 증가 ; Addison병, Cushing병, Nelson 증후군, 선천성부실피질과형성
이상 감소 ; 하수체기능저하증, ACTH 단독결손증, Cushing 증후군
(스테로이드 대량 투여 후)

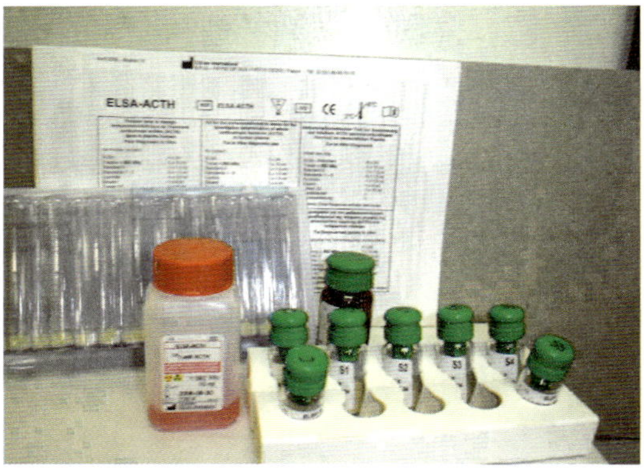

그림 1-2 ACTH kits(IRMA) : Coating tube-Ab, Tracer(Ab-^{125}I), Std. set.

1-2. 황체화 호르몬(Lutenizing hormone, LH)

황체화 호르몬(LH)은 뇌하수체 전엽에서 분비되는 성선자극 호르몬으로서 FSH와 더불어 뇌하수체성 성선자극호르몬(gonadotropin)이라고 총칭된다.

황체화 호르몬 분비는 뇌하수체 전엽의 LH/FSH 생산 세포에서 합성되고 시상하부 호르몬인 황체화호르몬방출호르몬(lutenizing hormone-releasing hormone ; LH-RH)에 의해 조절되며 난소에서 estrogen, 정소에서 testosterone의 분비를 촉진한다. 여성에게는 난소의 발육과 배란 유발 및 estrogen, progesterone의 분비를 촉진하고, 남성에서는 고환의 발육 및 남성 호르몬의 분비를 촉진한다.

남녀 모두 소아기에는 낮고, 사춘기에는 높아지며, 폐경 후 또는 노인에서는 더욱 높은 결과를 나타낸다. 남자에서는 연령에 따른 변화가 적고 또한 측정치도 여성에 비해 낮다. 월경 주기에 의해 현저히 변동한다.

1) 측정 목적

뇌하수체에서 분비되는 황체형성 호르몬으로 시상하부-뇌하수체전엽-난소(정소)계의 장애 여부 판정한다.

2) 원리

방사면역측정법(RIA)으로 시험관에 부착된 황체화 호르몬 항체에 ^{125}I로 표지한 황체화 호르몬 표지항원과 검체에 존재하는 황체화 호르몬 항원을 경쟁적으로 반응시킨다. 이 중 결합되지 않은 물질은 세척 과정에서 제거되고, 고정상에 결합된 항체-표지항원 복합체의 양은 검체 중 황체화 호르몬의 양에 반비례하며 방사능을 측정하여 농도를 구한다(그림 1-3)

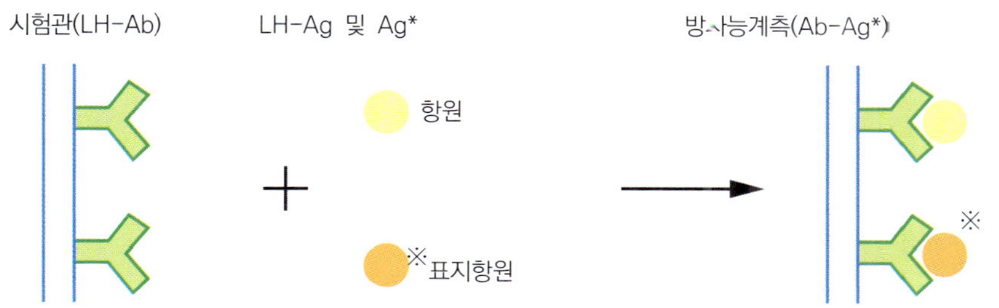

그림 1-3 LH 측정원리(RIA법)

3) 시약

① Antibody ; Anti-LH monoclonal Ab
② Tracer ; Radiolabelled LH, 25 μCi/ 1 vial
③ Std. set ; 0/ 2/ 8/ 20/ 80/ 200 IU/L(lyophilized)

4) 측정 방법

Coating Tube		Stds	Controls	Samples
Numbering		1 ~ 12	13 ~ 16	17
Pipette	Standards (μL)	100		
	Controls (μL)		100	
	Samples (μL)			100
Ab-I-125 (μL)		100	100	100
Incubate		실온에서 30분 동안 반응시킨다.		
Wash		증류수로 수세한다.		
Gamma-counting		1분간 계측한다.		
☞ 검체희석 : 가장 높은 Std. 농도 이상으로 결과를 내며, 희석하지 않는다.				

5) 정상 범위

구 분	범 위
남성	8 IU/L
여성	
난포기	4 ~ 12 IU/L
배란기	20 IU/L 이상
황체기	5 ~ 20 IU/L
폐경기	10 IU/l 이상

6) 임상적 의의

이상 증가 ; 성선의 기능장애, Turner 증후군, 정소성여성화증, Klinefelter 증후군
이상 감소 ; 범하수체 기능저하증, Sheehan 증후군, 신경성 식욕부진증

1-3. 난포자극 호르몬(Follicle stimulating hormone, FSH)

난포자극 호르몬(FSH)은 LH와 마찬가지로 성선자극 호르몬의 일종으로 분자량 30,000인 당단백으로 뇌하수체 전엽의 LH/FSH 생산 세포에서 생산 분비된다. 분비는 LH-RH에 의해 자극되며, 여성은 LH와 더불어 난소내 난자, 난포 발육을 촉진하고 남성에서는 정자의 형성에 관여한다(그림 1-4).

남녀 모두 소아기에는 낮고, 사춘기에는 높아지며, 폐경 후 또는 노인에서는 더욱 고치를 나타낸다. 남성에서는 연령에 따른 변화가 적고 또한 측정치도 여성에 비해 낮다. 월경주기에 의해 현저히 변동한다.

1) 측정 목적

뇌하수체에서 분비되는 난포자극 호르몬은 시상하부-뇌하수체전엽-성선계의 장애 여부를 판정한다.

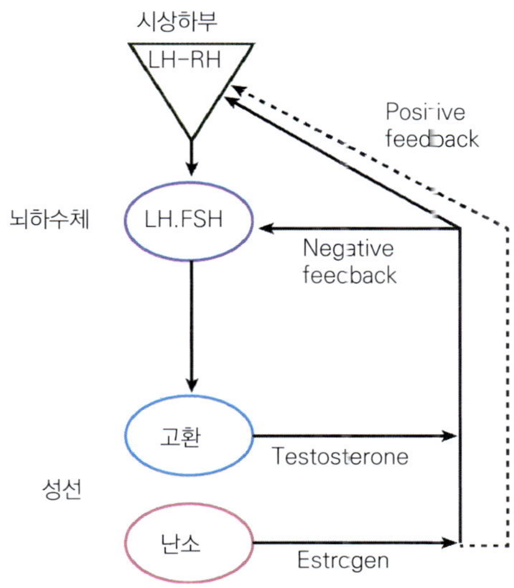

그림 1-4 시상하부, 뇌하수체의 조절기구

2) 원리

면역방사계수측정법(IRMA)으로 Sandwitch method이다. 하나는 시험관에 부착되어 있고, 다른 하나는 ^{125}I가 표지된 난포자극 호르몬 단클론 항체와 결합되어 있다. 검체에 존재하는 난포자극 호르몬은 시험관에 부착된 난포자극 호르몬 항체와 결합하고, 이미 형성된 항원-항체 복합체에 ^{125}I이 결합된 난포자극 호르몬 항체와 결합하여 "Sandwitch"를 형성한다. 이 중 결합되지 않은 물질은 세척 과정에서 제거되고, 고정상에 결합된 복합체의 양은 검체 중 난포자극 호르몬의 양에 반비례하며 이를 감마카운터에서 방사능을 측정하여 구한다(그림 1-5).

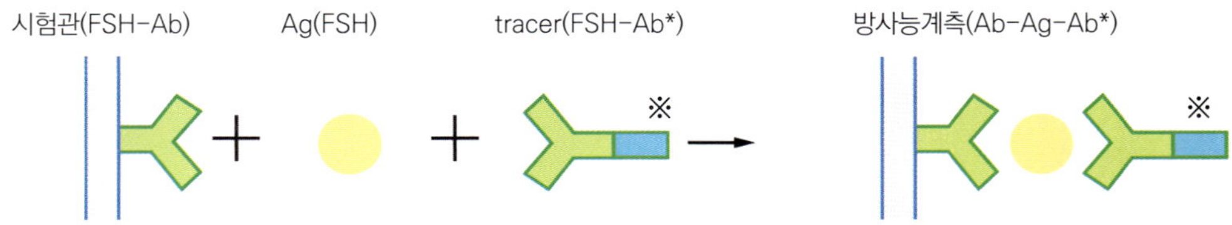

그림 1-5 **FSH 측정원리(IRMA법)**

3) 시약

① Antibody ; Anti-FSH monoclonal Ab
② Tracer ; Radiolabelled anti-FSH monoclonal Ab, 25 μCi/1 vial
③ Std. set ; 0/ 2/ 8/ 20/ 80/ 200 IU/L(lyophilized)

4) 측정 방법

Coating Tube		Stds	Controls	Samples
Numbering		1 ~ 12	13 ~ 16	17
Pipette	Standards(μL)	100		
	Controls(μL)		100	
	Samples(μL)			100
Ab-I-125 (μL)		100	100	100
Incubate		실온에서 30분 동안 반응시킨다.		
Wash		증류수로 수세한다.		
Gamma-counting		1분간 계측한다.		

☞ 검체희석: 가장 높은 Std. 농도 이상으로 결과를 내며, 희석하지 않는다.

5) 정상 범위

구 분	범 위
남성	2 ~ 10 IU/L
여성	
난포기	4 ~ 12 IU/L
배란기	10 ~ 20 IU/L
황체기	2 ~ 8 IU/L
폐경기	25 IU/L 이상

6) 임상적 의의

이상 증가 ; 성선의 기능장애, Turner 증후군, 정소성여성화증, Klinefelter 증후군

이상 감소 ; 범하수체 기능저하증, Sheehan 증후군

1-4. 프로락틴(Prolactin; PRL)

프로락틴(PRL)은 뇌하수체 전엽에서 분비되는 아미노산 198개, 분자량 23,400으로 이루어진 peptide 호르몬으로, 임신기의 유선 발육, 유즙 분비를 촉진한다. 고 프로락틴 혈증은 여성에서는 유즙분비-무월경 증후군, 남성에서는 성선기능 저하증을 초래한다. 원인으로는 prolactinoma에 의한 것과 그외 원인으로 인한 2차성 고 프로락틴 혈증이 있으며, 전자의 원인 감별에는 MRI가 가장 중요하고 다음이 혈중 프로락틴치가 있으며, 후자의 경우 약물에 의한 내인성 dopamine 저해, 시상하부, 뇌하수체 장애에 의한 dopamine 분비저하, 갑상선자극 호르몬(TSH)의 과잉 분비로 인한 프로락틴, estrogen 증가, 간, 신기능 부전 등이 있다.

건강인의 프로락틴치는 야간 수면 시, 특히 각성시 , 식사섭취 후, 운동 후, 유두를 빨 때 증가한다. 고 프로락틴 혈증이 되면 남녀 모두 성기능이 억제된다는 것이 판명되고 있는데, 성기능장애와 유즙 누출증을 호소하는 환자에서 정밀 검사 목적으로 측정하는 경우가 많다.

1) 측정 목적

뇌하수체 기능 장애를 일으킬 수 있는 뇌하수체 선종의 진단 및 불임 및 2차 무월경 증과 유즙분비과다 등을 평가한다.

2) 원리

프로락틴(PRL) 면역방사계수측정법(IRMA)은 샌드위치법을 이용한 측정법이다. 프로락틴에 대한 다가항체가 피복된 항체가 검체 내의 프로락틴이 구슬에 결합되고 이를 세척한 후 여기에 ^{125}I를 결합시킨 단일 클론항체를 첨가시키면 이미 결합된 항체-항원 결합물에 샌드위치 형태로 결합한다. 프로락틴 농도가 증가할수록 ^{125}I-anti PRL 방사능은 증가한다(그림 1-6).

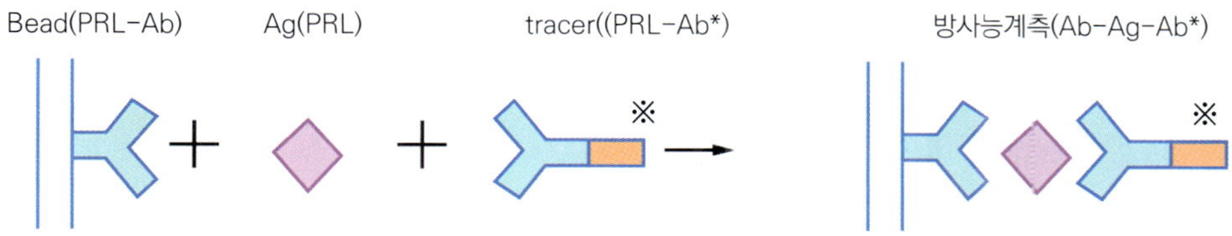

그림 1-6 Prolactin 측정원리(IRMA법)

3) 시약

① Antibody ; anti-hPRL coated bead(mouse monoclonal)
② Tracer ; Radiolabelled Anti-hPRL(mouse monoclonal), 0.8 uCi/1 vial
③ Std. set ; 0/ 2.5/ 10/ 50/ 200 ng/mL

4) 측정 방법

Tray		Stds	Controls	Samples
Numbering		1 ~ 10	11 ~ 14	15
Pipette	Standards (μL)	25		
	Controls (μL)		25	
	Samples (μL)			25
Ab-I-125 (μL)		200	200	200
Ab-Bead		1개씩 넣는다.		
Mix		Cover덮고 bead가 잠기도록 한다.		
Incubate		실온에 2시간 동안 반응시킨다.		
Wash		Proquantum 이용 수세한다.		
Gamma-counting		Bead를 tube로 옮겨 1분간 계측한다.		

☞ 검체희석: 200 ng/mL 이상 검체일 경우 C-peptide kit 내 PBS buffer 450 μL에 검체 50 μL를 넣어 10배 · 100배 희석하여 실험한다.

5) 정상 범위

0 ~ 25 ng/mL

6) 임상적 의의

이상 증가 ; prolactinoma, 갑상선기능저하증, 시상하부, 뇌하수체 장애, 간, 신기능 부전, 약제의 부작용 등 2차성 고 prolactin 혈증

1-5. 성장 호르몬(Growth hormone, GH)

성장 호르몬(GH)은 뇌하수체 전엽에서 분비되는 아미노산 191개, 분자량 21,500의 펩타이드 호르몬으로서 신체의 전반적인 발육과 성장을 촉진시키며 단백 동화작용 외에도 당생성, 지질분해에 대한 광범한 대사작용을 가지고 있다.

성장 호르몬 분비는 시상하부에서의 성장호르몬 방출호르몬(growth hormone releasing hormone; GRH)와 성장호르몬 억제호르몬(grown hormone inhibitory hormone, GIH)에 의해 조절되며 기타, 뇌 내의 amine에 의해서도 영향을 받는다. GH는 에너지원의 결핍, glucagon이나 아미노산 주사, 식사, 각종 스트레스, 수면, 운동 시 증가되며 포도당생성, 지방분해에 관여한다.

이 호르몬의 과소 분비는 성장 초기 시 왜소증을, 성장 완료시 성인에서 뇌하수체기능저하증을, 과대 분비는 성장 초기 시 거인증을, 성인에서 말단비대증의 원인이 될 수도 있다. 스트레스도 성장호르몬 치를 증기시키므로 소아 등에서 채혈시 스트레스로 측정치가 증가할 수도 있다.

1) 측정 목적

과소 분비는 성장 시 왜소증, 성인에서 뇌하수체기능저하증을, 과대 분비는 성장 시 거인증, 성인에서 말단비대증, 성장호르몬 치료 시 평가에 이용된다.

2) 원리

면역방사계수측정법(IRMA)으로 두개의 다른 단클론 anti-GH를 사용하는 sandwitch method이다. 성장 호르몬 항체가 코팅된 시험관에 검체에 존재하는 성장 호르몬을 결합시키고 이미 형성된 항원-항체 복합체에 표지항체(^{125}I-GH) 결합하여 "Sandwitch"를 형성한다. 코팅된 시험관에 결합된 방사능의 양을 측정한다.

3) 정상 범위

남성 ; 0.03 ~ 0.42 ng/mL
여성 ; 0.66 ~ 3.68 ng/mL

4) 임상적 의의

이상 증가 ; 말단비대증, 뇌하수체성 거인증, 신부전, 간경변증
이상 감소 ; 뇌하수체 기능저하증, 뇌하수체성 소인증

1-6. 항이뇨 호르몬(Antidiuretic hormone; ADH)

항이뇨 호르몬(ADH)은 뇌하수체 후엽에서 분비되는 아미노산 8개의 펩타이드 호르몬이며, vasopressin이라고도 한다. 원위요세관 및 집합관에서의 물의 재흡수를 촉진하고, 생체의 수분대사 평행 유지에 중요한 역할을 맡고 있다. 분비 조절은 주로 혈액의 삼투압과 순환 혈액량에 의해 조절되며, 이 호르몬의 증가는 출혈, 외상, 불안, morphine, nicotine, tranquilizer, 마취, 수면 시이며 알코올에 의해 억제된다.

1) 측정 목적

이소성 항이뇨 호르몬 생산종양 혹은 신성 요붕증 진단에 이용된다.

2) 원 리

방사면역측정법(RIA)으로 시험관에 코팅된 항이뇨 호르몬 항체와 ^{125}I로 표지한 항이뇨 호르몬 표지항원과 검체에 존재하는 항이뇨 호르몬 항원을 경쟁적으로 반응시킨다. 이 중 결합되지 않은 물질은 세척 과정에서 제거되고, 고정상에 결합된 항체-표지항원 복합체의 양은 검체 중 항이뇨 호르몬의 양에만 비례하며 방사능을 측정하여 농도를 구한다.

3) 정상 범위

1.2 ± 0.9 pg/mL　　　수분제한시험 ; 1.9 ± 1.4 pg/mL

4) 임상적 의의

이상 증가 ; 이소성 ADH 생산종양, 이소성 ADH 생산종양 이외의 ADH 부적합분비 증후군 탈수증
이상 감소 ; 중추성 요붕증

1-7. 옥시토신(Oxytocin)

옥시토신(oxytocin)은 시상하부에서 생성되고 뇌하수체 후엽에서 분비되는 호르몬으로, 주요 작용은 자궁수축 및 유즙 분비이고 남성에 생리 작용은 밝혀지지 않았다.

혈중농도 측정은 RIA 이중항체법에 의해 측정하지만, 혈중에는 분해 효소가 존재하기 때문에 측정 방법이 약간 번잡하여 널리 보급되지는 않고 있다.

1) 측정 목적

절박유산과 포상기태 등의 이상 임신 외에도 ADH 분비이상 증후군 및 범하수체 기능저하증에서 측정된다.

2) 원리

방사면역측정법(RIA)으로 옥시토신 항체에 시료 옥시토신 항원과 ^{125}I로 표지한 옥시토신 표지항원과 경쟁반응 시킨다. 이때 결합된 옥시토신 항체-표지항원에 대해 결합형 및 유리형 분리는 옥시토신 제 2항체를 가하여 결합형 침전물을 원심분리 한다. 검체 중 옥시토신의 양에 반비례하며 이를 감마카운터에 방사능을 측정한다.

3) 정상 범위

여 성 ; 5 μU/mL 이하　　　　임 신 ; 3 ~ 200 μU/mL
남 성 ; 5 μU/mL 이하

4) 임상적 의의

이상 증가 ; 절박유산, 포상기태, ADH 분비 이상 증후군, 이소성 oxytoxin 생산 종양
이상 감소 ; 시상하부 장애, 뇌하수체 후엽 장애

제2장

갑상선 호르몬과 관련물질

Thyroid hormone and relation to materials

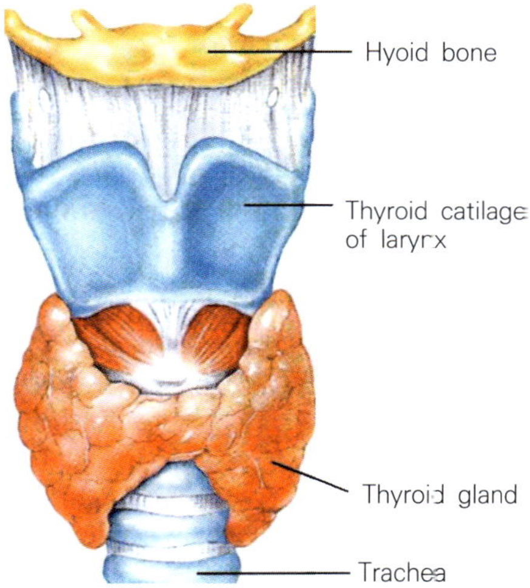

Thyroid gland

(1) 갑상선호르몬의 합성과 분비

혈액 내 옥소화물(iodide ; I)는 갑상선 여포세포(follicular cell) 내로 능동적수송(active transport)에 흡수되고, 이어서 peroxidase에 의해 옥소(iodine)로 산화되어 thyroglobulin에 있는 tyrosine기에 부착되어 monciodotyrosine(MIT), diiodotyrosine(DIT)을 만든다(그림 2-1).

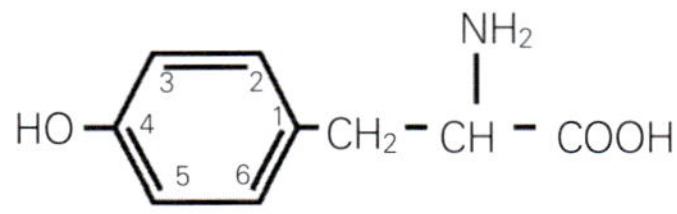

Tyrosine

3-monoiodotyrosine(MIT)

3, 5-diiodotyrosine(DIT)

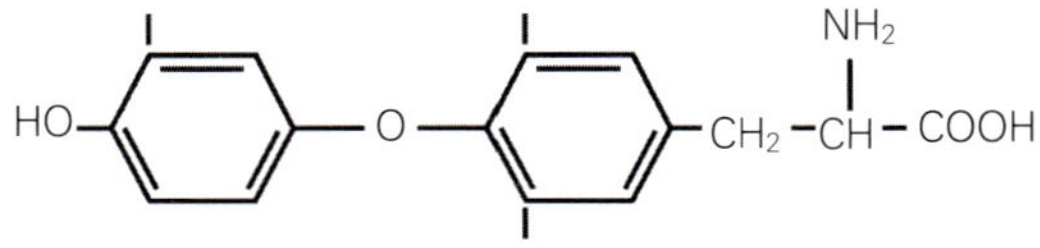

3, 5, 3'-triiodothyronine(T_3)

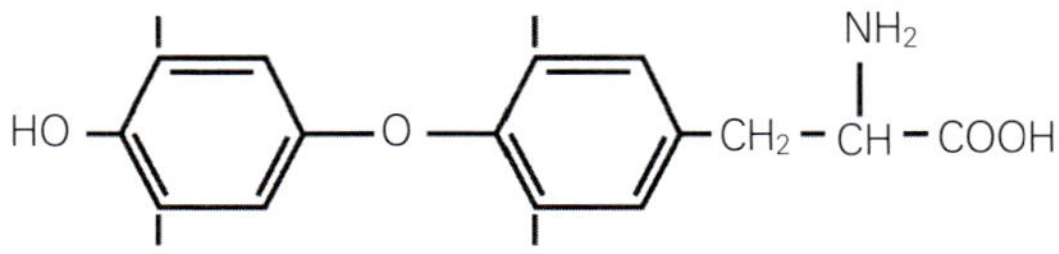

3, 5, 3', 5'-tetraiodothyronine(thyroxine, T_4)

그림 2-1 T_4, T_3 및 전구체

Thyroglobulin 내의 peroxidase 작용으로 DIT 2분자가 축합하여 thyroxine(T_4, DIT+DIT)를, DIT와 MIT가 축합하여 triiodothyronine(T_3, MIT+DIT)이 만들어진다. 따라서 T_3, T_4는 amino산 유도체 호르몬이다. 만들어진 T_3, T_4는 follicle lumen 내로 이동하여 저장되었다가, TSH 작용으로 흡수세포(pinocytosis)에 의해 세포 내로 들어오고 protease에 의해 분해되어 thyroglobulin으로부터 떨어져 나온다. 이렇게 분리된 T_3, T_4는 확산에 의해 혈액으로 이동한다(그림 2-2).

(2) 호르몬의 이동

T_3, T_4이 혈액 내로 이동하면 티록신결합단백(thyroxine binding globulin; TBG), 티록신결합프레알부민(thyroxine binding prealbumin; TBPA), albumin과 결합하여 운반된다. 갑상선 호르몬과 결합하는 친화력은 TBG가 훨씬크며 T_3보다는 T_4가 단백질과의 친화력이 3배 크다.

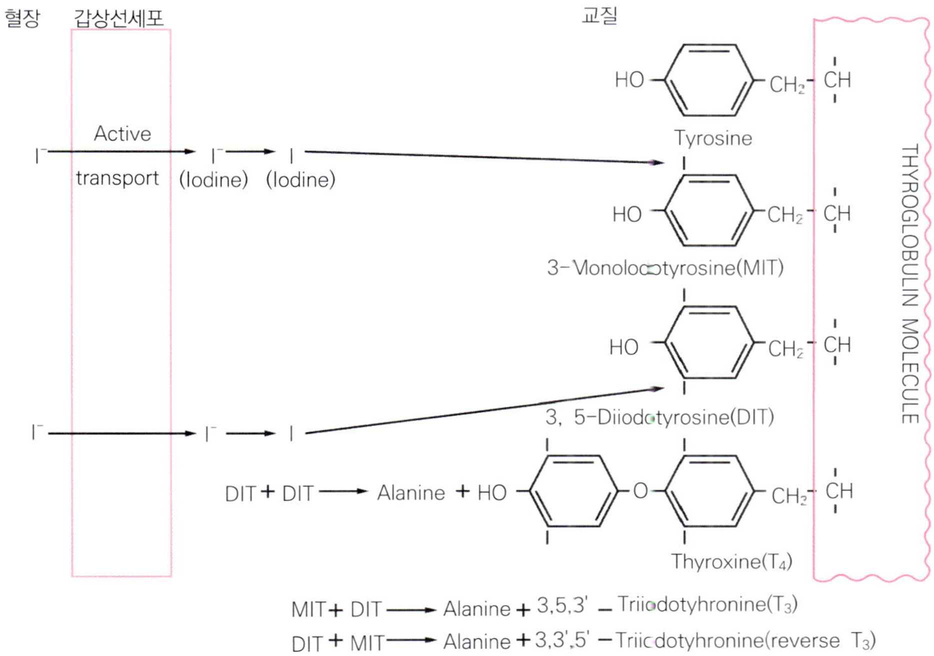

그림 2-2 갑상선호르몬의 합성과정

(3) 호르몬의 대사

갑상선 호르몬 중에서 생성량 및 혈중 농도가 많은 것은 T_4이지만 말초조직에서 실제로 작용을 발휘하는 것은 주로 T_3이다. 갑상선 내, 간장, 기타 체내의 각 조직에는 T_4에서 T_3으로의 전환효소(탈 요오드효소)가 존재한다. 갑상선에서 분비 또는 T_4에서 전환해서 만들어진 T_3은 표적 장기에 있는 핵내 수용체와 결합하여 지질 · 당 · 단백의 대사에 널리 관여하고 있다. 표적 장기에서 작용을 한 다음 T_3은 다시 탈요오드 반응을 연속해서 받고, 최종적으로는 호르몬 활성이 없는 thyronine에 까지 대사된다. 또한 T_4의 탈요오드 반응에는 상기 T_3 생성 경로 외에도 호르몬 활성이 거의 없는 reverse triiodothyronine(rT_3)을 만드는 다른 경로가 있다. 또한 혈중의 T_4 일부는 간에서 포합반응을 받아 장관으로 배설되고, 그곳에서 탈포합되어 재흡수된다(장간순환). 갑상선 호르몬은 혈중에서는 거의 모두가 결합단백과 결합하는데, 유리 분획은 T_3에서 0.3%, T_4에서는 0.03% 정도이다. 그러나 세포막을 통과하여 핵내의 수용체와 결합할 수 있는 것은 유리 호르몬뿐인 것으로 되어 있다. 따라서 진짜 갑상선기능 상태를 알려면 유리형

호르몬의 측정이 필요한 것이다.

(4) 호르몬의 기능

갑상선 호르몬은 특별한 목적 기관이 없으며 호르몬 이상 시 치명적이지는 않다. 알려진 작용으로는 산소소모율 및 열생산을 증가시키고, 세포에서 당 이용, 단백질의 이화와 동화, 지방대사를 증가시킨다. 또한 신체의 성장과 골격근의 성숙에 필수적이며, 중추신경계의 발달과 기능에도 영향을 미쳐 갑상선기능부전증인 환자는 중추신경계의 발달이 늦고 불완전하기 때문에 정신 상태가 완전치 못하고 기억력이 감퇴된다.

(5) 분비 조절

분비 조절의 가장 중요한 요소는 뇌하수체에서 분비되는 갑상선자극 호르몬(thyroid stimulating hormone; TSH)이다. TSH는 갑상선의 증식, 대사, 기능을 조절하고, 그 분비량은 갑상선에서 분비되는 갑상선 호르몬(T_3, T_4)의 혈중 농도가 정상이 되도록 조절하고 있다. 즉 혈중 T_3, T_4 혈중 농도는 TSH에 의해 조절되는데, 시상하부에서 갑상선자극호르몬 방출호르몬(thyrotrophin releasing hormone; TRH)에 의해 뇌하수체 전엽에서 TSH를 분비를 촉진하고, TSH는 갑상선을 자극, 혈중 T_3, T_4 농도를 조절하게 된다. 따라서 혈중 갑상선 호르몬(T_3, T_4)이 저하 되면 TSH는 증가하고, 반대로 증가되면 TSH는 감소하는데 이 음성 되먹이기(negative feedback) 기구의 병태를 위해서도 갑상선 호르몬 농도와 함께 시상하부-뇌하수체-갑상선 축을 평가하는 것이 중요하다.

(6) 분비 이상

성인에서 옥소 섭취량이 10 μg/day 이하이면 갑상선 호르몬 합성이 지장을 받게 되고 감소한다. 갑상선질환에서 갑상선기능저하증의 원인으로 혈장내 호르몬 농도가 2 μg/dl 이하로 갑상선 조직의 병변, 뇌하수체 전엽 및 시상하부의 이상에 기인한다. 임상증상으로는 기초대사율의 감소, 근육 무력증, 동맥경화와 머리털이 거칠고 피부는 윤기가 없으며 매우 낮고 쉰 목소리에 심한 경우에는 점액수종이 나타난다. 치료법으로 옥소 섭취량을 높이거나 갑상선 호르몬의 정맥주사가 있다. 갑상선기능항진증의 원인으로 혈장내 호르몬 농도가 15 μg/dL 이상으로 임상 증상으로는 기초대사율의 증가, 체중 감소, 땀분비 증가, 맥박의 증가, 정신 혹은 신경의 불안정, 안구의 돌출 및 확대가 있다. 치료법으로 옥소 섭취의 제한, 항갑상선 제재의 투여, 심할 경우 갑상선을 제거한다.

(7) 갑상선질환의 일반적 검사

갑상선 질환은 내분비 질환 중에서 가장 빈도가 많은 것으로 증상, 문진, 검사로 갑상선질환의 진단은 쉬울 수 있다. 그러나 갑상선기능 항진증이나 저하증에서 전형적인 증상과 병태를 특징적으로 나타내는 일이 적을 수 있으므로 다른 요인으로 인해 오진을 하는 수가 있다, 그러므로 적당하고 확실한 갑상선기능검사는 갑상선질환의 진단이나 수술 후의 경과 판정에 아주 중요하다(표 2-1).

2-1. 갑상선자극 호르몬 (Thyroid stimulating hormone; TSH)

갑상선자극 호르몬(TSH)은 뇌하수체 전엽의 갑상선자극 호르몬 생산세포에서 합성되는 분자량 28,000인 당단백 호르몬으로 α와 β인 2개의 subunit로 이루어져 있으며 α는 LH, FSH와 공통이다.

시상하부의 갑상선자극호르몬 방출호르몬(thyrotrophin releasing hormone; TRH)은 뇌수수체 전엽을 자극하여 갑상선자극 호르몬을 분비하고, 분비된 갑상선자극 호르몬은 갑상선에서 갑상선 호르몬인 T_3, T_4를 분비시킨다. 갑상선자극 호르믄 분비는 갑상선 호르몬에 의해 음성되먹이기(negative feedback)를 받기 대문에 양자는 대개 반대로 나타낸다. 그러므로 TSH와 T_3, T_4 는 서로 연관을 가지며 동시에 측정하여 참고치로 삼는다.

갑상선자극 호르몬의 변동은 갑상선기능의 변동이서 약간 늦는 경우가 있는데, 극히 초기의 파괴성 갑상선중독증과 기능저하증에서는 정상으로 나올 수가 있으나, 재검하면 대개는 각각 저치 · 고치가 된다.

갑상선기능저하증을 진단을 위하여 갑상선자극 흐르몬를 지표로 하는 부하시험으로, TRH가 뇌하수체를 자극하여 갑상선자극 호르몬 분비를 측진하는 것을 이용하고 있다. 건강인에게 TRH 500 ㎍을 1회 정맥 주사시 30분 경과시 혈중 갑상선자극 호르몬 농도가 최고로 나타나지만, 갑상선기능저하증에서는 혈중 TSH 증가, 갑상선기능항진증에서는 낮은 값을 보인다(그림 2-3). 현재는 간뇌, 하수체기능저하증 및 Graves병의 진단과 종양에 의한 생물 활성이 없는 TSH 산생이 의심될 경우 등에 시행되고 있다.

표 2-1 각종 갑상상선질환의 일반적 검사 결과

질 환	TSH	T_3	T_4	FT_4	FT_3	TRH
Hyperthyroidism	↓	↑	↑	↑	↑	↓
Graves disease	↓	↑	↑	↑	↑	↓
T_3 thyrotoxicosis	→↓	↑	↓	↓	↑	→
Hypothyroidism	↑	↓	↓	↓	↑	↓
Subacute thyroiditis	↓	↑	↑	↑	↑	↓

1) 측정 목적

갑상선 기능검사법으로 시상하부 뇌하수체질환진단과 갑상상기능항진증 및 갑상상기능저하증 등의 진단에 이용한다.

2) 원 리

면역방사계수측정법(IRMA)으로 두개의 다른 단클론 anti-TSH를 사용하는 sandwitch method이다. 갑상선자극 호르몬 항체가 피복된 시험관에, 검체에 존재하는 갑상선자극 호르몬을 결합시키고 이미 형성된 항원-항체 복합체에 ^{125}I가 표지된 갑상선자극 호르몬 항체와 결합하여 "Sandwitch"를 형성한다. 피복된 시험관에 결합된 방사능의 양을 측정한다.

3) 정상 범위

0.4 ~ 5.0 μU/mL

4) 임상적 의의

이상 증가 ; 원발성 갑상선기능저하증

이상 감소 ; 원발성 갑상선기능항진증, 결절성 갑상선종, 아급성 갑상선염

2-2. 트리요오드티로닌(Triiodothyronine; T_3)

트리요오드티로닌(T_3)은 갑상선질환을 잘 반영하므로 갑상선기능항진이나 갑상선기능저하 등의 진단과 치료 효과 관찰에 유용하다. 특히 Graves병에서는 트리요오드티로닌 농도가 티록신 농도보다 현저히 증가한다. 그러므로 혈중 T_3/T_4 비는 건강인에서 0.01 ~ 0.02, Graves병에서는 0.02 이상이 된다. 이는 혈중 T_3/T_4 비는 Graves병과 기타 갑상선기능항진증의 감별에 이용할 수 있다.

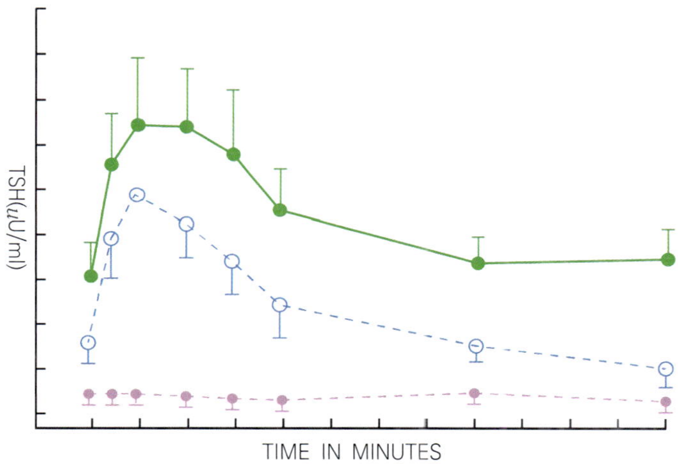

그림 2-3 TRH 부하시험에서 TRH 500 ㎍ 주사 후 의 TSH농도 변화

트리요오드티로닌, 티록신의 측정치는 대개 갑상선기능을 잘 반영하지만, TBG 농도의 영향을 받기 때문에 주의가 필요하다. 반대로 경증인 갑상선기능저하증에서는 티록신이 저치이며, 트리요오드티로닌은 기준범위가 되는 경우가 있는데, 생체가 일종의 방위 반응으로서 전환을 항진시킨 결과라고 생각된다. 또한 약제로서 트리요오드티로닌을 복용한 경우에도 티록신 분비가 억제되기 때문에 양 호르몬의 측정치에 차이가 발생한다. 혈중 T_3, T_4와 TSH를 동시에 측정하여 진단의 유용성을 높인다.

1) 측정 목적

갑상선 기능검사법으로 시상하부 뇌하수체질환진단과 갑상상기능항진증 및 갑상상기능저하증 진단에 이용한다.

2) 원리

방사면역측정법(RIA)으로 시험관에 피복된 트리요오드티로닌 항체에 표지항원(^{125}I-T_3)과 검체에 존재하는 트리요오드티로닌 항원을 경쟁적으로 반응시킨다. 이 중 결합되지 않은 물질은 세척 과정에서 제거되고, 고정상에 결합된 항체-표지항원 복합체의 양은 검체 중 트리요오드티로닌의 양에 비례하며 방사능을 측정하여 농도를 구한다.

3) 정상 범위

98 ~ 180 ng/mL

4) 임상적 의의

이상 증가 ; Graves병에 의한 갑상선기능항진증, 경증 Graves병, TBG 증가증, 무통성 갑상선염, 아급성 갑상선염, 갑상선 호르몬 불응증

이상 감소 ; 갑상선기능저하증, 저단백혈증, TBG 감소증

2-3. 티록신(Thyroxine; T_4)

티록신(T_4)은 대부분 티록신결합글로불린(thyroxine binding globulin)과 나머지 일부 티록신결합프레알부민(thyroxine binding prealbumin), albumin과도 결합하고 있으며 이중 총 T_4중 단백과 결합하지 않은 유리 T_4(Free T_4; FT_4)는 0.03% 정도이다.

종래의 측정법으로 경합적단백결합측정법(CPBA)이 실시되어 왔으나 추출 등 측정과정의 문제로 방사면역측정법(RIA)을 이용하고 있다. 이상치가 나타나면 FT_4, TSH 농도를 측정하면 유용성을 높인다.

1) 측정 목적

갑상선 기능검사법으로 시상하부 뇌하수체질환진단과 갑상선기능항진증 및 갑상선기능저하증 진단에 이용한다.

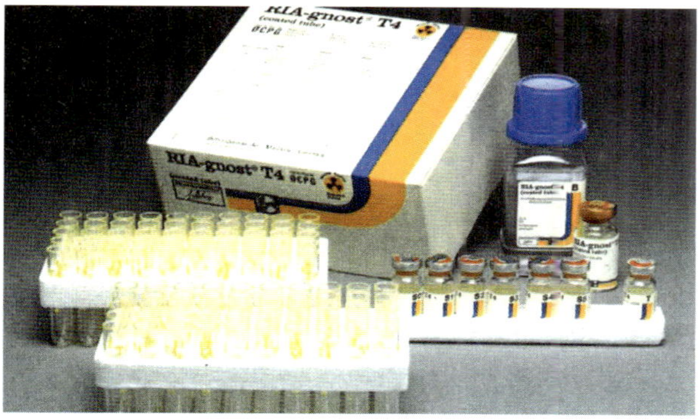

그림 2-4 T_4 kits(IRMA법) : Coating tube-Ab, Tracer(Ab-^{125}I), Std. set.

2) 원리

면역방사계수측정법(IRMA)으로 두개의 다른 단클론 anti-T_4를 사용하는 Sandwitch method이다. 티록신 항체가 코팅된 시험관에, 검체에 존재하는 티록신을 결합시키고 이미 형성된 항원-항체 복합체에 ^{125}I가 표지된 티록신 항체와 결합하여 "Sandwitch"를 형성한다. 코팅된 시험관에 결합된 방사능의 양을 측정하여 농도를 구한다.

3) 정상 범위

5.9 ~ 13.8 μg/dL

4) 임상적 의의

이상 증가 ; Graves병에 의한 갑상선기능항진증, 경증 Graves병, TBG 증가증, 무통성 갑상선염, 아급성 갑상선염, 갑상선 호르몬 불응증

이상 감소 ; 갑상선기능저하증, 저단백혈증, TBG 감소증

2-4. 유리 티록신(Free thyroxine; FT_4)

유리 티록신(FT_4)은 갑상선 호르몬 중 TBG 등 단백과 결합하지 않은 유리형으로, 미량의 유리 티록신이 표적세포 내로 들어가 트리요오드티로닌으로 변환된 후에 갑상선 호르몬으로 작용하므로 갑상선기능의 지표로 가장 신뢰성 있는 검사이다.

1) 측정 목적

갑상선 기능검사법으로 시상하부 뇌하수체질환진단과 갑상선기능항진증 및 갑상선기능저하증 진단에 이용한다.

2) 원 리

방사면역측정법(RIA)으로 시험관에 피복된 유리 티록신 항체에 ^{125}I로 표지한 유리 티록신 표지항원과 검체에 존재하는 유리 티록신 항원을 경쟁적으로 반응시킨다. 이 중 결합되지 않은 물질은 세척 과정에서 제거되고, 고정상에 결합된 항체-표지항원 복합체의 양은 검체 중 유리 티록신의 양에 반비례하며 방사능을 측정하여 농도를 구한다.

3) 정상 범위

0.8 ~ 1.9 ng/mL

4) 임상적 의의

이상 증가 ; Graves병에 의한 갑상선기능항진증, 무통성 갑상선염, 아급성 갑상선염, 경증 Graves병

이상 감소 ; 원발성 갑상선기능저하증, 뇌하수체성 갑상선기능저하증

2-5. 유리 트리요오드티로닌(Free Triiodothyronine; FT_3)

갑상선 호르몬은 혈중에서는 거의 모두가 단백과 결합한 상태(99% 이상이 TBG 등과 결합)로 존재하지만 일부는 유리형으로 총 T_3중 0.3%가 존재하며, 표적 장기에 흡수되어 생리 작용을 발휘한다.

1980년경부터는 투석막 microcapsule법, TBG에 결합하기 어려운 표지 호르몬 유도체를 사용하는 RIA, 총 호르몬 농도와 유리 분획률을 구하는 방법 등의 kit를 이용되고 있다. 최근에 더욱 새로운 원리인 IRMA에 의한 측정 kit가 개발되었다. 모두 측정 목표인 호르몬에 대한 표지 monoclonal 항체와 고상화항원을 이용한 것인데 측정 원리를 그림 11-4에 나타내었다. FT_4의 측정에서는 표지항체의 일부는 검체 내의 유리형 호르몬과 결합하고, 나머지가 고상화항원과 결합한다. 고상에 결합하는 항체의 양은 검체 내의 유리 호르몬 농도에 역상관하기 때문에 B/F 분리 후에 고상의 방사능을 계측하면 FT_4 농도를 구할 수 있다.

1) 측정 목적

갑상선 기능검사법으로 시상하부 뇌하수체질환진단과 갑상선기능항진증 및 갑상선기능저하증 진단에 이용한다.

2) 원리

면역방사계수측정법(IRMA)으로 두개의 다른 단클론 anti-FT_3를 사용하는 Sandwitch method이다 . 하나는 유리 트리요오드티로닌 단클론 항체 시험관에 부착되어 있고, 다른 하나는 ^{125}I가 표지된 단클론 유리 트리요오드티로닌 항체이다. 검체에 존재하는 시험관에 유리 트리요오드티로닌 항원은 시험관에 부착된 단클론유리 트리요오드티로닌 항체 결합하고, 이미 형성된 항체-항원 복합체에 ^{125}I이 결합된 유리 트리요오드티로닌 항체와 결합하여 "Sandwitch"를 형성한다. 이 중 결합되지 않은 물질은 세척 과정에서 제거되고, 고정상에 결합된 복합체의 양은 검체 중 유리 트리요오드티로닌의 양에 비례하며 방사능을 측정하여 농도를 구한다(그림 2-5).

3) 정상 범위

2.7 ~ 5.5 pg/mL

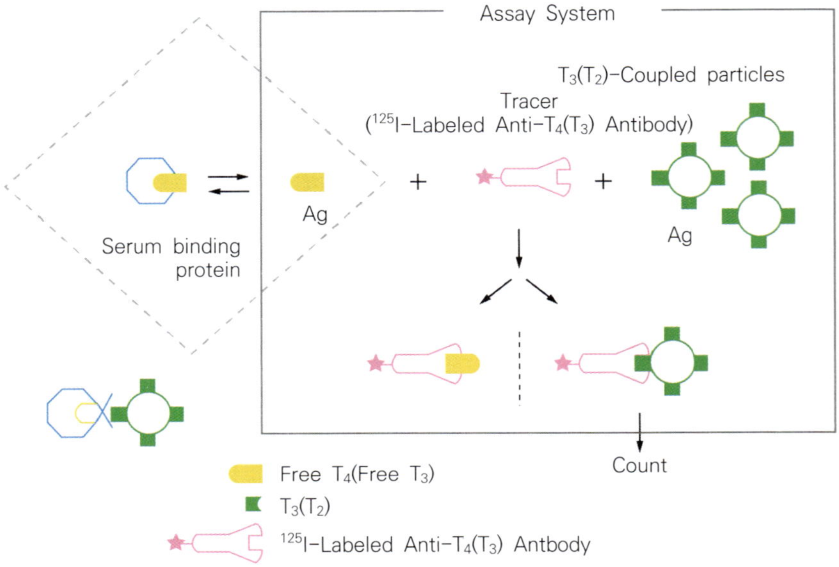

그림 2-5 Radioimmunometric assay에 의한 $FT_4(FT_3)$ 측정 원리

4) 임상적 의의

이상 감소 ; Graves병에 의한 갑상선기능항진증, 무통성 갑상선염, 아급성 갑상선염, 경증 Graves병, T_3제재 복용중

이상 저치 ; 원발성 갑상선기능저하증, 뇌하수체성 갑상선기능저하증

2-6. T_3 섭취율(Triiodothyronine uptake; T_3U)

티쓰리 섭취율(T_3U)은 1970년대 갑상선기능 검사법 중 가장 널리 사용되어 왔으나 최근 이용 빈도가 감소되어가는 추세이다. 갑상선 호르몬의 혈중 농도는 갑상선기능만이 아니고, 결합단백인 티록신결합단백(TBP)의 양에도 좌우된다. 혈청에 일정량의 ^{125}I-T_3를 가하고, TBP의 불포화분획으로 포화시킨 다음 결합하지 않았던 부분을 resin 등의 흡착제에 회수해서 그 방사능을 측정함으로써 불포화부분의 양을 산정하는 방법을 T_3 섭취율이라고 한다.

이 측정은 TBP 농도의 영향을 받기 때문에 고도의 증가를 보이는 경우 갑상선항진보다는 TBP 결손증을 의심하고, 낮은치를 보이는 경우는 갑상선기능저하증보다도 TBP 증가증을 의심한다.

1) 측정 목적

갑상선 기능검사법으로 시상하부 뇌하수체질환진단과 갑상선기능항진증 및 갑상선기능저하증 진단에 이용한다.

2) 원 리

면역방사계수측정법(IRMA)으로 T_3 섭취율 단클론 항체를 피복시킨 시험관 검체에 존재하는 시험관에 T_3 섭취율 항원을 가해 결합하고, 형성된 T_3 섭취율 항체-항원 복합체에 ^{125}I이 표지된 T_3 섭취율 항체와 결합하여 "Sandwitch"를 형성한다. 이 중 결합되지 않은 유리형 물질은 세척 과정에서 제거되고, 시험관에 결합된 복합체의 양은 검체 중 T_3 섭취율의 양에 비례하는 방사능을 측정하여 농도를 구한다.

3) 정상 범위

30 ~ 40%

4) 임상적 의의

이상 증가 ; 티록신결합단백(TBP) 결손증, Graves병에 의한 갑상선기능항진증, 아급성 갑상선염, 갑상선호르몬 과잉 복용, 티록신결합단백(TBP) 증가증

이상 감소 ; 뇌하수체성 갑상선기능저하증

2-7. 갑상선글로불린(Thyroglobulin; Tg)

갑상선글로불린(Tg)은 갑상선 상피세포에서 합성되는 분자량 약 660,000인 당단백으로서, 건강인의 혈중에도 극히 미량이 존재한다. 그러나 갑상선글로불린이 증가하는 기전은 갑상선 자체의 기능 항진과 갑상선이 자극, 증식 · 파괴시에 증가한다. 전자의 경우 Graves병이고 후자는 아급성 갑상선염의 지표가 된다. 이외에도 갑상선글로불린 측정은 분화형 갑상선암의 종양marker(tumor marker)으로서의 이용, 즉 재발 · 전이의 검색이다.

갑상선글로불린은 종양성 질환(유두암, 여포암, 양성 선종, 농포, 선종양 갑상선종) 이외에도 만성 갑상선염, 무통성 갑상선염, 준급성 갑상선염, Basedow병, 갑상선기능저하증에서도 증가하며, 질환 특이성은 빈약하다.

1) 측정 목적

갑상선 분화암의 수술 및 방사선요오드 치료 후 재발, 전이의 진단 및 그레이브스병의 경과 관찰에 이용한다.

2) 원 리

면역방사계수측정법(IRMA)으로 갑상선글로불린 단클론 항체를 피복시킨 시험관에 검체에 존재하는 시험관에 갑상선글로불린 항원을 가해 반응 시키고, 이미 형성된 갑상선글로불린 항체-항원 복합체에 ^{125}I가 표지된 갑상선글로불린 항체와 결합하여 "Sandwitch"를 형성한다. 이 중 결합되지 않은 유리형 물질은 세척 과정에서 제거되고, 시험관에 결합된 복합체의 양은 검체 중 갑상선글로불린의 양에 비례하며 방사능을 측정하여 농도를 구한다(그림 2-5).

3) 정상 범위

25 ng/mL 이하

4) 임상적 의의

이상 증가 ; 갑상선암, 갑상선 양성종양, Graves병, 종양성 질환, 만성 갑상선염, 무통성 갑상선염, 준급성 갑상선염, Basedow병, 갑상선기능저하증

2-8. 갑상선자극호르몬 수용체항체 (TSH receptor antibody; TRAb)

Basedow병의 직접적인 원인은 체내에 TSH와 다른 뇌하수체로부터 음성 되먹이기 (negative feedback)를 받지 않은 갑상선 세포자극 물질이 발생하는 것에 의한다. 즉 이상자극 물질의 본체인 IgG가 TSH 수용체와 결합하여 TSH와 유사한 작용을 나타내는 항체와 TSH와 TSH 수용체와 결합을 저해하여 TSH 작용을 방해하는 갑상선자극 저해 항체를 방사수용체측정법(RRA)으로 검출한다.

1) 측정 목적

갑상선기능 검사로 갑상선자극호르몬 수용체항체(TSH receptor antibodies) 측정으로 방사수용체측정법(RRA)의 kit가 발매되고 있는데, Basedow병의 확정 진단과 병세를 파악하는데 이용되고 있다.

2) 원리

방사수용체측정법(RRA)으로 조직의 TSH receptor에 대해 갑상선자극호르몬 수용체항체 결합에 대해 방사능을 계측한다.

3) 정상 범위

± 15 %

4) 임상적 의의

이상 증가 ; Graves병, 갑상선염, Basedow병

2-9. 갑상선글로불린 항체(Thyroglobulin antibody; Tg-Ab), 갑상선페록시다아제 항체(Thyroid peroxidase antibody; TPO-Ab)

만성갑상선염에서는 대다분의 경우 gelatine 입자 응집반응에서 측정하는 갑상선글로불린 및 갑상선 microsome에 대한 항체(thyroid test · microsome test)가 양성이 되며, 갑상선 자기면역질환의 증거로서 진단에 기여해 왔다. 1980년대 후반이 되어 갑상선 microsome 항체의 거의 모두는 갑상선 특이적 peroxidase에 대한 항체(thyroid peroxidase antibodies, TPO-Ab)라는 것이 판명되었다. 최근 갑상선 글로불린 항체(Tg-Ab) 및 갑상선페록시다아제 항체(TPO-Ab)에 대한 고감도 radioassay kit가 발매되었다. 각각의 항원을 ^{125}I로 표지하고, 환자혈청과 반응시킨 다음, protein A로 침강시키고 방사능을 측정한다.

만성 갑상선염을 가진 여성이 임신하면 보통의 임산부에 비해 산후에 무통성 갑상선염에 의한 일과성 갑상선기능 이상을 일으키는 확률이 높기 때문에 그 예측에 유용한 것이다.

1) 측정 목적

하시모토 갑상선염, 그레이브스병 등의 자가면역성 갑상선질환의 진단에 이용한다.

2) 원리

방사면역측정법(RIA)으로 고정상에 결합된 항체에 대해 표지항원 및 검체 항원이 서로 결합하는 경쟁반응을 이용하여 검체 중 갑상선글로불린 항체 및 갑상선페록시다아제 항체 농도를 구한다.

3) 정상 범위

100 U/mL 이하

4) 임상적 의의

이상 증가 ; 만성 갑상선염, Basedow병, Graves병

2-10. 티록신결합글로불린(Thyroxine binding globulin; TBG)

갑상선호르몬단백(TBP)에는 TBG, TBPA, albumin 등의 3종류가 있는데, 그 중에서 티록신결합글로불린(TBG)에 갑상선 호르몬의 약 2/3가 결합하고 있다. 따라서 TBG 농도가 변화하면 갑상선 호르몬 농도의 측정치도 변동하게 마련인데 T_3, T_4와 티록신결합글로불린을 동시에 측정하면 갑상선기능을 정확하게 측정할 수 있다. 티록신결합글로불린는 분자량 약 63,000의 당단백으로 현재는 RIA에 의해 쉽게 측정할 수 있다.

1) 측정 목적

티록신결합글로불린 증가 및 감소증의 진단과 갑상선 기능 상태 파악에 이용된다.

2) 원 리

방사면역측정법(RIA)으로 시험관에 피복된 티록신결합글로불린 항체에 ^{125}I로 표지한 티록신결합글로불린 표지항원과 검체에 존재하는 티록신결합글로불린 항원을 경쟁적으로 반응시킨다. 이 중 결합되지 않은 물질은 세척 과정에서 제거되고, 고정상에 결합된

항체-표지항원 복합체의 양은 검체 중 티록신결합글로불린의 양에 반비례하며 이를 감마카운터에 방사능을 측정하여 농도를 구한다.

3) 정상치

12 ~ 30 μg/mL

4) 임상적 의의

이상증가 ; 갑상선기능저하증, estrogen이 증가한 상태, 임신, estrogen 산생종양, estrogen함유한 피임용 약제 복용, 만성 간염, 간세포암

이상감소 ; TBG 결손증, TBG 감소증, 중증인 비갑상선질환(암, 간경변, nephrosis, 심부전 등)

제3장

부갑상선 호르몬과 관련물질

Parathyroid hormone and relation to materials

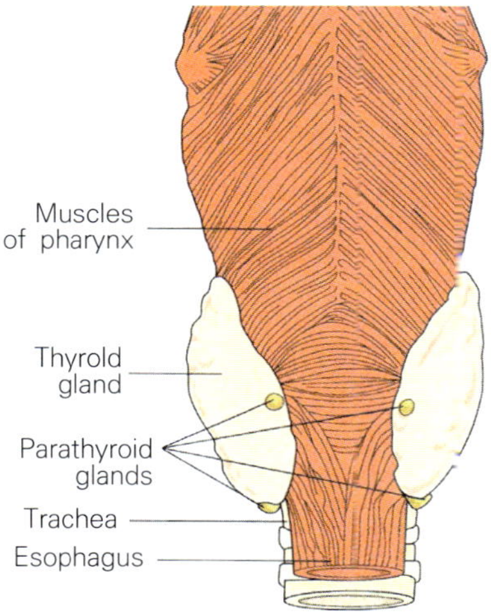

Parathyriod glands

골형성은 2/3의 Ca과 인산와 같은 무기질과 나머지 주도 교원질(collagen)과 같은 유기질로 되어있다. 즉, Ca^{+2}과 PO^{-4} 등의 농도가 충분하면 두 이온이 collagen과 같은 결체조직에 침착되어 수산화 인회석(hydroxy apatite)을 만들고 여기에 Na, Mg, carbonate, citrate가 첨가되어 골이 형성되는데, 이를 조절하는 주요 장기가 부갑상선이다. 부갑상선은 갑상선 부위에 양쪽으로 한쌍씩 4개가 붙어있으며 부갑상선 호르몬을 분비하는 chief cell과 oxyphil cell로 구성되어 있다. 분비되는 호르몬은 골의 칼슘대사 조절 호르몬으로 부갑상선 호르몬(PTH), 부갑상선 호르몬 관련단백(PTHrP), 칼시토닌(CT), 오스테오칼신(Osteocalsin), 비타민 D가 있다.

3-1. 부갑상선 호르몬(Parathyroid hormone; PTH)

부갑상선 호르몬(PTH)은 아미노산 84개, 분자량 9,500으로 이루어진 peptide 호르몬으로서, 생체 내의 calcium 대사 조절에 중요한 역할을 하고 있다. 분비 조절은 혈중 Ca 농도에 의해 조절되는데, Ca 농도가 감소하면 부갑상선 호르몬의 분비를 촉진하고 증가하면 Ca 농도는 감소하며, 이때에 calcitonin이 길항적으로 작용한다(그림 3-2). 주된 작용은 혈중 및 체액의 Ca 농도 증가 및 골, 소화관에서의 Ca 흡수 촉진, 신요세관에서의 Ca 재흡수 촉진, 인, HCO_4^-의 배설 촉진 및 vitamin D의 활성화이다.

혈중에는 생물학적으로 활발한 intact PTH(1-84) 및 N말단 단편(PTH-N)과 생물 활성을 갖지 않은 중간부 및 C말단 단편(PTH-C) 등 다양한 형이 존재하고 있다. 지금까지 많은 RIA kit가 개발되어 왔으며, PTH의 측정법은 크게 intact PTH 측정, N단말 PTH 측정 및 광의의 C말단 PTH 측정으로 분류된다.

부갑상선 호르몬의 혈중 농도 이상은 여러 질병의 동태를 나타내는데, 부갑상선질환이나 골질환의 감별에 유용하다.

1) 측정 목적

부갑상선 기능검사법으로 부갑상선기능항진증, 위성부갑상선기능저하증 등에서 또는 갑상선기능항진증, 유육종증(sarcoidosis), 속발성 또는 부갑상선기능저하증 진단에 이용된다.

2) 원리

면역방사계수측정법(IRMA)으로서 부갑상선 호르몬 단클론 항체를 피복시킨 구슬을 검체에 존재하는 부갑상선 호르몬 항원을 가해 반응 시킨다. 이미 형성된 부갑상선 호르몬 항체-항원 복합체에 ^{125}I이 표지된 부갑상선 호르몬 항체와 결합하여 "Sandwitch"를 형성한다. 이 중 결합되지 않은 유리형 물질은 세척 과정에서 제거되고, 구슬에 결합된 복합체의 양은 검체 중 부갑상선 호르몬의 양에 비례하며 방사능을 측정하여 농도를 구한다(그림 3-1).

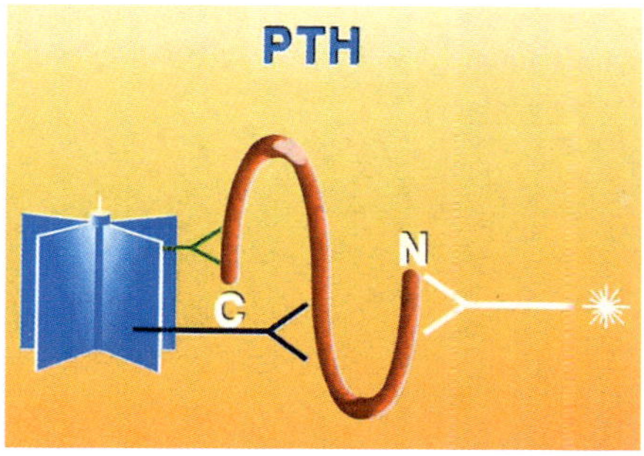

그림 3-1 PTH 측정원리

3) 정상 범위

Intact PTH ; 20 ~ 90 pg/mL
C-terminal fragment ; 220 ~ 60 pg/mL
N-terminal fragment ; 236 ~ 380 pg/mL

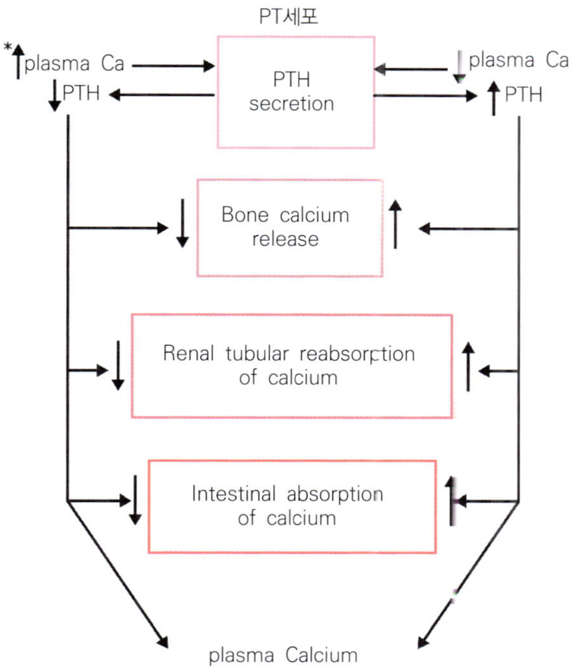

그림 3-2 PTH의 동태

4) 임상적 의의

이상 증가 ; 원발성, 또는 속발성인 부갑상선기능항진증, 위성부갑상선기능저하증
이상 감소 ; 부갑상선기능저하증, 악성 종양에 의한 고 Ca 혈증, sarcoidosis, 갑상선 기능항진증

3-2. 칼시토닌(Calcitonin; CT)

1961년 Copp와 Davidson은 개의 혈중 Ca의 농도를 낮추는 호르몬을 낮추는 호르몬을 칼시토닌(CT)이라고 하였다. 칼시토닌은 아미노산 32개, 분자량 3600으로 이루어진 peptide 호르몬으로, 갑상선 여포세포(C세포)에서 주로 분비되며 혈중 Ca 농도에 의해 조절되고 있다.

칼시토닌은 Ca 대사를 조절하는 호르몬인 PTH와는 서로 길항적으로 작용하며 혈액 Ca 농도를 낮춤으로 골조직에 작용도록 하며, 신장으로부터 Na, P, K 배설 촉진, 골 흡수 억제작용 등을 한다.

혈중 칼시토닌 측정에는 RIA 이중항체법에 의한 kit가 시판되고 있으며, 혈중 농도는 하루내에도 증가되는 경향을 나타내는 일내변동을 보인다. 감소는 갑상선 수질암, 이소성 칼시토닌 산생종양과 신부전에서 나타난다. 감소는 저 Ca 혈증, 갑상선 절제 후의 일부에서 보고되어 있으나, 이들의 병태 시에도 정상치를 나타내는 편이 많다.

1) 측정 목적

갑상선 수질암의 진단 및 갑상선 수질암 환자 가족의 선별검사에 이용한다.

2) 원 리

칼시토닌 측정은 면역방사계수측정법(IRMA)을 이용한 샌드위치법이다. 칼시토닌에 대한 다가항체가 피복된 시험관에 검체를 반응시킨다. 검체 내의 칼시토닌이 항체와 결합되어 시험관에 결합되고 이를 세척한 후 여기에 ^{125}I를 표지시킨 단일 클론항체를 첨가시키면 이미 결합된 항원과 샌드위치 형태로 결합된다.

3) 정상 범위

0 ~ 10 pg/mL

4) 임상적 의의

이상 증가 : 갑상선수질암, 다발성내분비종양, calcitonin 종양, 이소성 CT 산생종양과 신부전이상 감소; 저 Ca 혈증, 골다공증, 갑상선기능저하증

3-3. 오스테오칼신(Osteocalsin; OC)

오스테오칼신(OC)는 골아세포에서 합성 분비되는 아미노산 49개인 비 collagen성 골기질 단백질로, 그 혈중 농도는 골대사 회전, 특히 골형성 상태를 반영하는 지표로 생각되고 있다. 현재 일반적으로 사용되고 있는 측정법은 C말단에 대해 항체를 사용하는 RIA법, 또는 중간부에 대한 항체와 C말단에 대한 항체를 사용하는 IRMA법이 있다.

오스테오칼신의 기초치는 성장기에 높고, 성인이 되면, 거의 일정하며, 여성의 경우에는 폐경기 이후 다시 증가한다. 또한 야간에 높은 일내변동을 나타낸다. 증가는 원발성 부갑상선기능항진증, 골 paget병, 곱추병, 골연화증, 갑상선기능항진증 등이고, 감소는 골다공증, 부갑상선기능저하증, Cushing증후군, 스테로이드 장기 투여 후에 나타난다. 또한 오스테오칼신는 주로 신장에서 배설되기 때문에 신부전 환자에서는 높은 값을 나타낸다.

1) 측정 목적

골흡수의 지표로 골다공증, 골이영양증, 부갑상선항진증에 의한 대사성 골질환의 진단에 이용한다.

2) 원리

면역방사계수측정법(IRMA)으로 오스테오칼신 단클론 항체를 피복시킨 시험관에, 검체에 존재하는 오스테오칼신 항원을 가해 반응 시킨다. 이미 형성된 오스테오칼신 항체-항

원 복합체에 ^{125}I가 표지된 오스테오칼신 항체와 결합하여 "Sandwitch"를 형성한다. 이 중 결합되지 않은 유리형 물질은 세척 과정에서 제거되고, 시험관에 결합된 복합체의 양은 검체 중 오스테오칼신의 양에 비례하며 방사능을 측정하여 농도를 구한다.

3) 정상 범위

Age	Males(ng/mL)	Females(ng/mL)
20~30	11.3~37.0	8.8~39.4
31~40	10.7~34.1	7.7~31.9
41~50	5.2~34.5	8.0~36.0
51~60	6.3~30.7	8.0~50.5
61~70	8.8~29.7	12.5~55.9

4) 임상적 의의

이상 증가 ; 원발성 부갑상선기능항진증, 골 paget병, 곱추병, 골연화증, 갑상선기능항진증

이상 감소 ; 골다공증, 부갑상선기능저하증, Cushing증후군, Vitamin K 결핍증

3-4. 비타민 D(Vitamin D)

비타민 D(D)는 식물성 혹은 동물성 피부에 있어서 자외선 조사에 의한 광화학 반응에 의해 생성되며 정상적인 Ca 및 인산 대사를 위해 필요한 스테로이드 호르몬이다. 기능으로는 소장에서 Ca을 흡수시키고 요를 통한 Ca 및 인산의 배출을 줄이고, 골조직으로부터 Ca을 유리 및 침착시켜 혈중 농도의 Ca 항상성을 유지하고 있다.

혈중 농도의 측정은 UV 검출기를 사용하는 HPLC법 또는 경합적 단백결합측정법(competitive protein binding assay, CPBA), 방사수용체측정법(radioreceptor assay, RRA)에 의해 시행하는 경우가 많다.

1) 측정 목적

부갑상선기능항진증, 곱추병, 골연화증, 신부전, 부갑상선기능저하증, 갑상선기능항진증, 비타민 D 의존증 등 다양한 병태와 관련해서 이상치를 나타낸다.

2) 원 리

경쟁적 단백결합단백(Competitive protein binding assay, CPBA)을 이용하여 검체 내 비타민 D를 측정한다.

3) 정상 범위

9.2 ~ 63.3 ng/mL

4) 임상적 의의

이상 증가 ; 원발성 부갑상선기능항진증, 비타민 D 의존증 II형, sarcoidosis

이상 감소 ; 곱추병, 골연화증, 신부전, 부갑상선기능저하증, 갑상선기능항진증

제4장

소화관 호르몬

Digestive hormones

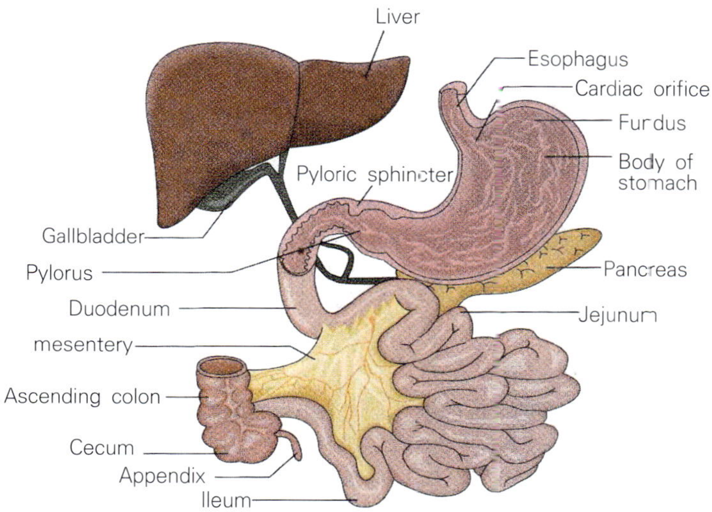

Digestive system

4-1. 가스트린(Gastrin)

가스트린(gastrin)은 17개의 아미노산, 분자량 2,100으로 이루어진 polypeptide 호르몬으로 주로 위유문부의 G세포(gastrin 산생세포)에서 분비되며, 위산 및 pepsin의 분비를 자극한다. 식사 등에 의해 자극되지만 공복시 위내 pH가 분비를 조절한다.

Gastrin 증가는 위산 분비가 현저하게 감소되어 있음을 볼 수 있는 지표가 된다. 위산 분비가 위축되어 산 분비기능이 현저하게 저하되는 체부 위염에서는 오래 지속 시 악성빈혈이 된다. 또한 산분비 항진이면 췌장, 십이지장 등에 발생하는 gastrin 생산종양을 진단하는데 이용한다.

1) 측정 목적

임상적으로 궤양, 악성빈혈, 위축성 위염 등의 진단 시 이용한다.

2) 원 리

방사면역측정법(RIA)으로 시험관에 피복된 Gastrin 항체에 ^{125}I로 표지한 Gastrin 표지항원과 검체에 존재하는 Gastrin 항원을 경쟁적으로 반응시킨다. 이 중 결합되지 않은 물질은 세척 과정에서 제거되고, 고정상에 결합된 항체-표지항원 복합체의 양은 검체 중 Gastrin 양에 반비례하며 이를 감마카운터에 방사능을 측정하여 농도를 구한다.

3) 정상 범위

30 ~ 200 pg/mL

4) 임상적 의의

이상 증가 ; Gastrinoma(Zollinger-Ellison 증후군), 체부위축성위염, 악성빈혈
이상 감소 ; 위절제, 십이지장궤양, 위저선 polyp

4-2. 세크레틴(Secretine)

세크레틴(secletine)은 27개의 아미노산으로 이루어진 peptide 호르몬으로, 주된 작용은 췌장에서의 수분과 중탄산염(bicarbonate)의 분비를 자극하는 일이다. 세크레틴 생성세포(S세포)는 사람 십이지장과 공장점막에 분포하고 있다. 세크레틴의 정량법에는 RIA와 bioassay가 있다. 혈중 세크레틴 농도는 십이지장궤양, 간경변, 신부전 등의 경우에 증가를 나타내고, 악성빈혈, 무산증, 췌장암 등의 경우에는 감소를 나타낸다.

1) 측정 목적

소화관기능검사로 십이지장궤양, 악성빈혈, 무산증, 췌암, 췌장염 진단을 목적으로 이용된다.

2) 원리

방사면역측정법(RIA)으로 고정상에 결합된 항체-표지항원 복합체의 양은 검체 중 세크레틴 양에 반비례하며 방사능을 측정하여 농도를 구한다.

3) 정상 범위

50 ~ 100 pg/mL

4) 임상적 의의

이상 증가 ; 십이지장궤양, 간경변, 신부전
이상 감소 ; 악성빈혈, 무산증, 췌암, 췌장염

제5장

췌장 호르몬과 관련물질

Pancreatic hormones and relation to materials

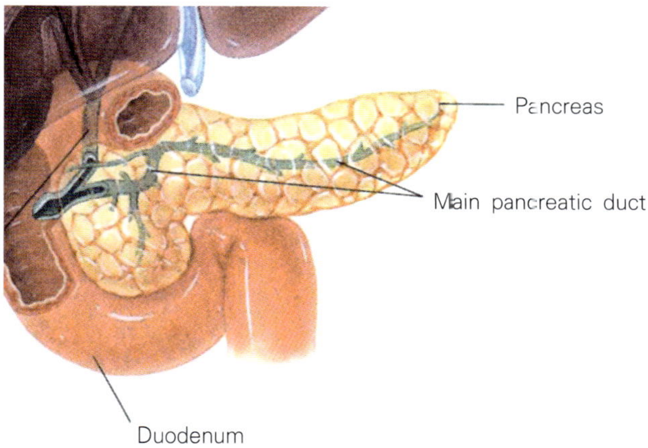

Pancreas

췌장에서 내분비 기능에 관여하는 부위인 Langerhans씨 섬은 α, β, δ, 3종류의 세포로 대별되며, α세포는 전세포의 20%를 차지하며 glucagon을 분비하고, β세포는 75 %를 차지하며 insulin을, δ세포는 5%를 차지하며 somatostatin, gastrin을 분비한다.

5-1. 인슐린(Insulin)

인슐린(insulin)은 polypeptide로서 A, B 두 chain의 아미노산이 disulfide bridge (s-s)에 의해 연결되어 있다(그림 5-2). 췌장의 β세포의 소포체에서 합성 분비되는 polypeptide 호르몬으로서 근육, 지방조직, 간에 대해 당의 이용을 촉진시키는 작용을 가지고 있는데, 특히 당대사에 있어서 가장 중요한 것은 호르몬이다. 즉 혈중 insulin의 측정은 당대사 장애의 병태 진단에 중요한 것인데, 결핍시 과다 혈당 유별, 케톤체 생산증의 결핍 현상을 보이는 당뇨병 진단에 주로 RIA에 의해 시행되고 있으나, 최근에는 monoclonal 항체를 이용한 IRMA kit도 시판되고 있다.

1) 측정 목적

당뇨병의 진단 및 insulinoma(도세포종)와 다른 저혈당증과의 감별진단에 유용하다.

2) 원리

면역방사계수측정법(IRMA)으로 인슐린 단클론 항체를 피복시킨 구슬에, 검체에 존재하는 인슐린 항원을 가해 반응 시킨다. 이미 형성된 인슐린 항체-항원 복합체에 ^{125}I가 표지된 인슐린 항체와 결합하여 "Sandwitch"를 형성한다. 이 중 결합되지 않은 유리형 물질은 세척 과정에서 제거되고, 구슬에 결합된 복합체의 양은 검체 중 인슐린의 양에 비례하며 방사능을 측정하여 농도를 구한다(그림 5-1).

3) 정상 범위

5 ~ 20 μU/mL

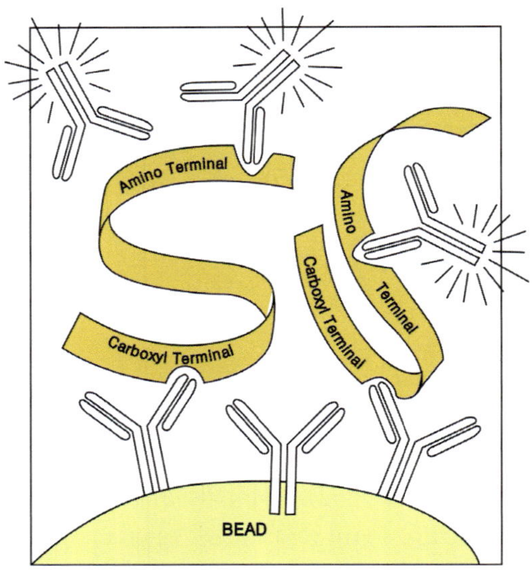

그림 5-1 Insulin 측정원리

4) 임상적 의의

이상 증가 ; 인슐린 산생종양, 당뇨병 전증, 초기 성인형 당뇨병, 비만증, 2차성 당뇨병의 일부(거인증, Cushing 증후군 등).

이상 감소 ; 중증인 당뇨병, 기아, 부신부전, 하수체기능저하증

5-2. C-펩타이드(C-peptide)

C-펩타이드(C-peptide)는 췌장에서 proinsulin으로 부터 insulin이 생성될 때 발생하는 polypeptide로서 insulin이 1분자 생성되면 C-펩타이드도 1분자 생성된다. 즉 인슐린 전구물질인 proinsulin은 췌장의 β세포에서 insulin, 아미노산, 연결 peptide인 C-peptide의 3부분으로 분해되어 분비된다(그림 5-2).

임상적으로는 혈중에서 인슐린 치료 중인 환자 혈중에는 인슐린에 대한 항체가 발생했기 때문에 직접 인슐린을 측정하는 것이 불가능한 경우에 혈중 C-펩타이드를 측정하게 된다.

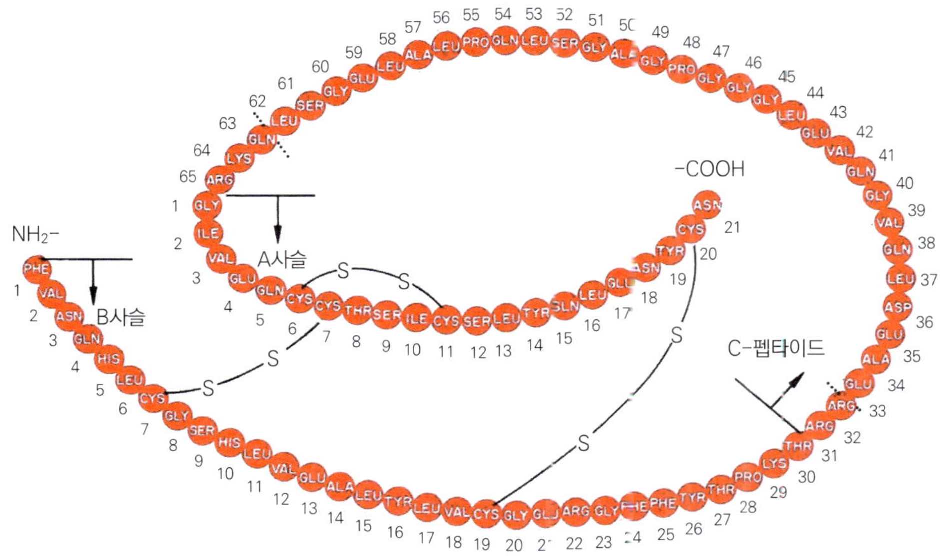

그림 5-2 사람 proinsulin의 구조

1) 측정 목적

당뇨병 상태 파악과 췌장기능 평가에 유용하게 이용된다.

2) 원리

방사면역측정법(RIA)으로 구술에 피복된 C-펩타이드 항체에 ^{125}I로 표지한 C-펩타이드 표지항원과 검체에 존재하는 C-펩타이드 항원을 경쟁적으로 반응시킨다. 이 중 결합되지 않은 물질은 세척 과정에서 제거되고, 구술에 결합된 항체-표지항원 복합체의 양은 검체 중 C-펩타이드 양에 반비례하며 방사능을 측정하여 농도를 구한다.

3) 정상 범위

혈액 ; 0.5 ~ 2.0 ng/mL
요 ; 44 ~ 116 μg/day

4) 임상적 의의

이상 고치 ; 당뇨병 경증정도, 당뇨병 종류

5-3. 글루카곤(Glucagon)

글루카곤(glucagon)은 췌장의 α세포에서 분비되는 29 아미노산으로 이루어지고 분자량 35,000인 linear polypeptide로 혈당 상승 작용을 가진 물질이다. 분비는 혈장 내 당이 증가하면 감소하는데 이는 인슐린이 존재 할 때만 이루어진다. 글루카곤은 간조직의 당질생성(glyconeogenesis)을 자극하여 당의 혈중 농도를 높이고 지방조직(adipose tissue)에서 hormone sensitive lipase의 자극제로 작용하며 신장박동수, 심장근의 수축력 증가 등의 작용을 한다.

현재는 추적자에 고순도의 monoiodo-glucagon을 사용하여 특이 항체로서 글루카곤 C말단 절편으로 동물에 면역한 특이항혈청(OAL-123)을 사용한 이중항체법 RIA kit가 널리 사용되고 있다. 췌 glucagon이 증가를 나타내는 것은 당뇨병, glucagonoma, 가

족성 고 글루카곤 혈증 등인데 글루카곤 결손내지는 결핍증, 췌장전적례, 하수체기능저하증 등인 경우에는 췌장 글루카곤이 감소한다.

1) 측정 목적

당뇨병 상태 파악과 글루카곤 생산 종양의 진단에 유용하게 이용된다.

2) 원리

방사면역측정법(RIA)으로 제 1항체인 글루카곤 항체에 시료 글루카곤 항원과 ^{125}I로 표지한 글루카곤 표지항원과 경쟁반응 시킨다. 이때 결합된 글루카곤 항체-표지항원에 대해 결합형 및 유리형 분리는 제 2항체인 글루카곤 항체를 가하여 결합형 침전물을 원심분리 한다. 검체 중 글루카곤의 양에 반비례하며 방사능을 측정하여 농도를 구한다.

3) 정상 범위

50 ~ 150 pg/mL

4) 임상적 의의

이상 고치 ; 당뇨병, glucagonoma, 가족성 고 glucagon 혈증
이상 저치 ; glucagon 결손 내지는 결핍증, 췌장전적례, 하수체기능저하증

5-4. 트립신(Trypsin)

췌장 선방세포에서 합성된 trypsinogen이 십이지장에 분비된 후 enterokinase의 작용에 의해 트립신(trypsin)으로 되는 단백분해 효소이다. Trypsin은 amylase 등과는 달리 췌장에서만 분비되기 때문에 그 혈중 농도의 측정으로 췌장의 병변과 췌장 기능을 관찰할 수 있다.

1) 측정 목적

혈중 트립신 농도는 측정 kit 회사마다 다양한데 증가하는 것은 주로 급성 췌장염 및 만성췌장염이며, 췌장암의 진단에 이용된다.

2) 원 리

면역방사계수측정법(IRMA)으로 트립신 단클론 항체를 피복시킨 시험관에, 검체 트립신을 가하고 표지 트립신 항체와 결합한다. 시험관에 결합된 복합체의 양은 검체 중 트립신 양에 비례하며 방사능을 측정하여 농도를 구한다.

3) 정상 범위

10 ~ 57 ng/mL

4) 임상적 의의

이상 고치 ; 급성 췌장염, 만성췌장염, 췌장암, 조기수반성 췌장염
이상 저치 ; 췌장외분비기능부전, 말기 진행 췌장암, 취장절제 후

5-5. 췌분비성트립신 억제인자 (Pancreatic secretory trypsin inhibitor: PSTI)

췌분비성트립신 억제인자(PSTI)는 췌장만이 아니고, 신장, 폐, 비장, 간장, 뇌 등의 장기에도 존재한다. 이는 당초 췌장 내에서 활성화한 트립신을 특이적으로 저해하는 작용을 가진 물질로서 발견되었으나, 그 후 급성 염증 및 조직 손상시의 생체에 대한 반응으로서 혈중에 증가하는 급성기 반응성 단백의 일종이라고 생각된다.

췌분비성트립신 억제인자의 RIA에 의한 측정은 1978년경에 확립되었는데, 오늘날에는 IRMA에 의한 측정 kit도 시판되고 있다.

1) 측정 목적

혈중에서는 급성췌장염, 악성 종양, 패혈증 등의 생체 침습을 수반하는 각종 염증성 질환에서 상승한다.

2) 원 리

면역방사계수측정법(IRMA)으로 췌분비성트립신 억제인자 단클론 항체를 피복시킨 시험관에, 검체를 가하고 표지 췌분비성트립신 억제인자 항체와 결합한다. 시험관에 결합된 복합체의 양은 검체 중 췌분비성트립신억제인자의 양에 비례하며 방사능을 측정하여 농도를 구한다.

3) 정상 범위

6 ~ 20 ng/mL

4) 임상적 의의

이상 증가 ; 급성췌장염, 만성췌장염재연기, 악성 종양, 수술, 외상, 패혈증

5-6. 췌포스포리파아제 A_2 (Pancreatic phosphorlipase A_2; PPL A_2)

췌포스포리파아제 A_2(PPL A_2)는 인지질 ester 결합을 특이적으로 가수분해하는 효소로서 췌장 선방세포에서 산생되고, 췌액 중에 분비되는 소화효소의 하나이다. 이는 급성췌장염의 중증화와 조직 파괴에 의한 췌장 질환의 진단 경과 관찰에 이용되고 있으며, 급성 췌장염에서는 발병 직후부터 크게 증가하여 1일에 최고에 달한다.

RIA에 의한 측정은 약 10년전에 확립되었는데, 오늘날에는 mouse monoclonal 항체를 사용한 고상법 RIA kit가 널리 이용되고 있다.

1) 측정 목적

혈중 췌포스포리파아제 A_2의 측정치는 측정 감도 이하에서의 감소는 췌장조직의 파괴를 반영하고 만성췌장염과 췌장암, 특히 진행암일 때 측정된다.

2) 원 리

방사면역측정법(RIA)으로 시험관에 피복된 췌포스포리파아제 A_2 항체에 ^{125}I로 표지한 췌포스포리파아제 A_2 표지항원과 검체에 존재하는 항원을 경쟁적으로 반응시킨다. 이 중 결합되지 않은 물질은 세척 과정에서 제거되고, 고정상에 결합된 항체-표지항원 복합체의 양은 검체 중 췌포스포리파아제 A_2의 양에 반비례하며 방사능을 측정하여 농도를 구한다.

3) 정상 범위

130 ~ 400 ng/dL

4) 임상적 의의

이상 증가 ; 급성 췌장염, 간담도 질환
이상 감소 ; 만성췌장염, 췌장암

5-7. 엘라스타아제(Elastase)

엘라스타아제(Elastase)는 결합조직의 탄성섬유 elastin을 특이적으로 가수분해하는 췌장 분비 단백분해 효소이다. 췌장 이외의 질환에서도 이상치를 나타내는 아밀라아제(amylase)와는 달리 엘라스타아제는 췌장에 특이적으로 존재하기 때문에 췌장 질환에 대한 특이성이 높고, 그 질환의 상태를 예민하게 반영한다.

1) 측정 목적

측정에는 방사면역측정법(RIA)이 사용되고, 혈중 엘라스타아제는 췌장질환 진단에 유용하게 이용된다.

2) 원리

방사면역측정법(RIA)으로 시험관에 피복된 엘라스타아제 항체에 표지항원과 검체의 항원을 경쟁적으로 반응시킨다. 고정상에 결합된 항체-표지항원 복합체의 양은 검체 중 엘라스타아제의 양에 반비례한다.

3) 정상 범위

130 ~ 280 ng/dL

4) 임상적 의의

이상 증가 ; 췌장암, 급성췌장염, 만성췌장염
이상 감소 ; 말기암

5-8. 프로콜라젠-III-펩티다아제 (Procollagen-III-peptide; P- III-P)

프로콜라젠(procollagen)은 콜라젠(collagen) 합성 과정의 전구물질로 세포 내에서 합성된다. 프로콜라제은 endopeptidase에 의해 양끝이 N말단 및 C말단으로 각각 절단되고 콜라젠 분자가 된다. 절단된 N말단 및 C말단 peptide는 혈중으로 방출된다. 프로콜라제-III-펩티다아제(P-III-P)는 이때 절단된 N말간 측 pepetide이다.

1) 측정 목적

혈중 농도는 간의 collagen 생산 정도를 반영하고 만성간질환에서 나타나는 간 섬유화의 지표가 된다.

2) 원 리

방사면역측정법(RIA)으로 시험관에 피복된 프로콜라제-III-펩티다아제 항체에 표지항원과 검체에 존재하는 항원을 경쟁적으로 반응시킨다. 고정상에 결합된 항체-표지항원 복합체의 양은 검체 중 프로콜라제-III-펩티다아제의 양에 반비례하며 방사능을 측정하여 농도를 구한다.

3) 정상 범위

1.0 U/mL 이하

4) 임상적 의의

이상 증가 ; 급성 및 만성간염, alchohol성 간장애, 원발성 담즙성 간경변, 간경변과 간세포암

제6장

신장 관련물질

Kidney and relation to materials

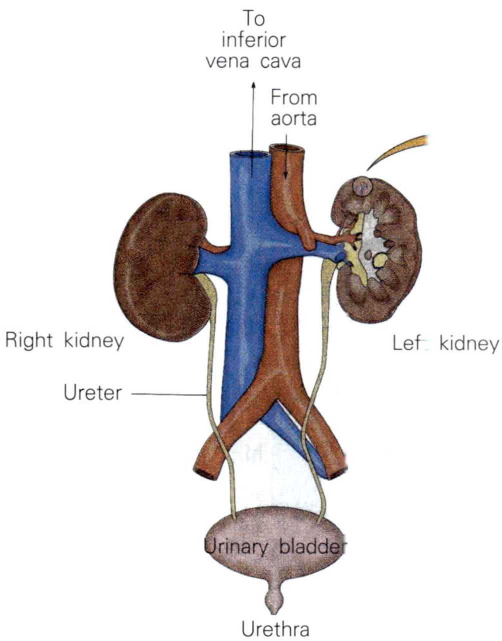

Urinary system

신장에서는 알도스테론 분비의 조절 기구인 레닌-안지오텐신-알도스테론(Renin-angiotensin-aldosterone; R-A-Ald)계가 혈압, 체액량 및 전해질의 조절에 있어서 극히 중요한 역할을 하고 있다. 레닌-안지오텐신-알도스테론(R-A-Ald)계의 조절 기작은 그림 6-1에 나타내었다.

레닌(renin)은 신장의 방사구체세포(juxtaglomerular cell)에서 생산되는 단백 분해효소이다. 그 자체에는 생물 활성은 없으나, renin 기질에 작용하여 안지오텐신 I (angiotensin I; AI)을 생성한다. 안지오텐신 I에는 승압작용은 없고, 변환효소에 의해 안지오텐신 II(angiotensis II; AII)로 변환되며, 이는 혈압을 상승시키고, 알도스테론(aldosterone; Ald)의 분비를 촉진한다. 알도스테론은 신요세관에서의 Na 재흡수를 촉진하여 체액의 저류 및 승압을 일으킴과 동시에 K의 배설을 시행한다. 레닌의 분비는 신혈류량의 증가, 신동맥압 및 요세관 내의 Na 상승 등에 의해 음성되먹이기(negative feedback)를 받아 조절되고 있다. 혈중 레닌에는 생리활성을 가진 활성형 레닌과 불활성형 레닌(prorenin)이 있다.

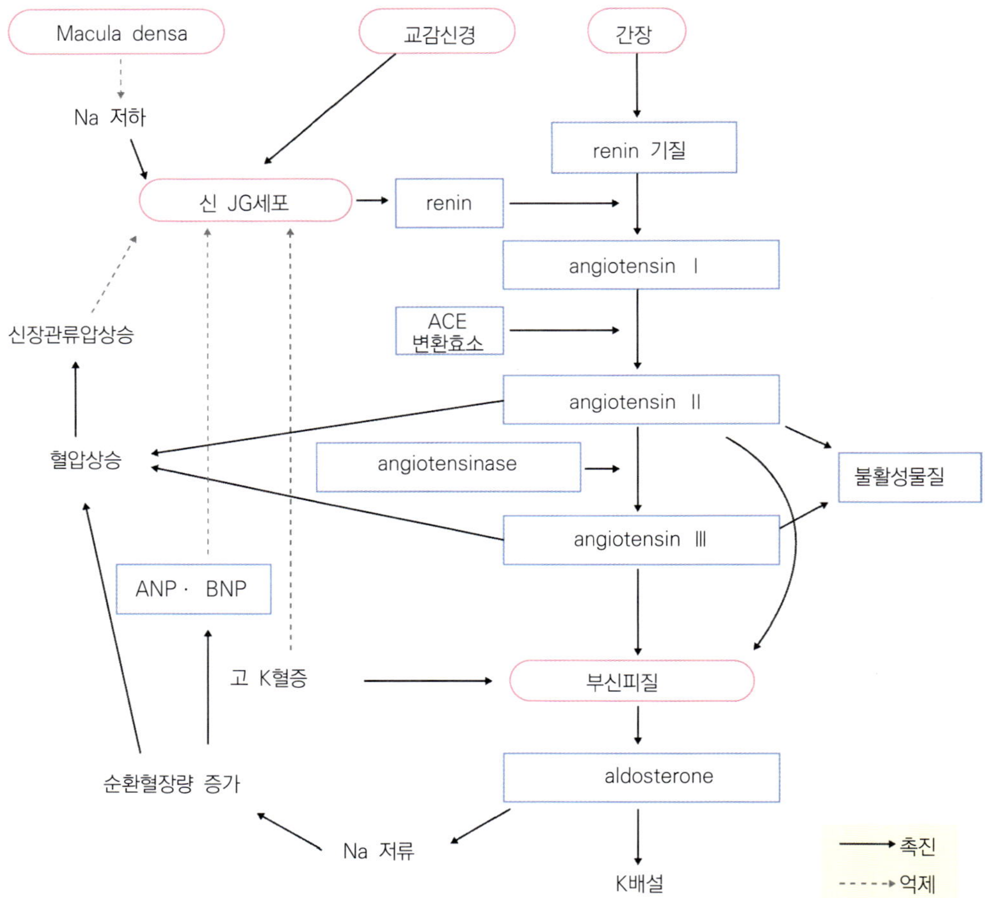

그림 6-1 Renin-angiotensin-aldosterone계의 조절기작

6-1. 혈장 레닌 활성(Plasma renin activity, PRA)

레닌(renin)은 신장의 방사구체세포(juxtaglomerular cell)에서 합성, 분비되는 분자량 약 48,000의 단백 분해효소이다. 처음 preprorenin이 생산되어 prorenin으로 되고, 다시 renin(활성형)이 된다. 이 renin은 기질(angiotensinogen)에 작용하여 안지오텐신 I(angiotensin I; A I)이 생성된다. 다시 angiotensin 변환효소의 작용으로 angiotensin II가 생성된다. 이는 강력한 혈관 수축작용이 있고, 부신 구상층에 작용하여 aldosterone을 분비시킨다. 따라서 수분, 전해질대사 및 혈압 조절의 기능을 담당하고 있다.

1) 측정 목적

혈장 레닌 활성(PRA)은 고혈압증의 원인 진단 및 치료 방침의 결정에 유용하다.

2) 원 리

방사면역측정법(RIA)으로 비드에 피복된 안지오텐신 I 항체에 ^{125}I 표지항원과 검체에 존재하는 항원과 반응한다. 이 중 결합되지 않은 물질은 세척 과정에서 제거되고, 구술에 결합된 항체-표지항원 복합체의 양을 측정하는 경쟁반응을 이용한다.

3) 정상 범위

누운 상태 ; 0.2 ~ 2.7 ng/mL/hr,
선 상태 ; 0.2 ~ 3.9 ng/mL/hr

4) 임상적 의의

이상 증가 ; 신혈관성 고혈압증, renin 산생종양, 악성고혈압증, 갈색세포종, 투석환자, Bartter증후군, 순환혈장량 감소, 부종성 질환, 부신피질기능 부전, 만성신부전

이상 저치 ; 원발성·특발성 aldosterone증, DOC 분비과잉증, 저 renin성 본태성 고혈압증

6-2. 활성형 레닌 농도(active renin concentration; ARC)

활성형 레닌 농도(ARC)는 산이나 trypsin으로 불활성형 renin을 활성화 시킨 후 측정하는데 이를 총 renin 농도라 한다.

측정의 임상적 의의는 고혈압증의 병태를 진단하고, 치료 방침을 결정하는데 있다. 혈장 레닌 활성(PRA) 측정치는 혈장 중의 내인성 renin 기질량, 효소반응의 조건과 저해제의 종류에 의해 측정치가 영향을 받지 않는 점에서 기질량이 변동하는 질환(간기능장애, Addison병에서 저하, 임신, Cushing 증후군에서 상승)에서도 renin 기질의 증감과는 관계없이 측정할 수 있는 이점이 있다.

1) 측정 목적

활성형 레닌 농도(ARC)는 고혈압증의 원인 진단 및 치료 방침의 결정에 유용하다.

2) 원리

방사면역측정법(RIA)인 경쟁반응으로 구술에 피복된 활성형 레닌 농도 항체에 표지항원과 검체 항원과 반응한다. 구술에 결합된 활성형 레닌 농도 항체-표지항원 복합체의 양은 검체 중 양에 비례하며 방사능을 측정하여 농도를 구한다.

3) 정상 범위

누운 상태 ; 9.8 ~ 31 pg/mL
선 상태 ; 4.0 ~ 50 pg/mL

4) 임상적 의의

이상 증가 ; 신혈관성 고혈압증, renin 산생 종양, 악성고혈압증, 갈색세포종, 투석환자, Bartter증후군, 순환혈장량 감소, 부종성 질환, 부신피질기능 부전, 만성신부전

이상 저치 ; 원발성 · 특발성 aldosterone증, DOC 분비과잉증, 저 renintjd 본태성 고혈압증

6-3. 안지오텐신 II (Angiotensin II; A II)

안지오텐신 II(A II)는 레닌-안지오텐신(renin-angiotensin)계의 중심적인 생리 활성 물질로 8개의 아미노산으로 이루어진 peptide이다. 간에서 생성된 renin 기질을 renin이 절단하여 아미노산 10개로 이루어진 angiotensin I이 생기고 angiotensin converting enzyme(ACE)이 다시 C말단측 아미노산 2개를 절단하여 생기고 안지오텐신 II가 생성된다.

정맥혈에는 안지오텐신 II의 분해 산물이 많고, 항혈청과 교차반응하기 때문에 진짜인 안지오텐신 II는 는 측정치의 28%에 불과하지만, 동맥혈에는 85%가 진짜 안지오텐신 II이다.

1) 측정 목적

안지오텐신 II는 고혈압증의 원인 진단 및 치료 방침의 결정에 유용하다.

2) 원 리

방사면역측정법(RIA)인 경쟁반응으로 구술에 피복된 안지오텐신 II 항체에 표지항원과 검체 항원과 반응한다. 구술에 결합된 안지오텐신 II 항체-표지항원 복합체의 양은 검체 중 양에 비례하며 방사능을 측정하여 농도를 구한다.

3) 정상 범위

동맥혈 ; 5 ~ 10 pg/mL
정맥혈 ; 9 ~ 47 pg/mL

4) 임상적 의의

이상 고치 ; 악성고혈압증, 방사구체세포종, 신혈관성고혈압증
이상 저치 ; 원발성 aldosterone증, 저 renin성 본태성 고혈압증, Liddle 증후군

6-4. 베타투 마이크로글로불린(β_2-microglobulin; BMG)

베타투 마이크로글로불린(BMG)은 100개의 아미노산으로 이루어진 분자량 11,800의 저분자단백질로 혈액, 요의 외에도 각종 체액과 분비액 중에 존재하며 악성 종양에서는 흉수와 복수에도 나타난다.

혈중의 베타투 마이크로글로불린은 신사구체에서 여과되고, 대부분은 근위요세관에서 재흡수·이화된다. 정상에서 요중으로 배설되는 것은 일부분이나, 세뇨관이 장애를 받으면 재흡수 능력이 저하되어 요중으로 배설된다. 혈중 베타투 마이크로글로불린은 사구체 여과율(glomerular filtration rate; GFR)의 저하에 의해, 요중에는 요세관 장애에 의해 상승되므로 사구체성과 요세관성 병변 장애의 지표로 이용된다. 혈중에는 신이식 후의 경과 관찰에도 유용하며, 또한 악성 종양과 자기면역질환에서도 증가한다.

혈중 농도는 혈청 크레아티닌(creatinine)과 상관이 있으며, 크레아티닌청정시험(creatinine clearance test), GFR치와 반비례한다. 혈청 및 요(24시간뇨) 중의 베타투 마이크로글로불린의 RIA에 의해 측정된다. 기준치는 혈중 베타투 마이크로글로불린은 2.5 μg/mL 이하, 요중에는 200 μg/mL 이하이며, 기준치는 나이에 따라 상승하고 신생아에서는 12세에서 성인치에 달한다. 혈중 농도는 만성신염, nephrose 증후군, 당뇨병성신염, SLE, 간염, 간경변, 다발성골수종, 각 종의 암 및 백혈병 등에서 증가한다. 요중 농도는 신부전, Fanconi 증후군, 카드뮴중독, 항생제 사용에 의한 요세관장애 등에서 증가한다.

1) 측정 목적

혈중 베타투 마이크로글로불린은 사구체 여과의 지표로 측정되고, 오줌의 베타투 마이크로글로불린은 요세관 기능을 잘 반영하므로 요세관성 단백질뇨와 사구체성 단백질뇨의 감별에 측정된다.

2) 원리

방사면역측정법(RIA)으로 시험관에 피복된 베타투 마이크로글로불린 항체에 표지항원과 검체의 항원과 경쟁적으로 반응시킨다. 고정상에 결합된 항체-표지항원 복합체의 양은 검체 중 베타투 마이크로글로불린의 양에 비례하며 방사능을 측정하여 농도를 구한다.

3) 정상 범위

혈액 ; 3.0 μg/mL 이하
요 ; 0.4 μg/mL 이하

4) 임상적 의의

이상 증가 ; 만성신염, nephrose 증후군, 당뇨병성신염, SLE, 간염, 간경변, 다발성골수종, 암 및 백혈병, 신부전, Fanconi 증후군, 카드뮴 중독, 항생제 사용에 의한 요세관 장애

6-5. 알파원 마이크로글로불린(α_1-microglobulin; AMG)

알파원 마이크로글로불린(AMG)은 167개의 아미노산으로 이루어진 분자량은 약 33,000인 당단백으로, 당쇄를 가진 저분자 단백질이다. 주로 간세포에서 생성되고, 혈액, 요, 수액 등의 체액 중에 존재하며, 신사구체 기저막을 쉽게 통과하여 근위요세관에서 재흡수, 이화된다.

혈중 알파원 마이크로글로불린는 혈청 크레아티닌(creatinine)과 베타투 마이크로글로불린에 비해 크레아티닌청정시험(creatinine clearance test)의 저하를 가장 예민하게 반영해서 상승하지만, 신병변에서는 상승하지 않는다. 혈중 베타투 마이크로글로불린 상승이 신기능저하에 의한 것인지 신전의 병변에 의한 것인지에 대해서는 알파원 마이크로글로불린의 동시 측정에 의해 감별할 수 있다.

검체는 혈청 · 요 등이며, 측정 원리는 RIA에 의한다. 소아, 고령자에서는 성인에 비해 약간 고치이고, 남성이 여성보다 고치이며, 혈중 IgA가 600 mg/dL 이상인 경우에는 혈중 알파원 마이크로글로불린 측정치가 고치가 되어 사구체기능의 진단은 곤란하게 된다.

1) 측정 목적

혈중, 요중의 측정에 의해 신사구체 · 요세관기능을 알기 위해 측정한다.

2) 원리

방사면역측정법(RIA)인 경쟁반응으로 검체 중의 알파원 마이크로글로불린 농도를 측정한다.

3) 정상 범위

혈액 ; 10 ~ 25 mg/L
요 ; 1.0 ~ 5.0 mg/day

4) 임상적 의의

이상 증가 ; 급성 · 만성사구체신염, nephrose 증후군, 만성신부전, 당뇨병성신증, IgA 증가증, 간암, 골수종 신, nephrose 증후군, 미나마타병, 선택적 요세관 장애(항생물질, 카드뮴 중독)
이상 감소 ; 간질환

제7장

부신피질 호르몬
Adrenal cortex hormones

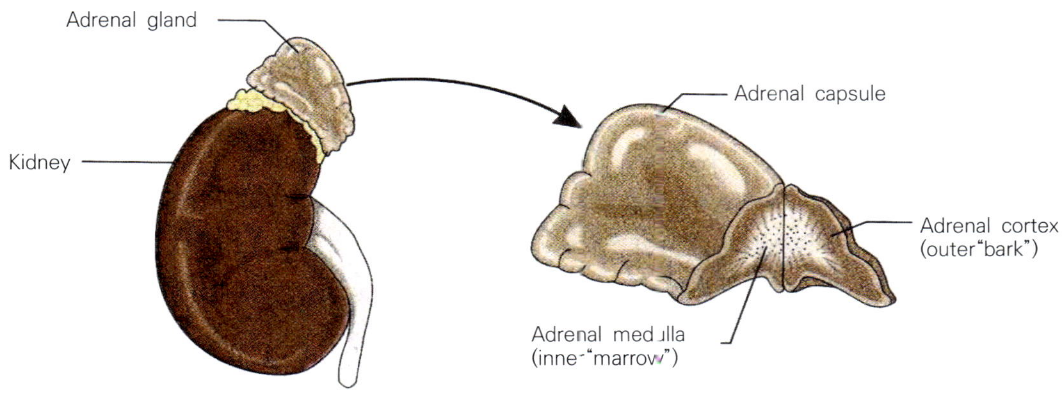

Adrenal gland

1) 합성과 조절

부신피질(adrenal cortex)에서 스테로이드호르몬 합성은 뇌하수체에서 분비되는 부신피질자극호르몬(adrenocorticotropin; ACTH)에 의해 조절된다. 스테로이드호르몬 생성을 위해 cholesterol이 사용되며 코티졸(cortisol), 알도스테론(aldosterone), 프로게스테론(progesterone), 미량의 테스토스테론(testosterone) 및 에스트라디올(estradiol) 등이 생성, 분비된다(그림 7-1).

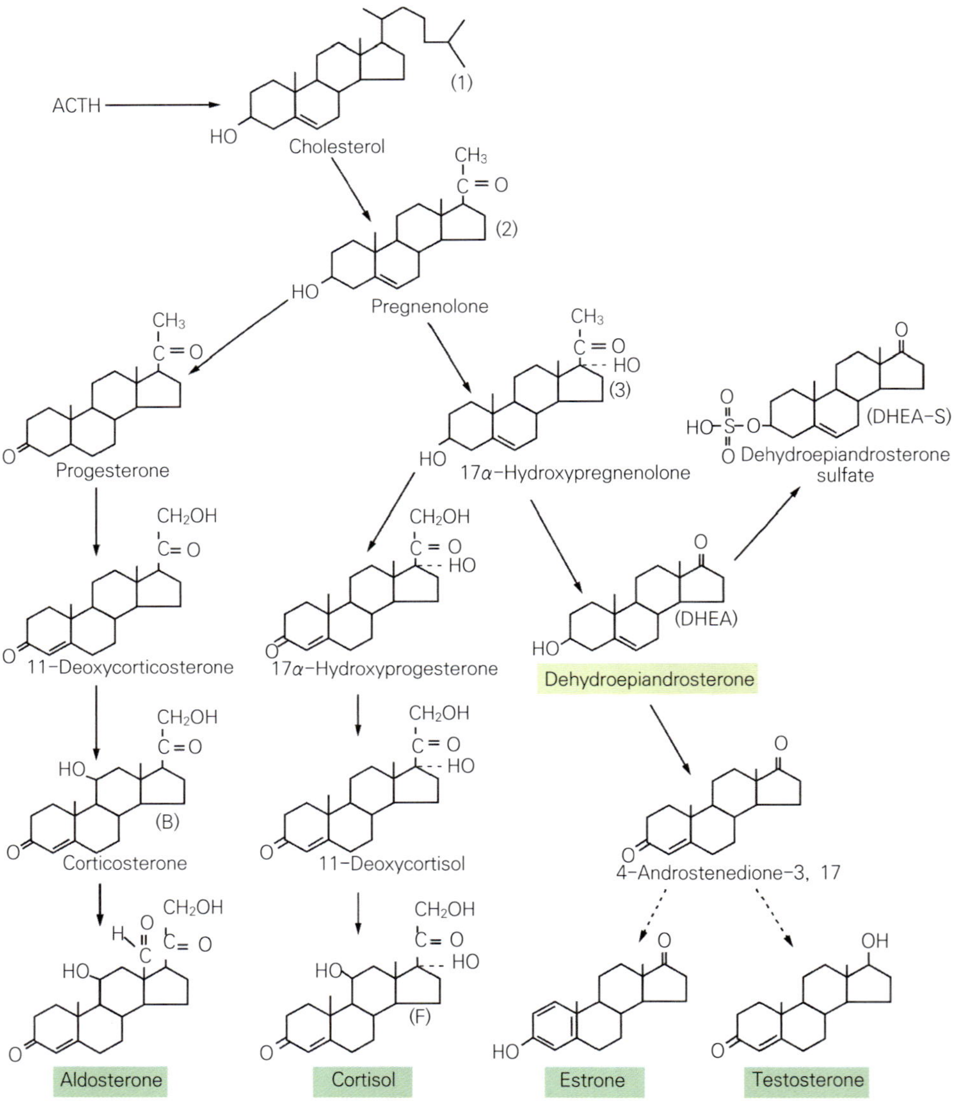

그림 7-1 부신피질스테로이드 호르몬(corticosteroid hormone)의 합성

이때 뇌하수체에서 ACTH의 분비조절은 혈중 부신피질의 glucocorticoid의 대표적인 코티졸농도에 의해 음성되먹이기(negative feedback)되며, 시상하부의 corticotropin releasing factor(CRF)에 의해 분비가 촉진된다(그림 7-2).

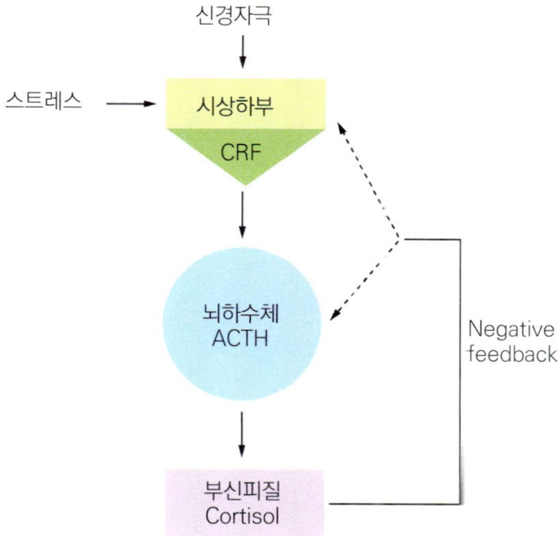

그림 7-2 부신피질스테로이드 호르몬(corticosteroid hormone)의 생성과 분비

2) 호르몬의 운반

부신피질에서 생성된 스테로이드는 혈중으로 분비되고, 혈액에서 cortisol, corticosterone, progesterone는 코티졸결합단백(cortisol binding globulin)과, testosterone 및 estradiol은 성스테로이드결합글로불린(sex steroid binding globulin)과 결합하여 필요한 조직에 공급된다.

3) 호르몬의 작용

당질부신피질스테로이드(glucocorticoid)는 탄수화물, 단백질, 지방 및 수분대사에 관여하며 순환계 및 신경계에 작용하고, 광질부신피질스테로이드(mineral corticoid)는 신장, 타액, 한선 및 위액 분비선으로부터 Na의 재흡수를 촉진하며 단백질의 Na이동을 촉진하고, K, H를 배설시킨다. 또한 성호르몬(sex hormone)은 남녀의 2차 성징에 영향을 미친다.

7-1. 코티졸(Cortisol)

코티졸(Cortisol)은 부신피질 속상층에서 산생 · 분비되는 대표적인 당질부신피질스테로이드(glucocorticoid)이다. 혈중에서는 그 대부분이 결합단백(CBG · albumin)과 결합하고, 극히 미량이 생리 활성을 가진 유리형으로서 존재한다. 당질 · 단백질 · 지질 등의 대사에 관여하고, 스트레스에서 생체를 방어하는 생명 유지에 불가결한 호르몬이다. 분자량은 362로, 혈중반감기는 60분이다. 대부분은 간 · 신에서 대사되며, glucuron산, 또는 황산 포합을 받아 요중에 배설된다. 코티졸의 분비는 CRF(corticotropin releasing factor) 및 ACTH를 통해서 시상하부-하수체-부신피질계에 의해 조절되고 있다. 혈중 cortisol 농도 측정은 시상하부-하수체-부신피질계의 중요한 기능검사의 하나이며, ACTH의 동시 측정에 의해 이상 부위의 진단이 명확해진다. 요중 유리 cortisol은 요중 17-OHCS와 정상관한다.

코티졸에는 일내변동(아침에 높고, 저녁에 낮다)이 있으며, 스트레스, 운동, 식사에 의해 영향을 받는다. 채혈은 안정을 원칙으로 한다. 건강인의 혈중 cortisol치는 조조 안정시 5~20 μg/dL이다.

1) 측정 목적

ACTH에 의해 조절되는 부신피질 호르몬으로 안정시 농도와 여러 가지 부하시험을 함께 수행하여 부신피질 기능검사에 이용한다.

2) 원 리

경합적단백결합측정법(Competitive protein binding assay, CPBA)으로 검체 내 코티졸을 측정한다.

3) 정상 범위

혈액 ; 오전 - 5 ~ 25 μg/dL　　　오후 - 2.5 ~ 12.5 μg/dL
요 ; 20 ~ 90 μg/day

4) 임상적 의의

이상 증가 ; Cushing 증후군, 갑상선 기능항진, 부신피질암
이상 감소 ; Addison병, 임신과 estrogen 투여 시

7-2. 알도스테론(Aldosterone; Ald)

알도스테론(Ald)은 부신피질 구상층에서 생합성·분비되는 가장 강력한 광질부신피질 스테로이드(mineralocorticoid)이다. 혈중에서 거의 유리형으로 존재하고 일부 albumin과 CBG(cortisol binding globulin) 등의 결합단백과 결합하고 있다. 알도스테론의 분자량은 360으로 작용은 신의 원위요세관에 작용하여 Na^+, Cl^-의 재흡수 항진 및 K^+, H^+, NH_4^+의 배설을 촉진시켜, 세포 외액량과 전해질 농도를 정상적으로 유지한다. 알도스테론(Aldosterone)의 분비는 주로 R-A계, ACTH 및 K^+에 의해 조절되고 있다.

혈중 알도스테론에는 일내변동(조조에는 높고, 오후에 저하)이 있다. 또한 측정치는 성별, 연령, 체위, 채혈시간, Na 및 K 섭취량, 월경 주기, 약물 투여에 의해 변동하기 때문에 채혈 조건을 일정하게 해야 한다. 조조 공복시에서 30분간 이상 안정화키고 채혈한다.

1) 측정 목적

알도스테론 측정은 신혈관성 고혈압증 악성고혈압증, Addison병 순환 혈액량증가 등을 알기 위해 유용하게 이용된다.

2) 원 리

방사면역측정법(RIA)인 경쟁반응으로 구슬에 피복된 알도스테론 항체-표지항원과 검체 항원이 반응한다. 구슬에 결합된 알도스테론 항체-표지항원 복합체의 양은 검체 중 알도스테론 양에 비례하며 방사능을 측정하여 농도를 구한다.

3) 정상 범위

혈액 ; 57 ~ 150 pg/mL
요 ; 5 ~ 20 μg/day

4) 임상적 의의

이상 증가 ; 원발성 및 특발성 aldostrone증, 신혈관성 고혈압증, 신부전, 임신, Bartter 증후군, 악성 고혈압증 및 renin 산생종양
이상 감소 ; 뇌하수체 기능저하증, Addison병, 선천성 부신피질과형성(CAH)

제8장

고환 호르몬
Testes hormones

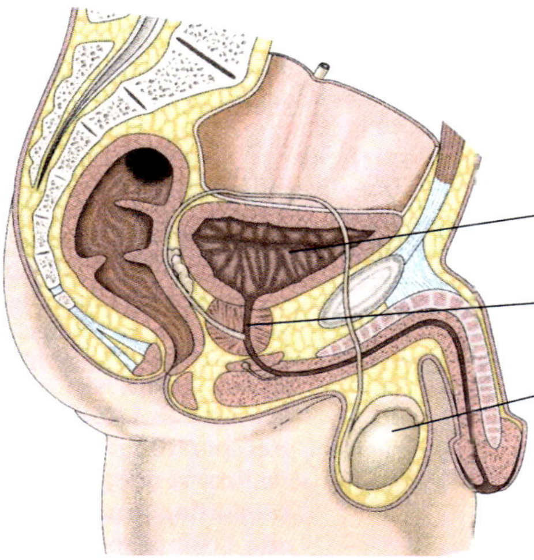

Male reproduction system

고환(testis)의 간질세포(leydig세포)에서는 황체호르몬(lutenizing hormone ; LH)에 의해 남성호르몬인 안드로겐(androgen) 합성되는데, 주로 테스토스테론(testosterone) 이외 디하이드로테스토스테론(dihydrotestosterone ; DHT), 안드로스테네디온(androstenedione), 프로제스테론(progesterone) 및 17-히드록시프로제스테론(17-hydroxyprogesterone) 등이 있다.

1) 테스토스테론(testosterone) 합성과 조절

테스토스테론(testosterone)은 C19 steroid로서 뇌하수체호르몬인 황체호르몬(lutenizing hormone ; LH)이 Leydig세포 표면에 있는 수용체와 반응하여 콜레스테롤(cholesterol)로 부터 프로그네놀론(pregnenolone)을 만들고 결국 테스토스테론을 생성한다. 조절은 황체호르몬(LH)에 의하며 이 호르몬의 분비조절은 음성되먹이기(negative feedback)에 의해 일어나는데 테스토스테론은 황체호르몬(LH) 분비를 억제한다(그림 8-1).

2) 생리 작용

테스토스테론(T)은 정자형성 외에도 부속 성기의 발육, 2차 성징의 발현 등 남성 호르몬 작용을 발휘한다.

3) 측정 의의

① 성선기능 및 남성 호르몬 활성의 판정
② gonadotropin의 측정과 함께 시상하부-하수체-고환계, 시상하부-하수체-부신피질계의 기능 진단
③ HCG 요법에서의 반응유무 판정 등을 들 수 있다.

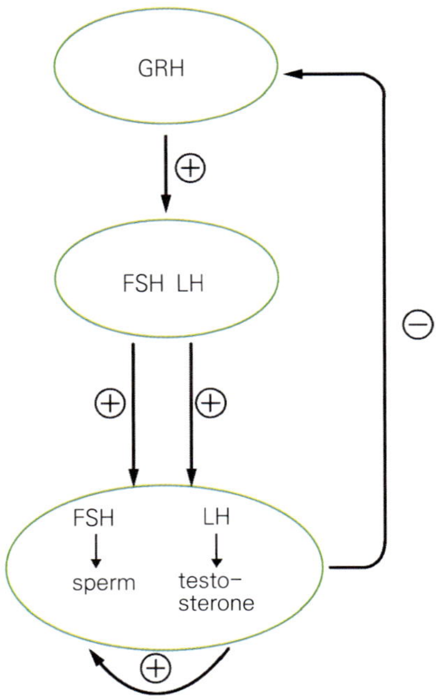

그림 8-1 고환기능의 조절

8-1. 테스토스테론(testosterone ; T)

테스토스테론(T)은 C-19 스테로이드(steroid)인 남성 호르몬 중에서 가장 생물활성이 강한 호르몬으로, 분자량 288인 스테로이드(steroid)로 남성에서는 대부분이 고환에서 분비되고 부신피질에서의 분비는 미량이며 여성에서는 거의가 부신 유래이다.

고환의 기능에는 테스토스테론의 분비와 정자의 형성이 있는데, 이 기능은 시상하부-하수체-정소계에 의해 조절되고 있다. LH는 고환의 간질세포에 작용하여 테스토스테론의 생성을 촉진한다. 정자 형성에는 테스토스테론과 FSH가 필요하다(그림 8-2).

혈중에서는 전체 테스토스테론(TT) 중 98%는 결합단백(SHBG, albumin, CBG)과 결합하고 있으며, 근소한 2%만이 유리 testosterone(FT)이다. 유리 testosterone(FT)가 진짜 남성 호르몬 활성을 나타낸다. 혈중 TT는 갑상선기능항진증과 임신에서는 SHBG (sex hormone binding globulin)가 상승하기 때문에 고치, 간경변, nephrose에서는 SHBG가 저하하기 때문에 저치가 된다. 이와 같은 경우에는 FT의 측정이 필요하다.

검체로서는 혈청, 혈장, 요 등이 사용된다. 측정은 RIA의 원리에 따라 시행한다. 남성의 혈중농도에는 일내변동(아침에는 높고, 저녁에는 낮다)이 있다. 소아기에는 저치로서 남녀차가 없으나, 사춘기가 되면 상승하고, 남자는 여자에 비해 높다.

1) 측정 목적

대표적인 남성호르몬으로 뇌하수체-고환계의 질환을 진단하고 소아와 여자에게는 거의가 부신에서 유래되어 남성화 증상에 대한 병태 해석에 이용한다.

2) 원리

방사면역측정법(RIA)인 경쟁반응으로 구슬에 피복된 테스토스테론 항체에 표지항원과 검체 항원이 반응한다. 구슬에 결합된 테스토스테론 항체-표지항원 복합체의 양은 검체 중 테스토스테론 양에 비례하며 방사능을 측정하여 농도를 구한다.

3) 정상 범위

혈액 ; 남성 - 2.8 ~ 9.8 ng/mL　　여성 - 0.1 ~ 1.0 ng/mL

요 ; 남성 - 20 ~ 200 μg/day　　여성 - 5.0 ~ 50.0 μg/day

4) 임상적 의의

이상 증가 ; Leydig cell 종양, 갑상선기능항진증, Rifampicin 복용, 임신, androgen 산생종양과 다낭포성 난소증후군, 선천성부신과형성, cushing 증후군, 부신종양, 다모증, Turner 증후군, 부신성기증후군

이상 감소 ; 성선기능저하증, 사춘기지발, 하수체기능부전, Klinefelter 증후군, Kallman 증후군, 잠재고환, 뇌하수체기능부전

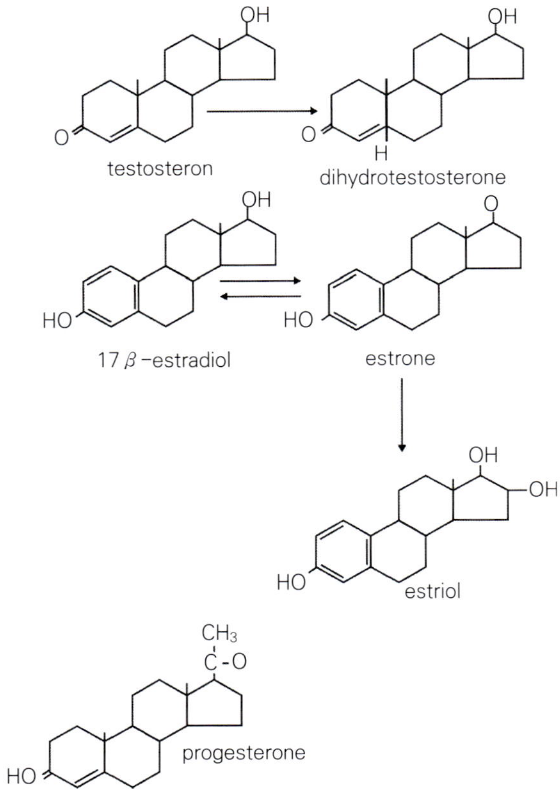

그림 8-2 고환 및 난소 호르몬 구조

제9장

난소, 태반 호르몬

ovaries, placental hormones

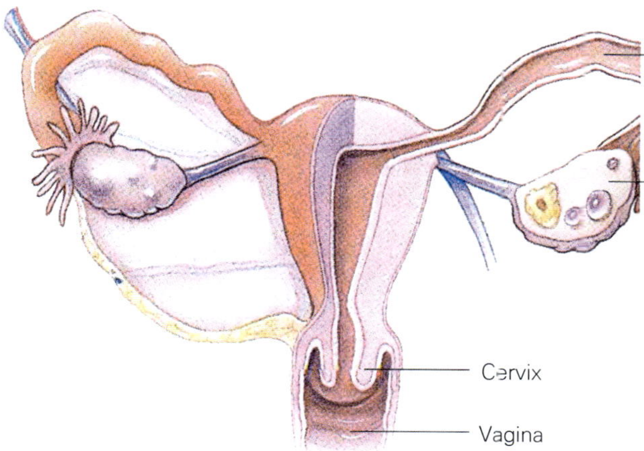

Female reproductive system

여성성선 즉 난소 기능은 시상하부-하수체-난소계에 의해 조절되고 있다(그림 9-1). 이와같은 조절기구에 의해 난소를 중심으로 한 배란현상이 나타난다. 에스트로겐(estrogen)은 주로 간에서 대사되고 요중으로 배설된다. 혈중 에스트로겐의 주된 것에는 에스트론(estron; E_1), 에스트라디올(estradiol; E_2) 및 에스트리올(estriol; E_3)이 있다.

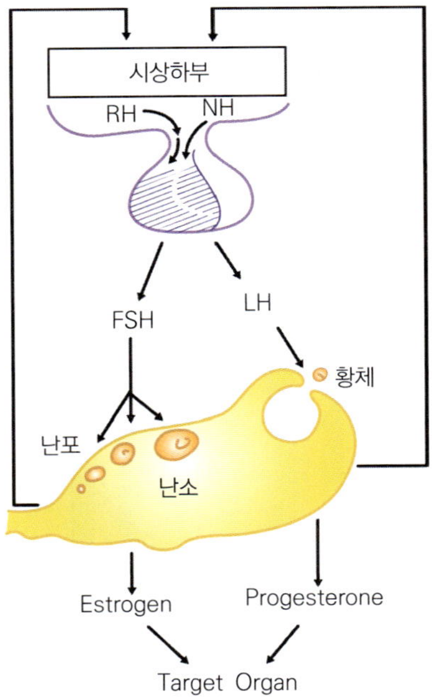

그림 9-1 시상하부-하수체-난소계의 성호르몬조절기구

9-1. 에스트론(Estron ; E_1)

에스트론(estron ; E_1)은 생물학적 활성이 약하고, 임상적 의의도 분명하지 않다. 혈중 에스트론(E_1)은 임신(후기), 자궁내막암, 부신성기증후군 및 부신피질암에서 증가한다.

9-2. 에스트라디올(Estradiol; E_2)

에스트라디올(E_2)은 에스트로겐(estrogen) 중 가장 강한 생물 활성을 가진 분자량 272의 스테로이드 호르몬으로 난소, 태반에서 생성된다. 에스트론(E_1), 에스트리올(E_3)는 에스트라디올(E_2)의 대사산물이다. 에스트라디올(E_2) 분비는 월경 주기중 특징적인 변동을 나타낸다.

혈중 에스트라디올(E_2)은 난소의 성숙과 더불어 증가하고 임신 시에는 현저히 증가하나 갱년기에는 감소하고, 난소, 태반기능이 저하되는 질환에서는 감소한다.

1) 측정 목적

혈중 에스트라디올(E_2)은 난포의 발육상태를 아는 지표가 되며, 난소기능의 파악과 태아-태반계의 기능파악, 시상하부-하수체-난소계 이상의 검출에 도움이 된다.

불임증의 진단과 치료, 배란 기구의 병태 해석, 배란 유발제의 효과 판정, 임부 · 체외수정의 monitor, 여성 호르몬 이상증과 남성의 여성화 유방의 진단에 유용하다.

2) 원 리

방사면역측정법(RIA)인 경쟁반응으로 구술에 피복된 에스트라디올 항체에 표지항원과 검체 항원과 반응한다. 구슬에 결합된 에스트라디올 항체-표지항원 복합체의 양은 검체 중 에스트라디올 양에 반비례하며 방사능을 측정하여 농도를 구한다.

3) 정상 범위

검 체	구 분		정상 범위
혈 액	남 성		15 ~ 80 pg/mL
	여 성	난포기	30 ~ 120 pg/mL
		배란기	90 ~ 330 pg/mL
		황체기	65 ~ 180 pg/mL
		폐경후	10 ~ 50 pg/mL
	임 신	1st trimester	0.1 ~ 5.6 ng/mL
		2nd trimester	0.8 ~ 16.6 ng/mL
		3rd trimester	4.1 ~ 29.9 ng/mL
요	남 성		0.3 ~ 30 μg/day
	여 성	난포기	2 ~ 8 μg/day
		배란기	5 ~ 20 μg/day
		황체기	6 ~ 20 μg/day
		폐경후	0.5 μg/day 이하

4) 임상적 의의

이상 증가 ; 임신, estrogen 산생종양
이상 감소 ; 원발성 성선기능저하증(Turner 증후군, 성선형성부전증후군)
속발성 성선기능저하증(신경성 식욕부진증)

9-3. 에스트리올(Estriol; E_3)

에스트리올(E_3)은 에스트로겐(estrogen)중 요중에 가장 많이 나타난다. 임신시의 혈중 에스트리올은 주로 태아 부신에서 생성된 에스트리올(E_3) 전구체 DHEA-S가 태반에서 합성되기 때문에 태아, 태반기능을 잘 반영한다. 이 에스트리올(E_3)은 모체의 간에서 포합을 받아 요중으로 배설된다. 혈중 에스트리올(E_3)은 주로 포합형인데, 임신후기에 상승한다.

1) 측정 목적

혈중, 요중 농도는 태아, 태반계의 기능 파악에 이용되며, 자궁내 태아 사망, 자궁내 태아발육 지연, 중증 임신중독증 등에서 저치가 된다.

2) 원리

방사면역측정법(RIA)인 경쟁반응으로 제 1항체인 에스트리올 항체에 표지항원과 검체 항원과 반응한다. 결합된 에스트라디올 항체-표지항원 복합체에 제 2항체인 에스트리올 항체를 가해 결합 침전시킨다. 유리형과 결합형의 분리를 위해 원심분리하여 유리형을 제거한다

3) 정상 범위

검 체	구 분		정상 범위
혈 액	남 성		1 ~ 3 pg/mL
	여 성	난포기	3.3 ± 1.9 ng/mL
		배란기	13.0 ± 5.0 ng/mL
		황체기	7.0 ± 1.1 ng/mL
		폐경후	< 0.9 ng/mL
요	남 성		5 ng/mL

4) 임상적 의의

이상 증가 ; 다태임신, 간질환

이상 감소 ; 포상기태, 자궁내 태아 사망, 자궁내 태아발육 지연, 임신중독증

9-4. 에스트로겐 수용체(Estrogen receptcr ; ER)

에스트로겐 수용체(ER)는 자궁, 중추신경계, 혈관 평활근을 중심으로 널리 분포하고 있다. 유방암에는 호르몬 의존성인 것이 있으며, 그 호르몬 작용을 끊음으로써 암의 발육을 억제, 축소시킬 수 있다. 호르몬 의존성인가 아닌가의 판정을 위해 사람 유방암 조직의 에스트로겐 수용체(estrogen receptor ; ER) 존재 유무를 검색하고, 호르몬 요법의 적당한지 아닌지를 판정하여 치료 방침의 결정과 예후 판정에 도움이 되게 한다. 에스트로겐 수용체(ER) 양성 예에서는 난소·부신 적출과 항 estrogen제 치료가 효과적이다.

유방암조직 적출 후, 얻어진 세포 분획을 사용하여 ^{125}I-E_2를 tracer로 하는 방사수용체측정법(Radioreceptor assay ; RRA)에 의해 측정한다.

1) 측정 목적

유방암에서 에스트로겐수용체(ER) 유무를 검색함으로, 호르몬 요법 및 수술 여부를 판정하여 치료 방침의 결정과 예후 판정에 도움을 목적으로 한다.

2) 원리

방사수용체측정법(Radioreceptor assay ; RRA)를 이용하여 측정하며 원리는 방사면역측정법과 동일하나 항체 대신 수용체(조직)를 사용하는 것이 다르다.

3) 정상 범위

음성 ; 5 fmol/mg protein 이하

4) 임상적 의의

양성 ; 유방암

9-5. 프로게스테론(Progesterone)

프로게스테론(Progesterone)은 여성의 난소 및 태반에서 분비되는 스테로이드 호르몬으로 수정란의 착상과 임신유지에 중요한 역할을 하고 있어 황체 및 태반의 기능을 알 수 있는 지표로 이용된다(그림 9-2). 또한 자궁내막 표면의 혈류량을 증가시키며, estrogen과는 서로 길항적으로 작용하여 자궁근의 흥분성을 저하시키고 oxytocin에 대한 감수성을 둔하게 한다.

1) 측정 목적

난소 특히 황체 및 태반기능의 지표로 검사하고 선천성 부신피질과형성의 진단에 유용하다.

2) 원리

방사면역측정법(RIA)인 경쟁반응으로 프로게스테론 항체와 검체 중의 항원 및 표지항원과 반응 시킨다. 결합형과 유리형을 분리하고 방사능을 계측하여 검체 중 프로게스테론 농도를 구한다

3) 정상 범위

구 분		정상 범위
남 성		0.7 pg/mL 이하
여 성	난포기	0.25 ~ 2.0 ng/mL
	배란기	2.5 ~ 25.0 ng/mL
	황체기	5.7 ~ 28 ng/mL
	임신중	10 ~ 40 ng/mL
임 신	1st trimester	10 ~ 40 ng/mL
	2nd trimester	25 ~ 140 ng/mL
	3rd trimester	100 ~ 270 ng/mL

4) 임상적용

이상 증가 ; 선천성부신과형성, Cushing 증후군
이상 감소 ; 난소기능저하, 황체 기능부전, 무월경, 배란기상, 유산

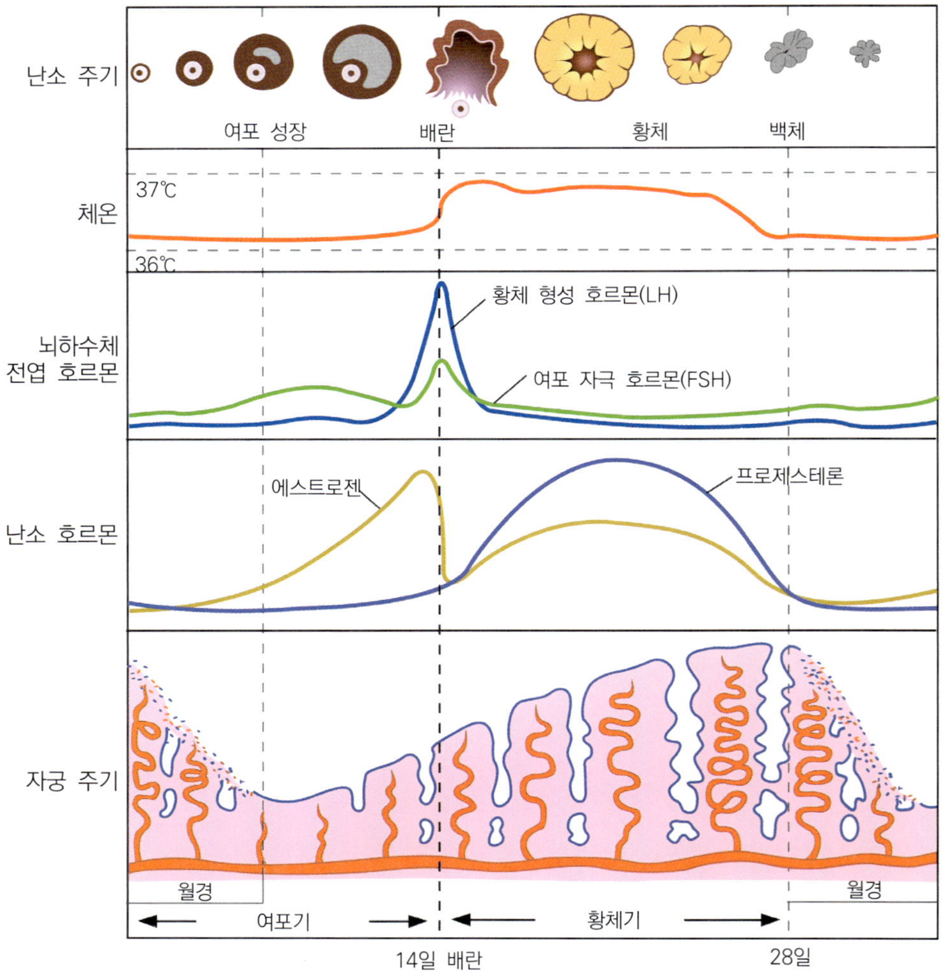

그림 9-2 월경주기에 따른 여성호르몬의 변동

9-6. 사람 융모성성선자극 호르몬 (Human chorionic gonadotropin ; hCG)

사람융모성성선자극 호르몬(hCG)은 태반의 융모조직에서 생성·분비되는 분자량 38,000인 성선자극 작용을 가진 당단백 호르몬으로 α와 β의 2개 subunit로 이루어져 있는데, α-subunit는 LH, FSH, TSH의 것과 거의 같은 구조이다. 그러나 β-subunit는 각각 특이한 구조를 가지며, hCG의 β-subunit는 LH의 그것과 유사하다. 즉, LH의 β

-subunit와는 C말단 아미노산(carboxyle terminal peptide ; β-CTP) 30개만 다르기 때문에 양자와의 교차성이 문제가 되었다. 그러나 최근 hCG β-CTP와 특이적으로 반응하는 항체가 만들어져 사람융모성성선자극 호르몬을 특이적으로 정량이 가능해 졌다.

사람융모성성선자극 호르몬은 정상 조직에서는 분비되지 않기 때문에 그 검출은 융모조직의 존재와 이소성 hCG 산생을 의미한다. 혈중 농도의 측정은 정상임신과 이상 임신의 진단과 예후 판정에 응용되고 있는 외에도 융모성질환 및 hCG 산생종양의 진단과 치료 효과, 재발의 판정에도 유용하다(표 9-1). 유리-βHCG(F-βHCG)의 측정은 융모성질환에서 증가되고, 정상 임신과 감별할 수 있다.

표 9-1 임신기간 동안의 hCG 농도 변화

임신기간	hCG 농도(mIU/mL)
1주	10 ~ 20
2주	200 ~ 400
3주	500 ~ 1000
4주	2000 ~ 3000
8주	30,000 ~ 50,000
16주	10,000 ~ 30,000
24주	3,000 ~ 8,000
32주	2,000 ~ 6,000
40주	4,000 ~ 10,000

1) 측정 목적

조기 임신 진단과 임신 경과를 알수 있고 특히 융모상피암의 조기 진단과 치료 효과를 알 수 있다.

2) 원 리

면역방사계수측정법(IRMA)으로 사람융모성성선자극 호르몬 단클론 항체를 피복시킨 시험관에, 검체에 존재하는 사람융모성성선자극 호르몬 항원을 가해 반응 시킨다. 이미 형성된 항체-항원 복합체에 ^{125}I가 표지된 항체와 결합하여 "Sandwitch"를 형성한다.

이 중 결합되지 않은 유리형 물질은 세척 과정에서 제거되고, 시험관에 결합된 복합체의 양은 검체 중 사람융모성성선자극 호르몬의 양에 비례하며 방사능을 측정하여 농도를 구한다.

3) 정상 범위

Non pregnant ; 3 mIU/mL 이하
Eary pregnancy ; 10 ~ 25 mIU/mL
수태 후 10일 ; 약 50 mIU/mL

4) 임상적 의의

이상 증가 ; 임신, 융모성질환, hCG 산생종양, 이소성 hCG 산생종양, α및 β-subunit 산생종양(폐암, 자궁경부암, 난소암, 고환종양, 간암, 위암, 간아종, 배아종), 융모성종양(포상기태, 융모상피종)

제10장

간염관련 항원, 항체
Hepatitis related Ag, Ab

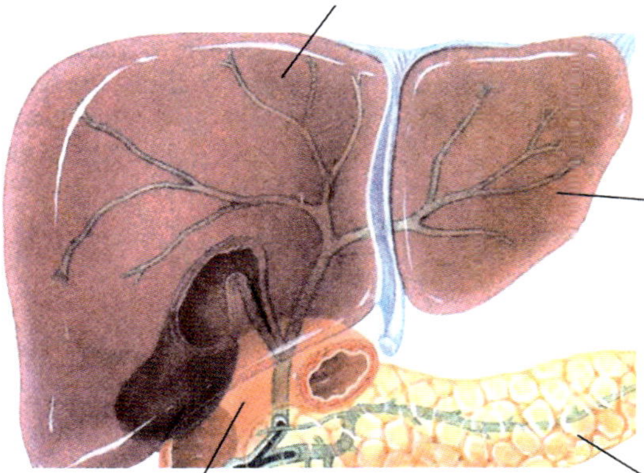

Liver

Virus성 간염은 1965년 Blumberg 등이 β-lipoprtein allotype의 침강소를 연구하던 중 Australia 원주민 혈청에서 새로운 항원 즉 Australia항원을 발견하여 Au antigen 이라 명명하였다. 이것이 간염 B형 virus의 표면 항원임 이 밝혀졌고 이항원이 간염과 연관이 있는 것으로 알려졌다. 바이러스성 간염을 일으키는 다부분이 hepatitis A virus, hepatitis B virus, hepatitis C virus(hepatitis NANB), hepatitis delta virus 등의 종류가 확인되었다. 이중 A형 간염 바이러스는 흔히 신생아의 간염을 유발하나 보균자도 없고 만성간염으로 이행되는 경우가 거의 없어 커다란 문제가 되지 않는다. 그러나 B형 간염(hepatitis B)은 만성보균자가 존재하고 만성간염으로 이행되어 간경화 및 간암으로 유발할 수 있다. 이러한 B형 간염을 조사하는데 필수적인 항목은 HBS 항원과 항체, HBE 항원과 항체, HBC 항원과 항체가 있다.

HBs 항원 양성의 의의는 급성 또는 만성 B형 간염의 잠복기, 활동기, 보균자임을 나타내며, HBe 항원은 HBs 항원 동시 양성 시에만 나타나며, HBe 항원 양성은 지속적인 감염성과 감염의 지표로 이용된다. HBc 항체 양성은 HBs 항원 감염 후 일정 시간 경과 후 장기간 지속적으로 나타나 과거력의 지표로 사용되고, HBs 항체 양성의 의미는 임상적 증상에 관계없이 B형 간염에 감염된 경험이 있고 회복되어 재감염에 대한 면역성 획득을 나타낸다.

C형 간염 바이러스 감염은 수혈 후 감염 및 간세포암, 만성간염과 관련 있는 것으로 알려지고 있으며, 간염 Delta 간염 바이러스(HDV)는 HBV와의 동시 중복 감염하며, 만성간염의 예후를 악화시키는 것으로 알려지고 있다.

10-1. A형 간염 항체(Hepatitis A antibody ; HA-Ab)

A형 간염은 바이러스 간염의 일종인데, 그 특징은 경구 감염하는 것, 유행 발생이 나타나는 것, 재감염이 거의 없다는 것, 만성화 예가 드물다는 것 등이다. A형 간염 초기 진단 시 혈중에 일과성으로 IgM형 HA(Hepatitis A) 항체가 나타난다. 그리고 이어서 IgG형 HA 항체의 상승이 나타난다.

1) 측정 목적(HA-IgM Ab)

급성 A형 간염 진단 및 A형 간염의 현재 또는 과거력을 알 수 있다.

2) 원리

A형 간염 항원을 피복시킨 시험관에, 검체에 존재하는 A형 간염 항체(HV IgM Ab)와 표지항체를 가해 경쟁반응 시킨다.

3) 보고 방법

Negative 또는 Positive

4) 임상적 의의

음성 ; Inhibition% - 30% 미만
양성 ; HA 면역 획득

10-2. B형 간염 관련 항원 및 항체

1. B형 간염 표면항원(Hepatitis B surface antigen ; HBs Ag)

B형 간염 표면항원(HBs Ag)은 B형 간염 바이러스(Hepatitis B virus; HBV)에 의해 일어나는 감염이다. HBV는 1964년에 Blumberg에 의해 오스트레일리아 항원(HBs 항원)으로서 발견된 이후, 1970년 Dane 등에 의해 B형 환자에서 발견된 Dane particle이라고 하던 것이 B형 간염 바이러스 자체로 알려지게 되었다(그림 10-1). 이 바이러스는 surface와 core로 구성되어 있고 직경이 42 nm로 DNA type 바이러스이며 이는 항원성은 있으나 감염성이 없다고 알려졌다. 현재 HBV HBs 항원은 HBV의 외피(surface) 항원을 의미하며 발병 초기인 1~3개월 동안 양성으로 나타난다(그림 10-2).

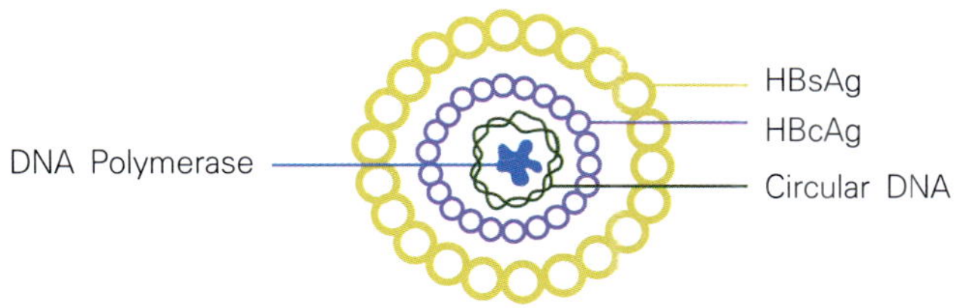

그림 10-1 B형 간염 바이러스의 모형

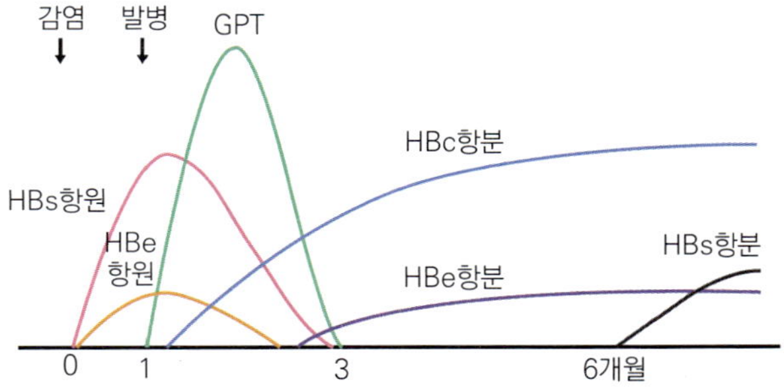

그림 10-2 Hepatitis B형 Virus에 의한 간염의 경과

1) 측정 목적

B형 간염의 진단 및 임상적으로 B형 간염 항원 보유자 양성으로 한다.

2) 원 리

샌드위치법을 이용하여 검체 내 B형 간염 표면항원을 측정하는 고형상 면역방사계수 측정법(IRMA)이다.

3) 시약(그림 10-3)

① Antibody(Beads) ; Antibody to Hepatitis B surface antigen(Guinea pig)
② anti HBs Ab(^{125}I) ; Radiolabelled Ab to Hepatitis B surface antigen, 0.74 μCi/mL
③ Controls ; 2개(Negative, Positive control serum)

4) 측정 방법

Tray		Neg. control	Pos. control	Samples
Numbering		1 ~ 5	6 ~ 7	8
Pipette	Controls (μL)	200	200	
	Samples (μL)			200
Ab-Bead		1개씩 넣는다.		
Mix		Cover 덮고 bead가 잠기도록 한다.		
Incubate	A방법; 건진 검체	실온에서 16 ± 4시간 동안 반응시킨다.		
	B방법; 외래, 병실	45 ℃ incubator에 2시간 반응시킨다.		
	C방법; 입원 전	45 ℃ incubator에 30분 반응시킨다.		
Wash		Proquantum 이용 수세한다.		
Ab-I-125 (μL)		200	200	200
Incubate	A방법; 건진 검체	45 ℃ incubator에 1시간 반응시킨다.		
	B방법; 외래, 병실	45 ℃ incubator에 1시간 반응시킨다.		
	C방법; 입원 전	45 ℃ incubator에 30분 반응시킨다.		
Wash		Proquantum 이용 수세한다		
Gamma-counting		Bead를 tube로 옮겨 A, B방법은 1분, C방법은 2분 계측한다.		

☞ 검체희석 : 필요없음

5) 결과 판정

① Cut off 계산 방법 : A, B방법 - NCX × 2.1
C 방법 - NCX × 1.5

② 결과 판독 : cut off cpm보다 작으면 음성이고, cut off cpm과 같거나 크면 양성

6) 계측 결과의 예

번호	control 및 검체	계측값(cpm)	결 과	비 고
1	Negative control	100	Negative(-)	
2	Negative control	108	Negative(-)	
3	Positive control	35522	Positive (+)	
4	Positive control	35627	Positive (+)	
5	검체 A	110		
6	검체 B	149		
7	검체 C	34046		
8	검체 D	229		
9	검체 E	28077		
10	검체 F	120		
11	검체 G	107		
12	검체 H	208		
13	검체 I	33299		
14	검체 J	112		

* Cut off 계산 방법 : A, B방법의 경우 ; NCX × 2.1 = 100 + 108/2 = 104 × 2.1 = (　　　)cpm 이상이면 양성으로 판정

7) 보고 방법

Negative 또는 Positive

8) 임상적 의의

음성 ; cut off치 미만
양성 ; 간염 B형 항원 보균자

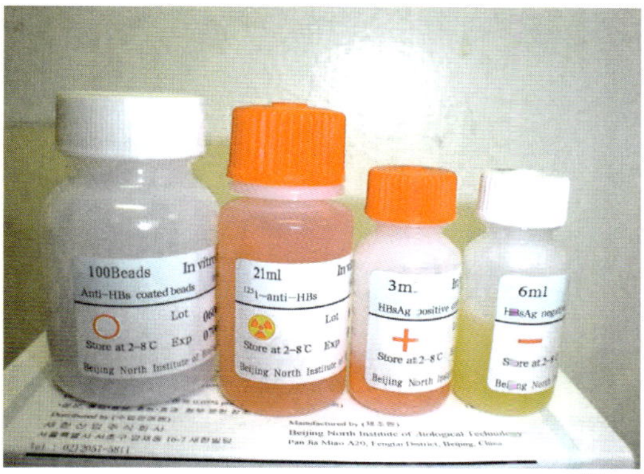

그림 10-3 HBs Ag Kit contents : (Bead-HBs Ab, ^{125}I-HBs Ab, control serum(Positive, Negative)

2. B형 간염 표면항체(Hepatitis B surface antibody ; HBs Ab)

B형 간염 표면항체(HBs Ab)는 B형 간염 외피(surface)항원에 대한 감염 방어 항체이다. 양성의 의미는 임상적 증상에 관계없이 B형 간염에 감염된 경험이 있고 회복되어 재감염에 대한 면역성 획득을 나타낸다(그림 10-2).

1) 측정 목적

B형 간염 항체 생성 여부와 간염백신 투여의 지표로 이용한다.

2) 원 리

B형 간염 표면항원을 구슬에 피복시키고 검체의 항체가 항원-항체 반응하고 다시 표지항원을 가해 반응시켜 항원-항체-표지항원의 샌드위치 반응을 이용하여 측정한다.

3) 보고 방법

Negative 또는 Positive

4) 임상적 의의

음성 ; cut off치 미만
양성 ; HBV 면역 획득

3. B형 간염 E항원(Hepatitis B envelope antigen ; HBe Ag)

B형 간염 E항원(HBe Ag)은 HBS 항원과 동시 양성 시 나타나며, HBs 항원 발현 직후부터 검출되기 시작하여 HBs 항원이 소멸되기 전 소멸된다. HBe 항원은 B형 간염 바이러스(HBV)의 capsid 구성 단백의 하나로 HBV의 심내부를 구성하는 polypeptide인데 혈중에는 유리 또는 면역 globulin과 결합한 형으로 존재하고 있다. HBe 항원 양성 혈중에는 Dane 입자(HBV)가 많으며, 바이러스와 관련된 DNA polymerase의 활성도 높다. 즉, HBe 항원 양성일 때 감염성 바이러스 입자가 많이 존재하여 HBV의 증식 상황을 알 수 있으며, 또한 그 감염성의 강도를 추측할 수 있다 HBe 항원 양성은 지속적인 감염성과 간질환의 만성화 및 수직 감염의 지표가 된다.

1) 측정 목적

B형 간염의 진단 시 감염력이 가장 강한 시기에 나타나는 지표로 이용된다.

2) 원 리

B형 간염 E항원(HBe Ag) 면역방사계수측정법(IRMA)은 샌드위치법을 이용한 측정법이다. B형 간염 E항원에 대한 다가항체가 피복된 시험관에 검체의 B형 간염 E항원을 반응시키면 항체와 결합되어 시험관에 결합되고 이를 세척한 후 ^{125}I를 표지시킨 단일 클론 항체를 첨가시키면 이미 결합된 항원과 샌드위치 형태로 결합된다.

3) 재료 및 시약

① Anti-HBe 피복 폴리스틸렌 시험관
② Anti-HBe(^{125}I) 0.75 μCi/mL
③ HBe Ag controls ; 2개(Negative, Positive control serum)

④ Neutrality solution for HBe Ag

4) 측정 방법

① 피복된 시험관(Anti-HBe tube)에 음성 및 양성대조 혈청 200 μL를 분주한다.
② 실온에서 90분 반응 시킨 후, 시험관 내부용액 버리고 증류수 3 mL로 3~5회 세척한다.
③ 모든 시험관에 ^{125}I-anti-HBe 200 μL를 분주하고 혼합한다.
④ 실온에서 90분 반응 시킨 후, 시험관 내부용액 버리고 증류수 3 mL로 3~5회 세척한다.
⑤ 감마카운터로 각 시험관의 방사능을 계측한 후 계산한다.

모든 계수값에서 배후방사능(back ground cpm)을 빼 주어야한다.

5) 결과 판정

① Cut off 계산 방법 : NCX × 2.1
② 결과 판독 : cut off cpm보다 작으면 음성이고, cut off cpm과 같거나 크면 양성

6) 보고 방법

Negative 또는 Positive

7) 임상적 의의

음성 ; cut off치 미만
양성 ; 활동성 B형 간염

4. B형 간염 E항체(Hepatitis B envelope antibody; HBe Ab)

B형 간염 E항체(HBe Ab)는 B형 간염 바이러스(HBV)의 capsid 구성 단백에 대한 항체이다. 이 항체가 존재 시 만성 B형 간염 환자의 경과 추적 시 활동기에서 치료 효과를 판정하는데 지표가 된다.

1) 측정 목적

B형 간염의 진단시, B형 간염 감염으로 부터의 회복을 의미한다.

2) 원리

B형 간염 E항체 측정 면역방사계수측정법(IRMA)은 검체의 Anti-HBe와 시험관에 피복된 HBe Ag에 대한 항체가, 시약 내 일정량의 Recombinant DNA(rDNA) HBe 항원에 대해 서로 경쟁적인 결합을 이용한 방법이다. 검체에 항체가 많을수록 시험관의 표지항체와 rDNA 결합수는 감소한다. 유리형을 제거하고 ^{125}I-anti HBe를 첨가하여 반응시킨다. 검체에 Anti HBe가 많을수록 계수율은 감소한다.

3) 보고 방법

Negative 또는 Positive

4) 임상적 의의

음성 ; Inhibition%; 30% 미만

양성 ; HBV 기왕감염, 만성 B형 간염의 비활동기

5. B형 간염 C항체(Hepatitis B core antibody ; HBc Ab)

B형 간염 C항체(HBc Ab)는 B형 간염 바이러스(HBV)으 구성 성분 중 core 단백에 대한 항체이다. 급성 B형 감염에서 HBs 항원이 음성인 겨으 IgM형 HBc 항체 양성이면 급성 B형 간염 초기에 나타나며, 장기간 만성 또는 carrier인 경우 IgG 항체가 검출된다. HBc 항체 양성은 HBs 항원 감염 후 일정 시간 경과 후 장기간 지속적으로 나타나 과거력의 지표로 사용되고 있다(표 10-1).

1) 측정 목적

B형간염 core 항체(IgG와 IgM 항체)로 B형간염의 감염에 대한 현재 및 과거력의 증거로 활용한다.

2) 원리

방사면역측정법(RIA)인 경쟁반응으로 검체 중의 B형 간역 C항체 농도를 측정한다.

3) 보고 방법

Negative 또는 Positive

표 10-1 Hepatitis B형 Virus에 의한 간염검사에 대한 결과 허석

경과	HBs-Ag	HBe-Ag	HBc-Ab	HBs-Ab	해석
1	(-)	(-)	(-)	(-)	정상
2	(+)	(-)	(-)	(-)	간염 B형 항원 생성
3	(+)	(+)	(-)	(-)	간염 B형 항원 보유. HBe항원 생성. 활동성(감염주의)
4	(+)	(-)	(+)	(-)	간염 B형 항원 보유. 간염 C항체 생성(과거력의 지표)
5	(-)	(-)	(+)	(+)	간염 C항체 간염 B형 항체 생성(면역획득)
6	(-)	(-)	(+)	(-)	간염 B형 항체 소멸 간염 C항체(영구 보유)

4) 임상적 의의

음성 ; Inhibition%; 30% 미만
IgM형 양성 ; 급성 B형 간염 초기
IgG형 양성 ; 만성 또는 carrier인 경우

10-3. C형 간염 항체 (Hepatitis C virus antibody ; HCV Ab)

C형 간염은 수혈 후 간염의 대부분을 차지하며, 감염 후에 변이, 만성화, 간경변을 거쳐, 간세포암으로 이행하는 간염이다. 이 C형 감염을 일으키는 바이러스(HCV)의 cloning이 1989년에 성공했다. 이 cloning에 의해 발현시킨 c100-3 항원을 사용한 HCV 항체의 검출 kit(IRMA)가 먼저 개발되었는데, c100-3 항원을 사용한 것은 HCV 감염을 완전히 검출하지는 못했다. 그래서 c100-3 항원에 c22-3 항원과 c200 항원을 추가한 IRMA에 의한 HCV 항체검출 kit가 다음에 개발되어 고감도의 검출이 가능해졌다. 또한 N-14 항원을 사용한 IRMA kit도 입수가 가능하다. 또한 최근에는 과거의 감염과 현재의 감염을 구별하기 위해 HCV 코아영역 유래의 c22-3 항원을 사용한 HCV 코아 항체를 정량적으로 측정하는 IRMA kit가 개발되어 있다.

1) 측정 목적

C형 간염 과거의 감염과 현재의 감염을 구별한다.

2) 원 리

면역방사계수측정법(IRMA)으로 검체에 존재하는 C형 간염 항체를 측정한다.

3) 보고 방법

positive or negative

4) 임상적 의의

음성 ; cut off치 미만
양성 ; HCV 감염증

10-4. 델타 간염 바이러스 항체 (Hepatitis Delta virus antibody ; HDV Ab)

Delta 간염 바이러스(HDV)는 HBV와의 동시 감염에 의해 급성간염을 중증화하고, HBV carrier에 중복 감염하며, 만성간염의 예후를 악화시키는 것으로 인정되고 있다. HDV는 외측이 HBs 항원에 감싸인 구형입자의 내측에 delta 항원과 소분자인 RNA가 존재하는 바이러스이다. HDV는 HBV의존성인 불완전 바이러스이며, HBV와 동시감염이라는 특수한 예를 제외하면 HBV carrier에만 감염한다.

1) 측정 목적

D형 간염 과거의 감염과 현재의 감염을 구별한다.

2) 원리

면역방사계수측정법(IRMA)으로 검체에 존재하는 델타 간염 바이러스 항체를 측정한다.

3) 보고 방법

positive or negative

4) 임상적 의의

음성 ; cut off치 이상
양성 ; HDV 감염증

제11장

신장 종양마커

Tumor marker

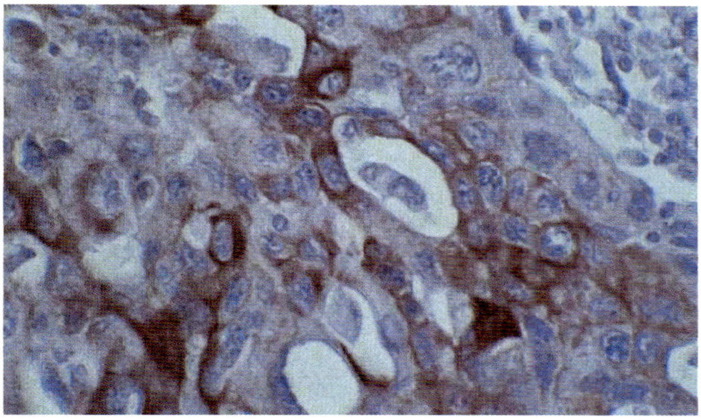

Squamous cell carcinoma

종양marker(tumor marker)는 악성종양 환자에서 생성되는 물질로서, 체액 중의 농도를 측정함으로 종양의 존재, 치료 효과의 판정, 치료 후의 경과 관찰 등에 유용한 물질을 말한다. 종양관련 항원, 효소, 호르몬 등 다양한 물질을 포함하며, 현재 체외검사(In vitro 검사) 항목 중 종양marker의 측정은 분류별 조사 건수에서 최고를 차지하고 있으며 이용도는 날로 증가하고 있다(표 11-1).

종양marker 측정의 의의로서는 아래와 같은 것을 생각할 수 있다.

1) screening : 유아 검진에 있어서 요중의 카테콜아민(catecholamine) 대사물의 측정에 의한 신경아세포종의 screening이 시행되고 있다. 그러나 기타의 암에서는 조기의 암에 대한 종양marker의 양성률은 낮고 건강인에 대한 screening을 위해 종양marker를 측정하는 의의는 적다.

2) 고위험군에서의 경과 관찰 : 만성간염과 간경변증에서는 간세포암의 출현 빈도가 높기 때문에 정기적인 종양marker의 측정이 암발견의 계기가 된다.

3) 치료 효과의 판정 : 수술과 방사선치료, 화학요법 등의 효과 판정에 사용된다.

4) 치료 후의 경과 관찰 : 치료 후의 경과 관찰에 종양marker가 측정되며, 재발의 발견에 도움이 된다.

표 11-1 주요 종양marker와 관련 장기

장기특이성	종양marker	정상치	관련장기
높은군	알파태아단백(α-fetoprotein; AFP)	20 ng/mL ↓	간암
	Human chorionic gonadotropin(hCG)	3 mIU/mL ↓	융모상피암
	Prostatic acid phosphatase(PAP)	3 ng/mL ↓	전립선암
	Squamous cell carcinoma(SCC)	2 ng/mL ↓	자궁경부암
	Neuron specific enolase(NSE)	10 ng/mL ↓	신경아세포종
보통군	Carcinoembryonic antigen(CEA)	6 ng/mL ↓	대장암
	Carbohydrate antigen 19-9(CA 19-9)	37 U/mL ↓	췌장암
	Carbohydrate antigen 15-3(CA 15-3)	30 U/mL ↓	유방암
	Carbohydrate antigen 125(CA 125)	35 U/mL ↓	난소암
	Tissue polypeptide antigen(TPA)	110 U/l ↓	모든암
	엘라스타아제(Elastase)	130~280 ng/dl	췌장암
낮은군	갑상선글로불린(Thyroglobulin; Tg)	25 ng/mL ↓	갑상선암
	페리틴(Ferritin)	20~300 ng/mL	모든암
	Sialyl antigen-1(SSEA-1)	38 U/mL ↓	췌장암

11-1. 알파태아단백(α-fetoprotein ; AFP)

알파태아단백(AFP)는 1956년 Bergstrand가 태아 혈청중에서 발견한 전기영동상 α-globulin 위에 영동되는 단백으로서, 그 후 간세포암의 혈중에 나타나는 것이 발견됨으로써 주목을 받게 되었다. 태아기의 간, 난황난에서 생성되는 분자량은 약 70,000의 태아성단백으로, 약 4%의 당을 함유한다.

태아 혈청중에서는 13주경에 300 mg/dl 전후에 달하며, 그 후 감소하여 출생시에는 10,000 ng/mL 전후가 된다. 생후 약 1년에서 건강 성인의 혈중 농도인 20 ng/mL 이하까지 저하한다. 임산부에 있어서는 임신 12 ~ 14주에서 20 ng/mL를 넘고, 35 ~ 38주에서 400 ng/mL 전후의 최고에 달한 후 약간 감소되며, 분만 후 3주에서 정상역이 된다. 무뇌아 및 이상 태아의 양수중에 AFP가 이상 증가를 나타낸다. RIA, IRMA, EIA 등 각종의 AFP 측정용 kit가 시판되고 있다.

1) 측정 목적

간암의 종양표지자로 간세포암의 종양marker, 간세포암의 screening 및 진단, 치료효과 판정의 지표로 이용되고 있다.

2) 원리

면역방사계수측정법(IRMA)으로 두개의 다른 단클론 알파태아단백을 사용하는 sandwitch method이다. 알파태아단백 항체가 피복된 시험관에, 검체에 존재하는 알파태아단백을 반응시키고 이미 형성된 항원-항체 복합체에 ^{125}I가 표지된 알파태아단백 항체와 결합하여 "Sandwitch"를 형성한다. 코팅된 시험관에 결합된 방사능의 양을 측정하여 농도를 구한다(그림 11-1).

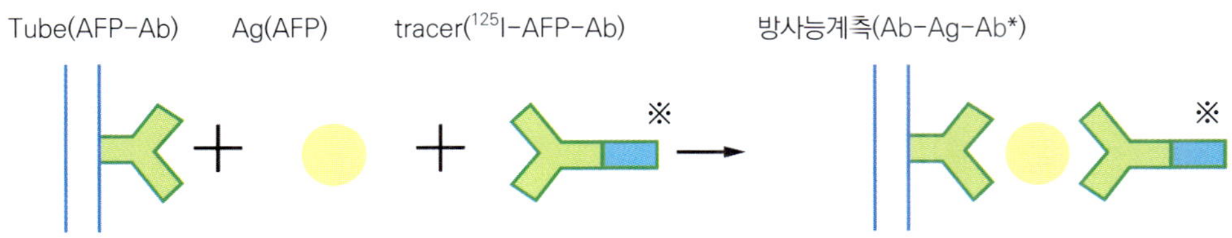

그림 11-1 AFP 측정 원리(IRMA)

3) 정상 범위

20 ng/mL 이하

4) 임상적 의의

이상증가 ; 간세포암, 난황낭종, 급성간염, 만성간염, 간경변증

11-2. 암태아성항원(Carcinoembryonic antigen ; CEA)

1965년 Gold와 Freedman이 사람 대장암조직 추출물로 면역한 토끼의 항혈청을 정상조직에 흡수시켜 얻어진 항체와 반응하는 물질을 암태아성항원(CEA)이라고 명명하였다. 이 중의 주요 성분에서 약 60%의 당을 함유한 분자량 약 18만의 당단백이 암태아성항원이다. 종양marker로서는 알파태아단백과 함께 고전적인 것이지만, 대장암, 직장암 등의 소화기암의 대표적인 marker로 널리 이용되고 있다.

임상적으로는 소화기암, 특히 대장암, 직장암에서 유용성이 높으며, 또한 폐암, 유방암 등 많은 암환자에 있어서 혈중 암태아성항원치가 양성이 된다. 담도암 환자에 있어서 경시적으로 측정하여 치료 효과의 판정 및 재발의 여부 판정에 사용한다. 한편, 암태아성항원는 정상인의 혈중에도 미량이 존재하고 있으며, 흡연자와 고령자에서는 혈중 농도가 높아지는 것으로 알려져 있다.

1) 측정 목적

종양표지자로 대장암, 직장암, 췌장암, 위암, 유방암, 폐암, 난소암, 갑상선암에서 증가한다.

2) 원리

비경쟁반응에 의한 면역방사계수측정법(IRMA)으로 두 개의 anti-CEA를 사용하는 "Sandwitch"방법이다. 하나는 시험관에 흡착되어 있고, 다른 하나는 ^{125}I으로 표지되어 있다. 반응 시간동안 검체에 존재하는 암태아성항원는 시험관에 흡착된 암태아성항원 항체와 결합하고, 이미 형성된 항원-항체 복합체에 ^{125}I가 표지된 암태아성항원 항체가 결합하여 샌드위치를 형성한다. 결합하지 않은 물질은 세척과정에서 제거되고, 고정상에 결합된 복합체의 양은 검체 중 암태아성항원 양에 비례하게 되며, 이것의 농도는 감마카운터에 의해 방사능을 측정하게 된다.

3) 시약

(1) Coated tube, coated with Anti CEA antibody(monoclonal, mouse)
(2) Tracer-^{125}I

(3) Control sera
(4) Standards, CEA concetrations: 0, 3, 6, 18, 70, 200 ng/mL

4) 측정 방법

① Coated tube를 각각 표준용액, 정도관리혈청, 검체, 25 μL씩 분주한다.
② 모든 Coated tube에 ^{125}I Tracer를 50 μL씩 분주한다.
③ Coated tube에 Tracer buffer 50 μL씩 분주한다.
④ 잘 혼합하고 실온에서 45분간 200 ~ 300 rpm으로 반응시킨다.
⑤ Coated tube의 모든 시약을 흡입한다.
⑥ 각 시험관에 증류수 2 ~ 3 mL를 가하고 흡입하는 과정을 2 ~ 3회 반복한다.
⑦ 감마카운터에서 1분간 각각의 음성 대조액과 양성 대조액, 검체의 반응 방사능(cpm)을 측정한다. 이때 ^{125}I Tracer activity 측정을 위하여 일반 시험용 시험관에 ^{125}I Tracer 100 μL를 넣고 총 방사능량(total activity)을 측정한다.
⑧ 표준액과 검체에 대한 결합률(binding percent)을 계산한다.
⑨ 결합률(B/Bmax)%= 시료반응 방사능량(cpm)/표준액 200 ng/mL(cpm) × 100
⑩ 각 각의 표준액을 이용하여 표준곡선을 이용하여 농도를 구한다.

5) 정상 범위

흡연자 〈 7.5 ng/mL 이하　　비흡연자 〈 5.0 ng/mL 이하

6) 정상 범위

6 ng/mL 이하

7) 임상적 의의

이상 증가 ; 대장암, 직장암, 췌장암, 담도암, 폐암, 유방암

11-3. 탄수화물항원 19-9 (Carbohydrate antigen 19-9 ; CA 19-9)

탄수화물항원 19-9(CA 19-9)는 1979년 koprowski 등에 의해 사람 대장암배양세포주 SW 1116을 면역원으로 해서 만든 monoclonal 항체 NS 19-9가 인식하는 당쇄항원이다(그림 11-2). 항원결정기는 시알산이 말단의 gallactose에 2→ 3 결합으로 붙은 Lea항원이며, 혈중에는 분자량 100만 이상의 mucin 당단백으로서 존재하고 있다.

조직의 분포는 담낭, 담관, 취장, 위, 기관지, 전립선 등의 상피세포에 주로 분포하나 췌장, 담낭, 담관의 조직의 암에서 높은 암 발현율을 나타낸다(표 11-2).

1) 측정 목적

종양표지자로 췌장암(86%), 위암(89%), 간담도암(56%), 결장암(59%), 간암, 폐암 등의 종양 치료 경과를 추적 관찰한다.

2) 원리

비경쟁반응에 의한 면역방사계수측정법(IRMA)으로 단클론 탄수화물항원 19-9를 사용하는 "Sandwitch" 방법이다. 하나의 항체는 시험관에 흡착되어 있고, 또 다른 항체는 ^{125}I-CA 19-9으로 표지되어 있다. 실온에서 45분 반응하는 동안 검체에 존재하는 탄수화물항원 19-9는 시험관에 흡착된 탄수화물항원 19-9 항체와 결합하고, 이미 형성된 항원-항체 복합체에 ^{125}I가 표지된 탄수화물항원 19-9 항체가 결합하여 샌드위치를 형성한다. 이 중 결합하지 않은 물질은 세척과정에서 제거되고, 고정상에 결합된 복합체의 양은 검체 중 탄수화물항원 19-9 양에 비례하며, 이것의 농도는 감마카운터에 의해 방사능 양을 측정하여 농도를 구한다.

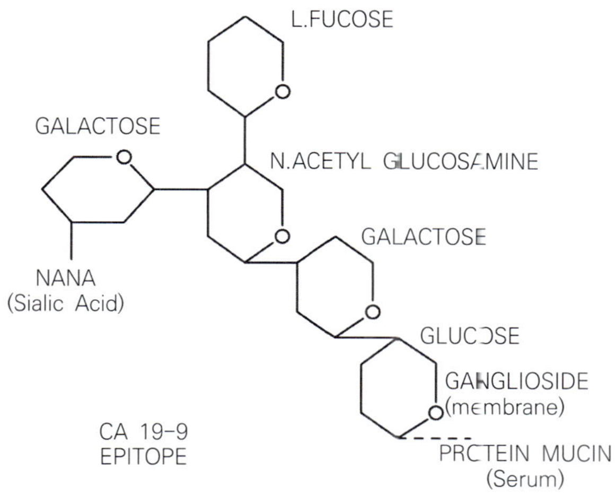

그림 11-2 **CA 19-9의 구조**

3) 시 약

(1) Coated tube, coated with anti CA 19-9 antibody(monoclonal, mouse)
(2) Tracer-^{125}I (3) Tracer buffer (4) Control sera
(5) Standards, CA 19-9 concentrations: 0, 15, 30, 60, 120, 240 U/mL
(6) Sample dilution solution: 50mM Sodium Citrate

4) 측정 방법

① Coated tube를 각각 표준용액, 정도관리혈청, 검체, 25 μL씩 분주한다.
② 모든 Coated tube에 ^{125}I Tracer를 50 μL씩 분주한다.
③ Coated tube에 Tracer buffer 50 μL씩 분주한다.
④ 잘 혼합하고 실온에서 45분간 200 ~ 300 rpm으로 반응시킨다.
⑤ Coated tube의 모든 시약을 흡입한다.
⑥ 각 시험관에 증류수 2 ~ 3 mL를 가하고 흡입하는 과정을 2 ~ 3회 반복한다.
⑦ 감마카운터에서 1분간 각각의 음성대조액과 양성대조액 검체의 반응 방사능 량(cpm)을 측정한다. 이때 ^{125}I Tracer activity 측정을 위하여 일반 시험용 시험관에 ^{125}I Tracer 50 μL를 넣고 총 방사능량(total activity)을 측정한다.
⑧ 표준액과 검체에 대한 결합률(binding percent)을 계산한다.

⑨ 결합률(B/B_{max}) % = 시료반응 방사능량(cpm)/표준액 240 U/mL(cpm) × 100
⑩ 각 각의 표준액을 이용하여 표준곡선을 이용하여 농도를 구한다.

5) 정상 범위

37 U/mL 이하

6) 임상적 의의

이상 증가 ; 췌장암, 담낭암, 담관암, 위암, 만성췌염, 담석증

표 11-2 각종 질환에서 CA 19-9치

대상	CA 19-9(U/ml) 10 / 100 / 1,000 / 10,000	증례수	평균 (U/ml)	양성률(%) >37U/ml
췌장암	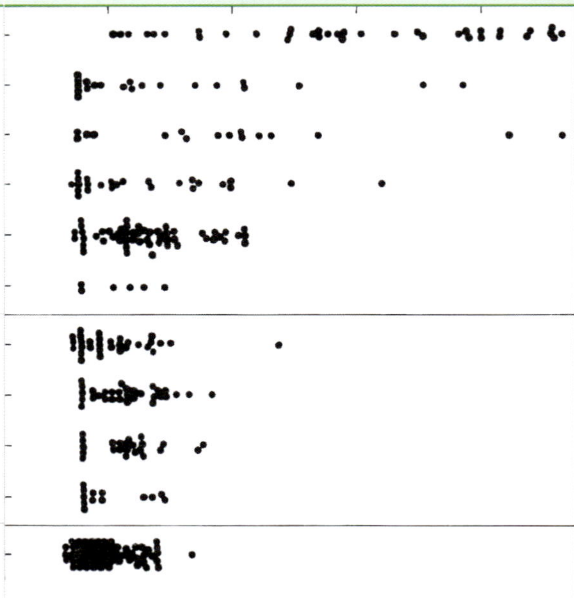	37	8,332	84
대장암		21	541	33
담도암		16	7,402	69
위 암		26	98.3	35
간 암		55	30.8	22
식도암		6	14.2	0
췌장염		34	18.5	2.9
간 염		32	16.2	6.3
간경변		23	16.5	8.7
기타양성질환		14	11.1	0
건강인		71	9.3	1.4

11-4. 탄수화물항원 125 (Carbohydrate antigen 125; CA 125)

1981년 Bast 등은 사람 난소장액성 낭포선암 배양세포주 OVCA 433을 면역원으로 하여 monoclonal 항체 OC 125를 만들고, 본 항체가 인식하는 항원을 탄수화물항원 125(CA 125)라 명명하였다. 탄수화물항원 125는 분자량 100만 이상의 당단백이지만 항원결정기는 아직 충분히 알려져 있지 않다.

상피성 난소 환자 혈청에 고농도로 존재하므로 난소암의 종양마커로 유용하다.

여성에 있어서는 월경기에 높아지고, 또한 임신초기에는 200 U/mL 전후까지 상승하는 경우가 있다. 난소암, 특히 장액성 낭포선암에서 높은치를 보인다. 양성률이 높으면 1,000 U/mL를 넘는 것도 많다.

1) 측정 목적

난소암의 종양마커로 진단, 치료효과 판정, 재발여부의 monitoring이 유용하다.

2) 원리

탄수화물항원 125 면역방사계수측정법(IRMA)은 샌드위치법을 이용한 측정법이다. 탄수화물항원 125에 대한 다가항체가 피복된 항체가 검체 너의 탄수화물항원 125와 구슬(bead)에 결합되고 이를 세척한 후 여기에 ^{125}I를 결합시킨 단일 클론항체를 첨가시키면 이미 결합된 항체-항원 결합물에 샌드위치 형태로 결합한다. 탄수화물항원 125 농도가 증가할수록 ^{125}I-anti CA 125 방사능은 증가한다(그림 11-3).

3) 정상 범위

35 U/mL 이하

4) 임상적 의의

이상 증가 ; 난소암, 자궁경부암, 장액성낭포선암, 난관암, 자궁선근증, 자궁내막증

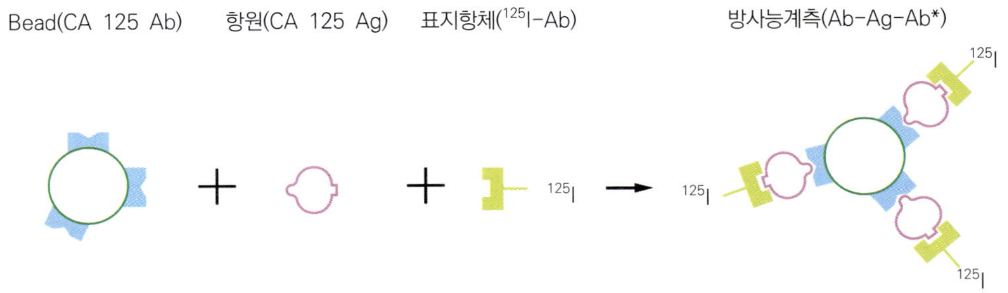

그림 11-3 **CA 125 측정원리(IRMA)**

11-5. 탄수화물항원 15-3 (Carbohydrate antigen 15-3 ; CA 15-3)

탄수화물항원 15-3(CA 15-3)은 human milk-fat globule membrane을 면역원으로 하는 monoclonal 항체 115 D8을 고상화항체와 monoclonal 항체 DF3을 표지항체로 하는 IRMA에 의해 측정하는 유방암 종양marker이다.

1) 측정 목적

유방암의 지표로 사용되는데, 조기진단에는 부적당하나 진행 또는 재발 유방암에서 monitor하는데 유용하다. 유방암의 종양표지자로 이의 치료 경과 추적 관찰한다.

2) 원리

탄수화물항원 15-3 면역방사계수측정법(IRMA)은 샌드위치법을 이용한 측정법으로 탄수화물항원 15-3에 대한 다가항체가 피복된 시험관에 검체의 탄수화물항원 15-3를 반응시키면 항체가 검체 내의 탄수화물항원 15-3와 시험관에 결합되고 여기에 ^{125}I를 결합시킨 단일 클론항체를 첨가하여 항체-항원 결합물에 샌드위치 형태로 결합한다(그림 11-4).

3) 정상 범위 30 U/mL이하

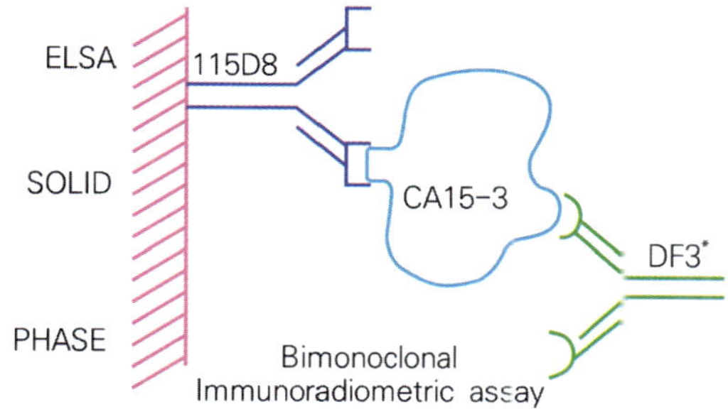

그림 11-4 CA 15-3 측정원리(IRMA)

4) 임상적 의의

이상 증가 ; 유방암, 유방암의 전이 및 재발, 유방암 이외 암

11-6. 탄수화물항원 72-4 (Carbohydrate antigen 72-4 ; CA 72-4)

Colcher 등은 사람 유암간 전이세포의 막분획을 면역원으로 하여 분자량 100만 이상의 mucin 당단백을 표지하는 monoclonal 항체 B72-3을 얻었다. 이것과 반응하는 항원은 TAG 72로 명명되었으며, 정제된 이 TAG 72를 면역원으로 하고, 다시 monoclonal 항체 CC 49를 만들어 이들 항체에 측정되는 종양marker가 탄수화물항원 72-4(CA 72-4)이다.

1) 측정 목적

종양표지자로 위암, 직장암, 폐암 등의 종양 치료 경과 추적관찰, 재발여부의 monitor에 유용하다.

2) 원리

면역방사계수측정법(IRMA)으로 검체에 존재하는 탄수화물항원 72-4 농도를 구한다.

3) 정상 범위

4 U/mL이하

4) 임상적 의의

이상 증가 ; 췌장암, 위암, 대장암 등의 소화기암, 난소암

11-7. 편평세포암항원 (Squamous cell carcinoma related antigen ; SCC)

편평세포암항원(SCC)은 1977년 Kato에 의해 자궁경부 편평상피암 조직에서 추출한 TA-4를 다시 정제한 분획으로, 분자량이 약 45,000의 단백으로 등전점이 서로 다른 여러개의 분획이 있다. 일반적으로 편평상피가 존재하는 부위에 중증질환이 존재하면 혈중 농도가 증가한다.

1) 측정 목적

이 항원은 각종 장기에서 편평상피암의 종양표지자로 진단, 치료효과, 경과관찰의 지표로 유용하다.

2) 원리

비경쟁반응에 의한 면역방사계수측정법(IRMA)으로 두개의 단세포군 항체를 이용하는 샌드위치 방법이다. 항체가 피복된 시험관에 항원인 검체의 편평세포암항원을 반응시키고 표지항체를 가한다. 유리형은 세척과정 중에 제거되고 피복된 시험관의 결합능은 감마선 계측기로 방사능을 측정하여 검체에 존재하는 편평세포암항원 농도를 구한다.

3) 정상 범위

2 ng/mL 이하

4) 임상적 의의

이상 증가 ; 편평상피암, 자궁경부암, 식도암, 폐암

11-8. 전립선성 산성포스파타제 (Prostatic acid phosphatase ; PAP)

전립선성 산성포스파타제(PAP)는 분자량 111,000인 전립선 유래의 산성포스파타제로 전립선암의 진단에 유용한 종양marker이다. 전립선마사지, 생검 등을 실시한 직후에는 혈중 농도가 상승하기 때문에 주의가 필요하다. 전립선비대증에서도 경드의 양성이 나타나고, 조기 전립선암과의 감별진단은 용이하지 않다

1) 측정 목적

전립선암의 종양표지자로 치료경과 및 추적관찰에 유용하다.

2) 원리

면역방사계수측정법(IRMA)으로 항체 피복 시험관을 이용하는 샌드위치방법으로 결합형을 분리한다. 항체가 피복된 시험관에 항원인 검체의 전립선성 산성포스파타제 반응시키고 표지항체를 가한다. 유리형은 세척과정 중에 제거되고 피복된 시험관의 결합능은 감마선 계측기로 방사능을 측정하여 검체에 존재하는 전립선성 산성포스파타제 농도를 구한다.

3) 정상 범위

3 ng/mL 이하

4) 임상적 의의

이상 증가 ; 전립선암, 전립성비대증, 골육종, 다발성골수종

11-9. 전립선특이 항원(Prostate specific antigen ; PSA)

전립선특이 항원(PSA)은 1979년 Wang 등에 의해 전립선 조직에서 추출된 분자량 34,000의 당단백인데, 전립선에만 존재한다. 임상적으로 전립선암 조기진단에 유용하며, 유용성은 전립선성 산성포스파타제(PAP)와 거의 같다.

1) 측정 목적

전립선암의 종양표지자이며 benign prostate hyperplasia, 전립선염에서도 다소 증가 가능하다.

2) 원리

항체가 피복된 시험관에 검체 중의 항원인 전립선특이 항원을 반응시키고 표지항체를 가해 결합형과 유리형을 분리하는 면역방사계수측정법(IRMA)이다.

3) 정상 범위

0 ~ 4 ng/mL 이하

4) 임상적 의의

이상 증가 ; 전립선암, 전립성비대증, 급성전립선염

11-10. 탄수화물항원 130 (Carbohydrate antigen 130 ; CA 130)

탄수화물항원 130(CA 130) Matsuoka 등이 보고하였으며, 사람 폐선암배양 세포주 PC 9를 면역원으로 하여 만든 monochronal 항체 130-22와 145-9에 인식되는 항원으로 난소암 및 간조직에 존재한다.

1) 측정 목적

난소암 종양marker로서 치료평가, 경과를 관찰하는데 유용하다.

2) 원리

탄수화물항원 130 면역방사계수측정법(IRMA)은 시험관에 피복된 고상화항체에 검체의 항원과 반응시키고 이어서 표지항체를 가하는 샌드위치 방법이다.

3) 정상 범위

35 U/mL 이하

4) 임상적 의의

이상 증가 ; 난소암, 폐암, 간세포암

11-11. 조직폴리펩타이드 (Tissue polypeptide antigen ; TPA)

조직폴리펩타이드(TPA)는 1957년 Bjorkliund 등이 각종 악성 종양조직에서 추출, 정제한 것으로 분자량 43,000, 30,000, 17,000 등 3개의 단편으로 이루어진 당을 함유하지 않은 단백이다. 특정 장기의 특이성이 부족하여 양성질환에도 증가하므로 암을 조기

진단하는데 유용성이 적으나, 폐암, 식도암, 위암, 대장암, 간세포암, 방광암 등 각종 악성종양에서 전반적으로 높은 양성율을 나타낸다(표 11-3).

1) 측정 목적

특정 암에 특이적으로 나타나는 것은 아니며 모든 암에 전반적으로 양성을 보인다.

2) 원리

면역방사계수측정법(IRMA)으로 조직폴리펩타이드 항체가 코팅된 시험관에 검체 중의 항원과 반응시키고, 이어서 표지항체를 가한 샌드위치법을 이용하여 검체에 존재하는 조직폴리펩타이드 농도를 구한다.

3) 측정 과정(그림 11-5, 6)

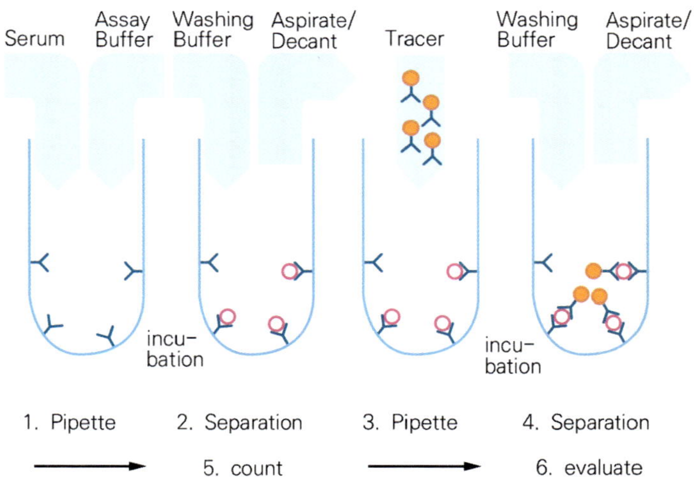

그림 11-5 TPA의 IRMA법에 의한 측정과정

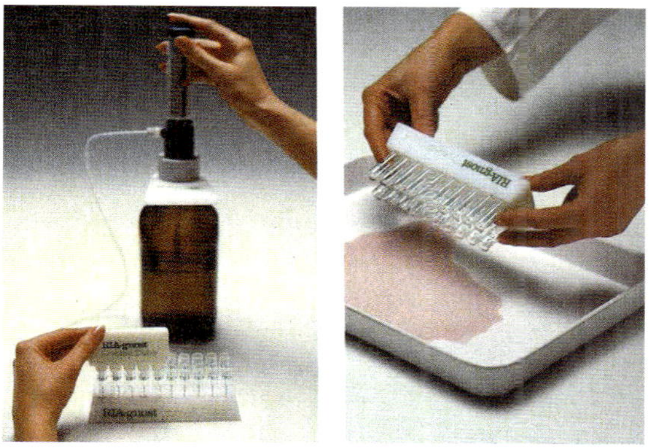

그림 11-6 TPA의 측정에서 Washing buffer와 decant 과정

4) 정상 범위

110 U/L 이하

5) 임상적 의의

이상 증가 ; 폐암, 식도암, 위암, 대장암, 간세포암, 방광암, 전립선암, 정소고환, 난소암, 자궁경부암, 갑상선암, 악성흑색종, 백혈병, 간염, 간경변, 췌장염

11-12.. 신경특이성에놀라제 (Neuron specific enolase ; NSE)

신경특이성에놀라제(NSE)는 신경조직중에 특이적으로 존재하는 단백질로 1965년 Moore에 의해 알려졌다. 분자량 약 10만인 해당계의 효소로서 α, β, γ 등 3종류의 subunit를 가졌으며, $\alpha\alpha$, $\beta\beta$, $\gamma\gamma$, $\alpha\beta$, $\alpha\gamma$의 5종류의 동위효소가 존재한다. 이중에서 γ의 subunit를 가진 $\gamma\gamma$, $\alpha\gamma$의 에놀라제(enolase)는 신경세포와 축삭돌기에 특이적으로 존재하기 때문에 신경특이성에놀라제라고 부르고 있다.

RIA, IRMA, EIA법으로 측정하며, 기준치는 10 ng/mL 이하이다. 용혈 혈청에서 높은 측정치 나타내므로 주의가 필요하다.

표 11-3 각종 악성종양과 TPA치

TPA(U/L)

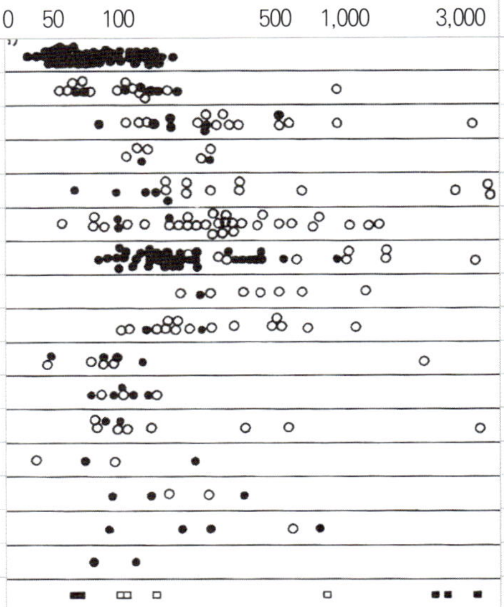

		평균(U/L)	SD	위험률(P)
건 강 인	n=68	77.3	28.2	
갑 상 선 암	n=17	141	167	〈 0.01
폐 암	n=20	376	584	〈 0.001
식 도 암	n=6	162	55.5	〈 0.001
위 암	n=6	800	1,318	〈 0.001
대 장 암	n=33	309	271	〈 0.001
간 암	n=48	329	477	〈 0.001
담 도 암	n=8	431	297	〈 0.001
췌 장 암	n=16	298	229	〈 0.001
유 암	n=8	303	634	〈 0.001
자 궁 암	n=8	101	22.5	〈 0.05
난 소 암	n=10	464	935	〈 0.001
정 소 암	n=4	102	68.2	n.s.
전 립 선 암	n=5	182	90.6	〈 0.001
방 광 암	n=5	329	240	〈 0.001
악 성 림 프 종	n=2	96	-	n.s.
AML and CML	n=9	966	1,190	〈 0.001

(O) 전이 인정 (■) AML(위성 골수성백혈병) (□) CML(만성 골수백혈병)

1) 측정 목적

신경아세포종, 신경내분비종양, 폐소세포암에서 증가하며 신경내분비 세포 등에서도 나타나 이들 신경내분비종양의 성질을 가진 소세포암의 진단, 치료의 지표로 이용하고 있다.

2) 원리

비경쟁적반응인 면역방사계수측정법(IRMA)으로 검체에 존재하는 신경특이성에놀라제 농도를 구한다.

3) 정상 범위

10 ng/mL 이하

4) 임상적 의의

이상 증가 ; 신경아세포종, 신경내분비종양, 폐소세포암

11-13. Sialyl stage specific embryonic antigen-1(SSEA-1. SLX)

Sialyl stage specific embryonic antigen-1(SSEA-1. SLX)는 mouse의 초기 배아에서 특징적으로 발현하는 암태아성 항원인 mucin 당단백이다. 암태다성항원 SSEA-1의 말단 당쇄)에 시알산이 결합한 시알릴 SSEA-1(시알릴 Le^x-i)을 항원결정기로서 가진 종양marker이다.

1) 측정 목적

췌장암을 종양marker로서 치료평가, 경과를 관찰하는데 유용하다. 폐선암, 췌장암을 위시한 소화기암, 난소암에서 높게 나타낸다.

2) 원리

면역방사계수측정법(IRMA)으로 검체에 존재하는 Sialyl stage specific embryonic antigen-1 농도를 구한다.

3) 정상 범위

38 U/mL 이하

4) 임상적 의의

이상 증가 ; 폐선암, 췌장암, 난소암

제12장

혈액
Blood

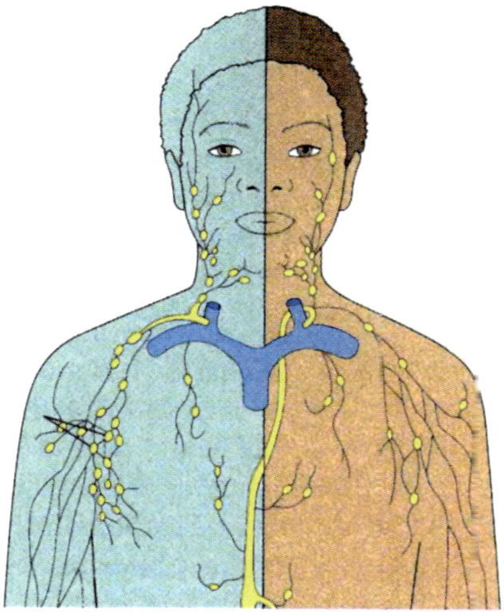

Blood and lymphatic system

12-1. 불포화 철결합능(Unsaturated iron binding capacity ; UIBC), 총철결합능(Total iron binding capacity ; TIBC)

혈장 중의 철은 그 95% 이상이 철을 운반하는 단백인 transferrine과 결합하여 운반된다. 건강인에서는 transferrine의 1/3이 철과 결합하고 있으며, 이것이 혈청철(serum iron)이다. 나머지 2/3는 철과 결합하지 않은 불포화철결합능(UIBC)이며, 혈청철과 불포화철결합능의 합이 총철결합능(TIBC)인데, 혈장의 최대철 결합능력을 나타낸다.

즉 TIBC(μg/dL) = Fe(μg/dL) + UIBC(μg/dL)의 관계가 있다. 생화학적으로는 바조페난스로린법(bathophenanthroline), 페로진(ferrozine) 비색법으로 측정하는데, UIBC, TIBC는 방사측정법(radioassay)의 하나인 포화분석법(saturation analysis ; SA)으로 측정할 수 있다.

1. 불포화 철결합능(UIBC)

측정법은 기지량의 염화제2철액($FeCl_2$)인 ^{59}Fe를 혈청에 가해 유리 transferrine을 ^{59}Fe로 포화시킨다(그때의 tube count를 A cpm으로 한다). 그 후 과잉 철을 탄산마그네슘($MgCO_3$)으로 침전시킨 다음 상청의 ^{59}Fe(B cpm)를 측정하면 UIBC는(B/A) × 보정계수로 구할 수 있다. 또는 과잉 철을 레진(resin)으로 흡착시키고 세정후 resin의 방사능(C cpm)을 측정하여(A - C)/A × 보정계수로 구할 수 있다.

2. 총철결합능(TIBC)

방사측정법(radioassay)에서는 TIBC를 직접 측정할 수 있는 장점이 있다. 첫째, 철분리용 시약 0.6 % 구연산을 가하면 철은 transferrine에서 유리한다. 다음에 혈청에 기지량의 ^{59}Fe 를 함유한 철을 가하여 transferine을 ^{59}Fe로 포화한다(A cpm). 이어서 resin을 가하고, 과잉된 ^{59}Fe를 흡착시킨 다음 resin을 제외한 방사능(B cpm)을 측정하면 TIBC는 (B/A) × 보정계수로 구할 수 있다.

TIBC, UIBC는 철결핍성빈혈, 빈혈을 수반하지 않는 철결핍상태에서 증가하는데, 진단적 의의가 있다. 만성염증, 악성 종양, 류머티스(rheumatism)에 수반하는 증후성빈혈에서는 저하하고, 특발성 혈색증(hemochromatosis)에서는 UIBC가 0에 가깝고, TIBC가 200 μg/dl 이하로 저하한다(그림 12-1).

1) 측정 목적

철결핍성 빈혈, 재생불량성 빈혈 등에 진단적 의의가 있다.

2) 원 리

경합적단백결합측정법(Competitive protein, CPBA)으로 RIA에서 항체 대신 특이적으로 결합하는 단백질을 측정에 이용하고 있다

3) 정상 범위

TIBC ; 250 ~ 400 μg/dL
UIBC ; 150 ~ 270 μg/dL

4) 임상적 의의

이상 증가 ; 철결핍성빈혈
이상 저하 ; 재생불량성빈혈, 만성염증, 악성종양, 급성간염, 간경변

12-2. 페리틴(Ferritin)

페리틴(ferritin)은 분자량 440,000인 철결합성 단백질로 간, 비장 등의 저장 장기에 존재하며, 저장철 양을 반영한다. 페리틴의 기능은 철저장과 transferrin 사이에서 철을 교환한다. 극미량의 페리틴은 혈청 중에 존재하며, 이는 체내 철의 양을 반영하고, 저장철 양을 추정할 수 있다.

만성 염증 시 혈청철은 감소하고 혈철 페리틴은 오히려 증가하는데 이는 염증성 cytokine의 작용으로 혈청철이 간으로 도입되나 저장철은 transferrin과 주고받지 않아 세포내 철이 증가하기 때문이다. 측정에는 IRMA가 사용되는데, 최근에는 감도가 양호한 RIA와 EIA가 사용된다.

정상인의 혈청 페리틴치는 10 ~ 200 ng/mL의 범위이며, 성인에서는 여성이 남성보다 낮다. 철결핍 상태에서는 혈청 ferritin치가 저치(<12 ng/mL)로서 특이적이며, 진단적으로 유용하다.

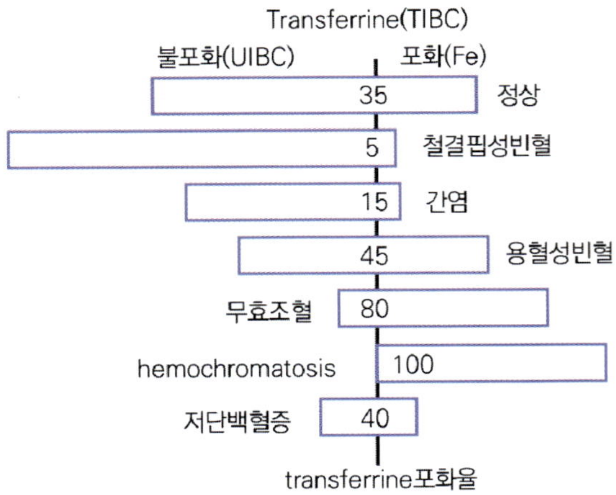

그림 12-1 각종 병태에 있어서의 transferrine, TIBC, 혈청철, UIBC, transferrine 포화율의 관계

1) 측정 목적

철결핍성 빈혈, 재생불량성 빈혈의 진단, 악성종양, 자가면역질환의 진단에 의의가 있으며, 철분제 치료시 치료효과 관찰에 이용한다.

2) 원리

항체가 피복된 시험관에 검체 중 페리틴을 반응시킨 다음 표지항체(^{125}I-ferritin) 반응을 이용하는 면역방사계수측정법(IRMA)이다

3) 정상 범위

20 ~ 300 ng/mL

4) 임상적 의의

이상 증가 ; 간질환, 감염, 악성종양
이상 감소 ; 철결핍성빈혈

12-3. 비타민 B_{12}(Vitamin B_{12}, Cyanocobalamin)

비타민 B_{12}(vitamin B_{12}) 핵산 합성 때의 보효소로서 작용하고, 섭취부족에 의한 결핍증은 적아구의 무효 조혈을 특징으로 하는 거대적아구성 빈혈을 일으키며, 신경증상과 소화기증상을 수반한다. 정상적으로 비타민 B_{12}는 타액 등에 함유되어 있는 단백과 결합하나 소장 내에서 취장액 중 단백분해 효소에 의해 단백이 분해되면 위의 벽세포에서 분비되는 내인자와 결합하여 회장 하부에 있는 receptor로 흡수된다. 위절제, 위점막위축 등의 원인으로 내인자가 분비되지 않으면 vitamin B_{12}의 흡수율은 감소되어 결핍이 일어난다.

임상적으로 감소하는 것은 내인자결핍에 의한 악성 빈혈과 위점막위축, 위절제 후의 흡수장애에서 나타나고, 증가는 만성 골수성 백혈병 등의 골수증식성 질환에서 나타난다.

1) 측정 목적

비타민 B_{12}의 결핍이 원인인 거대적아구성 빈혈의 감별진단에 유용하다.

2) 원리

경합적단백결합측정법(Competitive protein, CPBA)으로 RIA에서 항체 대신 특이적으로 결합하는 단백질을 측정에 이용하고 있다.

3) 정상 범위

200 ~ 950 pg/min

4) 임상적 의의

이상 증가 ; 만성 골수성 백혈병

이상 감소 ; 악성빈혈, 위점막위축, 위절제

12-4. 엽산(Folic acid)

엽산(folic acid)은 비타민 B_{12}(vitamin B_{12})와 마찬가지로 핵산 합성 때의 보효소로서 작용하고, 결핍증은 거대적아구성 빈혈을 일으킨다. 혈청 엽산은 엽산 섭취에 영향을 받고, 적혈구 엽산은 조직의 엽산 저장상태를 반영한다.

엽산 결핍도 거적아구성 빈혈을 일으킨다. 악성종양과 임신의 후반에서는 수요의 증대에 의해 감소를 가져오는 경우가 있다.

1) 측정 목적

엽산의 결핍이 원인인 거대적아구성 빈혈의 감별진단에 이용한다.

2) 원리

경합적단백결합 측정법(Competitive protein binding assay, CPBA)을 이용한다.

3) 정상 범위

3.0 ~ 17 ng/mL

4) 임상적 의의

이상 감소 ; 거적아구성 빈혈, 악성종양, 임신

12-5. Erythropoietin(EPO)

조혈인자의 하나인 erythropoietin(EPO)은 적아구 전구세포인 BFU-E(burst forming unit-erythroid), CFU-E(colony forming unit erythroid)에 작용하여 적혈구 생성을 자극한다. 현재 투석 전후의 신성빈혈과 자기혈 수혈시의 빈혈 개선에 임상 응용되고 있다.

1) 측정 목적

신성빈혈과 재생불량성빈혈 등의 난치병 진단에 응용된다.

2) 원 리

방사면역측정법(RIA)으로 항체에 대해 항원과 표지항원이 경쟁적으로 반응하는 경쟁반응을 이용하여 검체 중의 erythropoietin 농도를 구한다.

3) 정상 범위

3 ~ 23 mU/mL

4) 임상적 의의

이상 증가 ; 재성불량성빈혈
이상 감소 ; 신성빈혈

제13장

순환기 관련물질

Cardiovascular and relation to materials

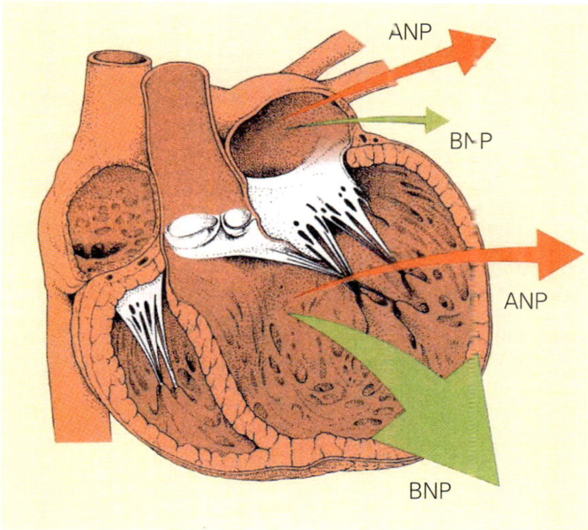

ANP, BNP secretion in severe heart failure

심근과 골격근의 구성 단백인 미오신(myosin)과 미오글로빈(myoglobin)은 근조직의 붕괴에 의해 혈중으로 유출한다. 이들 혈중 농도를 측정함으로써 직접 심근세포의 붕괴, 치유 과정을 알기 위해 이들 측정법이 개발되었다. 또한 심장 자체에서 분비되고, 혈압·체액량 조절에 중요한 역할을 하는 심방성나트륨이뇨펩타이드(Atrial natriuretic peptide ; ANP), 뇌성나트륨이뇨펩타이드(Brain natriuretic peptide ; BNP)는 심장 호르몬으로서 주목되고 있다.

13-1. 미오신(Myosin)

미오신(myosin)은 근육 세포의 최소 단위인 근원섬유의 단편을 구성하는 구조단백이다. 미오신은 분자량이 큰 2개의 중쇄(분자량 약 200,000)와 분자량이 작은 경쇄 I(분자량 약 28,000) 및 경쇄 II(분자량 약 20,000)의 4개의 light chain으로 이루어져 있다.

혈중 크레아틴키나제(creatine kinase ; CK)는 심근경색 발작 3 ~ 4시간 후에서 급속히 상승하고, 12 ~ 24시간에 최고치에 달하며, 4 ~ 5일 이내에 정상치로 돌아오는데 반해, mLC-I는 발작 후 4시간 ~ 1.5일에서 상승, 2 ~ 5일 후에 최고치가 되고, 이후 점차 감소하는데, 1 ~ 2주간 이상치가 지속한다.

1) 측정 목적

혈중 mLC-I의 측정은 심근경색의 진단에 유용하며, 그 최고치는 경색 범위와 심근장애의 중증도를 반영한다. 증가를 나타내는 질환으로는 급성심근경색, 불안정협심증 등이 있고, 신부전에서도 이상 증가를 나타내기 때문에 주의가 필요하다.

2) 원리

면역방사계수측정법(IRMA)으로 두개의 다른 단클론 미오신 항체를 사용한다. 하나는 미오신 단클론 항체 시험관에 부착되어 있고, 다른 하나는 ^{125}I가 표지된 단클론 미오신 항체이다. 검체에 존재하는 시험관에 미오신 항원은 시험관에 부착된 단클론 미오신 항체 결합하고, 이미 형성된 항체-항원 복합체에 ^{125}I이 결합된 미오신 항체와 결합하여 "Sandwitch"를 형성한다. 이 중 결합되지 않은 물질은 세척 과정에서 제거되고, 고정상에 결합된 복합체의 양은 검체 중 미오신의 양에 비례하며 방사능을 측정하여 농도를 구한다.

3) 정상 범위

2.5 ng/mL 이하

4) 임상적 의의

이상 증가 ; 급성심근경색, 불안정협심증, 심근염, 근이영양증, 다발성근염, 갑상선기능저하증, 신부전

13-2. 미오글로빈(Myoglobin ; Mb)

미오글로빈(Mb)은 심근과 골격근 내에서 합성된다. 산소와 가역적으로 결합하는 기능을 가진 hemoglobin과 유사한 hem단백으로서, 근수축에 필요한 산소 저장에 적합하다. 사람 Mb는 아미노산 153개로 이루어지고, 분자량은 17,500이다. 미오글로빈은 심근과 골격근의 파괴시 혈중, 요중으로 유출한다.

1) 측정 목적

급성 심근경색에서는 미오글로빈은 CK보다 조기(1 ~ 3시간)에 이상이 나타나고, 7 ~ 10시간에서 최고치가 되며, 신속히 하강하기 때문에 조기 진단과 치료 효과와 예후의 판정에 도움이 된다.

2) 원리

비경쟁적 반응인 면역방사계수측정법(IRMA)으로 검체에 존재하는 미오글로빈 농도를 구한다.

3) 정상치

혈액 ; 50 ng/mL 이하 요 ; 0.1 ~ 4.0 μg/day

4) 임상적 의의

이상 증가 ; 심근경색, 근 dystropy, 근염, 갑상선기능저하증, 고지혈증치료에 의한 횡문근 융해증, 만성 alchohol증, 고 Ca혈증, Crush 증후근, 신부전

13-3. 심방성나트륨이뇨펩타이드(Atrial natriuretic peptide ; ANP), 뇌성나트륨이뇨펩타이드(Brain natriuretic peptide ; BNP)

심방성나트륨이뇨펩타이드(ANP)는 주로 심방에서, 뇌성나트륨이뇨펩타이드(BNP)는 주로 심부전시에 심실에서 분비되며, 모두 강력한 Na이뇨, 혈관확장작용, renin-angiotensin-aldosterone계와 교감신경계 억제작용이 있는데, 혈압·체액량 조절에 중요한 역할을 한다.

1. 심방성나트륨이뇨펩타이드(Atrial natriuretic peptide ; ANP)

심방성나트륨이뇨펩타이드(ANP)는 α, β, γ형의 분자형을 나타낸다. 혈중에는 α-ANP가 존재하고, 그 반감기는 2~3분이다. 사람 α-ANP는 28개의 아미노산으로 이루어고, 분자량은 3,000이며 생물 활성부위는 환상 구조부와 C말단부에 있다.

심방성나트륨이뇨펩타이드는 강력한 이뇨, sodium 이뇨작용 및 혈관 평활근 이완작용이 있고 주로 심방에서 심방근의 내압의 증가가 심방성나트륨이뇨펩타이드의 산생·분비자극이 된다.

1) 측정 목적

혈중 심방성나트륨이뇨펩타이드는 임상적으로 심부전 중증도에 비례하여 상승하며, 중증도 및 치료 효과 판정의 지표가 된다.

2) 원리

비경쟁적 반응인 면역방사계수측정법(IRMA)으로 심방성나트륨이뇨펩타이드 단클론 항체는 시험관에 부착되어 있고, 시험관에 부착된 단클론 항체는 검체에 존재하는 항원과 결합한다. 이미 형성된 항체-항원 복합체에 ^{125}I이 결합된 항체와 결합하여 "Sandwitch"를 형성한다. 감마선계측기로 방사능을 측정하여 농도를 구한다.

3) 정상 범위

43 pg/mL 이하

4) 임상적 의의

이상 증가 ; 심부전, 신부전, 고혈압증

2. 뇌성나트륨이뇨펩타이드(Brain natriuretic peptide ; BNP)

뇌성나트륨이뇨펩타이드(BNP)는 최초 돼지의 뇌에서 분리, 정제 되었으며 사람에서는 그 대부분이 심실에서 생합성되며, ANP와 마찬가지로 심장 호르몬으로서 혈중에 분비된다. 사람 BNP는 32개의 아미노산으로 이루어지며, 분자량은 3,464이다.

1) 측정 목적

임상적으로 심장의 심실에서 분비되는 심장호르몬으로 닥성, 급성 심근경색의 진단에 이용한다.

2) 원리

비경쟁적 반응인 면역방사계수측정법(IRMA)으로 검체에 존재하는 뇌성나트륨이뇨펩타이드 농도를 구한다(그림 13-1).

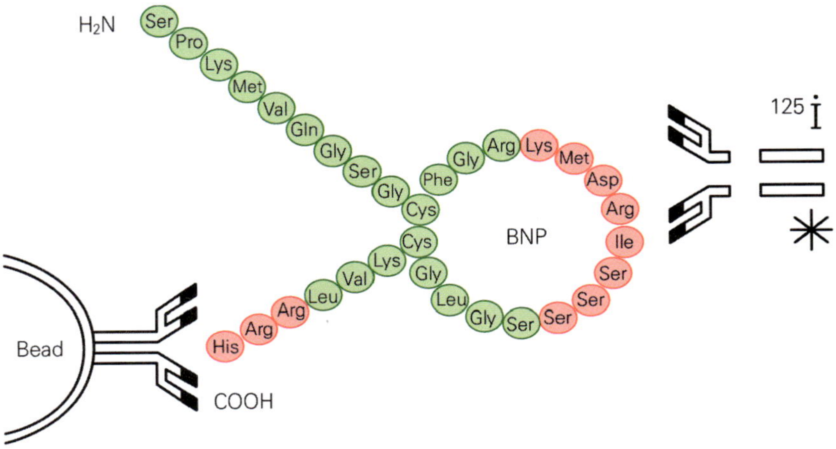

그림 13-1 뇌성나트륨이뇨펩타이드(BNP) 측정 원리(IRMA)

3) 정상 범위

18 pg/mL 이하

4) 임상적 의의

이상 증가 ; 신부전, 신부전, 고혈압증, 만성신부전, 심장비대

제14장

약물
Drug

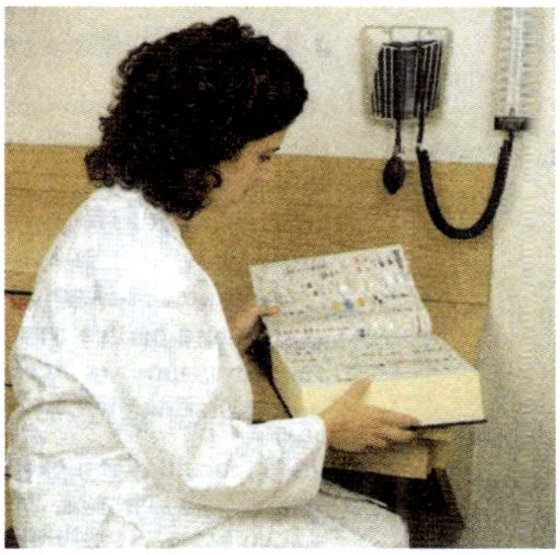

Drug name check

치료목적으로 환자에게 투여된 약물의 혈중농도를 측정한다. 약물효과의 평가, 투여방법의 관리, 과잉투여에 의한 부작용 방지를 목적으로 하는 것이다.

측정대상이 되는 약품으로 (1) Digoxin, Kinidine, procaineamide, lidocaine 등의 순화기용약의 심장치료제 (2) metoxylate 등의 항암제 (3) gentamicin, kanamycin 등의 항생물질, (4) phenobarbital, primidone 등의 항간질약 (5) 향정신약 lithium 기타 cyclosporine 등의 혈중농도가 형광편향면역법, EIA에 의해 측정된다. RIA에 의한 측정이 가능한 것은 cyclosporine, digoxin이 있다.

14-1. 사이클로스포린(Cyclosporine)

사이클로스포린(Cyclosporine)은 진균의 일종으로 Tolypocaldium inflatum Gams 의배양액 중에 얻어진 polypepetide이다. 이는 신장, 골수 이식시 발생하는 조직의 면역거부반응을 억제할 수 있는 아주 우수한 면역억제 약제이다.

혈중 농도의 높을 때에는 신기능장애 등의 부작용이, 낮을 때는 거부반응이 나타나므로 경구 투여한 약제의 혈중농도를 조절한다.

1) 측정 목적

장기이식 수술 후 쓰이는 면역억제제로 혈중 농도를 측정하여 약의 적절한 투여를 결정하기 위하여 검사한다.

2) 원리

방사면역측정법(RIA)으로 표지항원과 검체의 항원인 사이클로스포린이 항체와 경쟁적으로 반응을 측정하는 방법이다.

3) 정상 범위

100 ~ 300 ng/mL

4) 임상적 의의

치료 시 적정농도 유지

14-2. 디곡신(Digoxin)

디곡신(Digoxin)은 1785년 William withering에 의해 처음 임상치료제로 이용된 이래 가장 우수한 심질환제이나, 적절한 유효량과 중독량의 농도 차이가 좁아 중독을 일으킬 수 있는 약제이다.

1) 측정 목적

디곡신은 심장치료제로 혈중 농도의 측정은 저농도 및 digitalis 중독증의 유효량 진단에 유용하다.

2) 원리

디곡신 면역방사계수측정법(IRMA)은 샌드위치법을 이용한 측정법이다.

디곡신에 대한 다가항체가 피복된 시험관에 검체의 디곡신를 반응시키면 검체 내의 디곡신이 항체와 결합되어 시험관에 결합되고 이를 세척한 후 여기에 ^{125}I를 표지시킨 당릴클론항체를 첨가시키면 이미 결합된 항원과 샌드위 형태로 결합된다

3) 정상 범위

0.5 ~ 2.0 ng/mL

4) 임상적 의의

치료 시 적정농도 유지

제15장

기타
Other

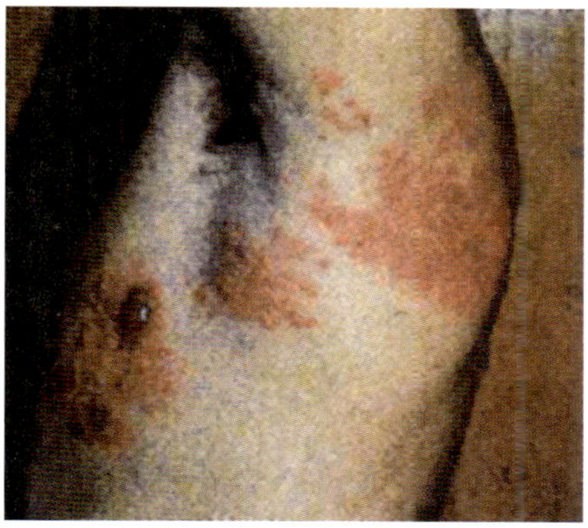

Allergy

15-1. 면역글로불린 E(Immunoglobulin E ; IgE)

면역글로불린 E(IgE)는 Isisaka 등에 의해 발견된 분자량 약 19만의 당단백이며, 기관지천식, 알레르기(allergy)성 비염, 아토피성 피부염, 화분증 등의 질환에서의 즉시형 알레르기 발증에 관여하고 있는 항체이다.

즉 IgE항체가 체내조직의 mast세포와 말초혈액중의 호염기구에 부착되어 있다. 이때 알레르기(allergy)의 원인이 되는 항원인 알레르겐(allergen) 체내로 침입하면 세포상에서 항원-항체반응이 일어나고, 그 결과 histamin 등의 화학전달 물질이 유리되고 알레르기가 일어난다. 따라서 알레르기 등의 진단을 위해 혈청 총 IgE(total IgE) 양을 측정하는 것이 RIST(radioimmunosorbent test)이고, 알레르기의 원인이 되는 항원(allergen)에 대한 특이 IgE(specific IgE) 양을 측정하는 것이 RAST(radioallergosorbent test)이다. 즉 알레르기성 질환에서 RIST로 총 IgE 양을 측정하고, 동시에 RAST로 알레르기를 일으킨 원인물질을 동정하는 것이다.

1. Radioimmunosorbent test(RIST)

1906년 Von pirquet는 외부 물질에 대한 이상반응을 알레르기(allergy)라고 명명하였으며, 알레르기를 일으키는 환자의 혈청에서 피부 감작을 가지는 항체가 면역글로불린 E(IgE)임이 밝혀졌다. 따라서 IgE는 알레르기 반응에서 감작항체로 작용하며 알레르기의 진단을 위해 세파텍스 고상법인 RIA와 종이 방사성 면역글로불린흡수검사(paper radioimmunosorbent test ; PRIST) 등에 의해 측정되고 있다.

그러나 이 IgE치는 혈중 총 IgE 농도를 반영하고 있는 것에 불과하며, 정상 범위라고 해서 알레르기질환이 부정되는 것은 아니다. 이외에도 기생충 질환, 간질환, IgE 골수종 등에서 총 IgE가 높은 경우도 있다.

1) 측정 목적

알레르기 반응에 간여하는 면역글로부린 측정으로 알레르기 질환 유무를 진단하는데 이용한다.

2) 원리

면역방사계수측정법(IRMA)인 비경쟁반응으로 RIST에 대한 다가항체가 피복된 시험관에 검체의 RIST를 반응시키면 검체 내의 RIST가 시험관에 결합되고 이를 세척한 후 여기에 ^{125}I를 표지시킨 단일 클론항체를 첨가시키면 이미 결합된 항체-항원결합물에 샌드위치 형태로 결합된다. ^{125}I의 방사능을 측정하여 검체에 존재하는 RIST 농도를 구한다.

3) 정상 범위

250 U/mL 이하

4) 임상적 의의

이상 증가 ; IgE형 골수종, atopy성 질환, 기관지천식, 기생충질환, 간질환

2. Radioallergosorbent test(RAST)

1967년 Wide 등은 특정 항원에 대한 IgE 측정법을 개발하였다. 특이적 IgE 항체의 반정량법인 RAST는 알레르기를 일으키는 원인물질인 알레르겐(allergen)에 널리 임상 응용되고 있다. 사용하는 항원으로는 화분항원(삼나무, hogweed)과 진드기, 집안먼지, 동물표피, 식물 알레르겐(난백, 난황, 우유 등) 곰팡이류 등이 있다(표 15-1). 측정치는 흡수유발시험, 또는 피부반응의 결과와 높은 상관을 나타낸다. In vitro 반응 등에서 환자에게 고통과 충격를 주지 않고 한 번에 다수의 알레르겐을 검색할 수 있는 이점이 있다.

종래의 RAST에서는 고상에 paper disk를 사용했으나, 최근의 assay에서는 cellulose 유도체가 사용되고 있으며, 항원과의 결합률이 크기 때문에 높은 감수성을 얻을 수 있다.

1) 측정 목적

알레르기를 일으키는 원인 물질인 알레르겐을 아는데 유용하다.

2) 원리

IgE 항체가 피복된 Disc에 검체의 IgE 가 결합하고 표지항체인 anti ^{125}I-IgE를 반응시키는 방법이다.

3) 정상 범위

1 Class 이하

4) 임상적 의의

이상 증가 ; IgE형 골수종, atopy성 질환, 기관지천식, 기생충질환, 간질환

표 15-1 알레르기 검사 종류

Allergen	Allergen	Allergen	Allergen
1. Mites 1) D. pteronyssinus 2) D. farinae	5. Animal epithelium 1) 고양이상피 2) 개상피	7. Weed pollens 1) 두드러기쑥 2) 쑥	9) 사과 10) 복숭아 11) 토마토 12) 땅콩 13) 아몬드 14) 돼지고기 15) 닭고기 16) 쇠고기 17) 참치 18) 연어 19) 마늘 20) 양파
2. House dust 1) 집먼지	6. Tree pollens 1) 단풍나무 2) 오리나무 3) 자작나무 4) 참나무 5) 느릅나무 6) 양버들 7) 삼나무	8. Foods 1) 난백 2) 우유 3) 밀 4) 게 5) 새우 6) 메밀 7) 개 8) 새우	
3. Mould 1) Cladosporium herbarum 2) Aspergillus fumigatus 3) Alternaria altternata			
4. Venoms 1) Honey bee venom 2) Common wasp venom			

15-2. 아세틸콜린 수용체항체 (Acetylcholine receptor antibody)

아세틸콜린 수용체항체(acetylcholine receptor antibody)는 중증근무력증에서 신경, 근 접합부의 synapse 후막에 존재하는 nicotine성 항체가 산생되는데 이것이 수용체의 붕괴를 촉진하기도 하고, 수용체의 활성을 직접 저해함으로써 근력저하와 사지탈력을 일으킨다. 측정은 방사수용체 측정법(radio receptor assay ; RRA)에 의해 이루어진다.

1) 측정 목적

임상적으로는 중증 근무력증의 진단에 유용하다.

2) 원 리

아세틸콜린 수용체항체에 대한 항체를 정량하는 방사수용체측정법(radio receptor assay, RRA)이다.

3) 정상 범위

0.04 nmol/L

4) 임상적 의의

이상 증가 ; 중증근무력증, 안검근무력증

15-3. 인슐린 수용체 항체(Insulin receptor antibody)

인슐린 수용체항체(insulin receptor antibody)는 체내 출현하여 insulin 결합 저해 작용, 수용체수 감소, insulin 유사작용 등을 유발한다. 저항성증후군 B형인 환자에서는 흑색 극세포증(acanthosis nigricans)에 의한 특이적인 피부증상이 나타남과 함께 insulin 저항성이 현저한 당뇨병을 발증한다. 이러한 환자에서는 혈중에 insulin 수용체에 대한 항체가 검출된다. 이 insulin 저항성증후군에는 이 외에도 수용체 자체의 감소 또는 소실에 의한 A형과 수용체 이후의 장애에 의한 C형이 있다. 경과중에 저혈당 발작을 일으키는 경우도 있다. 측정은 acetylcholine 수용체 항체와 마찬가지로 RRA에 의해 시행한다.

1) 측정 목적

insulin 의존성 당뇨병 등의 진단에 유용하다.

2) 원 리

인슐린 수용체 항체에 대한 항체를 정량하는 방사수용체측정법(radio receptor assay, RRA)이다.

3) 정상 범위

7% 이하

4) 임상적 의의

이상 증가 ; Insulin 자기면역 증후군, insulin 의존형 당뇨병

15-4. 항 DNA 항체 (Anti DNA antibody, Anti-ds DNA antibody)

전신성 홍반성낭창(systemic lupus erythematosus; SLE) 환자 혈청에는 double stranded DNA에 대한 항체가 특이적으로 검출된다. 따라서 SLE의 진단, 치료효과 판정에 유용하다.

1) 측정 목적

전신성 홍반성낭창(SLE)의 진단, 치료효과 판정에 유용하다.

2) 원리

비경쟁적 반응인 면역방사계수측정법(IRMA)으로 항 DNA 항체는 시험관에 부착되어 있다, 검체의 항원을 반응시키면, 이미 형성된 항체-항원 복합체에 ^{125}I이 결합된 항체와 결합하여 "Sandwitch"를 형성한다.

3) 정상 범위

7 IU/mL 이하

4) 임상적 의의

이상 증가 ; 전신성 홍반성낭창

15-5. 프로스타글란딘 I_2(Prostaglandin I_2; PGI_2)

프로스타글란딘 I_2(PGI_2)란, 엄밀하게는 prostan산을 가진 carbon산을 의미하나, 아락돈산대사산물 전체를 총칭해서 사용되는 경우가 많다. 이는 주로 혈관 내피세포에서 생산되어 강력한 혈관 평활관 이완 작용, 혈소판응집 억제 작용 등을 나타내는 생리 활성 물질이다.

프로스타글란딘 I_2는 angiotensin II와 항이뇨 호르몬에 대한 길항 작용이 있으며, 혈소판응집 억제 작용과 혈관확장 작용을 가지고 있고, 요량, 혈압, 신기능의 이상시에 검사의 대상이 된다.

1) 측정 목적

프로스타그란딘 I_2의 생산량의 변화는 각종 장기의 혈관기능 이상을 알아보는데 유용하다. 즉, 심근경색과 혈전성 질환 등에서 혈중 농도에 이상을 가져온다.

2) 원리

면역방사계수측정법(IRMA)인 비경쟁적 반응으로 시험관에 피복된 항체는 검체의 항원을 반응시킨다, 형성된 항체-항원 복합체에 ^{125}I이 결합된 항체와 결합하여 "Sand-with"를 형성한다. 감사능을 계측하여 검체에 존재하는 프로스타글란딘 I_2 농도를 구한다.

3) 정상 범위

혈장 ; 10 ~ 1700 pg/mL

요 ; 100 ~ 200 pg/mL

4) 임상적 의의

이상 증가 ; 본태성 고혈압증, 요독증, Rartter 증후군

이상 감소 ; 협심증, 뇌혈전, 동맥경화증, 심근경색, 혈전성 질환

15-6. Cyclic adenose monophoshate(cAMP)

cAMP는 많은 펩타이드 호르몬에 대한 세포내의 2차 전령(second messenger)으로서 호르몬 작용의 발현에 중요한 역할을 연출하고 있다. cAMP를 상승시키는 호르몬 중에서 대표적인 것은 glucagen, catecholamine, 항이뇨 호르몬, PTH, TSH 등이 있다.

1) 측정 목적

간예비능 검사로서의 glucagen 부하시험인 마커로서 혈장 cAMP가 측정된다.

2) 원리

방사면역측정법(RIA)으로 cAMP 항체에 대해 시료의 항원과 표지항원이 경쟁적으로 반응하는 경쟁반응을 이용한다. 결합형과 유리형의 분리는 제 2항체를 가해 침전 분리한다(이중항체법).

3) 정상 범위

혈장 ; 14 ~ 28 nmol/mL
요 ; 2 ~ 6 μmol/day

4) 임상적 의의

이상 증가 ; 원발성 부갑상선기능항진증, 골연화증
이상 감소 ; 수술후성 부갑상선기능저하증

15-7. Glycocol산(Cholyglycine ; CG)

Glycocol산(CG)은 1차 담즙산 중에서 가장 많은 cholic산인 glycine을 포함하고 있다. 1차담즙산은 간세포에서 cholesterol에 의해 생성되기 때문에 혈중 Glycocol산의 측정은 간기능과 밀접한 연관이있다. RIA에 의한 포합형 chol산의 측정은 1973년에 보고되었는데, 오늘날에는 개개의 담즙산을 간편하게 측정할 수 있다.

혈중 Glycocol산은 간세포 파괴가 없더라도 간기능 장애가 있으면 상승하며, 세포 파괴에 의해 상승하는 transaminase에서 간기능 장애를 예민하게 반영할 가능성이 있다.

1) 측정 목적

혈중 Glycocol산은 유아기에 있어서의 선천성담도폐쇄증에서 현저한 증가를 나타내며, 기타의 유아기 황달과의 감별 진단 및 수술 후 관찰의 지표로서 유용하다.

2) 원 리

방사면역측정법(RIA)인 경쟁반응으로 Glycocol산 항체가 피복된 시험관에 검체 중 Glycocol산 항원과 표지항원(^{125}I-Cholyglycine)과 반응한다. 결합형 및 유리형의 분리는 제 2항체를 이용한다.

3) 정상 범위

50 μg/dL 이하

4) 임상적 의의

이상 증가 ; 선천성담도폐쇄증

제16장

체외-체내검사법

In Vivo - In Vitro Test

특수검사로 방사성동위원소를 환자 내에 투여하고 혈액, 요, 대변 등의 검체를 채취하여 시료에 포함된 방사능을 계측해 임상적의의를 평가한다(표 16-1).

표 16-1 특수검사(채내-체외검사법)

항 목		사용 동위원소	임상적의의
실링검사 (Schilling test)		^{57}Co	내인자결핍증, 장관흡수기능장해
철동태검사 (Ferrokinetics Study)		^{59}Fe	혈성빈혈, 철결핍성빈혈, 불량성빈혈
적혈구 수명 측정 (RBC Survival Time)		^{51}Cr	용혈성빈혈, 유전성구상적혈구증
혈소판수명 (Platelet Survival)		^{51}Cr	특발성혈소판감소성자반병
혈액량 (Blood Volume)	순환혈장량	^{131}I	진성다혈증
	순환적혈구량	^{51}Cr	
지방흡수시험 (Triolein-oleic acid Absortion Test)		^{131}I	췌장 및 소장질환으로 흡수불량
단백누설시험 (Albumin Excretion Test)		^{131}I	단백누설성위장증
신사구체 여과율 (^{51}Cr-EDTA GFR)		^{51}Cr	신사구처 여과

16-1. 실링검사(Schilling test)

1) 원리

비타민 B_{12} 흡수검사라고도 하며 환자에게 동위원소를 투여하는 특수검사로 경구적으로 섭취된 비타민 B_{12}(Vitamin B_{12}: Cyanocobalamin)는 위액 중에 내인자(intrinsic fator)와 결합하여 VB_{12}-내인자결합복합체를 형성한다. 형성된 이 복합체는 최초로 회장에서 흡수되고, 이후 혈중에 들어가 간에 섭취되고 저장된다.

VB_{12}는 적혈구 생성에 필요하고 결핍시 특유한 빈혈(거적아구성빈혈, megaloblastic anemia)을 일으킨다. 특히 흡수장애에 의해 발병하는 악성빈혈(pernicious anemia)이 임상적으로 중요하다.

^{57}Co 또는 ^{58}Co로 표지한 VB_{12}를 경구 투여하고 다량의 비방사성 VB_{12}를 투여하면 혈장이나 간장의 VB_{12} 결합부위에 포화되면 장관에서 흡수된 방사성 VB_{12}(^{57}Co-VB_{12})는 요중에 배설된다. 이러한 요중 배설률을 측정하는 검사법을 실링검사법(schilling test)이라고 한다.

다른 검사법에 비해 간편하고 오차도 적어서 널리 이용되고 있다. ^{58}Co-VB_{12} 및 위액 내인자와 결합한 ^{57}Co-VB_{12}(^{57}Co-VB_{12}-IF) 동시 투여하는 이중 동위원소법에 의해 이상 유무 및 원인을 알 수 있는 감별진단 검사가 가능하다.

2) 방법

① 검사 전 약 3일간 비타민제, 내인자의 투여를 금한다.
② 검사 전 12시간은 절식하고, 위액 내인자와 결합한 ^{57}Co-VB_{12}(^{57}Co-VB_{12}-IF) 캅셀 약 18.5 kBq(0.5 μCi) 및 ^{58}Co-VB_{12} 약 29.6 kBq(0.8 μCi)를 투여한다.
③ 2시간 후 비방사성 VB_{12} 1 mg을 근육주사 한다.
④ 근육주사 후 24 시간 요량을 측정하고 5 mL를 취한다.
⑤ 투여에 사용한 ^{57}Co-VB_{12}를 물 1000 mL 녹여 5 mL를 취한다.
⑥ 요중 ^{57}Co, ^{58}Co의 방사능을 측정하고, 표준액(투여량)의 방사능과 비교하여 투여량에 대한 백분율로 24시간 요중 배설량을 구한다.

3) 계산

24시간 요량(mL) × 요검체 cpm/ 1,000 × 표준액 cpm × 100 = %

표 16-2 Schilling test의 판정

동위원소 시약	정상인	내인자결핍증	장관흡수기능장해
^{58}Co-Vitamin B_{12}	10 % 이상	5 % 이하	5 % 이하
^{57}Co-Vitamin B_{12}-IF	10 % 이상	5 % 이상	5 % 이하

4) 임상적 의의

방사성 비타민 B_{12}를 경구 투여하고 근육주사에 의해 충분한 비방사성비타민 B_{12}를 투여하면 방사성 비타민 VB_{12}가 체내 결합되지 못하고 소변으로 배설되는데, 내인자결핍이나 흡수장해시 소변 배설되는 방사능치는 적다.

정상인에서 $^{57}Co-VB_{12}$ 및 $^{58}Co-VB_{12}$는 10% 이상 요중 배설을 나타내고, 5% 이하는 흡수저하를 나타낸다. 비타민 B_{12} 흡결핍은 섭취부족, 흡수부족으로 나누는데 요중 $^{58}Co-VB_{12}$ 배설저하는 흡수장해의 경우이다. 흡수장해는 악성빈혈, 흡수불량증후군 등이 있으며, 내인자결핍으로 인한 경우는 $^{57}Co-VB_{12}$($^{57}Co-VB_{12}$-IF) 내인자결핍에 의한 VB_{12} 및 흡수장애(아성빈혈, 위절제 등)에서 $^{58}Co-VB_{12}$는 5% 이하이고, $^{58}Co-VB_{12}$는 5% 이상을 나타내고, 장관흡수기능장해에서는 ^{57}Co, ^{58}Co 낮은치를 보인다. 중증 위기능부전증에서도 낮은치를 보이는 수가 있다.

16-2. 철동태검사(Ferrokinetics study)

1) 원리

정상 성인에서 1일 1 mg 전후 철이 흡수되며, 거의 동량의 철이 소실되며, 체내 총철량은 약 3200 mg 중 70 %는 헤모글로빈으로 적혈구에 있고, 30 % 정도는 ferritin 등의 형태로 간, 비장 등의 조직에 저장되어 있다. 미량의 혈장 β-globulin 분획의

transferrin과 결합하는 철은, 철의 동태 파악에 중요하다. 철의 이동, 속도, 량은 적혈구의 파괴상황 및 헤모글로빈 양을 좌우한다.

철대사 측정은 ^{59}Fe를 이용한 경구철흡수률과 철동태검사(ferrokinetics ; 혈장철소실시간, 적혈구철이용률, 혈장철대사율, 적혈구철대사율, 체표면계측법)이 행해진다.

2) 방법

① 미리 환자의 혈청철, hematocrit치를 측정한다.
② 환자의 정맥에서 22 mL를 채혈하고, 멸균 CPD액 5 mL가 들어있는 멸균원심관에 넣고, 원심분리하여 혈장 12 mL를 취한다. 모든 조작은 무균적으로 행한다.
③ 분리한 혈장에 구연산 ^{59}Fe 444 kBq(12 μCi)를 가해 혼합하고 37°C, 15 ~ 30분 반응 후, 10 mL를 정확히 환자에게 정맥 주사한다.
④ 주사 후 반대 팔 정맥에서 10, 30, 60, 120분간 3 mL 씩을 채혈하고, 분리한 혈장을 각각 1 mL 씩을 채혈하고 카운터로 계측한다.
⑤ 10분 후 채혈과 동시에 심, 간, 비, 골수의 체표면 방사활성치를 측정한다.
⑥ 다음날부터 10~14일 간 3 mL 헤파린처리 시험관에서 적혈구 1 mL의 방사활성치를 계측한다. 체외계측도 동일 기간 행한다.

3) 계산

(1) 혈장철소실시간(plasma iron disappearance, PID)

혈장 중의 방사활성치를 경과시간에 대한 편대수그라프에서 그려 0시간치를 구하고, 이에 50%치를 나타낸 시간($T_{1/2}$)을 표에 나타내었다(그림 16-1. a).

(2) 혈장철교대율(plasma iron turnover rate, PIT)

혈장 중에서 소실하는 철량을 다음 식에 의해 계산한다(mg/dl. total blood/day).

혈장철대사율 = 혈장철 × 0.693 × 1440분 × (100-Ht × 0.9)/ $T_{1/2}$(분) × 100

(3) 적혈구철이용률(red cell utilization rate)

투여 한 ^{59}Fe이 어느정도 적혈구산출에 이용되는 것을 표에 나타내었다. 투여한 다음 날부터 적혈구층을 계측한 값으로 다음 식에서 계산하고 그라프에 나타낸다(그림 16-1. b).

적혈구철이용률 = 적혈구층 ^{59}Fe 계측치 × 순환혈액량/표준 ^{59}Fe 혈장계측치 × 희석배수 × 주사량 × 100(%)

4) 임상적 의의

(1) 혈장철소실시간(PID $T_{1/2}$) : 정상인은 60 ~ 100분

용혈성빈혈, 철결핍성빈혈, 적혈구증가 등 조혈기능이 항진하면 혈중의 소실이 빨라지고 PID는 60분 이하로 단축되나 재생불량성빈혈에서는 120분 이상으로 증가한다.

(2) 혈장교대율(PIT) : 0.7 mg/dL blood/day

적혈구조혈능의 지표로 조혈이 증가하고 있는 적혈구증가증, 용혈성빈혈, 철결핍성빈혈, 백혈병에서 높게 나타나고 재생불량성빈혈, 만성간염어서 낮게 나타난다.

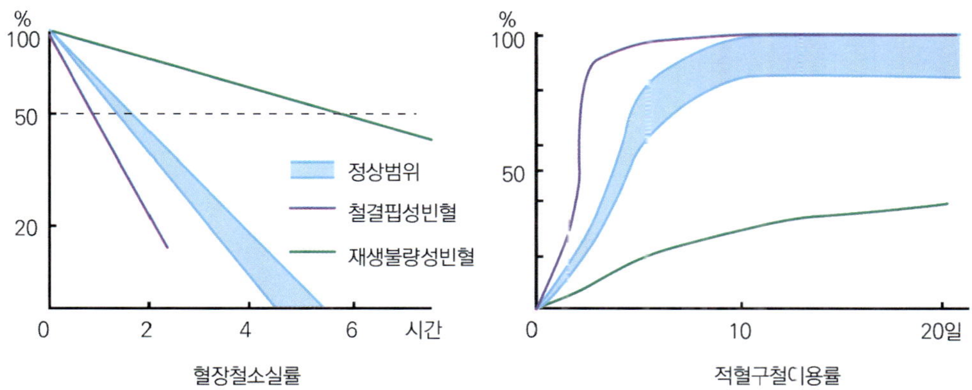

그림 16-1 철동태검사

(3) ^{59}Fe 적혈구이용률(% RCU) : 7 ~ 10일에서 90 ~ 100%가 된다.

적혈구 철이용률이 낮은 재생불량성빈혈, 백혈병에서 낮게 나타나고 적혈구 생산이 항진되는 철결핍성빈혈, 적아구증가증에서는 높아진다.

16-3. 적혈구 수명 측정(RBC survival time)

1) 원리

일반적으로 ^{51}Cr 표지법으로 행해지며 $Na_2{}^{51}CrO_4$이 적혈구 표지에 이용된다. Cr은 6가형으로 적혈구막을 통과하고, 혈색소의 글로빌린과 결합하여 3가가 된다. 이 결합은 비교적 안정하나, 정상인에서 1일 평균 약 1%가 용출되는 단점을 가지고 있다.

표지적혈구는 파괴되면 3가의 Cr이 적혈구와 결합되어 요중에 배설된다. ^{51}Cr 표지적혈구를 정맥주사 후, 혈액의 방사활성을 시간에 따라 측정하면 적혈구 수명을 추정할 수 있다.

2) 방법

① 환자의 정맥에서 10 mL를 채혈하고 멸균 CPD액 3 mL를 가한 멸균 원심관에 넣는다.
② $Na_2{}^{51}CrO_4$이 3.7 ~ 7.4 MBq(100 ~ 200 μCi)를 가해 혼합하고, 37 °C, 15 ~ 30분 반응한다.
③ 반응 후 ascorbic acid 100 mg을 가해 적혈구에 결합한 6가 Cr을 3가로 환원시켜 환자에 정맥주사 한다.
④ 정맥주사 후, 반대팔 정맥에서 10분후 및 다음날부터 격일로 3주 이상 3 mL 씩 헤파린처리 채혈하여 1 mL씩을 카운터로 계측한다.
⑤ 채혈과 동시에 심, 간, 비, 골수에 체외계측하여 ^{51}Cr의 장기분포를 관찰한다.

3) 계산

0분치를 혈액 ^{51}Cr 활성치 100%로 하고 경과일의 계측치를 반대수 그래프로 작성하고 ^{51}Cr 계측치 50 %에 해당하는 점을 적혈구수명으로 나타낸다(그림 16-2).

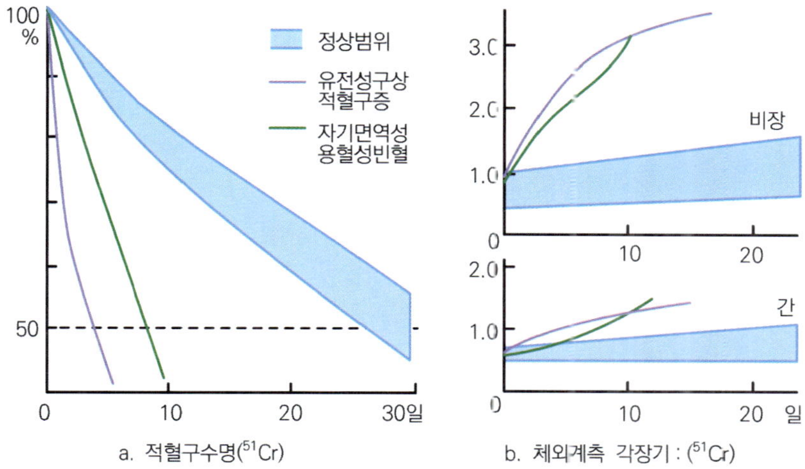

그림 16-2 적혈구 수명 측정

4) 임상적 의의

정상인의 적혈구평균수명은 120일이지만 ^{51}Cr에 의한 적혈구수명($T_{1/2}$)은 25 ~ 35일이다. 용혈성빈혈, 유전성 구상적혈구증에서 25일 이하의 낮게 나타난다.

16-4. 혈소판수명(Platelet survival)

1) 원리

골수거핵구에서 작용한 혈소판은 일정기간 말초혈액 중 존재하고 대부분 노화되어 망상내계에서 처리되어 일부는 손상된 혈관벽의 회복되는데 이용하고, 혈액 중에서 소실된다.

혈소판수명 측정은 생체내 혈소판이 관여하는 여러 가지 요인에 따라 혈소판 파괴나 소비증가를 평가하는 방법이다. 혈소판수명 측정시 ^{51}Cr, ^{111}In 등을 표지하는 방사성동위원소 방법과 혈소판대사산물을 측정하는 방법이 있다.

2) ^{51}Cr 표지법

① CPD액을 가하고 500 mL 채혈용 용기에 공급자혈액 450 mL를 채혈하고 230 G로 10분 원침하고 다혈소판혈장(platelet rich plasma ; PRP)의 1/10양의 CPC액을 가한다.

② 이 PRP를 2600 G 30분 원침하고, 혈소판침사의 상층(platelet poor plasma ; PPP)의 10 mL를 남기고 다른 상층을 별도로 옮긴다.

③ 이 혈소판침사를 부유시키고, Na251CrO4 18.5 MBq(500 μCi)를 가하고, 실온에서 30분간 반응한 다음, ascorbic acid 100 mg을 가한 후, 5분간 2600 G 30분간 워침하여 상층액을 취한다.

④ 표지혈소판침사인 PPP 약 20 mL를 정맥주사 한다.

⑤ 정맥주사 후, 반대팔 정맥에서 10, 30, 60, 120, 240분, 그 후 매일 1회 9 mL씩을 채혈 EDTA를 가한 생리식염수 1 mL를 가한 실리콘처리 시험관에 넣는다.

3) 계산

① 표지혈소판 부유액 0.5 mL를 plastic 시험관에 넣고, 생리식염수로 1회 세척한 혈소판을 계측하고 주사한 혈소판의 총방사능을 구한다.

② 시간이 경과한 채혈한 환자 혈액 1 mL 중 혈소판의 방사능을 구한다(a)

$$\text{혈액 1 mL 중 혈소판의 방사능} = \frac{\text{혈소판침사방사능} \times \text{혈액 1 mL중 혈소판수}}{\text{PRP 혈액 1 mL중 혈소판수} \times \text{PPP양}}$$

③ 표지혈소판이 환자 혈중 100% 실현된 판정한 경우 방사능(b)

④ a/b × 100이 혈소판회수율이고, 최대회수율을 나타낸 시점의 방사능을 100 %이라 하고, 각 시간에 따른 방사능변화를 그림에 16-3에 나타냈으며, 이는 혈소판수명곡선(platelet survival curve)이 된다.

⑤ 1일 파괴되는 혈소판수를 혈액 1 μL 당 표에 나타냈으며, 혈소판교체율은 다음 Harker의 식으로 계산한다. 말초혈소판수에 큰 변동이 나타나지 않는 경우 파괴혈소판수는 출혈혈소판수와 같다고 생각된다.

혈소판교체율 = 말초혈액혈소판수 / 1 μL /평균수명 × 90 / 최대회수율(%)

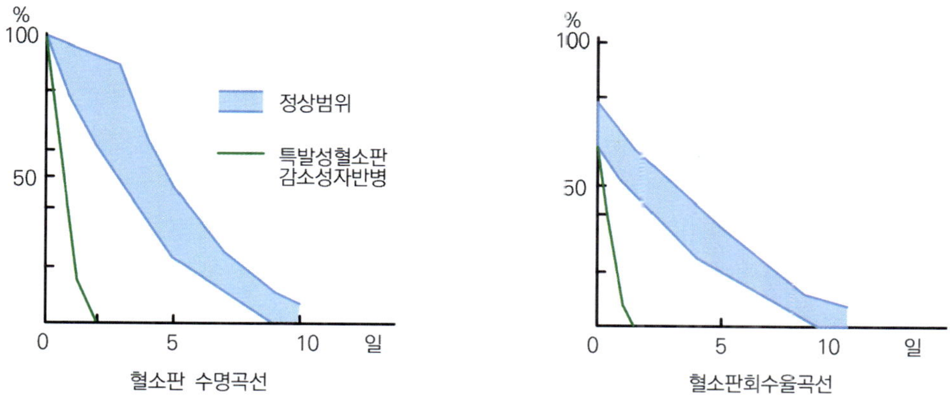

그림 16-3 혈소판수명

4) 임상적 의의

정상인 혈소판평균수명 : 8 ~ 10일
최대회수율 : 65 ~ 75%
혈소판교체율 : 3.2 ~ 4.2 만/1 μL/day

발 병	혈소판평균수명	최대회수율	혈소판교체율
특발성혈소판감소성자반병	단축	저하	항진
저형성혈소판감소증	정상	정상	저하
비장기능항진증	단축	저하	항진

16-5. 혈액량(Blood volume)

희석법을 이용하여 ^{131}I으로 순환혈장량을 측정하고, ^{51}Cr으로 순환적혈구량을 측정하여 양자를 가해 순환혈액량을 측정한다. 순환혈장량 측정에는 ^{131}I-혈청알부민(HSA)을 정맥주사하고, 일정시간 후 채혈한 혈장 중 ^{131}I의 측정치에서 체내 희석율에 의해 계산한다.

1) 순환혈장량 측정법

① ^{131}I-HSA 185 kBq(5 μCi)를 정확히 환자에게 정맥주사한다.
② 정맥주사 10분 후, 혈액 10 mL를 헤파린을 가한 시험관에 채혈하고 hematocrite 치를 측정한다.
③ 표준액은 주사한 ^{131}I-HSA를 증류수로 희석하여 사용한다.
④ 시험관에 전혈 2 mL를 취하고 방사능을 측정하여 다음의 공식으로 계산한다.
순환혈장량(mL) = 표준액측정치 cpm × 희석배수 / 혈장측정치 cpm
순환혈액량(mL) = 표준액측정치 cpm × 희석배수 / 전혈측정치 cpm
순환적혈구량(mL) = 순환혈액량 - 순환혈장량

2) 순환적혈구량을 측정법

^{51}Cr법으로 적혈구수명측정법에 표준으로 하고 환자적혈구를 표지하고, 생리식염수로 1회 세척하고 유리된 정맥주사하고 이후 량을 측정 순환혈장량 측정법과 동일하다.

3) 임상적 의의

순환혈장량 : 40 ~ 50 mL/kg
순환혈액량 : 60 ~ 80 mL/kg
순환적혈구량 : 20 ~ 35 mL/kg
진성다혈증(polycytmia) ; 순환혈장량 이상, 순환혈액량 증가, 순환적혈구량 증가

16-6. 지방흡수시험(Triolein-oleic acid absortion test)

1) 원리

식품 중 지방은 취장 중 리파아제(lipase)에 의해 지방산과 모노글리세리드로 분해되어 담즙산염과 micelle를 형성하여 소장점막에서 흡수된다. ^{131}I표지-triolein(중성지방)을 경구투여 하면, 이때 지방의 소화흡수 과정의 이상을 검출할 수 있다.

또한 ^{131}I표지-oleic acid(지방산)은 리파아제 작용과 무관하게 흡수되기 위하여, 양

표지물질의 흡수시험을 행하면 지방흡수장해의 원인과 감별할 수 있다. 그러나 최근에는 혈중 리파아제의 측정도 가능해져 본 실험은 임상적으로 널리 사용하지는 않는다.

2) 방법

① 조기공복시 ^{131}I표지-triolein 갑셀 약 1.8 MBq(50 μCi)를경구 투여한다.
② 투여 후 72시간 동안 분변을 채취한다(이때 소변이 혼입되지 않도록 주의한다).
③ 모은 대변에 물 1000 mL되게 한후 5 mL를 취한다.
④ 방사능을 측정하고 표준액 (투여량)의 방사능과 비교하여 산출한다.

3) 계산

환자대변의 방사능 계측값 / 경구투여한 ^{131}I표지-triolein 총방사능 계측값 × 100
= 환자대변 5 mL 계측값 × 1000 / 표준액 5mL 계측값 × 1000 × 100

4) 임상적 의의

증 상	^{131}I표지-triolein	^{131}I표지-oleic acid 증가
정 상 인	2 ~ 4% 이하	2 ~ 4% 이하
췌장질환으로 흡수불량	증가	정상
소장질환으로 흡수불량	증가	증가

16-7. 단백누설시험(Albumin excretion test)

1) 원리

단백누설성위장증은 혈장단백 특히 알부민이 소화관으로 이상 누설시, 저 단백혈증을 일으키는 질환의 총칭이다.

Polyvinyl pyrrolidone(PVP)는 평균분자량이 30,000~40,000인 알부민과 동일하며 생체내에서는 불활성으로 소화효소의 작용을 가지지 않는다. 그러나 ^{131}I으로 표지한 ^{131}I-PVP를 정맥주사하여 분변 중 방사능을 측정함으로 혈장단백의 이상누설을 증명한다.

2) 방법

① ^{131}I-PVP 약 3.7 MBq(100 μCi)를 정맥주사 한다.
② 투여 후 96시간동안 분변을 채취한다.
③ 모은 대변에 물 1000 mL되게 한후 5 mL를 취한다.
④ 방사능을 측정하고 표준액(투여량)의 방사능과 비교하여 산출한다.

3) 계산

환자대변의 방사능 계측값/ 주사한 ^{131}I-PVP 총방사능 계측값 × 100
= 환자대변 5 mL 계측값 × 1000/표준액 5mL 계측값 × 1000 × 100

4) 임상적 의의

정상인 ; 분변중 배설률 1.5% 이하
이상 증가 ; 단백누설성위장증

16-8. 신사구체 여과율(^{51}Cr-EDTA GFR)

1) 원리

신사구체여과율(Glomerular Filtration Rate) 측정은 신질환자의 신장손상 상태를 파악하고 치료시 수분과 전해질 조절 및 신장을 통해 배설되는 약제의 용량을 정하는 매우 유용한 검사법이다. ^{51}Cr-EDTA 주사후 3, 5시간 채혈로 신사구체여과율을 측정할 수 있다(그림 16-4).

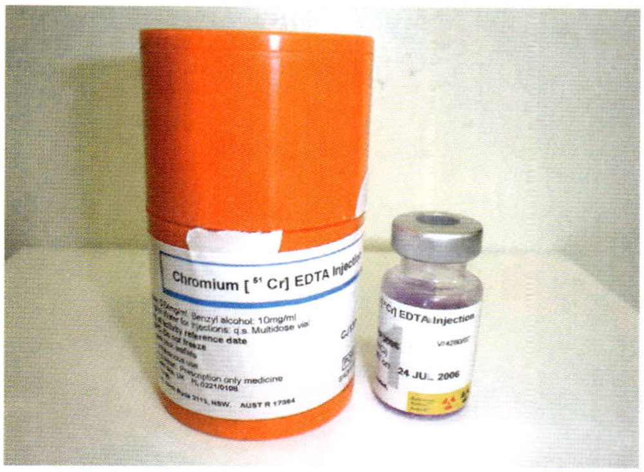

그림 16-4 신사구체여과율 측정용 ^{51}Cr-EDTA

제17장

체내검사

In vivo test

γ선을 방출하는 방사성동위원소(RI)와 그 외 표지화합물을 환자에게 주사 또는 경구 투여하고 측정장비(scinticamera)를 이용하여 목적장기의 방사능분포 상(image)을 얻는 형태학적검사법(static study)을 Scintigraphy이라 한다(그림 17-1).

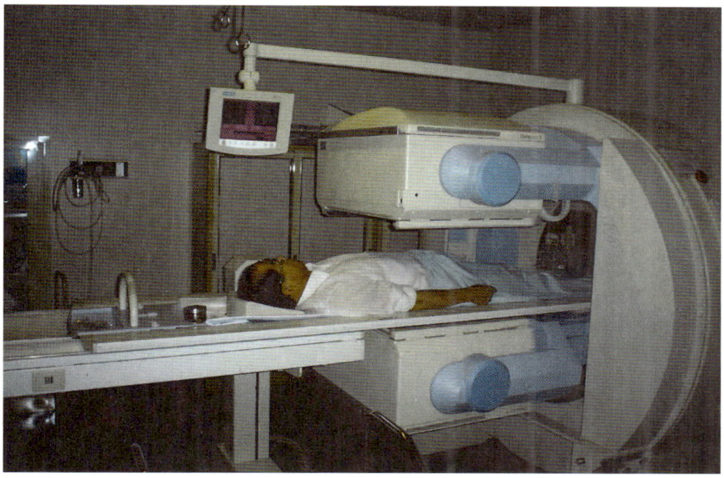

그림 17-1 Whole body scane을 위한 감마카메라

1) Scintigraphy의 의의

Scintigraphy에 의해 얻어진 정보는 목적장기의 위치, 형태, 크기에 따라 방사성동위원소의 분포상황, 장기내 병소의 유무와 크기 등의 형태학적방법으로 ① 체내 장기의 모양, 크기, 위치 및 다른 장기에 대한 방사능 농도의 비교 ② 장기내 공간점유 영역의 존재와 크기, 위치 및 방사능의 농도③ 체내 또는 장기 내의 방사성동위원소(RI)의 시간적 추이를 조사한다(그림 17-2~5).

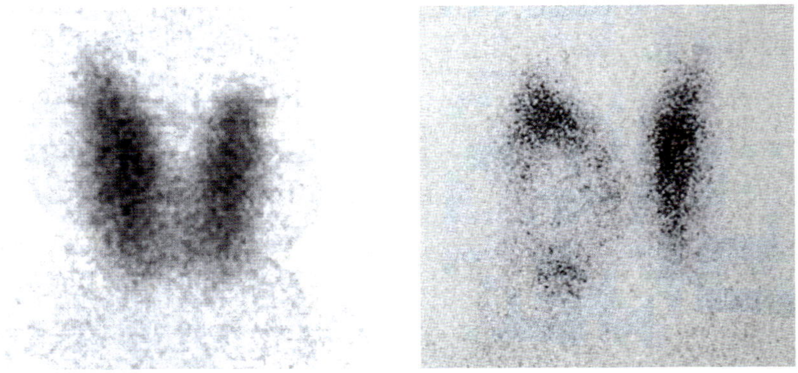

정상 감상선암

그림 17-2 갑상선 scintigram

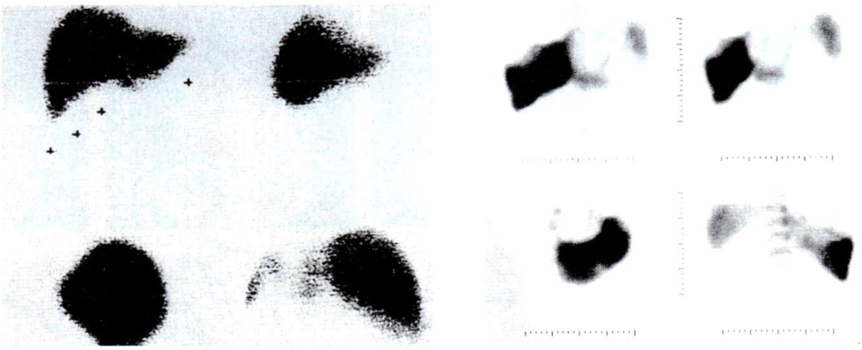

정상 간암

그림 17-3 간암 ^{99m}Tc-Phytate에 의한 간 scintigram

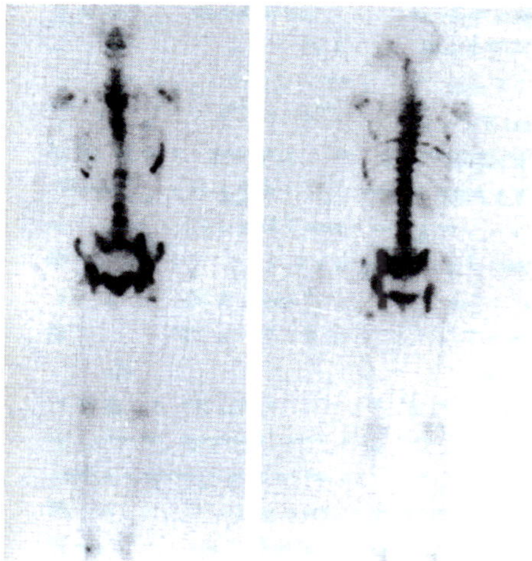

그림 17-4 ^{99m}Tc-Methylene diphosphonnate(MDP)에 의한 골 scintigram

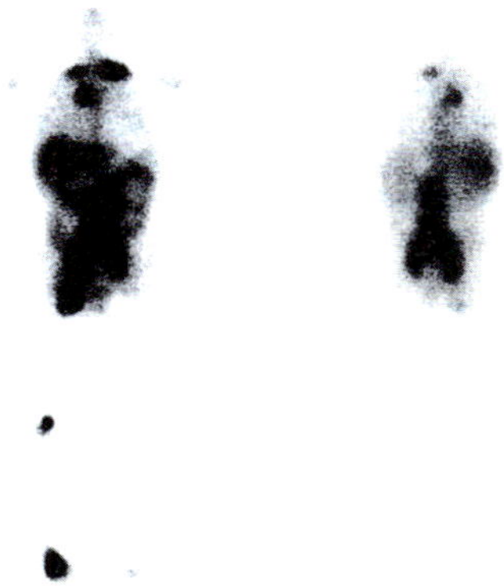

그림 17-5 ^{67}Ga-citrate에 의한 전신 scintigram(악성림프종)

2) 각 장기의 Scintigraphy

주요 장기의 scintigraphy의 개요는 표 17-1에 나타내었다. 전신의 대부분 모든 장기의 검사가 가능하다.

표 17-1 주요장기의 scintigraphy

장 기	방사성의약품	비 고
뇌	$^{99m}TcO_4^-$ $^{99m}TcO^-$-Diethylene triamine peneta acetic acid ^{99m}Tc-Isopropyl-p-iodoamphetamine ^{99m}Tc-Hexamethylpropyleneamine	혈액뇌관문의 파괴에 의한 병소 집적, 뇌혈관이상, 뇌종양, 뇌혈류분포를 나타냄
뇌척수공	^{111}In-Diethylene triamine peneta acetic acid	경시적 신티그램
갑상선	$Na^{131}I$ $^{99m}TcO_4^-$	갑상선에 선택적집적: 갑상선종, 암전 이검색, 갑상선위치, 크기 수술, 치료후 갑상선종 경과관찰
부갑상선	^{201}TlCl	부갑상선신티그람
심	^{201}TlCl ^{123}I-Betemethylidophenyl phenadecanoic acid	칼륨유사의 대사 지방산대사
폐 혈류	^{99m}Tc-Macroaggregated albumin	폐동맥모세혈관색전증
폐 흡입	^{133}Xe가스 ^{198}Au-Colloid	만성기관지염, 만성폐기종 기관지확장증
간	^{99m}Tc-Phytate ^{99m}Tc-Galactosyl human serum albumin	간암, 간농양, 간병변 간당단백 수용체
담도	^{99m}Tc-Pyridoxyl-5-methyl tryptophane ^{99m}Tc-Iminodiacetic acid	동태상, 담도폐색증, 확장증
비장	^{99m}Tc-적혈구	비장의 장해적혈구의 처리능, 종양, 농양
신	^{99m}Tc-Dimercaptosuccinic acid ^{99m}Tc-Diethylene triamine peneta acetic acid	신세뇨관 침착, 신종양, 신장의 위치, 크기
부신	^{131}I-Aldosterone	부신피질에 집적, 종양
골	^{99m}Tc-Methylene diphosphonnate	악성종양의 범위, 전이의 진단
골수	$^{111}Cl_3$	방사성철과 유사의 분포
종양	^{67}Ga-citrate ^{201}TlCl	종양, 타염증병소에도 집적 갑상선, 폐종양

17-1. 동태기능검사

γ선을 방출하는 방사성동위원소(RI)와 그 외 표지화합물을 환자에게 주사 또는 경구투여하고 목적장기에 대한 방사성동위원소 섭취율, 방사능의 시간적 변화를 시간-방사능 곡선(time-active curve)로서 체외 계측시 목적장기의 섭취능, 배설능, 혈액순환 등의 대사기능이나 생리기능을 아는 검사법을 동태기능검사법(dynamic study)이라고 한다.

1) 의의

동태기능검사 방법으로 ① 방사성동위원소(RI)를 체내 투여하고 시간별로 혈액, 요 등 시료의 방사능을 측정하고 ② 방사성동위원소를 투여 하고 일정시점에서 분포율을 측정하고 ③ 체내 이동을 연속적으로 신티카메라와 컴퓨터를 이용하여 측정하여 기능을 평가한다.

2) 측정

갑상선기능검사, 순환기능검사, 신기능검사, 간기능검사, 폐기능검사능검사법이 있으며 표 17-2에 나타내었다.

표 17-2 기능별 검사법

검사법	방사성의약품	비고
갑상선옥소 섭취율 측정	$Na^{131}I$ $Na^{123}I$	갑상선기능검사
Radiocardiogram	^{99m}Tc- Human serum albumin	심박출량, 폐용량시험
뇌혈류량 측정	^{133}Xe ^{123}I-IMP ^{99m}Tc-HM-PAO	순환기능, 혈액량
폐기능검사	^{133}Xe gas	폐혈류분포, 폐환기능
Hepatogram	^{99m}Tc-Colloid	간세포기능, 담관폐쇄의 유무
Renogram	^{131}I-Hippuran	신혈류량분비기능, 요배설기능

III

부 록

원자력 법령 요약

원자력안전법

1. 목적(제 1조)

이 법은 원자력의 연구·개발·생산·이용 등에 따른 안전관리에 관한 사항을 규정하여 방사선에 의한 재해의 방지와 공공의 안전을 도모함을 목적으로 한다.

2. 정의(제 2조)

이 법에서 사용하는 용어의 뜻은 다음과 같다.

1. "원자력"이란 원자핵 변화의 과정에 있어서 원자핵으로부터 방출되는 모든 종류의 에너지를 말한다.
2. "핵물질"이란 핵연료물질 및 핵원료물질을 말한다.
3. "핵연료물질"이란 우라늄·토륨 등 원자력을 발생할 수 있는 물질로서 대통령령으로 정하는 것을 말한다.
4. "핵원료물질"이란 우라늄광·토륨광과 그 밖의 핵연료물질의 원료가 되는 물질로서 대통령령으로 정하는 것을 말한다.
5. "방사성물질"이란 핵연료물질·사용후핵연료·방사성동위원소 및 원자핵분열생성물(原子核分裂生成物)을 말한다.
6. "방사성동위원소"란 방사선을 방출하는 동위원소와 그 화합물 중 대통령령으로 정하는 것을 말한다.
7. "방사선"이란 전자파 또는 입자선 중 직접 또는 간접으로 공기를 전리(電離)하는 능력을 가진 것으로서 대통령령으로 정하는 것을 말한다.
8. "원자로"란 핵연료물질을 연료로 사용하는 장치를 말한다. 다만, 대통령령으로 정하는 것은 제외한다.
9. "방사선발생장치"란 하전입자(荷電粒子)를 가속시켜 방사선을 발생시키는 장치로서 대통령령으로 정하는 것을 말한다.
10. "관계시설"이란 원자로의 안전에 관계되는 시설로서 대통령령으로 정하는 것을 말한다.

11. "정련"(精錬)이란 핵원료물질에 포함된 우라늄 또는 토륨의 비율을 높이기 위하여 물리적 · 화학적 방법으로 핵원료물질을 처리하는 것을 말한다.
12. "변환"이란 핵연료물질을 화학적 방법으로 처리하여 가공에 적합한 형태로 만드는 것을 말한다.
13. "가공"이란 핵연료물질을 물리적 · 화학적 방법으로 처리하여 원자로의 연료로서 사용할 수 있는 형태로 만드는 것을 말한다.
14. "사용후핵연료처리"란 원자로의 연료로서 사용된 핵연료물질 또는 그 밖의 방법으로 원자핵분열을 시킨 핵연료물질을 연구 또는 시험을 목적으로 취급하거나, 물리적 · 화학적 방법으로 처리하여 핵연료물질과 그 밖의 물질로 분리하는 것을 말한다.
15. "핵연료주기사업"이란 정련 · 변환 · 가공 또는 사용후핵연료처리 사업을 말한다.
16. "방사선관리구역"이란 외부의 방사선량율(放射線量率), 공기 중의 방사성물질의 농도 또는 방사성물질에 따라 오염된 물질의 표면의 오염도가 원자력안전위원회규칙으로 정하는 값을 초과할 우려가 있는 곳으로서 방사선의 안전관리를 위하여 사람의 출입을 관리하고 출입자에 대하여 방사선의 장해(障害)를 방지하기 위한 조치가 필요한 구역을 말한다.
17. "국제규제물자"란 원자력의 연구 · 개발 및 이용에 관한 조약과 그 밖의 국제약속(이하 "국제약속"이라 한다)에 따라 보장조치의 적용대상이 되는 물자로서 총리령으로 정하는 것을 말한다.
18. "방사성폐기물"이란 방사성물질 또는 그에 따라 오염된 물질(이하 "방사성물질등"이라 한다)로서 폐기의 대상이 되는 물질(제35조제4항에 따라 폐기하기로 결정한 사용후핵연료를 포함한다)을 말한다.
19. "피폭방사선량"(被曝放射線量)이란 사람의 신체의 외부 또는 내부에 피폭하는 방사선량을 말한다. 다만, 진료를 위하여 피폭하는 방사선량과 인위적으로 증가시키지 아니하는 자연방사선량은 제외한다. 이 경우 방사선량의 종류 및 적용기준은 원자력안전위원회가 정하여 고시한다.
20. "원자력이용시설"이란 원자력의 연구 · 개발 · 생산 · 이용(이하 "원자력이용"이라 한다)과 관련된 시설로서 대통령령으로 정하는 것을 말한다.
21. "방사선작업종사자"란 원자력이용시설의 운전 · 이용 또는 보전이나 방사성물질등의 사용 · 취급 · 저장 · 보관 · 처리 · 배출 · 처분 · 운반과 그 밖의 관리 또는 오염제거 등 방사선에 피폭하거나 그 염려가 있는 업무에 종사하는 자를 말한다.
22. "안전관련설비"란 원자로 및 관계시설 중에서 원자력안전위원회규칙으로 정하는 안전에 중요한 구조물 · 계통 및 기기로서 원자력안전위원회규칙으로 정하는 바에 따

라 안전등급이 부여된 설비를 말한다.

23. "방사선투과검사"란 「비파괴검사기술의 진흥 및 관리에 관한 법률」 제2조에 따른 비파괴검사 중 방사선을 이용한 비파괴검사를 말한다.
24. "해체"란 제20조제1항에 따라 허가를 받은 자, 제30조의2제1항에 따라 허가를 받은 자, 제35조제1항 및 제2항에 따라 허가 또는 지정을 받은 자가 이 법에 따라 허가 또는 지정을 받은 시설의 운영을 영구적으로 정지(이하 "영구정지"라 한다)한 후, 해당 시설과 부지를 철거하거나 방사성오염을 제거함으로써 이 법의 적용대상에서 배제하기 위한 모든 활동을 말한다.

24의2. "폐쇄"란 제63조에 따라 방사성폐기물 처분시설의 건설·운영 허가를 받은 자가 방사성폐기물을 처분하는 활동을 완결하고 장기 안전성을 확보하기 위하여 실시하는 관리적·기술적 조치(방사성폐기물 처분시설 지하 공간의 뒷채움, 덮개 설치 등을 포함한다)를 말한다.

25. "사고관리"란 원자로시설에 사고가 발생하였을 때 사고가 확대되는 것을 방지하고 사고의 영향을 완화하며 안전한 상태로 회복하기 위하여 취하는 제반조치를 말하며, 원자력안전위원회에서 정하는 설계기준을 초과하여 노심의 현저한 손상을 초래하는 사고(이하 "중대사고"라 한다)에 대한 관리를 포함한다.

3. 면허(제 84조)

① 원자로의 운전이나 핵연료물질·방사성동위원소등의 취급은 대통령령으로 정하는 바에 따라 위원회의 면허를 받은 사람이나 「국가기술자격법」에 따른 방사선관리기술사가 아니면 이를 할 수 없다. 다만, 제106조제1항에 따른 교육 및 훈련을 받은 사람이 제2항 각 호(제2호는 제외한다)의 면허를 받은 사람 또는 「국가기술자격법」에 따른 방사선관리기술사의 지시·감독하에 이를 운전하거나 취급하는 경우에는 그러하지 아니하다.

② 제 1항의 면허는 다음과 같다

1. 원자로조종감독자면허
2. 원자로조종사면허
3. 핵연료물질취급감독자면허
4. 핵연료물질취급자면허
5. 방사성동위원소취급자일반면허
6. 방사성동위원소취급자특수면허
7. 방사선취급감독자면허

4. 결격사유(제 85조)

다음 각 호의 어느 하나에 해당하는 사람은 제84조에 따른 면허를 받을 수 없다.

1. 18세 미만의 사람
2. 피성년후견인 · 피한정후견인
3. 이 법을 위반하여 금고 이상의 형의 선고를 받고 그 형의 집행이 종료되거나 집행을 받지 아니하기로 확정된 후 2년이 경과되지 아니한 사람이나 형의 집행유예를 선고받고 그 집행유예기간 중에 있는 사람
4. 제86조에 따라 면허가 취소된 후 2년이 경과되지 아니한 사람
5. 원자로 및 관계시설의 건설 및 개수 · 보수에 관한 업무, 원자로 및 관계시설의 재료 · 부품 등의 납품 · 검수에 관한 업무를 수행하는 자가 업무와 관련하여 「형법」 제129조 · 제130조 · 제132조 및 제133조의 죄를 범하여 금고 이상의 형의 선고를 받고 그 형의 집행이 종료되거나 집행을 받지 아니하기로 확정된 후 5년이 경과되지 아니한 사람이나 형의 집행유예를 선고받고 그 집행유예기간 중에 있는 사람

5. 면허의 취소(제 86조 등)

위원회는 제84조에 따른 면허를 받은 사람이 다음 각 호의 어느 하나에 해당하면 그 면허를 취소하거나 3년 이내의 기간을 정하여 그 면허를 정지할 수 있다. 다만, 제1호 또는 제2호에 해당하는 경우에는 그 면허를 취소하여야 한다.

1. 거짓이나 그 밖의 부정한 방법으로 면허를 받은 때
2. 제85조제1호부터 제3호까지 및 제5호 중 어느 하나에 해당하게 된 때(결격사유)
3. 제88조제2항을 위반한 때(면허증을 다른 사람에게 대여하거나 부당하게 행사)
4. 제106조제2항을 위반한 때(위원회가 실시하는 보수교육을 받지 않은 경우)

6. 면허시험(제 87조)

① 제84조에 따른 면허를 받으려는 사람은 위원회가 시행하는 면허시험에 합격하여야 한다.

② 위원회는 제84조제2항 각 호의 어느 하나에 해당하는 면허를 받은 사람 또는 외국에서 이에 준하는 면허를 받은 사람이 같은 조 제1항에 따른 면허를 받으려는 때에는 대통령령으로 정하는 바에 따라 제1항에 따른 면허시험의 전부 또는 일부를 면제할 수 있다.

③ 제1항에 따른 면허시험에 응시한 사람이 그 시험에 관하여 부정한 행위를 한 경우에

는 해당 시험을 무효로 하고, 그 시험의 응시 일부터 3년간 그 면허시험의 응시자격을 정지한다.

④ 제1항에 따른 면허시험의 응시자격 · 시험과목 · 시험방법과 그 밖에 필요한 사항은 대통령령으로 정한다

7. 면허증(제 88조)

① 위원회는 제87조에 따른 면허시험에 합격한 사람에게 총리령으로 정하는 바에 따라 면허증을 교부하여야 한다.

② 제1항에 따라 면허증을 교부받은 사람은 이를 다른 사람에게 대여하거나 부당하게 행사하여서는 아니 된다.

8. 방사선장해방지조치(제91조)

① 원자력관계사업자는 방사선장애를 방지하기 위하여 대통령령이 정하는 바에 따라 다음 객호의 조치를 하여야 한다.

1. 방사선량 및 방사성오염의 측정
2. 건강진단
3. 피폭관리
4. 방사성물질의 방출량 및 피폭방사선량을 가능한 한 합리적으로 낮게 유지하기 위하여 필요한 방지

9. 방해방어조치 및 보고(제92조)

① 원자력관계사업자는 다음 각 호의 어느 하나에 해당하면 대통령령으로 정하는 바에 따라 안전조치를 하고 그 사실을 지체 없이 위원회에 보고하여야 한다.

1. 지진 · 화재와 그 밖의 재해에 따라 원자력이용시설이나 방사성물질등에 위험이 발생하거나 발생할 염려가 있을 때
2. 원자력이용시설의 고장 등이 발생한 때
3. 방사선장해가 발생한 때

② 위원회는 제1항에 따라 보고를 받은 때에는 해당 원자력관계사업자에게 원자력이용시설의 사용정지, 방사성물질등의 이전 · 오염의 제거와 그 밖의 방사선장해를 방지하기 위하여 필요한 조치를 명할 수 있다.

원자력안전법 시행령

1. 목적(제 1조)

이 영은 「원자력안전법」에서 위임된 사항 및 그 시행에 필요한 사항과 「원자력 진흥법」 제17조제2항에 따른 원자력안전규제계정의 관리 · 운용에 필요한 사항을 규정함을 목적으로 한다.

2. 정의(제 2조)

이 영에서 사용하는 용어의 뜻은 다음과 같다.

1. "고준위방사성폐기물"이란 방사성폐기물 중 그 방사능 농도 및 열발생률이 「원자력안전위원회의 설치 및 운영에 관한 법률」 제3조에 따른 원자력안전위원회(이하 "위원회"라 한다)가 정하는 값 이상인 방사성폐기물을 말하고, "중 · 저준위방사성폐기물"이란 고준위방사성폐기물 외의 방사성폐기물을 말한다. 이 경우 중 · 저준위방사성폐기물은 위원회가 방사능 농도를 고려하여 정하는 바에 따라 구분한다.
2. "핵연료집합체"란 원자로의 연료로 사용할 수 있는 형태를 갖춘 한 다발의 핵연료물질을 말한다.
3. "밀봉된 방사성동위원소"란 기계적인 강도가 충분하여 파손될 우려가 없고, 부식되기 어려운 재료로 된 용기에 넣은 방사성동위원소로서 사용할 때에 방사선은 용기 외부로 방출하지만 방사성동위원소는 누출하지 못하도록 되어 있는 것을 말한다.
4. "선량한도"(線量限度)란 외부에 피폭하는 방사선량과 내부에 피폭하는 방사선량을 합한 피폭방사선량(被曝放射線量)의 상한값으로서 그 값은 별표 1과 같다.

[별표1] 선량한도(제2조제4호 관련)

(단위: 밀리시버트)

구 분	유효선량한도	등가선량한도	
		수정체	손·발 및 피부
1. 방사선작업종사자	연간 50을 넘지 않는 범위에서 5년간 100	연간 150	연간 500
2. 수시출입자, 운반종사자 및 법 제96조 단서에 따라 교육훈련 등의 목적으로 위원회가 인정한 18세 미만인 사람	연간 6	연간 15	연간 50
3. 제1호 및 제2호 외의 사람	연간 1	연간 15	연간 50

비고
1. "선량한도"란 매년 1월 1일부터 12월 31일까지 1년간 피폭하는 방사선량을 말한다.
2. 제1호 또는 제2호에 해당하는 사람 중 임신이 확인된 사람과 제3호에 해당하는 사람 중 제79조제1항에 따른 방사성동위원소등을 제한적 또는 일시적으로 사용하는 사람에 대한 선량한도는 위의 표에도 불구하고 위원회가 정하여 고시한다.
3. 제2호에서 "운반종사자"란 방사선관리구역 밖에서 제2조제12호에 따른 방사성물질등을 운반하는 사람으로서 방사선작업종사자에 해당하지 않는 사람을 말한다.
4. 제3호에 해당하는 사람에 대하여 연간 1밀리시버트를 넘는 경우가 발생한 경우로서 위원회가 인정하는 경우에는 위 표 제3호의 유효선량한도값에도 불구하고 피폭방사선량의 합을 5년간 평균하여 연간 1밀리시버트를 넘지 않는 범위에서 해당 1밀리시버트를 넘는 값을 유효선량한도로 한다.
5. 제1호의 유효선량한도란 및 비고 제4호에서 "5년간"이란 1998년 1월 1일부터 기산되는 5년마다의 기간을 말한다.

5. "허용표면오염도"란 물체 또는 인체 표면의 방사성오염도로서 위원회가 정하는 허용오염도를 말한다.
6. "보전구역"이란 원자력이용시설의 보전을 위하여 특별한 관리가 필요한 장소를 말한다.
7. "제한구역"이란 방사선관리구역 및 보전구역의 주변 구역으로서 그 구역 경계에서의 피폭방사선량이 위원회가 정하는 값을 초과할 우려가 있는 장소를 말한다.
8. "수시출입자"란 방사선관리구역에 청소, 시설관리 등의 업무상 출입하는 사람(방문, 견학 등을 위하여 일시적으로 출입하는 사람은 제외한다)으로서 방사선작업종사자 외의 사람을 말한다.
9. "영구처분"이란 방사성폐기물을 회수할 의도 없이 인간의 생활권으로부터 영구히 격리하는 것을 말한다.
10. "사용후핵연료 중간저장"이란 원자로의 연료로 사용된 핵연료물질이나 그 밖의 방법으로 핵분열시킨 핵연료물질을 발생자로부터 인수하여 처리 또는 영구처분하기 전까지 일정 기간 안전하게 저장하는 것을 말한다.

11. "특수형방사성물질"이란 견고한 고체형 방사성물질 또는 캡슐에 넣고 봉한 방사성물질로서 위원회가 정하는 운반기준에 맞는 것을 말한다.
12. "배출"이란 방사성물질 또는 그로 인하여 오염된 물질(이하 "방사성물질등"이라 한다)로서 원자력이용시설에서 정상운전 중에 발생한 액체 또는 기체 상태의 방사성물질등을 위원회가 정하는 제한값 이내에서 배수시설 또는 배기시설을 통하여 계획적이고 통제된 상태에서 외부로 내보내는 것을 말한다.
13. "연간섭취한도"란 방사선작업종사자가 1년 동안 섭취할 경우 피폭방사선량이 선량한도에 이를 것으로 보이는 방사능의 양으로서 위원회가 정하는 값을 말한다.
14. "유도공기 중 농도"란 방사선작업종사자가 1년 동안 흡입할 경우 방사능 섭취량이 연간섭취한도에 이를 것으로 보이는 공기 중의 농도로서 위원회가 정하는 값을 말한다.
15. "판독특이자"란 다음 각 목의 어느 하나에 해당하는 사람을 말한다.
  가. 선량한도를 초과하여 방사선에 피폭된 사람
  나. 선량계의 훼손·분실 등으로 인하여 선량판독이 불가능하게 된 사람
  다. 위원회가 정하는 선량계 교체주기를 2개월 이상 지난 후 선량계를 제출한 사람

3. 핵연료물질(제 3조)

「원자력안전법」(이하 "법"이라 한다) 제2조제3호에서 "대통령령으로 정하는 것"이란 다음 각 호의 것을 말한다.

1. 우라늄 238에 대한 우라늄 235의 비율이 천연혼합률과 같은 우라늄 및 그 화합물
2. 우라늄 238에 대한 우라늄 235의 비율이 천연혼합률에 미달하는 우라늄 및 그 화합물
3. 토륨 및 그 화합물
4. 제1호부터 제3호까지의 규정에 해당하는 물질이 하나 이상 함유된 물질로서 원자로의 연료로 사용할 수 있는 물질
5. 우라늄 238에 대한 우라늄 235의 비율이 천연혼합률을 초과하는 우라늄 및 그 화합물
6. 플루토늄 및 그 화합물
7. 우라늄 233 및 그 화합물
8. 제5호부터 제7호까지의 규정에 해당하는 물질이 하나 이상 함유된 물질

4. 핵원료물질(제 4조)

법 제2조제4호에서 "대통령령으로 정하는 것"이란 우라늄 및 그 화합물 또는 토륨 및 그 화합물을 함유한 물질로서 핵연료물질 외의 물질을 말한다.

5. 방사성동위원소(제 5조)

법 제2조제6호에서 "대통령령으로 정하는 것"이란 동위원소의 수량과 농도가 위원회가 정하는 수량과 농도를 초과하는 물질로서 다음 각 호의 물질을 제외한 것을 말한다.

1. 법 제2조제3호에 따른 핵연료물질
2. 법 제2조제4호에 따른 핵원료물질
3. 방사성물질 또는 이를 내장한 장치 중 방사선장해의 우려가 없는 것으로서 위원회가 정하여 고시하는 것

6. 방사선(제 6조)

법 제2조제7호에서 "대통령령으로 정하는 것"이란 다음 각 호의 것을 말한다.

1. 알파선 · 중양자선 · 양자선 · 베타선 및 그 밖의 중하전입자선
2. 중성자선
3. 감마선 및 엑스선
4. 5만 전자볼트 이상의 에너지를 가진 전자선

7. 적용 제외원자로(제 7조)

법 제2조제8호 단서에서 "대통령령으로 정하는 것"이란 원자핵분열의 연쇄반응을 제어할 수 있고 그 반응의 평형상태를 중성자원을 쓰지 아니하고도 지속할 가능성이 있는 장치 외의 것을 말한다.

8. 방사선발생장치(제 8조)

법 제2조제9호에서 "대통령령으로 정하는 것"이란 다음 각 호의 것을 말한다. 다만, 위원회가 정하는 용도의 것과 위원회가 정하는 용량 이하의 것은 제외한다.

1. 엑스선발생장치
2. 사이클로트론(cyclotron)
3. 신크로트론(synchrotron)
4. 신크로사이클로트론(synchro-cyclotron)

5. 선형가속장치
6. 베타트론(betatron)
7. 반 · 데 그라프형 가속장치
8. 콕크로프트 · 왈톤형 가속장치
9. 변압기형 가속장치
10. 마이크로트론(microtron)
11. 방사광가속기
12. 가속이온주입기
13. 그 밖에 위원회가 정하여 고시하는 것

9. 관계시설(제 9조)

법 제2조제10호에서 "대통령령으로 정하는 것"이란 다음 각 호의 시설을 말한다.

1. 원자로냉각계통 시설
2. 계측제어계통 시설
3. 핵연료물질의 취급시설 및 저장시설
4. 원자력발전소 안에 위치한 방사성폐기물의 처리시설 · 배출시설 및 저장시설
5. 방사선관리시설
6. 원자로격납시설
7. 원자로안전계통 시설
8. 그 밖에 원자로의 안전에 관계되는 시설로서 위원회가 정하는 것

10. 사용허가등의 신청(제 79조)

① 법 제53조제1항 본문의 전단에 따른 방사성동위원소 또는 방사선발생장치(이하 "방사성동위원소등"이라 한다)를 생산 · 판매 · 사용(소지 · 취급을 포함한다. 이하 같다) 또는 이동사용하기 위하여 허가를 받으려는 자는 사업소별로 총리령으로 정하는 바에 따라 허가신청서를 위원회에 제출하여야 한다.

② 제1항에 따라 방사성동위원소의 생산허가를 받으려는 자는 사업소마다 핵종별 · 수량별로 총리령으로 정하는 바에 따라 허가신청서를 위원회에 제출해야 한다.

③ 제1항에 따라 방사선발생장치의 생산허가를 받으려는 자는 사업소마다 용량별로 총리령으로 정하는 바에 따라 허가신청서를 위원회에 제출해야 한다. 다만, 제8조제1호에 따른 엑스선발생장치의 생산허가를 받으려는 자는 사업소마다 생산하려는 엑스선발생장치의 용량 중 최대 용량을 기준으로 총리령으로 정하는 바에 따라 허가신

청서를 위원회에 제출할 수 있다.

11. 변경허가 신청(제 80조)

법 제53조제1항 본문의 전단에 따라 허가를 받은 자(이하 "허가사용자"라 한다)는 같은 항 본문의 후단에 따라 그 허가사항의 변경허가를 받으려면 총리령으로 정하는 바에 따라 변경허가신청서를 위원회에 제출하여야 한다.

12. 사용신고(제 81조)

법 제53조제2항 전단에 따라 밀봉된 방사성동위원소 또는 방사선발생장치의 사용 또는 이동사용 신고를 하려는 자는 총리령으로 정하는 바에 따라 사업소마다 사용 또는 이동사용 신고서를 작성하여 위원회에 제출하여야 한다.

13. 변경신고(제 82조)

법 제53조제2항 전단에 따라 신고를 한 자(이하 "신고사용자"라 한다)는 같은 항 후단에 따라 그 신고한 사항을 변경하려면 총리령으로 정하는 바에 따라 변경신고서를 위원회에 제출하여야 한다.

14. 허가기준(제 83조)

① 법 제55조제1항제2호에서 "대통령령으로 정하는 선량한도"란 제2조제4호에 따른 선량한도를 말한다.

② 법 제55조제1항제4호에서 "대통령령으로 정하는 장비 및 인력"이란 별표 2에 따른 장비 및 별표 3에 따른 인력을 말한다.

[별표2] 방사성동위원소등 생산 등의 허가 시 장비기준(제83조제2항 관련)

구분	기준
1. 생산	
가. 방사성동위원소를 생산하는 경우	방사선측정기 및 방사능측정기 각 2대 이상과 방사선원 운반차량 1대 이상
나. 방사선발생장치를 생산하는 경우	방사선측정기 2대 이상
2. 판매	
가. 밀봉된 방사성동위원소를 판매하는 경우	방사선측정기 2대 이상과 방사선원 운반차량 1대 이상
나. 밀봉되지 아니한 방사성동위원소를 판매하는 경우	방사선측정기 및 방사능측정기 각 2대 이상과 방사선원 운반차량 1대 이상
다. 방사선발생장치를 판매하는 경우	방사선측정기 2대 이상
3. 사용	
가. 밀봉된 방사성동위원소 또는 방사선발생장치를 사용하는 경우	방사선측정기 1대 이상
나. 밀봉되지 아니한 방사성동위원소를 사용하는 경우	사용시설마다 방사선측정기 및 방사능측정기 각 1대 이상
4. 이동사용	
가. 방사선투과검사의 목적으로 이동사용하는 경우	1) 방사선투과검사 장비: 5대 이상 2) 방사선 측정장비 가) 방사선측정기: 방사선투과검사 장비 1대당 1대 이상 나) 방사선경보기: 방사선작업종사자 1명당 1개 이상 다) 직독식개인선량계: 방사선작업종사자 1명당 1개 이상(방사선경보기로 알람도시메터를 갖추지 아니한 경우만 해당한다) 3) 방사선 방호장비 가) 콜리메이터(10밀리미터 이상): 방사선발생장치를 제외한 방사선투과검사 장비 1대당 1개 이상 나) 경고등: 방사선투과검사 장비 1대당 4개 이상 4) 방사선원 운반 전용차량: 2대 이상(승용차는 제외한다)
나. 가목 외의 경우	방사선측정기 1대 이상

[별표3] 방사성동위원소등 생산 등의 허가 시 인력기준(제83조제2항 관련)

구분	기준
1. 생산	방사선취급감독자면허 소지자 또는 방사선관리기술사 1명 이상(「의료기기법」 제6조에 따른 의료기기 제조업 허가를 받은 자가 방사선발생장치 생산 허가를 받는 경우에는 방사성동위원소취급자일반면허 소지자, 방사선취급감독자면허 소지자 또는 방사선관리기술사 1명 이상)
2. 판매	
가. 방사성동위원소를 판매하는 경우	방사선취급감독자면허 소지자 또는 방사선관리기술사 1명 이상
나. 방사선발생장치를 판매하는 경우	방사성동위원소취급자일반면허 소지자, 방사선취급감독자면허 소지자 또는 방사선관리기술사 1명 이상
3. 사용	
가. 인체에 사용하는 경우	방사성동위원소취급자특수면허 소지자 1명 이상 및 방사성동위원소취급자일반면허 소지자, 방사선취급감독자면허 소지자 또는 방사선관리기술사 1명 이상
나. 인체 외에 사용하는 경우	
1) 밀봉된 방사성동위원소	
가) 기기에 장비되지 않은 것으로서 연간 사용량 1.85테라베크렐 이상	방사선취급감독자면허 소지자 또는 방사선관리기술사 1명 이상
나) 기기에 장비되지 않은 것으로서 연간 사용량 1.85테라베크렐 미만	방사성동위원소취급자일반면허 소지자, 방사선취급감독자면허 소지자 또는 방사선관리기술사 1명 이상
다) 기기에 장비된 것으로서 연간 사용량 3.7테라베크렐 이상	방사선취급감독자면허 소지자 또는 방사선관리기술사 1명 이상
라) 기기에 장비된 것으로서 연간 사용량 3.7테라베크렐 미만	방사성동위원소취급자일반면허 소지자, 방사선취급감독자면허 소지자 또는 방사선관리기술사 1명 이상
2) 밀봉되지 아니한 방사성동위원소	
가) 연간 사용량 1.85기가베크렐 이상	방사성동위원소취급자특수면허 소지자, 방사선취급감독자면허 소지자 또는 방사선관리기술사 1명 이상
나) 연간 사용량 1.85기가베크렐 미만	방사성동위원소취급자일반면허 소지자, 방사성동위원소취급자특수면허 소지자, 방사선취급감독자면허 소지자 또는 방사선관리기술사 1명 이상
3) 방사선발생장치	

가) 1메가전자볼트 이상	방사선취급감독자면허 소지자 또는 방사선관리기술사 1명 이상
나) 최대 전압 350킬로볼트 이상으로서 용량이 350킬로볼트 5밀리암페어 1대 이상	방사선취급감독자면허 소지자 또는 방사선관리기술사 1명 이상
다) 최대 전압 350킬로볼트 미만으로서 용량이 250킬로볼트 5밀리암페어 2대 이상	방사선취급감독자면허 소지자 또는 방사선관리기술사 1명 이상
라) 가)부터 다)까지의 규정에 해당되지 않는 경우	방사성동위원소취급자일반면허 소지자, 방사선취급감독자면허 소지자 또는 방사선관리기술사 1명 이상
4. 이동사용	
가. 방사선투과검사의 목적으로 이동사용하는 경우	방사선취급감독자면허 소지자 또는 방사선관리기술사 2명 이상
나. 가목 외의 경우	방사성동위원소취급자일반면허 소지자, 방사선취급감독자면허 소지자 또는 방사선관리기술사 1명 이상

③ 방사성동위원소등을 사용 또는 판매하려는 자가 법 제54조제2항에 따른 업무대행자(이하 "업무대행자"라 한다)에게 법 제54조제1항제5호에 따른 방사선안전관리업무를 대행시키는 경우에는 총리령으로 정하는 바에 따라 업무대행자의 인력으로 제2항에 따른 인력을 갈음할 수 있다.

15. 시설검사(제 85조)

① 법 제56조제1항 본문에 따라 허가사용자는 방사성동위원소등의 생산시설 · 사용시설 · 분배시설 · 저장시설 · 보관시설 · 처리시설 및 배출시설(이하 "사용시설등"이라 한다)을 설치 또는 변경한 경우에는 해당 시설에 대하여 위원회의 검사를 받아야 한다.

② 허가사용자가 다음 각 호의 어느 하나에 해당하는 사용시설등에 대하여 총리령으로 정하는 바에 따라 자체점검을 하고, 그 자체점검결과에 대하여 위원회의 서면심사를 받아 합격한 경우에는 해당 자체점검으로 제1항에 따른 시설검사를 갈음한다. 다만, 해당 사용시설등을 최초로 검사하는 경우에는 그러하지 아니하다.

1. 법 제60조제1항 본문에 따라 승인을 받은 방사선기기(별도의 방사선차폐체를 설치하지 아니하고 취급할 수 있는 것만 해당한다)를 설치한 사용시설등
2. 법 제60조제1항 본문에 따라 승인을 받은 방사선발생장치로서 총리령으로 정하는

장치를 설치한 사용시설등

3. 370기가베크렐 미만의 밀봉된 방사성동위원소의 사용시설등

③ 업무대행자가 제2항 각 호의 어느 하나에 해당하는 사용시설등에 대하여 총리령으로 정하는 바에 따라 감리(監理)를 실시하고, 그 감리 결과에 대하여 위원회의 서면심사를 받아 합격한 경우에는 그 감리로 제1항에 따른 시설검사를 갈음한다. 다만, 해당 사용시설등을 최초로 검사하는 경우에는 그러하지 아니하다.

④ 제1항에 따른 검사, 제2항에 따른 자체점검 또는 제3항에 따른 감리 결과에 대한 서면심사 결과 그 사용시설등의 설치 또는 변경이 법 제53조제1항에 따른 허가 내용(법 제99조에 따른 조건을 포함한다)과 일치하는 경우에는 합격으로 한다.

⑤ 위원회는 제2항 또는 제3항에 따라 제출된 자체점검 결과 또는 감리 결과에 대한 서면심사 결과 불합격한 사용시설등에 대해서는 제1항에 따른 검사를 하여야 한다.

16. 응시자격(제 118조)

① 법 제84조제2항에 따른 면허 시험 응시자격은 학력과 경력(교육훈련을 포함한다)으로 구분한다.

② 제1항에 따른 학력 및 경력은 별표 5와 같다.

③ 제1항 및 제2항에 따른 경력의 내용 및 산출방법은 위원회가 정하여 고시한다.

17. 시험방법(제 119조)

① 법 제87조제1항 및 제4항에 따른 법 제84조제2항제1호 및 제2호의 면허에 관한 시험은 위원회가 정하는 원자로의 종류, 노형, 용량급 및 핵증기공급계통의 공급사별로 실시하며, 필기시험 및 실기시험으로 구분하여 실시하되, 실기시험은 필기시험에 합격한 사람 또는 필기시험을 면제받은 사람이 아니면 응시할 수 없다.

② 법 제84조제2항제3호부터 제7호까지의 규정에 따른 면허에 관한 시험은 필기시험으로 실시한다.

18. 시험과목(제 120조)

법 제84조제2항에 따른 면허의 종류별 시험과목은 별표 6과 같다.

[별표 6] 면허의 종류별 시험과목(제120조 관련)

면허의 종류	시험방법	시험과목
1. 원자로조종감독자면허	가. 필기시험	원자로의 종류와 노형, 용량급 및 핵증기공급계통의 공급사별로 다음의 사항에 관하여 해당 원자로의 조종감독자로서 그 직무수행에 필요한 전문적 지식과 그 응용능력을 검정한다. 1) 원자로이론 2) 원자로시설의 구조, 재료 및 설계 3) 원자로의 운전제어 4) 핵연료물질 등의 취급 및 관리 5) 방사선 안전관리 6) 원자력 관계 법령
	나. 실기시험	원자로의 종류와 노형, 용량급 및 핵증기공급계통의 공급사의 구분에 따라 다음 사항에 관하여 해당 원자로 모의제어반에서 해당 원자로의 조종감독자로서 필요한 실무능력을 검정한다. 다만, 모의제어반이 설치되지 않은 원자로는 해당발전소 주제어실에서 검정을 실시한다. 1) 원자로의 예비운전·시운전의 절차 및 그 운전조작 2) 지시신호의 판별 및 그 대책 3) 계측시설의 이용 및 그 판독방법 4) 원자로시설의 동 특성(動 特性) 및 운전 5) 방사능감시시설의 기능 및 사용법 6) 방사선장해 방어 7) 비상시의 대책
2. 원자로조종사면허	가. 필기시험	원자로의 종류와 노형, 용량급 및 핵증기공급계통의 공급사별로 다음의 사항에 관하여 해당 원자로의 조종사로서 그 직무수행에 필요한 일반적 지식과 그 응용능력을 검정한다. 1) 원자로이론 2) 원자로시설의 구조 3) 원자로의 운전제어 4) 방사선 안전관리 5) 원자력 관계 법령(핵연료주기시설과 핵물질사용 관계 법령은 제외한다)
	나. 실기시험	원자로의 종류와 노형, 용량급 및 핵증기공급계통의 공급사의 구분에 따라 다음 사항에 관하여 해당 원자로 모의제어반에서 원자로의 조종사로서 필요한 실무능력을 검정한다. 다만, 모의제어반이 설치되지 않은 원자로는 해당 발전소 주제어실에서 검정을 실시한다. 1) 원자로의 예비운전·시운전의 절차 및 그 운전조작 2) 지시신호의 판별 및 그 대책 3) 계측시설의 이용 및 그 판독방법 4) 원자로시설의 동 특성 및 운전

		5) 방사능감시시설의 기능 및 사용법 6) 방사선장해 방어 7) 비상시의 대책
3. 핵연료물질취급감독자면허	필기시험	핵연료물질의 취급감독자로서 그 직무수행에 필요한 전문적 지식과 기술에 관하여 다음의 사항을 검정한다. 가. 핵연료물질의 화학적 성질 및 물리적 성질 나. 핵연료물질의 취급기술 다. 방사선 측정 및 방사선장해 방지에 관한 기술 라. 원자력 관계 법령(원자로의 관리 등 관계 법령은 제외한다)
4. 핵연료물질취급자면허	필기시험	핵연료물질의 취급자로서 그 직무수행에 필요한 일반적 지식과 기술에 관하여 다음의 사항을 검정한다. 가. 핵연료물질의 화학적·물리적 성질에 대한 기초지식 나. 핵연료물질의 취급기술에 관한 기초지식 다. 방사선측정 및 방사선장해 방어에 관한 기초지식 라. 원자력 관계 법령(원자로의 관리 등 관계 법령은 제외한다)
5. 방사성동위원소취급자일반면허	필기시험	방사성동위원소의 취급자로서 그 직무수행에 필요한 일반적 지식과 기술에 관하여 다음의 사항을 검정한다. 가. 원자력기초이론 나. 방사성동위원소 및 방사선의 취급기술에 관한 기초지식 다. 방사선장해 방어에 관한 기초지식 라. 원자력 관계 법령(법 및 방사선장해 방어 관계 법령에 한정한다)
6. 방사성동위원소취급자특수면허	필기시험	방사성동위원소의 인체에 대한 취급자로서 그 직무수행에 필요한 전문적 지식과 기술에 관하여 다음의 사항을 검정한다. 가. 방사선에 의한 장해 및 그 방어 나. 의학 또는 치의학에 관한 과목 중 수험자가 선택하는 1과목에 대한 방사성동위원소 및 방사선에 관한 사항 다. 방사성동위원소등을 의학적으로 인체에 사용하는 기술 라. 원자력 관계 법령(법 및 방사선장해 방어 관계 법령에 한정한다)
7. 방사선취급감독자면허	필기시험	방사선의 취급감독자로서 그 직무수행에 필요한 전문적 지식과 기술에 관하여 다음의 사항을 검정한다. 가. 방사선에 의한 장해 및 그 방어 나. 원자력이론(물리학·화학·생물학 분야 중 방사선에 관한 것에 한정한다) 다. 방사성동위원소 및 방사선의 취급기술 및 측정기술 라. 원자력 관계 법령(법 및 방사선장해 방어 관계 법령에 한정한다)

19. 방사선작업종사자 및 수시출입자 교육(제 148조)

① 원자력관계사업자는 법 제106조제1항에 따라 방사선작업종사자에 대해서는 신규교육과 정기교육을 실시하여야 한다. 이 경우 신규교육은 작업 종사 전에 실시하여야 한다.

② 제1항에 따른 교육은 기본교육과 직장교육으로 구분하여 실시한다. 이 경우 직장교육은 방사선안전관리자 외의 방사선작업종사자를 대상으로 한다.

③ 원자력관계사업자는 수시출입자에 대하여 기본교육 또는 직장교육을 실시할 수 있다.

④ 제2항 및 제3항에 따른 기본교육은 안전재단에서 받도록 하여야 하며, 직장교육은 해당 원자력관계사업자가 자체적으로 실시하되 위원회가 지정하여 고시하는 기관에 위탁하여 실시할 수 있다.

⑤ 제1항부터 제3항까지의 규정에 따른 교육의 과정 및 시간 등은 총리령으로 정한다.

⑥ 제149조제1항에 따른 보수교육을 받은 자는 제1항에 따른 해당 연도의 정기교육을 받은 것으로 본다.

20. 보수교육(제 149조)

① 법 제84조제2항제1호 및 제2호에 따른 면허 중 발전용원자로 또는 열출력 10메가와트 이상의 연구용원자로의 운전에 관련된 면허를 받은 사람과 법 제84조제2항제3호부터 제7호까지의 규정에 따른 면허를 받은 사람으로서 핵연료물질 또는 방사성동위원소등의 취급업무에 종사하는 사람은 총리령으로 정하는 바에 따라 3년(면허취득일 또는 직전의 보수교육을 받은 날부터 기산하여 3년이 되는 날이 속하는 해의 1월 1일부터 12월 31일까지를 말한다)마다 법 제106조제2항에 따른 보수교육(補修敎育)을 받아야 한다

② 삭제

③ 삭제

④ 원자력관계사업자는 종업원 중 법 제84조제2항에 따른 면허를 받은 사람에 대하여 제1항에 따른 보수교육을 받는 데에 필요한 편의를 제공하여야 하며, 이를 이유로 임금을 줄이거나 그 밖의 불이익처분을 하여서는 아니 된다.

⑤ 위원회는 제1항에 따른 보수교육과정수료자에 대하여 그 면허수첩에 교육이수 사실을 확인해 주어야 한다.

⑥ 제1항에 따른 보수교육을 받아야 하는 사람이 다음 각 호의 어느 하나에 해당하는 경우에는 다음 각 호의 구분에 따른 보수교육을 받은 것으로 본다.

1. 노형, 용량급 및 핵증기공급계통의 공급사가 동일한 원자로에 더하여 법 제84조제2항제1호 및 제2호의 면허를 모두 받은 사람이 법 제84조제2항제1호의 면허에 관한 보수교육을 받은 경우: 법 제84조제2항제2호의 면허에 관한 보수교육
2. 법 제84조제2항제3호 및 제4호의 면허를 모두 받은 사람이 법 제84조제2항제3호의 면허에 관한 보수교육을 받은 경우: 법 제84조제2항제4호의 면허에 관한 보수교육
3. 법 제84조제2항제5호부터 제7호까지의 면허 중 서로 다른 2개 이상의 면허를 받은 사람이 법 제84조제2항제6호 또는 제7호의 면허에 관한 보수교육을 받은 경우: 나머지 면허에 관한 보수교육

21. 판독검사(제 115조)

① 법 제78조제1항에 따라 판독에 관한 업무를 등록한 자(이하 "판독업무자"라 한다)는 법 제80조제1항에 따라 판독시설의 설치·운영 및 판독 성능에 더하여 총리령으로 정하는 바에 따라 위원회의 검사를 받아야 한다.

② 제1항에 따른 검사는 판독업무를 개시하기 전에 실시하는 검사와 매년 정기적으로 실시하는 검사로 구분한다.

③ 제1항에 따른 검사를 받으려는 자는 검사신청서에 총리령으로 정하는 서류를 첨부하여 위원회에 제출하여야 한다. 다만, 위원회가 매년 정기적으로 실시하는 검사에 관하여 해당 연도 검사계획을 수립하여 판독업무자에게 통보한 경우에는 검사신청서를 제출하지 아니할 수 있다.

④ 제1항에 따른 검사의 기준·방법 및 절차 등에 관하여 필요한 사항은 위원회가 정하여 고시한다.

⑤ 제1항에 따른 검사 결과 제4항의 기준에 맞는 경우에는 합격으로 한다.

원자력안전법 시행규칙

1. 방사선안전관리자의 선임신고 등(제 68조의2)

① 영 제82조의2제3항에 따른 방사선안전관리자의 선임·변경 및 해임신고는 별지 제65의2서식에 따른다.

② 제1항에 따른 신고서에는 다음 각 호의 서류를 첨부하여야 한다.

1. 방사선안전관리자의 재직을 증명하는 서류(업무대행 인력으로 방사선안전관리자를 갈음하려는 경우에는 업무대행 계약서류 사본) 1부
2. 허가사용자의 경우 면허증 사본(보수교육 이수 증명서류를 포함한다) 또는 「국가기술자격법」에 따른 방사선관리기술사 자격증 사본(「기술사법」 제5조의7에 따른 자격 등록증을 포함한다) 1부
3. 법 제53조제2항 전단에 따라 신고를 한 자(이하 "신고사용자"라 한다)의 경우 방사성동위원소등의 취급업무에 종사한 경력확인서류 및 제138조제2항에 따른 방사선안전관리자 교육 이수 증명서류 각 1부
4. 방사선안전관리자의 업무분장 내용 1부(2명 이상인 경우로 한정한다)
5. 신고한 사항을 변경하는 경우 그 사실을 증명하는 서류 1부

2. 방사선안전관리자의 대리자 지정 및 자격요건(제 68조의4)

① 영 제82조의4제1항에 따른 방사선안전관리자의 대리자 지정서는 별지 제65호의3서식에 따른다.

② 영 제82조의4제4항에 따른 대리자의 세부 자격요건은 별표 1의3과 같다.

■ [별표 1의3]

방사성동위원소등 방사선안전관리자의 대리자 인력기준 (제68조의4제2항 관련)

구분		기준
허가사용자	1. 생산 또는 판매	가. 방사선취급감독자면허 또는 방사선관리기술사 자격을 소지한 사람 나. 방사성동위원소취급자일반면허를 소지한 사람 다. 방사성동위원소등 취급업무에 종사한 경력이 3년 이상인 사람으로서 지정일로부터 최근 2년 이내에 제138조제2항에 따른 방사선안전관리자 교육을 받은 사람
	2. 사용	
	가) 인체에 사용하는 경우	

	1) 방사성동위원소취급자특수면허를 소지한 방사선안전관리자의 대리자	가. 방사성동위원소취급자특수면허를 소지한 사람 나. 방사성동위원소등 취급업무에 종사한 경력이 3년 이상인 사람으로서 「의료법」 제5조에 따른 의사면허를 소지한 사람
	2) 1)이외의 면허 또는 자격을 소지한 방사선안전관리자의 대리자	가. 방사선취급감독자면허 또는 방사선관리기술사 자격을 소지한 사람 나. 방사성동위원소취급자일반면허를 소지한 사람 다. 방사성동위원소등 취급업무에 종사한 경력이 3년 이상인 사람으로서 지정일로부터 최근 2년 이내에 제138조제2항에 따른 방사선안전관리자 교육을 받은 사람
	나) 인체 외에 사용하는 경우	가. 방사선취급감독자면허 또는 방사선관리기술사 자격을 소지한 사람 나. 방사성동위원소취급자일반면허를 소지한 사람 다. 방사성동위원소등 취급업무에 종사한 경력이 3년 이상인 사람으로서 지정일로부터 최근 2년 이내에 제138조제2항에 따른 방사선안전관리자 교육을 받은 사람
	3. 이동사용	
	가) 방사선투과검사의 목적으로 이동사용하는 작업장의 경우	가. 방사선취급감독자면허 또는 방사선관리기술사 자격을 소지한 사람 나. 방사성동위원소취급자일반면허를 소지한 사람
	나) 가) 이외의 경우	가. 방사선취급감독자면허 또는 방사선관리기술사 자격을 소지한 사람 나. 방사성동위원소취급자일반면허를 소지한 사람 다. 방사성동위원소등 취급업무에 종사한 경력이 3년 이상인 사람으로서 지정일로부터 최근 2년 이내에 제138조제2항에 따른 방사선안전관리자 교육을 받은 사람
신고사용자	사용 또는 이동사용	가. 방사성동위원소등 취급업무에 종사한 경력이 있는 자로서 지정일로부터 최근 3년 이내 제138조제2항에 따른 방사선안전관리자 교육을 받은 사람 나. 방사성동위원소등 취급업무에 종사한 경력이 1년 이상인 사람 다. 방사성동위원소등 취급업무에 종사한 경력이 있는 자로서 해당 사업소의 직제에서 방사선안전관리자를 지휘·감독하는 직위에 있는 사람

3. 측정장소 및 측정대상(제 120조)

① 영 제131조제1항에서 "총리령으로 정하는 방사선장해우려가 있는 장소"란 다음 각 호의 장소를 말한다.

1. 방사선량의 경우
   가. 사용 · 분배 · 저장 및 폐기시설
   나. 고정된 방사선차폐시설 안에 있는 밀봉된 방사성동위원소 또는 방사선발생장치
   다. 방사성폐기물의 저장 · 처리 및 처분시설
   라. 방사선관리구역
   마. 비정상적으로 방사성물질이 누출된 장소
2. 방사성물질등에 따른 오염상황의 경우
   가. 방사선관리구역에 있어서 공기 중의 방사성물질농도와 오염되거나 오염의 우려가 있는 물체의 표면
   나. 방사선관리구역으로부터 반출하는 물품의 표면
   다. 배기구 또는 배수구
   라. 비정상적으로 방사성물질이 누출된 장소

② 영 제131조제2항에 따른 피폭방사선량 및 방사성물질등에 따른 오염상황의 측정대상은 다음 각 호와 같다.

1. 피폭방사선량의 경우
   가. 방사선작업종사자
   나. 수시출입자
   다. 방사선관리시설에 일시적으로 출입하는 자로서 선량한도를 초과하여 피폭될 우려가 있는 자
2. 방사성물질에 따른 오염상황의 경우
   가. 방사선작업종사자의 손 · 발 · 작업복 · 보호구 그 밖에 오염의 우려가 있는 부위의 표면
   나. 수시출입자의 손 · 발 · 작업복 · 보호구 그 밖에 오염의 우려가 있는 부위의 표면

③ 제1항 및 제2항에 따른 측정장소 및 측정대상에 대한 측정방법은 다음 각 호와 같다.

1. 방사선량 및 오염상황은 방사선측정에 가장 적합한 장소에서 측정할 것
2. 방사선에 따른 인체내부의 피폭은 공기 중 또는 음료수 중의 방사성물질의 농도 및 양을 측정하거나 필요한 정밀검사를 통하여 산출할 것

등록번호		핵의학검사(3)	N 23-39
성명			외 입
주민등록번호		발행의사	검체일자
		의사CODE	보고일자 (인)

과		일자		임상소견 및 기타
병실				
상병 CODE	1	2		

코드	항목	정상치	결과	코드	항목	정상치	결과
N2310	□ T_3 uptake	30-40 %		N2410	□ Prolactin	0-25 ng/ml	
N2320	□ T_3 RIA	85-185 ng/dl		N2420	□ L H	0.6-16.8mIu/ml	
N2330	□ T_4 RIA	5.5-11.5 μg/dl		N2430	□ F S H	1.6-19.0mIu/ml	
N2340	□ T S H	0.34-3.5μIu/ml		N2250	□ HCG-β	〈10 mIu/ml	
N2350	□ Thyroglobulin	2.4-52 ng/ml		N2440	□ Estradiol	30-120 pg/ml	
N2360	□ Free-T_4	0.8-2.3 ng/dl		N2450	□ Progesterone	0.25-2.0 ng/ml	
N2370	□ Thyroglobulin-Ab	〈3 Unit/ml		N2460	□ Testosterone	M : 3.6-9.9 F : 0.15-1.1 ng/ml	
N2380	□ Microsome-Ab	〈3 Unit/ml		N2470	■ DHEA-Sulphate	350-4300ng/ml	
N2390	■ TSH-R-Ab(TSI)	± 15 %		N2480	□ hGH	〈5 ng/ml	
N2391	■ Neonatal TSH	〈10 Iu/ml		N2510	□ ACTH	0-37 pg/ml	
N2392	□ Reverse T_3	19-37.5 ng/dl		N2520	□ Cortisol	am : 5-25 pm : 2.5-12.5 μg/dl	
N2393	□ T B G	13-30 μg/ml		N2441	■ Estrone	60-120 pg/ml	
N2530	□ Renin (Basal)	1-2.5 ng/ml/hr		N2442	■ Estrogen Receptor	〈3 fmol/mg	
N2531	□ Renin (Stim)	ng/ml/hr		N2443	■ PGR-Receptor	〈3 fmol/mg	
N2540	□ Aldosterone (Basal)	50-194 pg/ml		N2444	■ 17α OH-PGR	0.1-3.3 ng/ml	
N2541	□ Aldosterone (Stim)	pg/ml		N2445	□ Prostaglandin $F_2\alpha$	pg/ml	
N2550	□ P T H-C/MM	61-315 pg/ml		N2446	□ Prostaglandin E_2	pg/ml	
N2560	□ Calcitonin	〈100 pg/ml		N2570	■ Endothelin-1, 2	fmol/tube	

코드	체외연속검사	시간 / 자극제	분	분	분	분	분	분	단위
N310	□ T S H								μIu/ml
N320	□ Prolactin								ng/ml
N330	□ hGH								ng/ml
N340	□ Cortisol								μg/dl
N350	□ ACTH								pg/ml
N360	□ L H								mIu/ml
N370	□ F S H								mIu/ml
N380	□ Insulin								μIu/ml
N390	□ C-peptide								ng/ml
N391	□ Gastrin								pg/ml

* Remark : ↑ 검사명과 건수에 표시 바랍니다.→□1(1 건) □2(2 건) □3(3 건) □추가코드(건)

환자유형							검사료		특진료 비급여		수납인
	보험	보호	산재	일반	손보		본인부담				
							보험자부담		수납액		

170×220㎜ 가본지 42g

등록번호		핵의학검사(4)	N 29－31
성 명			외 입
주민등록번호		발행의사	검체일자
		의사CODE	보고일자 인

과		일자		임상소견 및 기타
병실				
상병 CODE	1	2		

코 드	항 목	결 과	코 드	항 목	결 과
N2910	☐ IgE(PRIST)		N2110	☐ HBs-Ag	
N2920	☐ IgE(RAST)	Allergen( )건			

기호	Allergen	결 과	기호	Allergen	결 과	기호	Allergen	결 과
	Mites			Animal epithelium			Weed pollens	
D1	☐ D. pteronyssinus		E1	☐ 고 양 이 상 피		W 1	☐ 두드러기쑥	
D2	☐ D. farinae		E2	☐ 개 상 피		W 6	☐ 쑥	
	House dust			Tree pollens			Foods	
H3	집 먼 지		T1	☐ 단 풍 나 무		F 1	☐ 난 백	
	Moulds		T2	☐ 오 리 나 무		F 2	☐ 우 유	
M2	☐ Cladosporium herbarum		T3	☐ 자 작 나 무		F 4	☐ 밀	
M3	☐ Aspergillus fumigatus		T7	☐ 참 나 무		F11	☐ 메 밀	
M6	☐ Alternaria alternata		T8	☐ 느 릅 나 무		F23	☐ 게	
	Venoms		T14	☐ 양 버 들		F24	☐ 새 우	
I 1	☐ Honey bee venom		T17	☐ 삼 나 무			Others	
I 3	☐ Common wasp venom							

코 드	항 목	결 과
N3110	☐ Plasma Volume	
N3111	☐ RBC Volume	
N3112	☐ RBC Survival time	
N3113	☐ Ferrokinetics	
N3120	☐ Schilling Test	
N3130	▣ Glomerular Filtration Rate	
N3131	▣ ERPF	

＊＊＊ 처방전(No. 1～4)에 표시안된 기타 핵의학검사는 아래에 기입 바랍니다.

기타코드	항 목	결 과
N	☐	
N	☐	

환자유형							검 사 료		특진료·비급여		수납인
	보험	보호	산재	일반	손보		본인부담				
							보험자부담		수 납 액		

170×220㎜ 색지 45g

1) 평면그래프지

2) 반대수그래피지(semi-log paper)

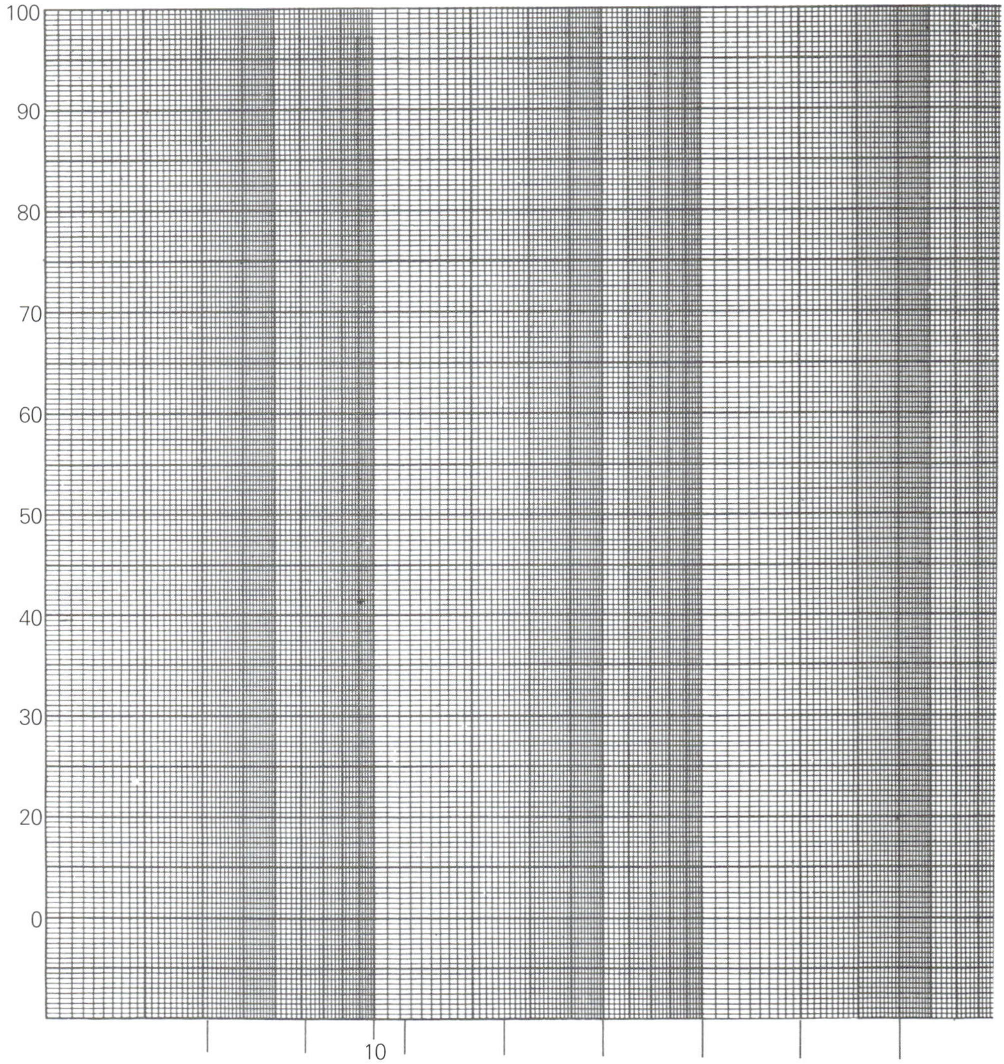

3) 대수그래프 용지(log-log paper)

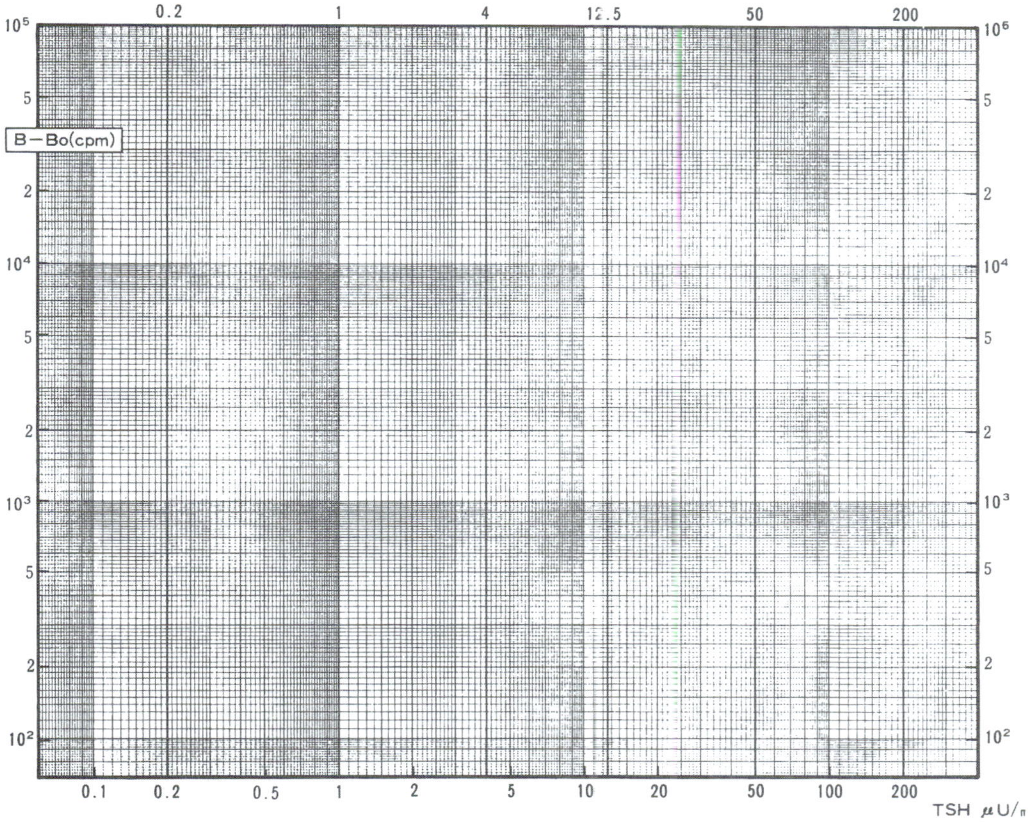

4) 로지트-로그(log-logit)

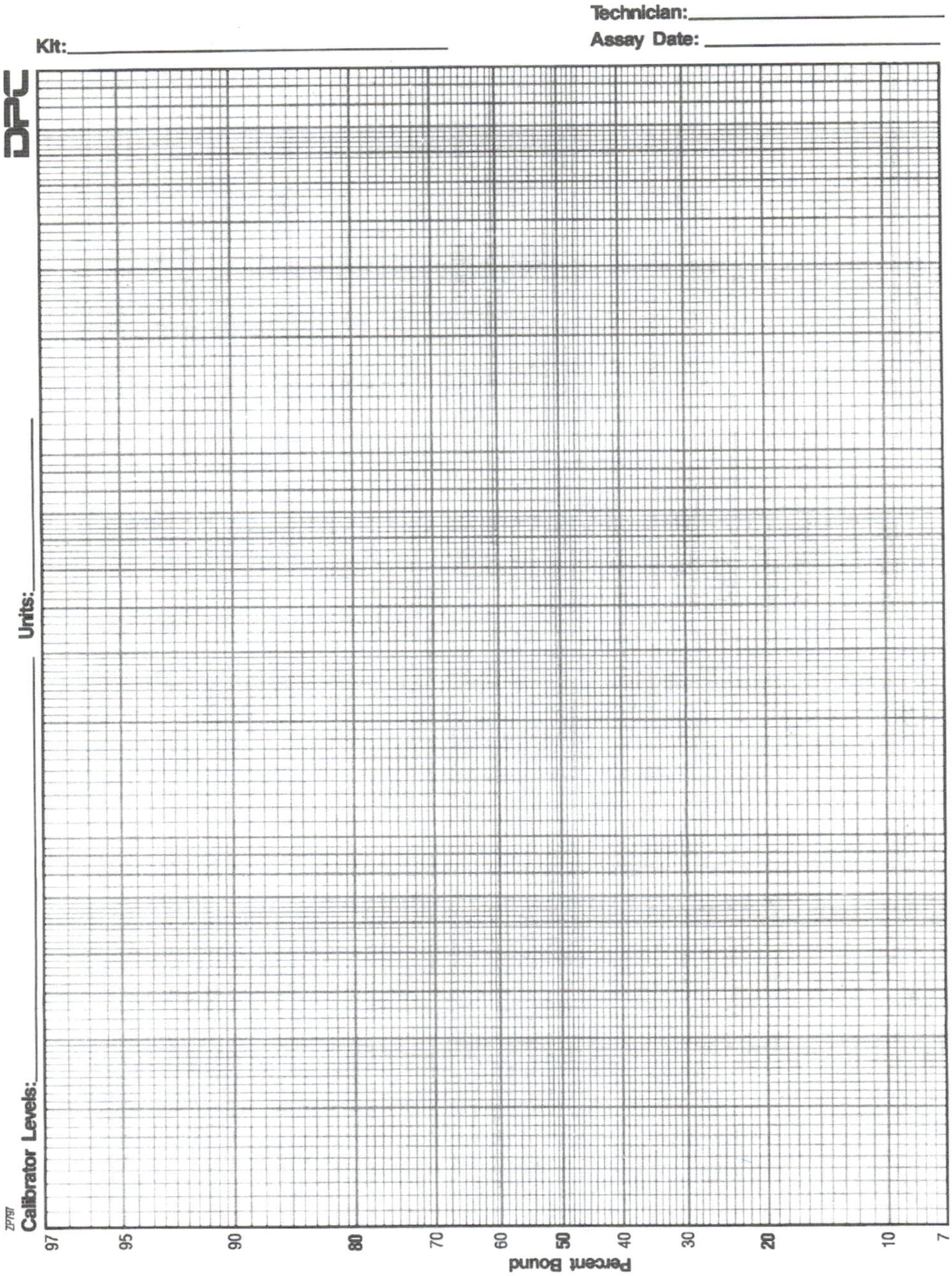

찾아보기

ㅎ

INDEX

A

B

C

저자소개

김대은(경복대학교)
김지용(전주기전대학교)
민병인(인제대학교)
박철인(대구보건대학교)
양승주(건양대학교)
이미화(진주보건대학교)
임 용(동의대학교)
장철수(김천대학교)
진봉수(분당차병원)
김복조(경운대학교)
김판길(김해대학교)
민복기(을지대학교)
백춘선(목포과학대학교)
윤기남(안산대학교)
이지웅(서영대학교)
임용광(송호대학교)
정헌근(전 대전과학기술대학교)
최우순(대구보건대학교)
김수환(김천대학교)
김효신(대경대학교)
박재승(서해대학교)
신숙희(대전보건대학교)
윤형우(충북보건과학대학교)
이헌모(동의과학대학교)
임재원(대구한의대학교)
조성석(전 신성대학교)
홍성노(동남보건대학교)

핵의학검사학

2007년 3월 10일 초판 발행
2013년 3월 15일 제2판 발행
2020년 3월 15일 제3판 발행

지은이 : 김대은, 김복조, 김수환, 김지용, 김판길, 김효신, 민병인, 민복기, 박재승, 박철인, 백춘선, 신숙희, 양승주, 윤기남, 윤형우, 이미화, 이지웅, 이헌모, 임 용, 임용광, 임재원, 장철수, 정헌근, 조성석, 진봉수, 최우순, 홍성노
펴낸이 : 이상태
펴낸곳 : 청구문화사
주 소 : (03706) 서울특별시 서대문구 성산로11길 15
전 화 : 02) 332-0541(代) FAX : 02) 337-9577
등 록 : 1990년 11월 2일 제9-247호

정가 28,000원

ISBN 978-89-5616-820-3 93510

Essential Medical English

필수의학영어

최명식

CHUNG-KU Publisher

머리말

의료시스템의 구조와 기능이 다양해지고 복잡해짐에 따라 의료, 보건, 간호 분야 업무 역시 고도화·전문화되어 가고 있다. 이러한 추세를 반영하여 의료기관, 보건기관 취업 영어의 경향도 직종과 관련된 전문적인 내용들이 출제되고 있다. 이는 취업 후 업무수행 능력을 평가하고 세계 각국에서 쏟아져 나오는 새로운 최신 정보의 습득 능력을 평가하기 위한 수단으로 활용되고 있다.

생명과학을 전공하는 의과대학, 치과대학, 한의과대학, 보건대학, 간호대학의 학생들이 직무를 수행하여 사회에 이바지하기 위해서는 해당 전공과목을 완벽하게 이수해야 함은 물론, 최신 의료와 관련된 정보에 대한 정확·신속한 이해와 숙지가 필수적이다. 위 목적을 달성하기 위해서는 의학 영어 학습은 매우 중요하다.

이 책은 각 대학에서 취업 대비를 위해 사용해 오던 다양한 교재와 그동안의 출제 경향을 토대로 하여, 전문인을 꿈꾸며 의학계열에서 공부하는 학생들의 독해 능력 배양과 효과적인 취업 대비를 위해 준비했다. 바라건대 의료 관련 분야의 종사자 및 학생들에게 독해 능력 배양과 효과적인 취업의 길잡이가 되어 주길 희망하며, 대학 병원을 비롯한 각종 의료기관에서 취업영어 출제 시 참고도서로 활용될 수 있는 도서가 되길 기대한다.

최선을 다하여 원고정리를 마무리했으나 일부 부족하고 미흡함이 마음에 걸린다. 앞으로 여러 선배 제현들의 지도 편달을 받아 더욱 완벽하게 정리해 갈 것을 약속드린다.

끝으로 본 교재가 완성될 때까지 세심한 배려와 도움을 주신 이상태 대표님과 편집부 선생님들께 감사를 드립니다.

2024년 5월

저 자

CONTENTS

Chapter 1

BASIC MEDICAL TERMINOLOGY

Chapter 1
BASIC MEDICAL TERMINOLOGY

Ⅰ. Basic word structure

- Special vocabulary used by health care professionals for effective and accurate communication
- Based on Latin and Greek words
- Consistent and uniform throughout the world

1. word root

- Fundamental unit of each medical word
  - Establishes basic meaning of word
  - Part to which prefixes and suffixes are added

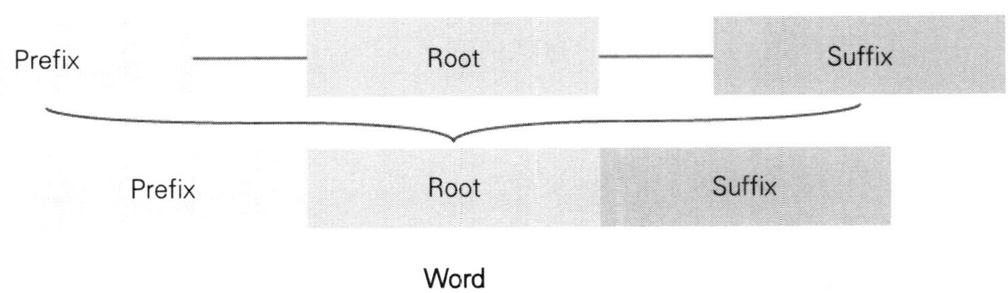

2. prefix

- Short word part added before a root
  - Modifies the meaning of the root
  - Followed by a dash (*pre-*)

3. suffix

- Short word part or parts added to the end of a word
  - Modifies the meaning of the root
  - Indicated by a dash before the suffix (-*itis*)

4. combining vowel

- Roots shown with a combining vowel are called combining forms
  - Vowels added after a slash
  - Called roots
  - Neur/o
- Combining vowel omitted if suffix begins with a vowel
- Neur + it is = neuritis (inflammation of a nerve)

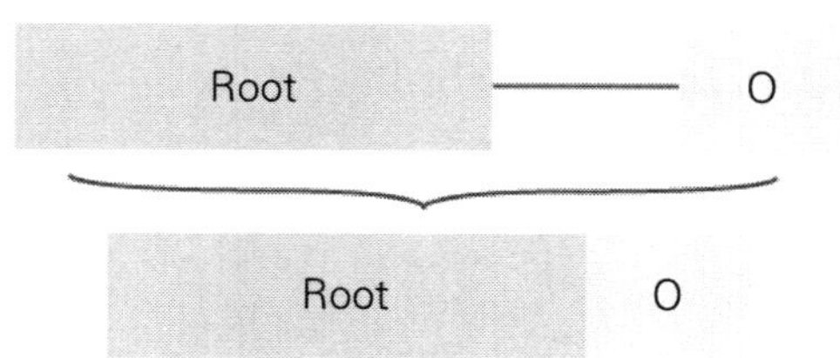

Combining form

II. Prefixes

- Prefix = short word part added before a word root to modify the meaning
  - *Uni-* (one) + *lateral* = *unilateral* (affecting or involving one side)
  - *Contra-* (against) + *lateral* = *contralateral* (opposite side)

1. Prefixes involving site

Prefixes	Meaning	Term
ante, pre, pro(L)	before	antepituitary
cata, hypo(G)	under	catarrh
caud/o(L)	tail	caudad
cephal/o(G)	head	cephalad
dors/o(L)	back	dorsoflexion
en(em), endo(end)(G)	in	endoderm
epi, ep(G)	on	epidermis
exo, ecto(G), extra(L)	outside	ectoderm
latero(L)	side	lateroflexion
meso(G), mid(L)	middle	mesoderm
post, postero(L)	behind	postpituitary
supra(L)	above	suprasternal
ventr/i(ventr/o)(L)	abdomen	ventroflexion

2. Prefixes involving direction

Prefixes	Meaning	Term
a, de(L)	away	dementia
ab(L), apo(G)	away	abduction
ad(ac, af, ag)(L)	toward	adduction
antero, ante(L)	foreward	anterior
dextro(L)	right	dextrocardia

dia(G), per, trans(L)	through	diaphragm
dis(L), ap/o(G)	separation	disarticulation
ex(exo)(G, L)	outward	exostosis
in(im)(L)	into	infiltration
infer/o, infer/ior(L)	downward	inferior
inter(L)	between	intercostal
later/o(L)	to the side	lateroflexion
para(G)	beyond	paranasal
peri(G), circum(L)	around	circumduction
postero(L), retro(L)	backward	posterior
sinister(sinistr/o)(L)	left	sinistrocardia

3. Prefixes involving time and progress

Prefixes	Meaning	Term
acut/us(L)	sharp	acute
ante(L), pre(L), pro(G)	before	prognosis
brad/y(G)	slow	bradycardia
cycl/o(G)	recurring	cyclothymia
intra(L)	during	intraoperative
nyct/o(G), noct(L)	night	nyctalopia
post(L)	after	postoperative
tach/o(G)	speed	tachometer
tach/y(G)	rapid	tachycardia

4. Prefixes involving number

Prefixes	Meaning	Term
nulli(L), nullus(L)	none	nullipara
uni(L), mono, monus(G)	one	monocyte
primi, prima(L),	prot/o(G) first	primigravida
bi, amb(L), di(diplo)(G)	two	diplegia
tri(G, L)	three	tricepsmuscle
quadr/i(L), tetr/a(G)	four	tetralogy
quinque(L), pent/a(G)	five	pentalogy
hex/a(G)	six	hexadactylism
hept/a(G)	seven	heptadactylism
oct/a(oct/i)(G, L)	eight	octipara
nonus, noni(L), nona(G)	nine	nonus
deca(G)	ten	decagram
hect/o(G)	one hundred	hectometer
kil/o(G)	one thousand	kilometer
dec/i(L)	one tenth	decigram
cent/i(L)	one hundredth	centimeter
mill/i(L)	one thousandth	millimeter

5. Prefixes involving color

Prefixes	Meaning	Term
chlor/o(G)	green	chloroma
chrom/o(G), color(L)	color	chromosome
cyan/o(G)	blue	cyanosis
erythr/o(G), rubr/o(L)	red	erythrocyte
leuk/o(G), alba(albin/o)(L)	white	leukocyte
lute/o(L), flav/o(L)	yellow	luteinization
melan/o(G)	black	melanoderma
poli/o(G)	gray	poliomyelitis

purpur/o(L)	purple	purpura
xanth/o(G), cirrh/o(G)	orange	xanthoma

6. Prefixes involving structure

Prefixes	Meaning	Term
all/o(G)	reversal, another, other	allograft
ankyl/o(G)	bent, noose, loop	ankyloglossia
atel/o(G)	inperfect, incomplete	ateliosis
aut/o(L), idi/o(G)	self, own	autograft
cac, cac/o(G)	bad, ill	cachexia
cry/o(crym/o)(G)	cold	cryotherapy
crypt/o(G)	hidden, concealed, obscure	cryptorchism
dura(L), scirh/o, scler/o(G)	hard	duramater
dys(G)	difficult, bad, painful	dyspnea
eu(G)	well, good, easily	eupnea
febr/o(L), pyr/o, therm/o(G)	heat, fire	febrile
heter/o(G)	other, another	heterograft
hom/o(G), ipsi(L)	same	homograft
is/o(G)	equal	isograft
macro(G), magni(L)	large, big	macrocephalus
mal(L)	disease	malfunction
malac/o(G)	soft	malacia
mega(megal/o)(G)	large, big	megacolon
norm/o(L)	rule, usual, normal	normal
onc/o(G)	tumor, swelling, mass	oncology
orth/o(G)	stright, correct	orthopedics
pach/y(G)	thick	pachydermia
sten/o(G)	contracted, narrow	stenosis
terat/o(G)	malformation	teratoma
xen/o(G)	strange, foreign	xenograft
xer/o(G)	dry	xerostomia

7. Prefixes involving deny and confirm

Prefixes	Meaning	Term
a(an)(G)	without, not	anhidrosis
anti(G), contra(L)	against	antitoxin
con, co, com(L), syn(G)	together	congential
hemi(G)	one half	hemigastrectomy
hyper(G)	excessive, up	hyperglycemia
hypo(G)	deficient	hypoglycemia
in(im)(L)	not, lack	insomnia
olig/o(G)	few	oliguria
pan, pant/o(G)	all	pansinusitis
poly(G), multi(L)	many	polyuria
semi(L)	one half	semiplegia
sub(L)	almost	subluxation

III. Suffixes

- Suffix = word ending that modifies a root
- May indicate a noun or adjective
- Often determines how word begins
  - Myel/o (bone marrow) + -oid = meyloid (like or pertaining to bone marrow)
  - Myel/o + -oma = myeloma (tumor of the bcne marrow)

1. Suffixes involving condition

Suffixes	Meaning	Term
ia(G)	condition	leukemia
ism(G)	condition	hyperthyroidism

sis(G)	condition	hemolysis
asis(G)	condition	bronchiectasis
esis(G)	condition	pseudocyesis
iasis(G)	condition	lithiasis
osis(G)	condition	psychosis
sy(G)	disease, symptom	leprosy
us(L)	condition	anencephalus
y(G)	condition	anencephaly

2. Suffixes involving symptom(1)

Suffixes	Meaning	Term
algia(G), dynia(G)	pain	myalgia
carcinoma(G)	malignant tumor of epitherium cell	adenocarcinoma
cele(cel/o)(G)	herniation	cystocele
cyte(G)	cell	erythrocyte
emesis(G)	vomiting	hyperemesis
itis(G)	inflammation	neuritis
lithiasis(G)	stone	cholelithiasis
megaly(G)	enlargement	cardiomegaly
oma(G)	tumor, neoplasm, swelling	osteoma
pathy(G)	disease	encephalopathy
plasm, plasia(G)	formation	neoplasm
plegia(G)	paralysis, stroke	hemiplegia
plexy(G)	stroke	cataplexy
ptosis(G)	downward displacement	gastroptosis
rhage(rrhage)(G)	breaking, bursting forth	hemorrhage
rhea(rrhea)(G)	flow, discharge	otorrhea
rhexis(rrhexis)(G)	rupture	enterorrhexis
sarcoma(G)	malignant tumor of connective tissue and muscle	osteosarcoma

stasis,stasia(G)	stop	hemostasis
staxis(G)	hemorrhage	epistaxis

3. Suffixes involving symptom(2)

Suffixes	Meaning	Term
cyesis(G)	pregnancy	pseudocyesis
dipsia(G)	thirst	polydipsia
ectasia(ectasis)(G)	dilatation, expansion	bronchiectasia
emia(G)	blood	anemia
esthesia(G)	sense	anesthesia
logy(G)	study	histology
lysis(G)	destruction, separation	hysterolysis
malacia(G)	softening	osteomalacia
mnesia(G)	remember	amnesia
opia(G)	vision, see	diplopia
osis(G)	abnormal increase	leukocytosis
osmia(G)	small	anosmia
partum(L)	birth, labor	postpartum
penia(G)	abnormal reduction	leukopenia
pepsia(G)	digest	dyspepsia
phagia(G)	eat	polyphagia
philia(G)	abnormal fondness	pedophilia
phobia(G)	abnormal dread or fear	hydrophobia
phonia(G)	sound	aphonia
pnea(G)	breathe	hyperpnea
sclerosis(G)	hardening	arteriosclerosis
somnia(G)	sleep	insomnia
stenosis(G)	narrowing	bronchostenosis
trophy(G)	nourishment, development	atrophy

4. Suffixes involving surgical therapy

Suffixes	Meaning	Term
centesis(G), puncture(L)	perforation	thoracocentesis
clasis(clasia)(G)	surgical fracture	osteoclasis
clysis(G)	irrigation	rectoclysis
desis(G)	binding	arthrodesis
ectomy(G)	excision	gastroectomy
lapaxy(G), tripsy(G)	crushing, removal	litholapaxy
lysis(G)	separation	nephrolysis
pexy(G)	fixation	nephropexy
plasty(G)	surgical repair	rhinoplasty
rhaphy(rrhaphy)(G)	suture	blepharorrhaphy
stomy(G)	artificial opening	colostomy
tomy(G)	incision	laparotomy

5. Suffixes involving instrument and method

Suffixes	Meaning	Term
gram(G)	recorded	electroencephalogram
graph(G)	instrument for recording	electroencephalograph
graphy(G)	method of recording	electroencephalography
meter(G)	instrument for measuring	pelvimeter
metry(G)	method of measuring	pelvimetry
opsy(G)	vision	biopsy
scope(G)	instrument for examining	microscope
scopy(G)	method of examining	microscopy
tome(G)	instrument for cutting	osteotome
tomy(G)	method of cutting	laparotomy

Chapter 2

BODY STRUCTURE

Chapter 2
BODY STRUCTURE

Ⅰ. Fundamental structure of the body

1. Cell

The cell is the fundamental unit of every living thing(animal or plant). Cells are every where in the human body-every tissue, every organ is made up of these individual units.

cell membrane : It's a component that every cell has, and it separates the inside and the outside of the cell from each otherhe structure surrounding and protecting the cell ; it determines what enters and leaves the cell.

nucleus : the structure that contains genetic material(chromosomes) and controls the activities of the cell.

cytoplasm : protoplasm that is outside the nucleus and within the cell membrane.

chromosomes : twenty-three pairs of rod-shaped structures in the nucleus ; each contains DNA.

2. Tissues

Tissues are groups of specialized cells.

epithelial tissue : the covering of internal and external surfaces of the body. Located all over the body as lining for internal organs, in exocrine and endocrine glands, and as the outer surface of skin covering the body.

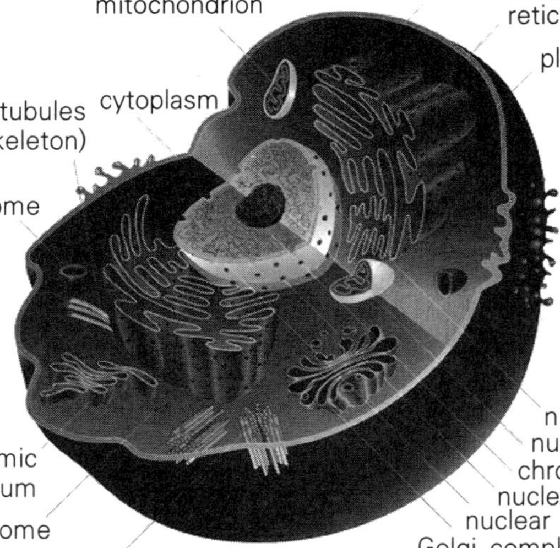

그림 2-1 The animal cell

muscle tissue : voluntary muscle is found in arms and legs and parts of the body where movement is voluntary, while involuntary muscle is found in the heart and digestive system, as well as other places where movement is not under conscious control.

connective tissue : the tissue which binds together and is the support of the various structures. This can be fat (also called adipose tissue), cartilage, bone, or blood.

nerve tissue : the substance of which the nerves and nerve centers are composed. Nerve tissue conducts impulses all over the body.

3. Organs

Organs are a somewhat independent part of the body that performs a special function. Organs are structures composed of several kinds of tissue. For example, an organ like the stomach is composed of muscle tissue, nerve tissue, and glandular epithelial tissue.

4. Systems

Systems are groups of organs working together in a common purpose. Digestive system, Urinary system, Male reproductive system, Female reproductive system, Nervous system, Psychoneural system, Cardiovascular system, Blood and Lymphatic system, Respiratory system, Musculoskeletal system, Endocrine system, Integumentary system, Auditory system, Visual system.

Ⅱ. Body cavities

A body cavity is a space within the body which contains internal organs(viscera).

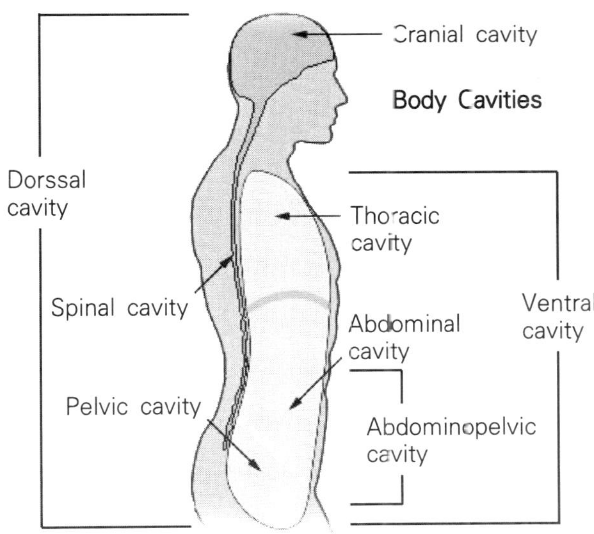

그림 2-2 Body cavities

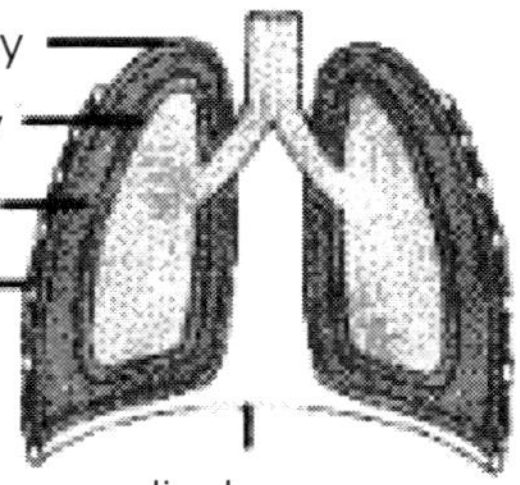

그림 2-3 Divisions of the thoracic cavity

1. Cranial cavity

The space enclosed by the bones of the cranium.

2. Thoracic cavity

The ventral body cavity situated between the neck and the respiratory diaphragm.

(1) Pleural cavity

The areas surrounding the lungs.

(2) Mediastinum

The area between the lungs.

3. Abdominal cavity

The cavity of the body located between the diaphragm and the pelvis.

4. Pelvic cavity

The space within the walls of the pelvis.

5. Spinal cavity

Nerves of spinal cord.

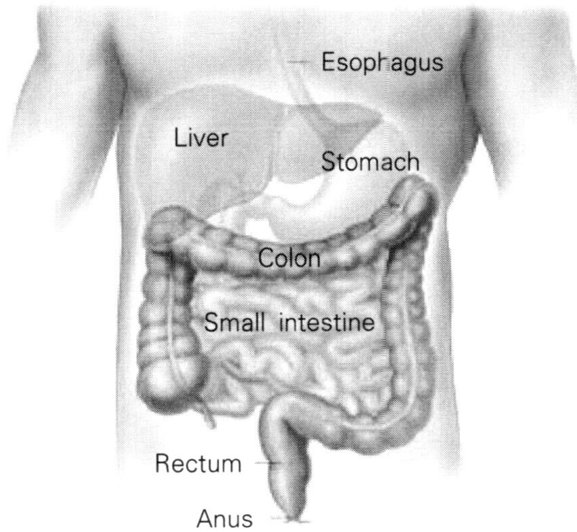

그림 2-4 Organs of the peritoneum and abdominal cavity

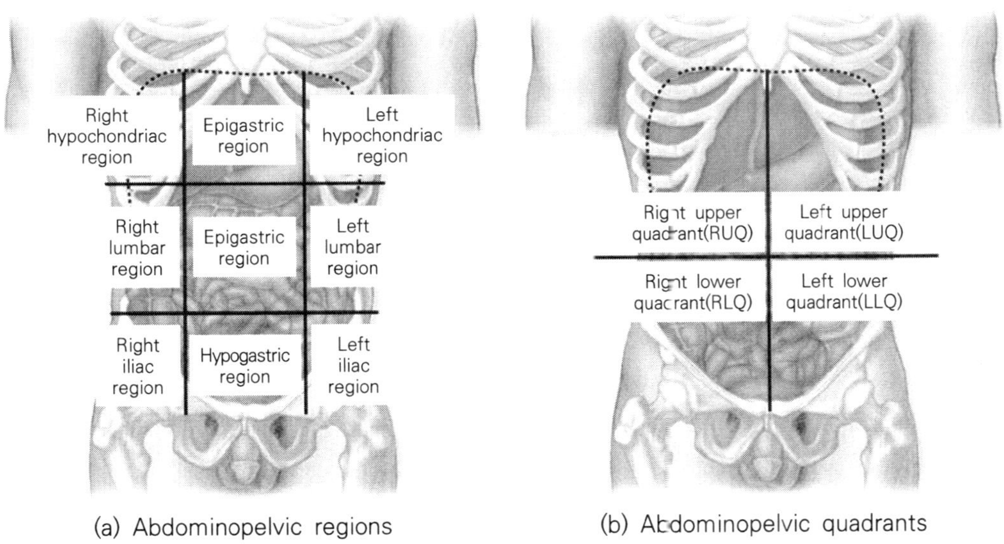

그림 2-5 Anatomical divisions of the abdomen

III. Divisions of the abdomen and back

1. Anatomical divisions of the abdomen

(1) Hypochondriac regions

The upper lateral region of the abdomen, on either side of the epigastric region.

(2) Epigastric region

The upper middle region of the abdomen.

(3) Lumbar region

The middle lateral region of the abdomen.

(4) Umbilical region

The region of umbilicus.

(5) Inguinal(iliac) regions

The lower lateral region of the abdomen.

(6) Hypogastric region

The lower middle region, below the umbilical region.

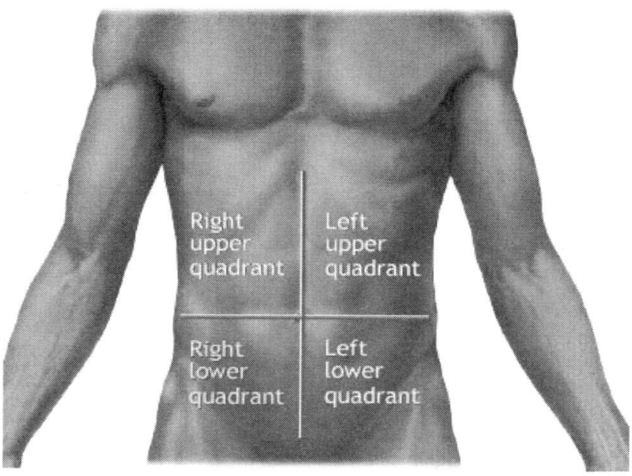

그림 2-6 Clinical divisions of the abdomen

2. Clinical divisions of the abdomen

(1) Right upper quadrant(RUQ)

Liver, gallbladder, right kidney, etc.

(2) Left upper quadrant(LUQ)

Stomach, pancreas, spleen, left kidney, etc.

(3) Right lower quadrant(RLQ)

Cecum, vermiform appendix, right ureter, ascending colon, right ovary and uterine tube, etc.

(4) Left lower quadrant(LLQ)

Left ureter, descending colon, sigmoid colon, left ovary and uterine tube, etc.

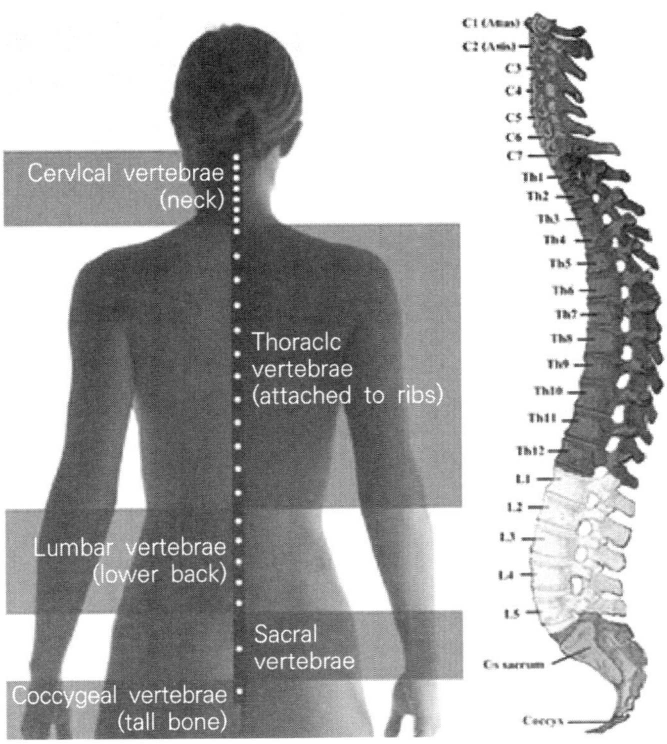

그림 2-7 Anatomical divisions of the back (spinal column)

3. Anatomical divisions of the back(spinal column)

(1) Cervical regions

Neck region(C1 - C7).

(2) Thoracic regions

Chest region(T1 - T12, D1 - D12 : dorsal).

(3) Lumbar regions

Loin region(L1 - L5).

(4) Sacral regions

Sacrum region(S1 - S5).

(5) Coccygeal regions

Coccyx region(tail bone).

IV. Anatomic positions and body regions

1. Anatomic positions

there are numerous terms to describe anatomic positions. Some of the more frequently used are listed, below;

erect : standing position.

knee-chest : kneeling with chest resting on table(genupectoral position).

lateral recumbent : lying on left side with right thigh and knee drawn up (Sim's position).

prone : lying face down, ventral recumbent.

supine : lying flat on back, dorsal recumbent.

2. Body regions

(1) Thorax and abdomen

axillary : small depression under the shoulder joint where the arm joins the shoulder

clavicular : region on either side of the breastbone (sternum), extending the length of the clavicles.

epigastric : a locational to the mid-upper abdominal area, specifically between the two costal margins and the subcostal plane.

hypochondriac : areas, right and left, of the epigastric region.

hypogastric : a locational to the centrally below the umbilical area and between the inguinal area..

infraclavicular : area below the clavicles.

inguinal : the outer joint area between the lower abdomen and thighs

lateral abdominal : regions lying on either side of the umbilical region.

mammary : it is a pair of organs located in the upper part of the thoracic muscle and distributed to the armpits, consisting of the mammary gland, ducts and other adipose tissues, nipples, and nipples that produce and secrete breast milk. it forms a conical mass converging toward the nipple and is surrounded by adipose tissue.

pubic : region in the central portion of the hypogastric region above the pubis.

sternal : area over the front of the sternum.

subinguinal : regions just below the inguinal region.

supraclavicular : area above the clavicles.

umbilical : medical abdominal region, above the hypogastric.

(2) Posterior trunk

coxal : a joint that connects the bone image of the pelvis and the femur head of the femur.

infrascapular : area on either side, extendion down to the last rib.

interscapular : situated between the shoulder blades, or scapulae

lumbar : of, near, or relating to the part of the body between the lowest ribs and the hipbones

medial region of back : central zone of the back, extention from the region of the neck as far down as the base of sacrum.

nuchal : the back of the neck, the area between the arch and the upper arm of the occipital bone.

sacral : area over the sacrum at the base of the median region.

suprascapular : areas on either side above the scapular region and extending to the curve of the neck.

(3) Head

auricular : region around the ears.

buccal : toward the inside of the cheek

infraorbital : region immediately below the eyes.

mental : relating to the chin or median part of the lower jaw

occipital : region covering the occipital bone.

orbital : region around the eyes.

submaxillary : relating to the lower jaw the bone in the part of the face that moves when the mouth is opened.

submental : region below the chin.

supraorbital : region above the eyebrows.

V. Planes and lines of the body

- Frontal plane
  - Coronal plan
  e- Divides body into anterior, posterior parts
- Sagittal plane
  - Divides body into right, left portions
  - If plane cuts midline, called midsagittal or medial plane
- Transverse plane
  - Divides body into superior, inferior parts

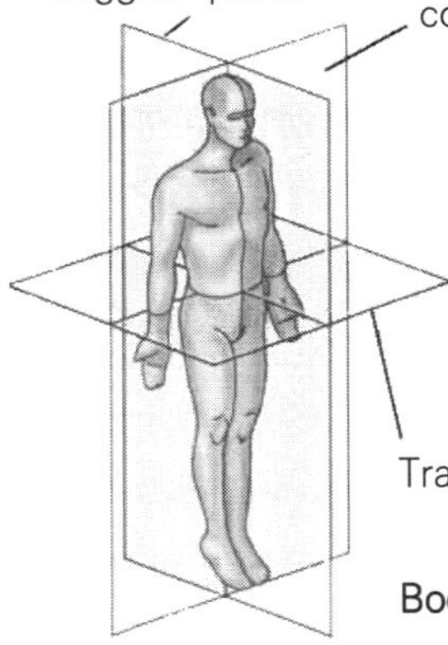

그림 2-8 Planes of the body. (The figure is standing in the anatomical position.)

Infraorbitomeatal line : the line connecting between the infraorbital margin and external acoustic meatus.

Interpupillary line : the line connecting between the pupils.

Orbitomeatal line : the line connecting between the orbit and external acoustic meatus.

Acanthiomeatal line : an imaginary line drawn through the acanthion and the auditory meatus..

Glabellomeatal line : an imaginary line that extends from the glabella to the center of the external auditory meatus and is used for radiographical positioning of the skull.

Glabelloalveolar line : the line connecting between the glabella and alveolus.

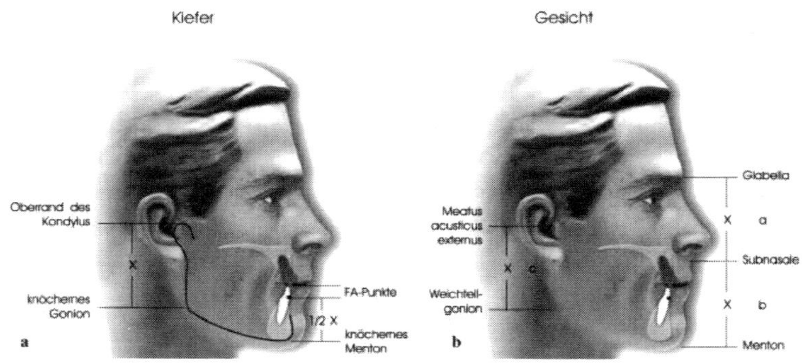

그림 2-9 Basic localization points and lines

VI. Terms of the direction and movement

1. Type of direction

afferent : conducting toward a structure.

anterior or ventral : front of the body (not synonymous in lower limb).

central : toward the center.

deep : away from the surface.

distal or peripheral : away from the beginning of a structure; away from the center.

inferior or caudal : away from the head, situated below another structure.

intermediate : between median and lateral.

lateral : toward the side.

medial : toward the median plane.

median : in the middle of a structure.

posterior or dorsal : back of the body (not synonymous in lower limb).

proximal : toward the beginning of a structure.

superficial : near the surface.

superior or cephalic : toward head end of body.

2. Type of movement

flexion : bending at a joint, as the forearm or elbow.

extension : not straightening or bending joints; this Movement is the opposite of flexion.

abduction : movement that draws a body part away from the midline of the body, such as the extension of the arms straight out from the shoulders.

adduction : the movement of a limb or other part towards the midline of the body or towards another part.

rotation : the movement of rotating body parts by themselves axis; for example, head rotation.

pronation : rotation of the hand and forearm so that the palm faces backwards or downwards

supination : turning upward; for example, turning the palm upward.

eversion : turn outward.

inversion : turning inward.

VII. Unfamiliar root words for body parts and organs

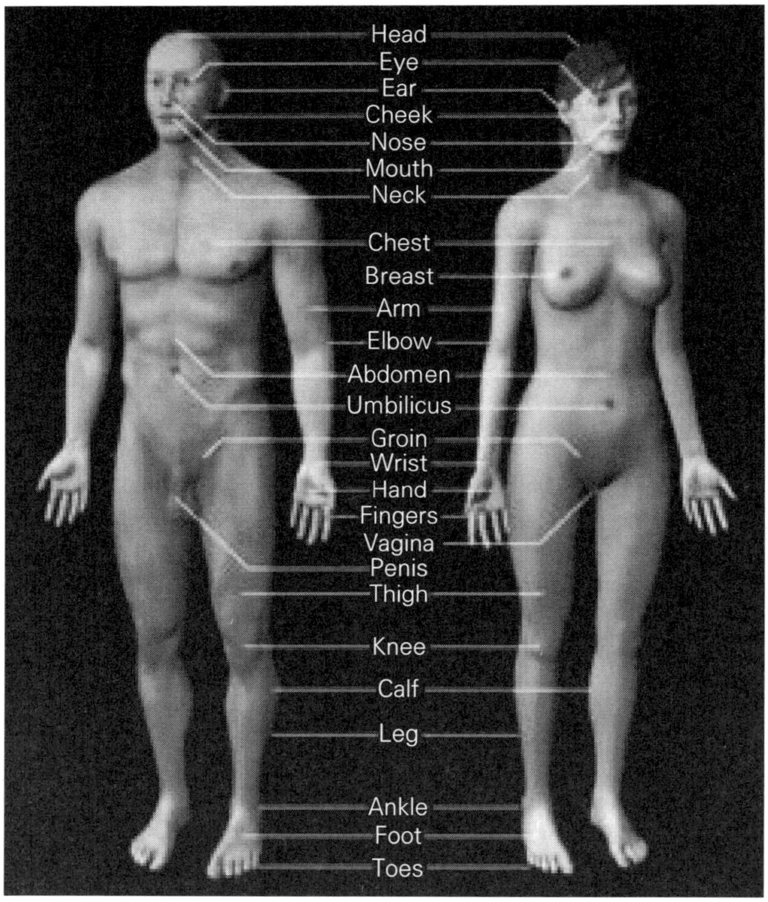

그림 2-10 Andro(man). Anterior view, partial skeleton shown; abdominal viscera not show. Showing male reproductive organs, urinary tract, heart, spleen, pancreas, hip joint, and some shoulder muscles.

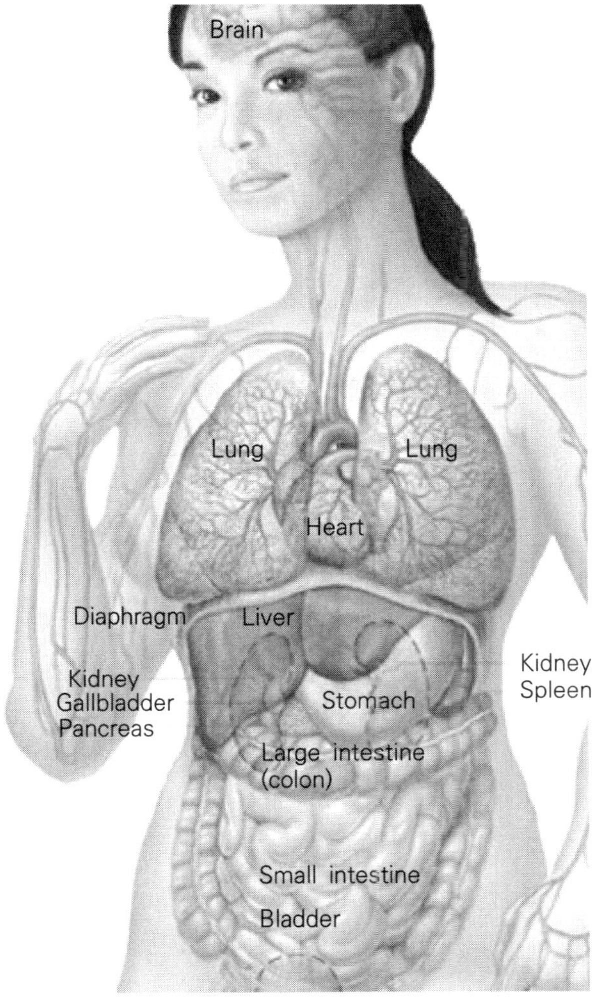

그림 2-11 Gyne(woman). Anterior view, no body structure shown. Showing intestinal tract, female reproductive organs.

Chapter 3

DIGESTIVE SYSTEM

Chapter 3 DIGESTIVE SYSTEM

GASTROINTESTINAL SYSTEM FUNCTIONS

ingestion, digestion, and absorption of food or nutritive elements. The gastrointe- stinal(GI) system is also called the digestive system.

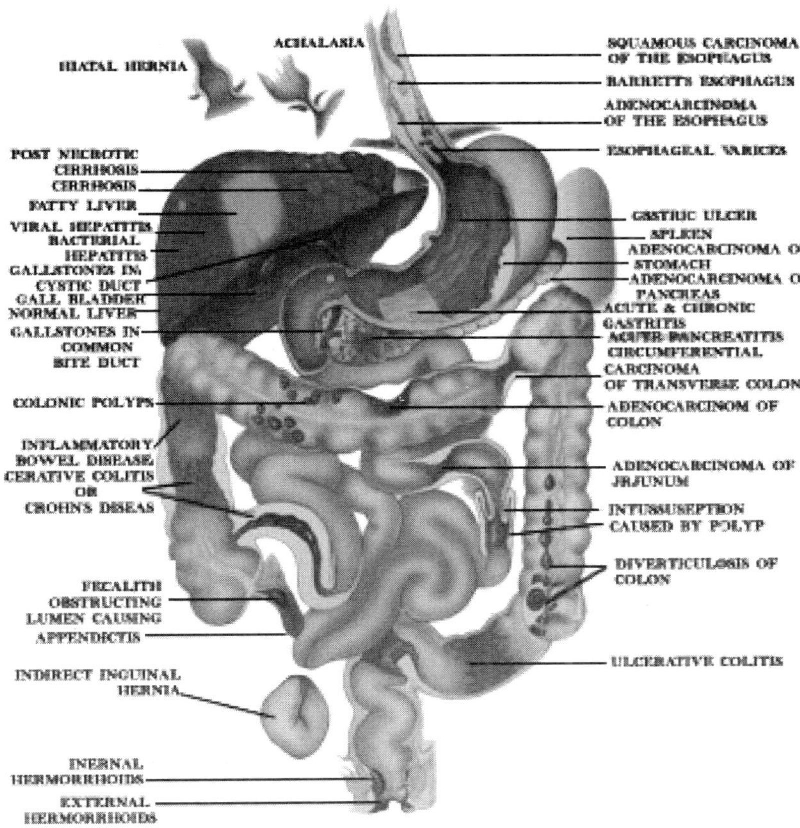

그림 3-1 Gastrointestinal organs showing, some pathologic conditions: peptic ulcer, diverticulosis, polyp, and hemorrhoid.

ORGANS THROUGH WHICH FOOD PASSES : alimentary canal.

mouth : the entrance to the body that allows food to be ingested

pharynx : It acts as a common passageway for air The nasal cavity to the larynx, just like when you eat food From the mouse to the esophagus.

esophagus : a tube that runs from the mouth through the throat to the stomach.

stomach : cardiac sphincter at entrance ; pyloric sphincter at exit(greater and lesser curvatures-large and small outer walls of stomach). Do not confuse "stomach" and "abdomen."

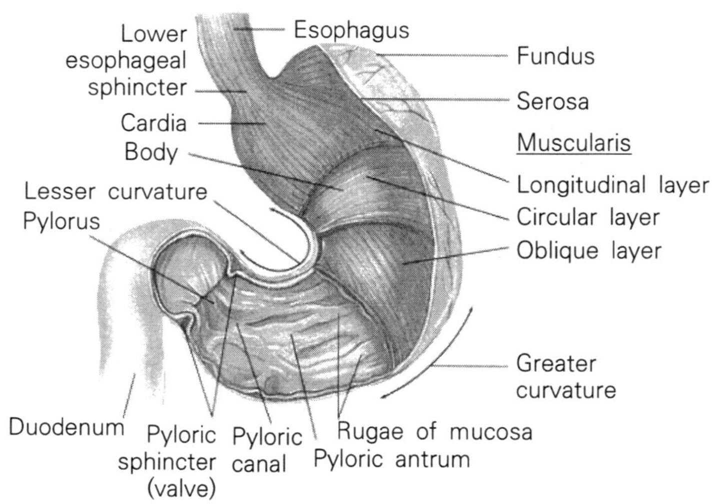

그림 3-2 The stomach

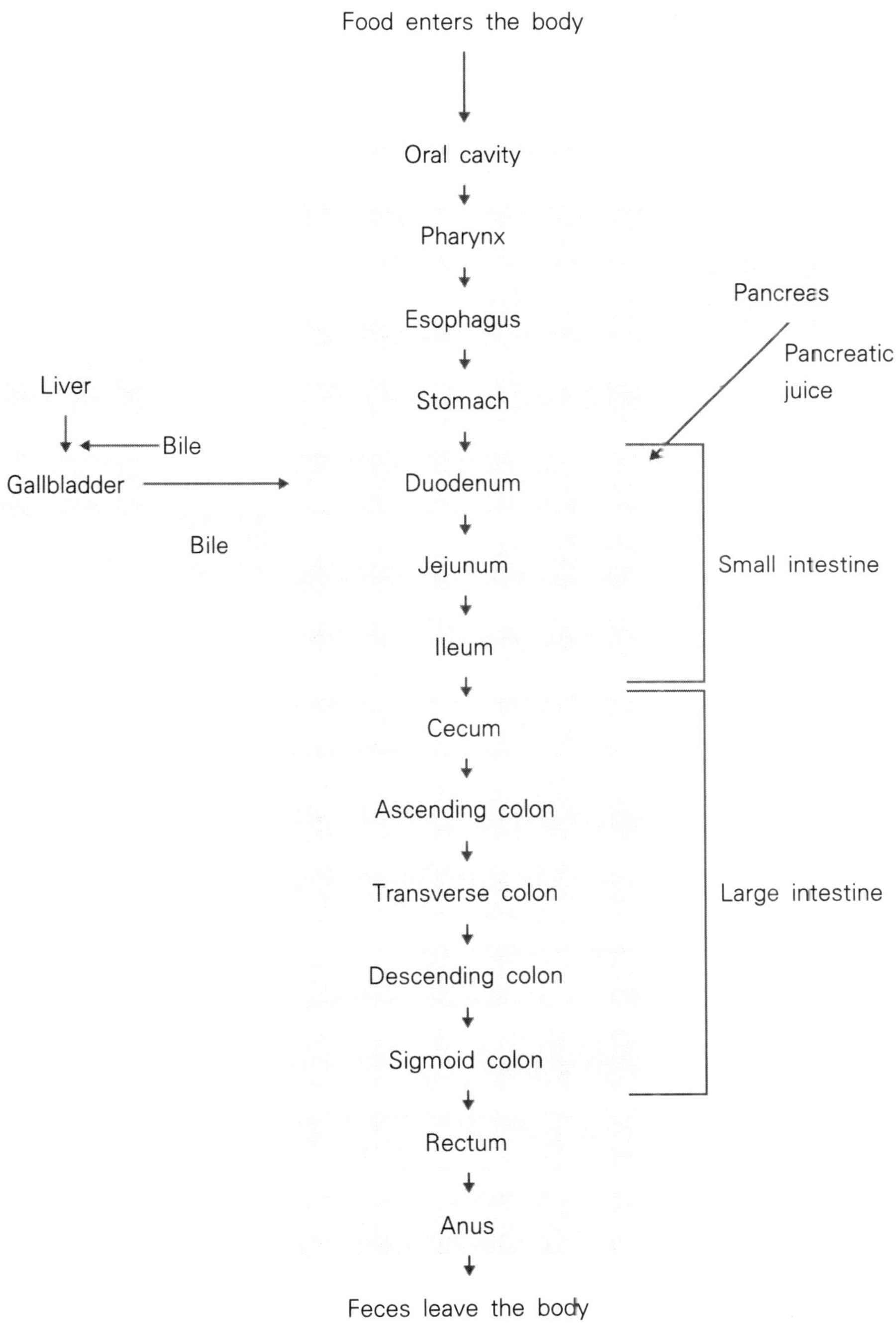

그림 3-3 Pathway of food through the digestive tract.

duodenum, jejunum, ileum : small intestine, three parts ; ileocecal valve prevents contents of large bowel from reentering small intestine.

cecum : It is a digestive system that has swollen like a pouch at the entrance of the large intestine. It is about 5 to 6 centimeters long.

ascending colon : large intestine. Hepatic flexure where ascending colon turns into.

transverse colon : large intestine. Splenic flexure where transverse colon turns into.

descending colon : large intestine.

sigmoid colon : large intestine.

rectum : the terminal section of the alimentary canal

anus : a hole in excrement at the end of the digestive tract.

DIGESTION

mechanical process : food is broken up, mixed with digestive juices. It is moved along by peristalsis(rhythmic contraction of the intestines).

chemical process : food reacts with enzymes. Large molecules are broken down so they can pass through the mucous membrane into the blood and from there to the cells.

absorption : the process by which nutrients are absorbed into the body a post-digestion body.

elimination : the bodily process of discharging waste matter.

metabolism : all the chemical processes that occur in the body to sustain life, such as the decomposition and synthesis of nutrients.

nutrients : a substance that plants, animals, and people need to live and grow

Essential vitamins : A, B_1(thiamine), B_2(riboflavin), niacin, B_6 (pyridoxine), B_{12}(cyanocobalamin), C(ascorbic acid), D, folic acid, and K.

Essential minerals : calcium, iron, iodine, zinc, copper, mag- nesium, potassium, phosphorus, sodium.

AREAS OF ABDOMEN

quadrants : four divisions : RUQ, RLQ, LUQ and LLQ.

divisions : nine sections.

1. Right and left hypochondria.
2. Right and left lumbar.
3. Right and left inguinal or iliac.
4. Epigastric.
5. Umbilical.
6. Suprapubic or hypogastric.

ACCESSORY ORGANS

teeth : one of the hard white objects inside the mouth that are used for biting and chewing

tongue : the soft, movable part of the mouth used to taste and eat food and for a person to speak.

salivary glands : three pairs ; parotid, sublingual and submandibular.

pancreas : The body's large glands that are near the stomach and produce insulin and other substances that help digest food.

liver : a large organ of the body that produces bile and cleans the blood

1. Stores fats and sugars ; makes proteins(albumin, globbulins, cholesterol).
2. Secretes bile(essential for digestion of fats).
3. Regulates blood sugar.
4. Removes wastes from blood ; detoxifies substances.

gallbladder : the organ in the body in which bile from the liver is stored.

Ⅰ. Oral cavity

1. Word root

alveol/o	alveolar
bucc/o	cheek
cheil/o, labi/o	lip
dent/o, odont/o	tooth
gingiv/o	gum
gloss/o, lingu/o	tongue
mandibl/o	lower jaw
or/o, stomat/o	mouth
palat/o	palate
parotid/o	beside the ear
pharyng/o	throat
ptyal/o, sial/o	saliva
sialaden/o	salivaly gland
tonsill/o	tonsil
uvul/o, staphyl/o	uvula

2. Anatomical terms

alveolus	gingiva
buccal cavity	labium
cement	palate
cervix dentis	pulp
corona dentis	radix dentis
dentin	tongue, linguae
enamel	uvula
fauces	velum palatinum
frenulum linguae	

Mouth (Oral Cavity)

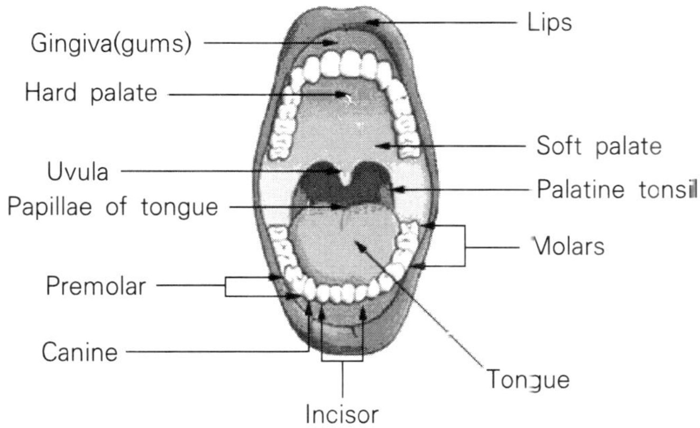

그림 3-4 Oral cavity

Bartholin's duct	saliva
glandulae buccales	Stensen's duct
glandulae labiales	sublingual gland
glandulae palatinae	submandibular gland
lingual gland	Wharton's duct
parotid gland	

3. Medical terms

ankyloglossia : an innate malformation that limits the mobility of the tongue because the mucous membrane beneath the tongue is too short.

aphtha : small ulcers, especially the whitish or reddish spots in the mouth characteristic of aphthous stomatitis.

aptyalism : dryness of the oral mucosa secondary to a decrease in saliva production, or a change in saliva composition.

appendicitis : acute inflammation that occurs in the dermal appendix and mainly shows symptoms such as abdominal pain, anorexia, and abdominal compression.

avulsion : a tearing away of a part of structure.

candidasis : skin and mucous membrane infection with Candida species

canker : In particular, ulcers on the lips or oral mucosa.

caries : The decay of a bone, in which it becomes softened, discolored, and/or porous.

cheilitis : inflammation of the lips.

cheiloplasty : plastic surgery of the lip defect.

cheilorrhaphy : the operation of suturing the lip.

cheilostomatoplasty : surgical repair involving the mouth and lips

cleft palate : a fissure or elongated opening, especially one occurring in the embryo or derived from a failure of the roof of the mouth to fuse during embryonic development.

edentia : a toothless disorder

frenotomy : incision of a frenulum, as of the frenulum linguae in treatment of tongue-tie.

gingivitis : It refers to inflammation in the gums. The main cause is a bacterial membrane called plaque, which occurs on the teeth. Perivum gingivitis is limited to inflammation in soft tissues such as the gums, and there are symptoms of red swelling or bleeding of the gums. It can be prevented by correct and meticulous brushing.

giardiasis : Giardiasis is an intestinal infection marked by abdominal cramps, bloating, nausea and bouts of watery diarrhea due to the flagellated protozoan Giardia (G. lamblia, G. intestinalis)

glossectomy : excision of all or a portion of the tongue.

glossitis : having an inflammation of the tongue

glossocele : swelling and protrusion of the tongue.

glossodynia : There is no visible lesion, but it is a physical discomfort felt in the tongue. It is mainly accompanied by pain along with abnormal sensations such as stabbing, throbbing, or aching.

glossoplasty : plastic operation on the tongue.

glossorrhaphy : suture of the tongue.

halitosis : offensive odor of the breath.

harelip : It refers to a congenital disease with splits between the upper lips. This is due to poor development and is common among facial deformities of the fetus in the head and neck.

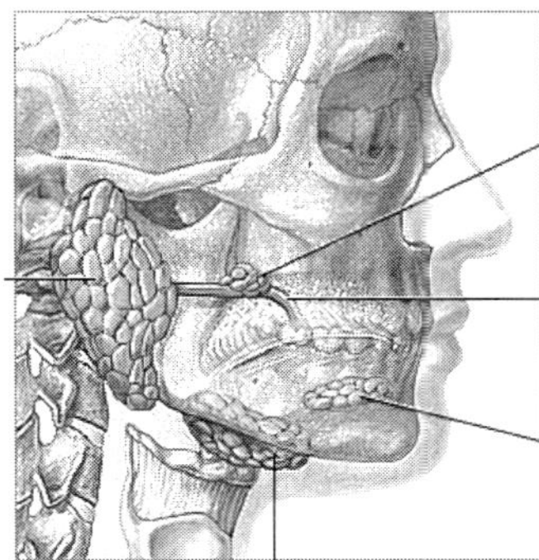

그림 3-5 Salivary glands

leukoplakia : a condition in which thickened, white patches form on the tongue, gums, inside of the cheek, or sometimes on the outer female genitals. although the sores can vary in appearance, they are usually white or gray; thick; and slightly raised with a hard surface. most patches are benign, but a small percentage show early signs of cancer. removing the source of irritation may cause the condition to go away, but surgery to remove the sore(s) may be necessary in some cases.

Ludwigs angina : diffuse purulent inflammation around the submaxillary gland, beneath the jaw, and about the floor of the mouth, usually due to streptococcal infection.

moniliasis : skin and mucous membrane infection with Candida species

mumps : an illness caused by the mumps virus. It starts with Fever; Headache; Muscle aches; Tiredness; Loss of appetite. After that, the salivary glands under the ears or jaw become swollen and tender. The swelling can occur on one side of the face, or both sides. Symptoms last 7 to 10 days. Serious complications are rare. You can catch mumps by being with another person who has it. There is no treatment for mumps, but the measles-mumps-rubella (MMR) vaccine can prevent it. Before the routine vaccination program in the United States, mumps was a common illness in infants, children and young adults.

odontalgia, dentalgia : pain in a tooth.

odontectomy : excision of an erupted or impacted tooth.

odontoma : a tumor originating from a tooth and containing dental tissue

palatoplasty : plastic reconstruction of the palate.

palatorrhaphy : surgical correction of a cleft palate.

parotidectomy : excision of a parotid gland.

parotitis, paritiditis : inflammation of the parotid gland.

pharyngalgia : pain in the pharynx.

pharyngectomy : surgical removal of a part of the pharynx.

periodontitis : an acute or chronic inflammatory that affects the tissues that surround and support the teeth.

pharyngitis : Inflammation of the pharynx.(due to infection or irritation)

ptyalectasis : dilatation of a salivary duct.

ptyalism :excessive salivation

restorative : something that serves to restore to consciousness, vigor, or health

sialoadenitis : inflammation of a salivary gland.

sialoadenotomy, sialadenotomy : incision and drainage of a salivary gland.

sialography : radiography of the salivary tract after injection of a radiopaque substance

sialolithiasis : the formation of salivary calculi.

sialolithotomy : incision of a salivary calculi.

sore : physically painful or sensitive, as a wound, hurt, or diseased part

stomalgia, stomatodynia : pain in the mouth.

stomatitis : ulceration or inflammation of the oral mucosal.

stomatorrhagia : hemorrhage from the mouth.

stomatoplasty : Plastic surgery or surgical repair for defects in the oral or bone uterus.

thrush : Oral candidiasis involves a local infection of oral tissues by yeasts of the genus Candida , mostly C albicans . It is the most common oral fungal infection and is commonly seen in infants and older adults, and also with states of local and systemic immunologic suppression.

tonsillectomy : surgical removal of a tonsil or tonsils.

tonsillitis : acute inflammation of the palatine tonsils.

tonsillolith : calculus in a tonsil.

uvulitis : inflammation of the uvula as from bacterial or viral infection or allergic reaction.

Vincent's angina : gingivostomatitis caused by extension to the oral mucosa of necrotizing ulcerative gingivitis(trench mouth), char- acterized by ulceration, pseudomembrane, and odor, with lesions involving the palate or pharynx as well as the oral mucosa.

xerostomia : dryness of the mouth from lack of the normal secretion.

Ⅱ. Esophagus and stomach

1. Word root

cardi/o	cardia
esophag/o	esophagus
gastr/o	stomach
muc/o	mucus
pylor/o	pylorus
-ectasis	dilatation
-emesis	vomiting
-pepsia	digestion
-phagia	swallow
-prandial	meal
-stenosis	narrowing
-tresis	perforation

2. Anatomical terms

angular incisure	omentum
cardia	pharynx
diaphragm	pyloric antrum
esophagus	pylorus
fundus	stomach
greater curvature	regae
lesser curvature	

3. Medical terms

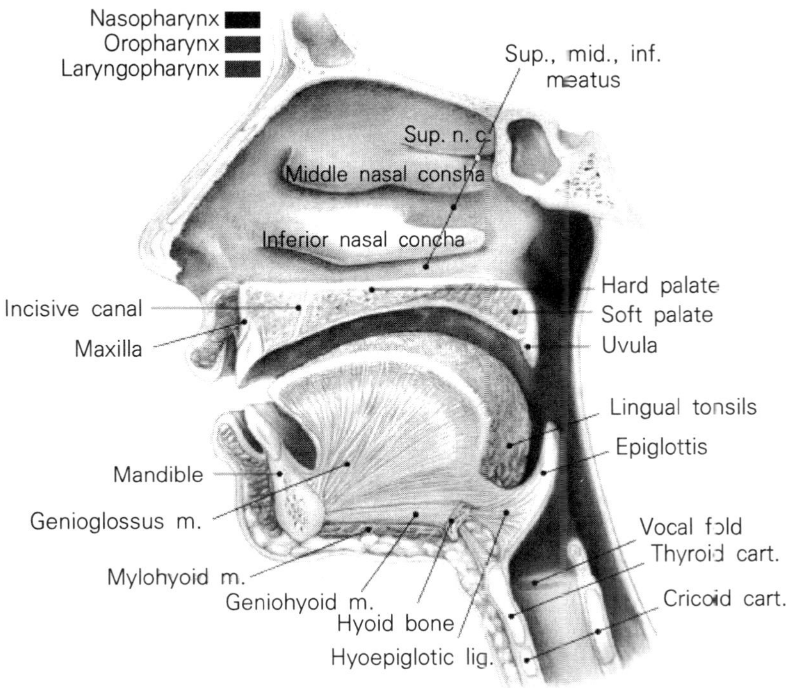

그림 3-6 Pharynx

achalasia : failure to relax of the smooth muscle fibers of the gastrointestinal tract at any junction of one part with another; especially failure of the lower esophagus to relax with swallowing, dut to degeneration of ganglion cells in the wall of the organ.

achlorhydria : a condition that stomach acid rarely occurs or never occurs in the stomach

anorexia : It is a type of eating disorder that has no desire to eat food abnormally, or is afraid of food and avoids it.

antrectomy : excision of an antrum.

aphagia : a condition in which it is partially or completely impossible to express or understand language due to brain disease or damage.

Aphasia leaves a person unable to communicate effectively with others. These are usually diagnosed based on which area of the language-dominant side of the brain is affected and the extent of the damage.

bulimia : abnormal increase in the sensation of hunger.

Crohn's disease : a chronic granulomatous inflammatory disease of unknown etiology.

diverticulectomy : excision of a diverticulum.

diverticulitis : inflammation of one or more balloon-like sacs (diverticula)

diverticulosis : the presence of diverticula in the absence of inflam- mation.

dumping syndrome : a condition in which food, especially food high in sugar, moves from your stomach into your small bowel too quickly after you eat. Dumping syndrome is most often caused by surgery in the stomach or esophagus.

dyspepsia : It refers to all feelings of discomfort and symptoms in the digestive system after eating food. This includes heartburn, vomiting, bloating of the stomach, and discomfort in the upper abdomen, and in some cases, abdominal pain is accompanied. The causes are very diverse, including digestive disease, heart disease, systemic disease, excessive stress, and mental disease.

dysphagia : difficulty in swallowing.

epigastric pain : the pain in the upper middle region of the abdomen.

eructation : Gas or air entering the stomach flows back and is discharged into the mouth

esophageal perforation : a hole made through the inner surface of the esophagus.

esophagectomy : surgical removal of part or all of the esophagus.

esophagitis : inflammation of the esophagus.

esophagoenterostomy : anastomosis between the esophagus and small intestine.

esophagogastrostomy : anastomosis of the esophagus to the stomach.

esophagoscopy : endoscopic examination of the esophagus.

fluroscope : It is a tool for visually observing the shapes and movements of deep structures in the body using X-rays. Inspection by this method is called fluoroscopy.

gastrectomy : a surgical operation to remove a portion or whole of the stomach

gastric ulcer : an ulceration of the mucous membrane of the stomach.

gastritis : acute or chronic inflammation of the mucosal layers of the stomach.

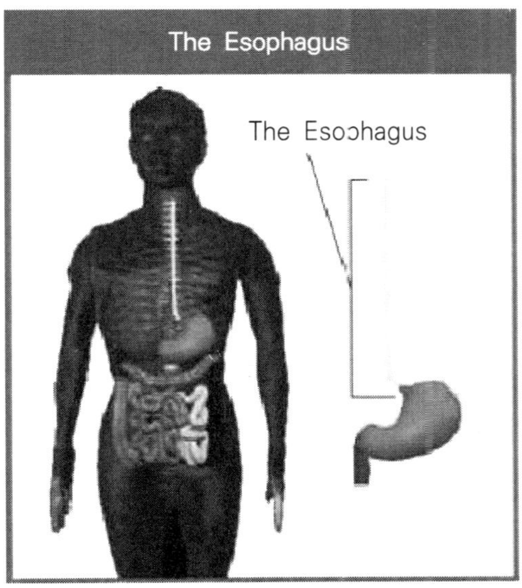

그림 3-7 Esophagus

gastrointestinal series : an examination of the upper gastrointestinal tract using barium as the contrast medium for a series of X-ray films, called also a barium meal.

gastrojejunostomy : a procedure that connects the stomach to the jejunum.

gastrolavage : washing the surface of the stomach by inserting a solution and then removing

gastropexy : surgical fixation of the stomach.

gastroptosis : condition in which the stomach occupies an abnormally low position in the abdomen.

gastroscopy : inspection of the interior of the stomach with a gastroscope.

gastrostomy : A surgical method of artificially drilling a hole in the stomach. washing the surface of the stomach by inserting a solution and then removing

gavage : administration of nutritional support by means of a tube passed into the stomach.

hematemesis : the vomiting of blood.

hernia : It refers to a condition in which the organs of the body are not in place and protrude or escape through other tissues. Symptoms vary depending on the site and cause of the occurrence. In the beginning, only a small mass protrudes to be touched without pain, in a small and hard-to-recognize state, but as it progresses gradually, the palpable mass increases, and pressure is generated in the organs, resulting in tenderness and poor blood circulation.

hyperacidity, hyperchylia : an excessive degree of acidity.

hypertrophy of Brunner's gland : hypertrophy of the tubuloalveolar glands in the submucous layer of the duodenum.

hypochlorhydria : deficiency of hydrochloric acid in the gastric juice.

lavage : body cavity or surface cleaning for therapeutic purposes by injecting and then removing the solution.

Loreta's operation : gastrotomy with distal dilatation of the pylorus.

nausea : a feeling of sickness or discomfort in the stomach that may come with an urge to vomit.

peptic ulcer : mucosal ulcers in the esophagus, stomach, or jejunum.

pyloric stenosis : It may be acquired due to congenital or peptic ulcer or proprioception carcinoma, such as obstruction of the pylorus hole above, hypertrophic pylorus stenosis.

pylorodiosis : operative dilation of the pylorus with the finger.

pyloroplasty : a plastic operation to relieve pyloric obstruction.

pyrosis : a painful burning feeling in chest or throat.

ulcer : a lesion or sore on the skin or muccus membrane resulting from the gradual disintegration of surface epithelial tissue. an ulcer may be superficial, or it may extend into the deeper layer of the skin or other underlying tissue. an ulcer has a depressed floor or crater surrounded by sharply defined edges that are sometimes elevated above the level of the adjoining surface. the main symptom of an ulcer is pain. the main causes of ulcers are infection, faulty blood circulation, nerve damage, trauma, nutritional disturbances including thiamine or other vitamin deficiencies, and cancer. such bacterial infections as tuberculosis or syphilis can cause ulcers on any surface of the body. any infection under the skin, such as a boil or carbuncle, may break through the surface and form an inflammatory ulcer.

regurgitation : something that flows in the opposite direction to normal flow. an abnormal phenomenon where gas or undigested food that needs to go down pops out from the stomach toward the mouth, or the blood in the heart goes in the opposite direction.

vagotomy : Interruption or removal of any part of the vagus nerve.

vomiting : forcible expulsion of stomach contents through the mouth.

whipple's operation : surgical removal of part of the pancreas, duodenum, and distal part of the bile duct.

zollinger-Ellison syndrome : a triad comprising intractable, sometimes fulminating, atypical peptic ulcers; extreme gastric hyperacidity; and nonbeta-cell, gastric-secreting islet cell tumors(gastrinomas) of the pancreas which might be single or multiple, small or large, benign or malignant.

III. Small and large intestine

1. Word root

aer/o	air
an/o	anus
append/o, appendic/o	appendix
cec/o	cecum
celi/o, lapar/o	abdomen
col/o, colon/o	colon
copr/o	feces, stool
diverticul/o	diverticulum
duoden/o	duodenum
enter/o	small intestine
epipl/o	omentum
ile/o	ileum
jejun/o	jejunum
omphal/o	umblicus
proct/o	anus and rectum
rect/o	rectum
sigmoid/o	sigmoid colon

2. Anatomical terms

anus	jejunum
appendix	large intestine
cecum	McBurney's point
colon	rectum
diverticulum	small intestine
duodenum	umbilicus
ileum	

3. Medical terms

anal fissure : tear or ulcer at the margin of the anus.

anal fistula : opening in the anal canal and the perianal skin.

anal stenosis : stricture of the anus.

anoplasty : Plastic or recovery surgery in the anus.

appendectomy : excision of the vermiform appendix.

appendicitis : a painful swelling of the appendix

borborygmus : a rumbling noise caused by propulsion of gas through the intestines.

cecectomy : surgical removal of the cecum.

colectomy : excision of the colon or of a portion of it.

colic : acute severe abdominal pain, which causes sudden and severe abdominal pain by intestinal spasms.

colitis : inflammation of the colon section, The large intestine is inflamed. It is characterized by abdominal pain and diarrhea. Because abnormal absorption of water by problems in the large intestine. In addition, symptoms such as bloody excrement, vomiting, and fever appear.

colocolostomy : Surgical formation of anastomosis between two parts of the colon.

colopexy : attachment of a portion of the colon to the abdominal wall.

coloproctectomy : surgical removal of the colon and rectum

colostomy : an artificial opening (stoma) formed in the large intestine and reaching the abdominal surface for the purpose of draining the intestine; also an opening (stoma) formed as such.

constipation : The condition in which the movement of the large intestine is deteriorated and smooth bowel movements are not possible. If the bowel activity is less than twice a week, or if there are hardened stools or bloody stools during bowel movements.

dehydration : excessive loss of body water.

diarrhea : abnormal dilute stool discharge. Diagnosis of diarrhea is made when the stool is 200g or more diluted than usual or the frequency of discharge is 3 or more times a day. It can be caused by acute inflammation caused by bacteria or bacteria, or it can be caused by chronic inflammation. It can also be caused by dietary factors such as lactose intolerance.

diverticulitis : inflammation of a diverticulum.

Duhamel operation : the treatment of Hirschsprung's disease.

duodenectomy : excision of the duodenum.

duodenitis : acute or chronic inflammation of the duodenum. Causes include bacterial and viral infections and gastroesophageal reflux disease.

duodenojejunostomy : surgical communication between the duodenum and the jejunum.

dysentery : an infection of the intestines that causes diarrhoea containing blood or mucus.

enterectomy : excision of a portion of the intestine.

enteritis : inflammation of the small intestine.

enteroclysis : infusion of nutrient solution or medicine into the intestine.

enterocolostomy : surgical anastomosis of the small intestine to the colon.

enteroenterostomy : surgical anastomosis between two segments of the intestine.

enterolith : a calculus occurring in the intestines

enterolysis : surgical separation of intestinal adhesions.

enteropexy : Surgical fixation of the intestine to the front or back of the abdominal wall, or occasionally fixation of one part to the other.

enterorrhaphy : suture of the intestine.

enterostomy : creation of an artificial external opening or fistula in the intestines.

fecal incontinence : loss of voluntary control of defecation.

fecalith : the accumulation of hardened feces

a concretion of dry compact feces formed in the intestine or vermiform appendix

fistula : an abnormal passage or communication.

fistulectomy : excision of a fistulous tract.

hemorrhoid : an enlarged or swollen blood vessel near the anus or rectum

hemorrhoidectomy : a surgical method for hemorrhoids to be tied up and resected.

Hirschsprung's disease : no peristalsis in the affected part of the colon due to the innate absence of parasympathetic ganglion in the colon or proximal rectum and a consequent massive enlagement of the colon, constipation, and obstruction; called also congenital megacolon.

Hodgkin's disease : a malignant tumor, progressive enlargement of the lymphnodes.

ileitis : a chronic inflammatory disease of the digestive tract and it can involve any part of it - from the mouth to the anus. It typically affects the terminal ileum as well as demarcated areas of large bowel, with other areas of the bowel being relatively unaffected. It is often associated with auto-immune disorders outside the bowel, such as aphthous stomatitis and rheumatoid arthritis.

ileostomy : Surgical drilling into the ileum.

imperforate anus : the persistence of the anal membrane so that the anus closes.

intestinal obstruction : anything that interferes with the passage of intestinal contents. Causes may be mechanical or neurological, or both, some of the more common mechanical causes may be hernia, adhesion of the peritoneum, volvulus, intussusception, malignant or benign tumors, birth defects, and local inflammation.

intussusception : telescoping of one portion of the intestine into an adjacent segment, causing intestinal obstruction and sometimes intestinal ischemia.

jejunectomy : excision of the jejunum.

Jelk's operation : incision of the fibrous tissue around the rectum.

Kraske's operation : an operation for rectal cancer.

Lane's operation : ileum segmentation work near the appendix.

Meckel's diverticulum : a congenital sac or appendage occasionally found in the ileum; a relic of a fetal structure that connects the yolk sac with the intestinal cavity of the embryo.

megacolon, Hirschsprung's disease : abnormally large or dilated colon.

melena : Abnormal dark tar excrement, including blood, is usually caused by gastrointestinal bleeding.

mesopexy : fixation or attachment of a torn or incised mesentery.

Mile's operation : laparoscopic resection for lower half sigmoid and rectal cancer.

obstipation : severe constipation resulting from an obstruction in the intestines.

pilonidal cyst : a hair containing sacrococcygeal dermoid cyst or sinus, often opening at a postnatal dimple.

polyp : It is a disease in which a part of the intestinal mucosa protrudes from the surface of the surrounding mucosa and forms like a lump. The polyp itself is a benign tumor, but a malignant tumor, i.e., adenoma, can progress to colon cancer.

polypectomy : an operation to remove a polyp from inside one of organs.

proctectomy : excision of the rectum.

proctitis : Inflammation of the rectal mucosa. Typical symptoms include bloody excrement and diarrhea.

proctopexy : fixation of the rectum.

proctoplasty : reconstructive surgery of the anus or rectum

proctoscopy : inspection of the rectum with a proctoscope.

proctostomy : a surgical procedure to remove your colon and your rectum.

prolapse of the rectum : the protrusion of the rectal mucosa through the anus.

pruritus ani : a skin condition that causes itching in your anal area.

rectocele : A disease in which the intestinal wall between the rectum and the vagina becomes thinner and expands into a pouch shape, causing defecation disorder and constipation due to stagnant stool..

steatorrhea : excessive fat in the feces due to a malabsorption syndrome caused by disease, of the intestinal mucosa or pancreatic enzyme deficiency.

tenesmus : The feeling of having to go through the stool even though the bowel movement is already empty. It may involve straining, pain, and cramping.

Ⅳ. Liver, pancreas and biliary system

1. Word root

bilirubin/o	bilirubin
celi/o	abdomen
cholangi/o	bile vessel
chol/e, chol/o, bil/i	bile
cholecyst/o	gall bladder
choledoch/o	common bile duct
cirrh/o	hardening
glyc/o, gluc/o	glucose
hepat/o	liver
lapar/o	abdominal wall

lip/o, steat/o	fat
pancreat/o	pancreas
peritone/o	peritoneum

2. Anatomical terms

ampulla of vater	mesocolon
common bile duct	mesoappendix
cystic duct	omentum
gallbladder	pancreas
hepatic duct	pancreatic duct of wirsung
islets of Langerhans	peritoneum
liver	sphincter of Oddi
mesentery	

3. Medical terms

abscess : symptoms of pus in body tissues due to inflammatory reactions in the body due to bacterial invasion or foreign substances being inserted into the body.

ascites : abnormal accumulation of serous(edematous) fluid within the peritoneal cavity.

celiotomy : surgical incision into the abdominal cavity. called also laparotomy and peritoneotomy.

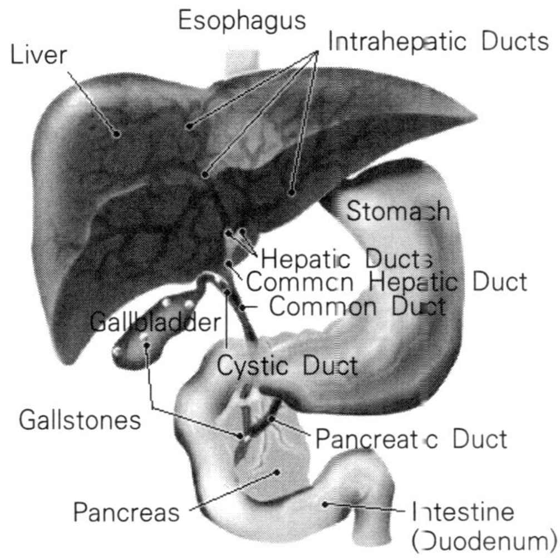

그림 3-8 Gallstone

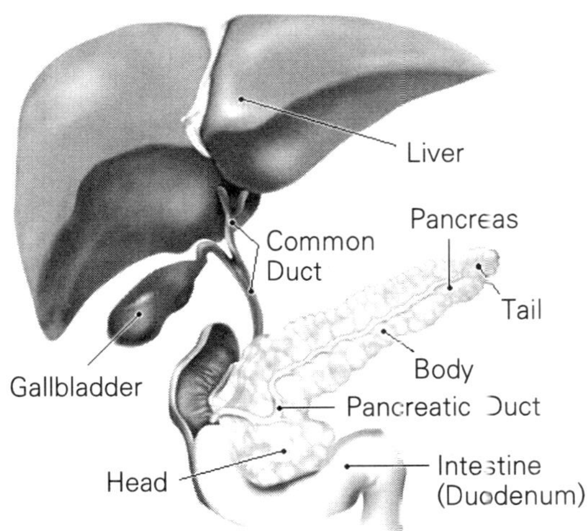

그림 3-9 The pancreas in relation to the livers gallbladder, and duodenum.

cholangiography : X-ray examination of the bile ducts, using a radiopaque dye as a contrast medium. In the intravenous method, the dye is administered intravenously and is excreted by the liver into the bile ducts.

cholangitis : an acute or chronic inflammatory process affecting the biliary tract.

cholecystectomy : excision of the gallbladder.

cholecystitis : inflammation of the gallbladder, usually resulting from a gallstone blocking the cystic duct.

cholecystoduodenostomy : a surgical anastomosis of the gallbladder and duodenum.

cholecystogastrostomy : a surgical anastomosis between the gallbladder and the stomach.

cholecystography : roentgenography of the gallbladder, using a radiopaque dye as contrast medium.

cholecystopexy : fixation of the gallbladder.

cholecystostomy : the creation of an opening into the gallbladder for drainage.

cholecystotomy : incision of the gallbladder.

choledochitis : inflammation of the common bile duct.

choledocholithiasis : calculi in the common bile duct.

choledocholithotomy : incision into the common bile duct for removal of stone.

choledochotomy : case in there is a stone in the common bile duct, surgery to remove gallstones by incision of the common bile duct.

cholelithiasis : the presence or formation of gallstones.

cholelithotripsy : the crushing of gallstones.

cholestasis : stoppage of the flow of bile.

cirrhosis : the inability of normal liver tissue to regenerate due to chronic inflammation. It turns into a liver fibrous tissue, such as the formation of small clumps, and liver function is deteriorated. It may be caused by chronic hepatitis B or chronic hepatitis C, and may also occur when there is a persistent excessive drinking habit or when liver inflammation persists, such as using toxic substances.

coma : unresponsiveness from which the patient cannot be aroused and in which the patient's eyes remain closed.

diabetes mellitus : a widely used term used to refer to a group of complex syndromes with impaired oxidation and utilization of glucose secondary to the dysfunction of beta cells in the pancreas, functioning in the production and release of insulin.

empyema : an accumulation of pus in the pleural space.

endoscopy : use an endoscope to visually inspect all cavities in the body.

glycosuria : a phenomenon in which an abnormal category of sugar is excreted through urine

hemoperitoneum : an effusion of blood in the peritoneal cavity.

hepatectomy : a surgical operation to remove part or many of the liver tissue

hepatic abscess : an abscess of the liver.

hepatic coma : coma accompanying hepatic encephalopathy.

hepatitis : It refers to a state in which liver inflammation occurs due to viruses, alcohol, drugs, and autoimmunity. It is also further subdivided depending on the cause, and there are viral, alcoholic, drug, and autoimmunity. If classified according to the severity and duration of the disease, it is classified into acute hepatitis, severe hepatitis, chronic hepatitis, and persistent hepatitis.

hepatocellular jaundice : jaundice caused by injury to or disease of the liver cells.

hepatolith : It refers to a condition in which stones are present in the bile duct of the liver. In some cases, gallstones are made in the bile duct in the liver, but in some cases, gallstones from the extrahepatic biliary tract move to the intrahepatic bile duct. It is a chronic disease that is not well treated and occurs more in East Asia than in the West. With this disease, you are chronically infected with bacteria, your bile accumulates, and the bile duct mucosa continues to stimulate the bile duct, leading to dysplasia or intrahepatic bile duct cancer.

hepatomegaly : enlargement of liver.

hepatorrhaphy : suture of the liver.

hernia : It refers to a condition in which the organs of the body are not in place and protrude or escape through other tissues. Symptoms vary depending on the site and cause of the occurrence. In the beginning, only a small mass protrudes to be touched without pain, in a small and hard-to-recognize state, but as it progresses gradually, the palpable mass increases, and pressure is generated in the organs, resulting in tenderness and poor blood circulation.

herniorrhaphy : surgical repair of hernia, with suture of the abdominal wall.

hyperglycemia : abnormally increased blood sugar content.

hypoglycemia : abnormally diminished content of glucose in the blood.

jaundice : It is a disease that causes the skin, the whites of the eyes, and the mucous membrane to turn yellow. As special proteins containing iron are decomposed in the body, a yellow bile pigment (bilirubin) is formed, and this bilirubin builds up excessively in the body, coloring the mucous membrane and skin yellow.

laparoscopy : It is a procedure in which laparoscopy is inserted by making a small incision around the navel to examine the abdomen and pelvis.

laparotomy : cutting open the abdominal wall to test or operate for diseases of various organs in the abdominal cavity.

liver biopsy : It typically removes and examines microscopic tissues from the living body.

mesenteritis : inflammatory and fibrotic disorder affecting mesentery

obstructive jaundice : due to an impediment to the flow of the bile from the liver cells to the duodenum.

pancreatalgia : pain arising from the pancreas or felt in or near the region of the pancreas.

pancreatectomy : excision of the pancreas.

pancreatic lithiasis : the presence of calculi in the pancreas.

pancreatic pseudocyst : an encapsulated collection of pancreatic juice and cellular debris that has escaped from the pancreas, the wall being formed by inflammatory fibrosis of serosal surfaces of adjacent organs.

pancreatitis : diseases that cause pancreatic inflammation. It is divided into acute and chronic. Acute pancreatitis recovers with severe pain in the upper abdomen and without damaging the pancreas. On the other hand, chronic pancreatitis does not recover due to permanent damage to the pancreatic duct due to inability to secrete digestive enzymes and glucose control.

peritoneal abscess : collection of inflammatory exudate in peritonitis.

peritoneocentesis : surgical puncture of the peritoneal cavity to obtain fluid

peritonitis : inflammation of the membrane that line the abdominal cavity and surrounds most abdominal organs.

pneumoperitonium : the presence of gas in the peritoneal cavity.

pseudocyst : an abnormal or dilated space resembling a cyst but not lined by epithelium as is a true cyst.

tympanites : swelling of the abdomen caused by gas in the intestines or peritoneal cavity.

viral hepatitis : an acute infectious hepatitis caused by one of at least two different viral strains : hepatitis A virus and hepatitis B virus. Type A hepatitis was formerly called infectious hepatitis, epidemic hepatitis and acute catarrhal jaundice. Type B hepatitis was formerly called serum hepatitis, hemologous serum jaundice and long incubation period hepatitis.

Whipple's operation : radical pancreatoduodenectomy.

Chapter 4

URINARY SYSTEM

Chapter 4 URINARY SYSTEM

Ⅰ. URINARY ORGANS AND STRUCTURE

kidneys : a bean-shaped organ located on both sides of the back of the lower abdomen. The kidney is one of the main organs responsible for excreting waste and maintaining homeostasis in the body. The right kidney is located under the liver, and the left kidney is located under the diaphragm.

cortex : outer layer.

medulla : the inner part of the renal parenchyma

nephrons : a functional unit of the kidney. It consists of a glomerulus, a Bowman pouch, and a tubule. The filtrate that has passed through the glomerulus is reabsorbed in the tubule and discharged into the urine through secretion. The kidney has about 2.5 million nephrons.

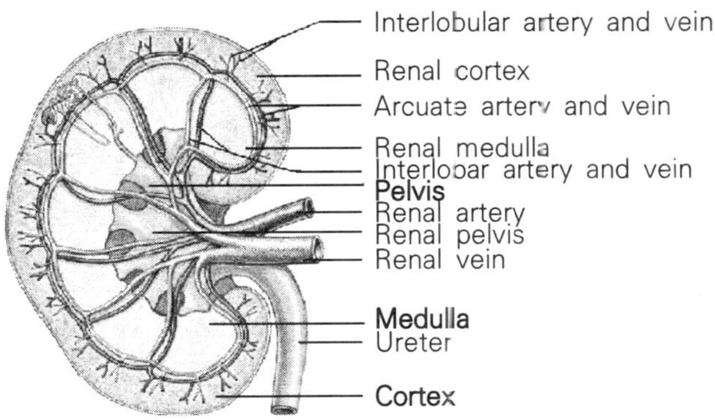

그림 4-1 The kidney

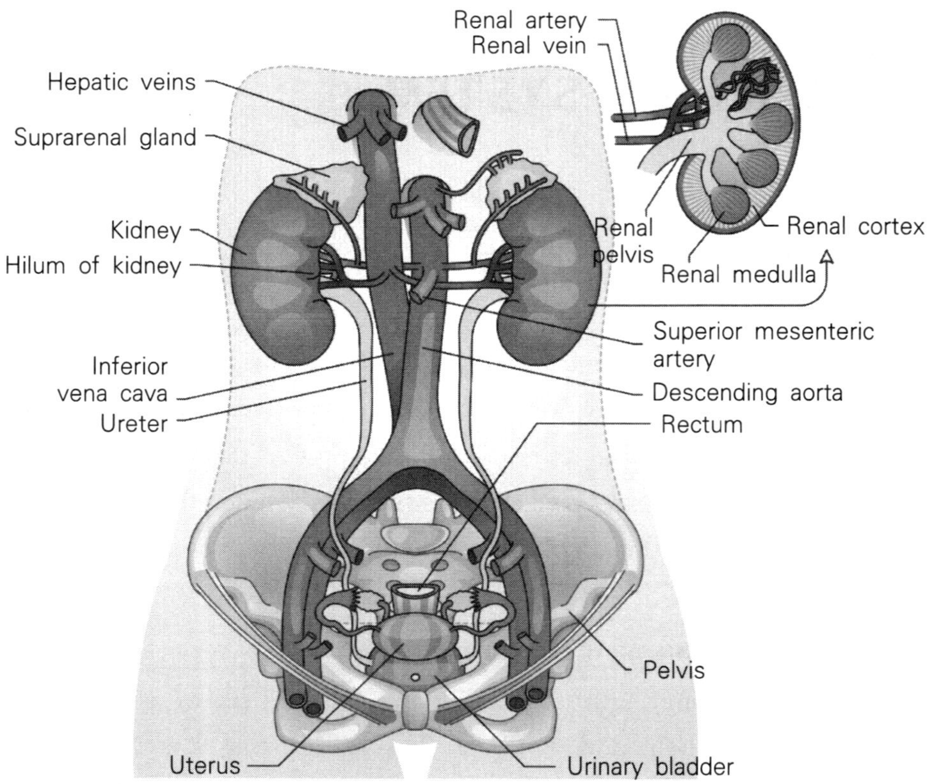

그림 4-2 Organs of the urinary system

renal pelvis : the wide, upper end of the ureter(lies inside kidney).

ureters : fibromuscular tube which conveys urine from the kidney to the bladder.

urethra : a passage that discharges stored urine from the bladder. Women and men are composed differently, and men discharge semen as well as urine through the urethra.

urinary bladder : lined with mucous membrane ; urine collects here, and bladder expands to hold urine.

urinary meatus : opening of the urethra to exterior.

Ⅱ. FUNCTION OF NEPHRONS

1. Blood filter
2. Water and substances in solution are removed from blood.
3. Essential water and substances are reabsorbed.
4. Some water and dissolved substances are excreted to regulate reaction of the blood. Reaction of blood(pH) normally is slightly alkaline.

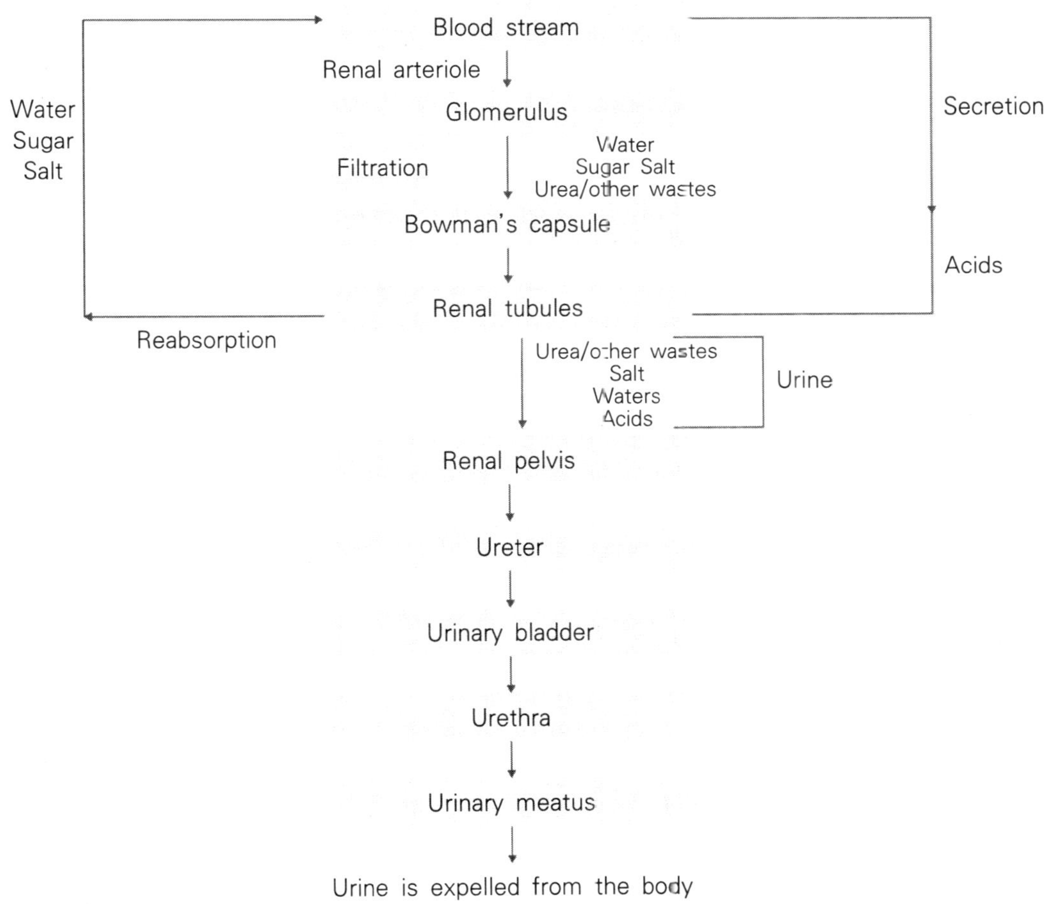

그림 4-3 Flow diagram of the process of forming and expelling process

1. Word root

cortic/o	cortex
cyst/o, vesic/o	urinary bladder
glomerul/o	glomerulus
medull/o	medulla
nephr/o, ren/o	kidney
pyel/o	renal pelvis
ur/o	urine
ure/o, azot/o	urea
ureter/o	ureter
urethr/o	urethra
uric/o	uric acid
vesicul/o, vesic/o, cyst/o	urinary bladder

2. Anatomical terms

Bowmans capsule	renal medulla
calyx	renal pelvis
hilum, hilus of kidney	renal pyramid
infundibulum	trigone
nephron	tubules
renal cortex	urethra
renal glomerulus	

3. Medical terms

anuria : absence of urine formation.

azotemia : the presence of nitrogen-containing compounds in the blood.

cystitis : Cystitis caused by bacterial or nonbacterial causes.

cystoceles : herniation of the urinary bladder into the vagina.

cystoscopy : a bladder-only examination mirror inserted through the urethra to examine the bladder and urethra

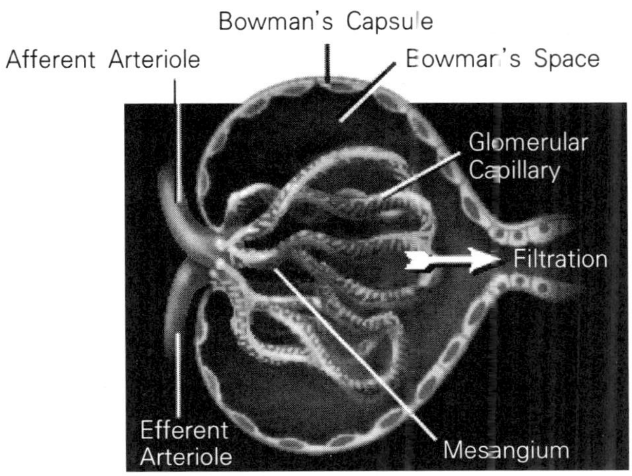

그림 4-4 Glomerulus and Bowman's capsule

duplication of ureters : partial or complete duplication of one or both ureters.

dysuria : difficult urgency.

edema : abnormal fluid accumulation in tissues or body cavities.

enuresis : involuntary discharge of urine, usually referring to involuntary discharge of urine during sleep at night; bed wetting.

frequency of urination : urination at short intervals without increase in daily volume of urinary output, due to reduced bladder capacity.

glomerulonephritis : A variety of nephritis characterized by inflammation of the capillary rings in the glomeruli of the kidneys.

glomerulosclerosis : a hardening of the kidney glomerulus caused by scarring of the blood vessels.

hydronephrosis : distension of the renal pelvis and calices with urine.

hydroureter : Abnormal dilatation of the ureter caused by a blockage that prevents urine from escaping to the bladder.

hypernephroma : a carcinoma arising from the renal parenchyma.

incontinence of urine : inability to control excretory functions.

intravenous pyelography : roentgenography of the kidney and ureter after injection of a contrast medium introduced by the intravenous method.

malignant nephroangiosclerosis : renal arteriolar necrosis associated with hypertention.

measurement of renal function : evaluating the severity of renal disease and in following its progess.

nephroblastoma : malignant kidney tumor caused by unregulated proliferation of renal stem (blast), matrix (substrate cell) and epithelial (epit cell) elements.

nephrocalcinosis : deposition of calcium phosphate in the renal tubules, resulting in renal insufficiency.

nephrolithotomy : incision of kidney for removal of calculi.

nephrectomy : surgical procedure to completely or partially remove a kidney.

nephritis : inflammation of renal tissue.

nephrolithiasis : a condition marked by the presence of renal calculi.

nephrolysis : the operation of separating the kidney from paranephric adhesions.

nephropexy : surgical fixation of a floating or hypermobile kidney(neph-roptosis).

nephroptosis : downward displacement of a kidney.

nephrosis : It is one of the diseases of the kidneys and is characterized by degenerative lesions in the renal tubule. In addition to edema, albuminuria and serum albumin decrease.

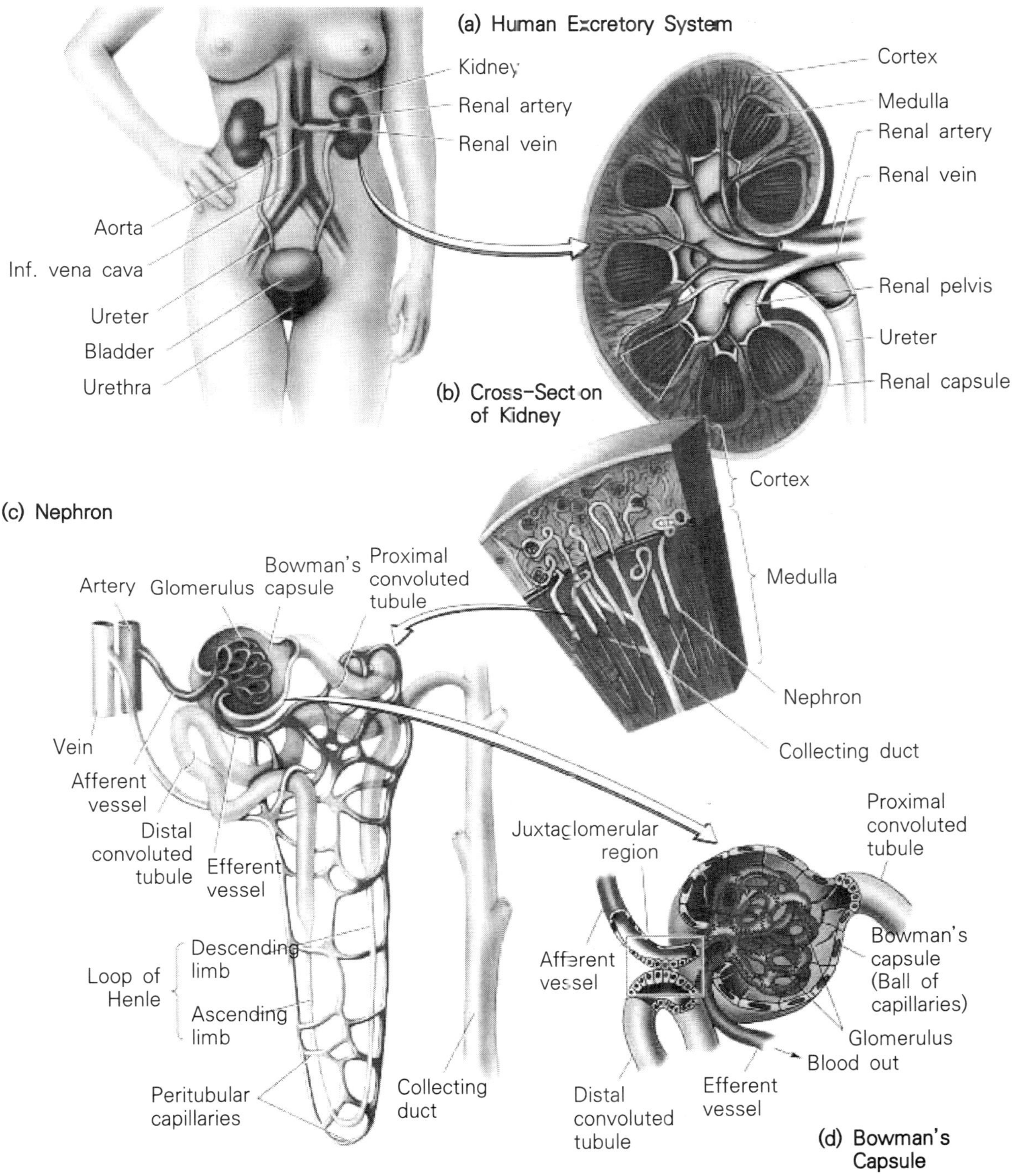

그림 4-5 Nephrons (a) Juxtamedullary nephron (b) Cortical nephron

nephrotomy : incision of the kidney.

nocturia : urine production increases abnormally during the night, making urination unusually frequent.

pneumaturia : the presence of air or gas in the urine.

polyuria : excessive or frequent urination.

prostatitis : inflammation of the prostate.

proteinuria : excess serum protein in urine.

pyelitis : inflammation of the kidney pelvis and kidney calices

pyelolithotomy : incision of the renal pelvis for removal of calculi.

pyelonephritis : inflammation of the kidney and renal pelvis.

pyuria : the presence of excessive white blood cells in the urine as determined by urinalysis.

renal abscess : a focal, suppurative lesion of the renal parenchyma tissues.

renal failure : inability of the kidney to maintain normal function.

renal infarction : ischemic necrosis of renal tissue.

renal tuberculosis : a serious infection that can be difficult to diagnose. It is mainly caused by bacteria entering the body through cracks in the skin or wounds in the mouth or nose. The bacteria responsible for tuberculosis of the kidney (or renal TB) are members of the Mycobacterium tuberculosis complex, which differ from the free-living environmental mycobacteria in that they are obligate pathogens and have stringent growth requirements. They preferentially proliferate in a few sites, the kidney, epididymis, fallopian tube, and brain, and produce localised lesions called granulomata. They can also cause the destruction of the glomeruli and the medullary interstitium and, more rarely, infect the renal papillae.

renovascular hypertention : elevation of systemic BP caused by partial or complete occlution of renal arteries.

retention of urine : accumulation of urine within the bladder because of inability to urinate.

retrograde pyelography : roentgenography of the kidney and ureter after introduction of the contrast medium by way of ureteral catheters.

retrograde urethrography : radiography of the urethra after the injection of an contrast medium through the urethra.

stress incontinence : partial incompetence of the urinary spincter.

uremia : A disease caused by a build-up in the body that cannot release toxic substances through urine due to an extreme decrease in kidney function

ureteral obstruction, stenosis : obstrution and stricture of the ureter.

bulging ureterocele : the end of the ureter becoming cystic when it enters the bladder. The stones in the ureter may swell into the lumen of the bladder and interfere with the flow of urine.

ureterostenosis : stricture of the ureter.

urethritis : Inflammation caused by infection of the urethra, which acts as a pipe to discharge urine collected in the bladder

urethrocele : prolapse of the urethra into the vagina

urethral obstrution : obstustion in the urethra.

urinalysis : a test of your urine. It is often done to check for a urinary tract infections, kidney problems, or diabetes.

urinary calculus : a calculus of the urinary tract.

vesical tenesmus : ineffectual and painful straining in urinating.

vesicoureteral reflux : reflux of urine from the bladder into the ureter.

voiding cystourethrography : radiography of the urinary bladder and urethra in which the radiography made before, during and after voiding.

Wilm's tumor : a rapidly developing malignant mixed tumor of the kidneys, made up of embryonal elements, and occurring chiefly in children before the fifth year; called also embryonal carcinosarcoma and nephroblastoma.

Chapter 5

MALE REPRODUCTIVE SYSTEM

Chapter 5 MALE REPRODUCTIVE SYSTEM

Ⅰ. Male reproductive (genital) organs

testes(testis) : male gonad, either of the paired glands normally located in the scrotum. each testis is surround by an outer mesothelial layer and an inner white capsule and is composed of compartments which contain the seminiferous tubules where the spermatozoa are produced; specialized interstital leydig cells secrete androgens.

epididymis : at top of each testis ; spermatozoa are stored in these ducts.

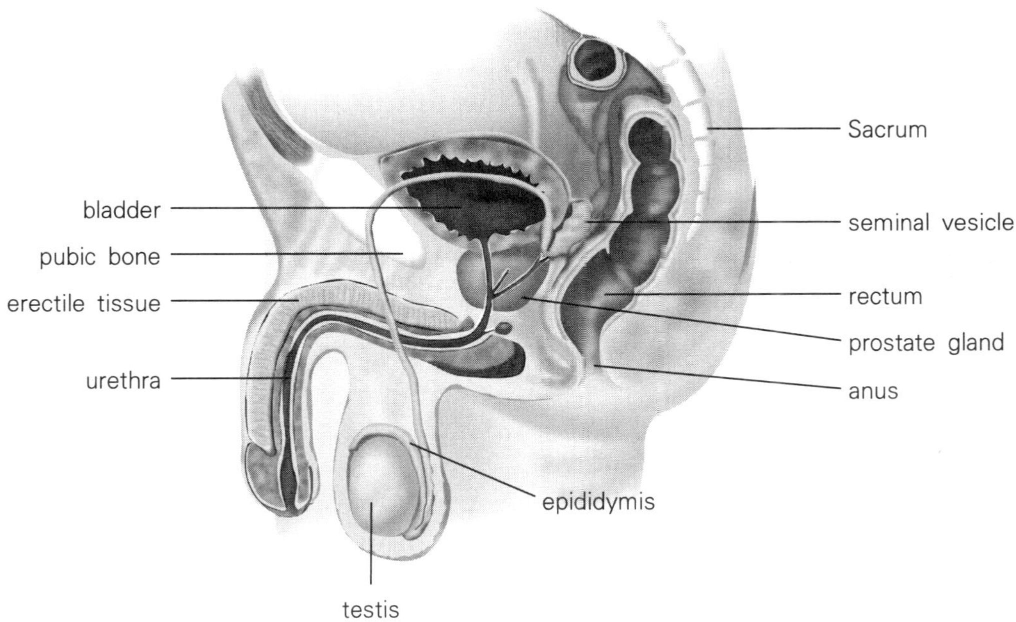

그림 5-1 Median sagittal section of the male pelvis with a portion of the left pubic bone attached to illustrate the path of the ductus deferens.

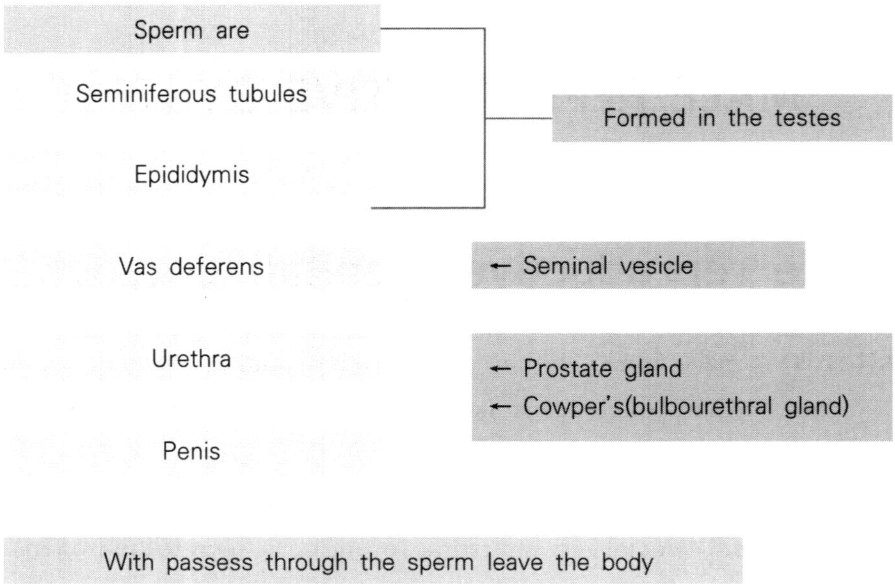

그림 5-2 The passaage of sperm from the seminiferous tubules in the testes to the outside of the body.

vas deferens : a coiled tube that carries the sperm out of the testes.

seminal duct : excretory duct of the seminal vesicle.

ejaculatory duct : canal formed by union of ductus (vas) deferens and the excretory duct of the seminal vesicle.

urethra : a tube that transports urine from the urinary bladder to the outside of the body

accessory glands : secrete alkaline secretions that together with sperm make up seminal fluid.

prostate gland : chestnut-shaped reproductive organ, located directly beneath the urinary bladder in the male, which adds secretions to the sperm during the ejaculation of semen. The gland surrounds the urethra, the duct that serves for the passage of both urine and semen. Rounded at the top, the gland narrows to form a blunt point at the bottom, or apex. The diameter in the broadest area is about 4 cm (1.6 inches). The two ejaculatory ducts, which carry sperm and the fluid secreted by the seminal vesicles, converge and narrow in the centre of the prostate and unite with the urethra. The urethra then continues to the lower segment of the prostate and exits near the apex.

external genitalia : scrotum and penis.

Ⅱ. Function of the system

1. Word root

andr/o	male
balan/o	glans penis
crypt/o	hidden
epididym/o	epididymis
orch/o, orchid/o, orchi/o	testis
prostat/o	prostate gland
sperm/o, spermat/o	spermatozoa
test/o	testis
vas/o	vessel, duct
vesicul/o	seminal vesicles

2. Anatomical terms

epididymis	seminal vesicles
glans penis	sperm, spermatozoon
penis	spermatic cord
prosta	tetestis
scrotum	vas deferens
semen	

3. Medical terms

anorchism : an abnormality of XY sexual development characterized by the absence of both testes at birth.

azoospermia : absence of spermatozoa in the semen, or failure of formation of spermatozoa.

balanitis : an infectious or non-infectious inflammatory process that affects the glans penis.

balanoplasty : plastic surgery of the glans penis.

benign prostatic hypertrophy : enlargement of the prostate. Because of its position around the urethra, enlargement of the prostate quickly interferes with the normal passage of urine from the bladder.

castration : bilateral orchiectomy and oophorectomy.

chancre : The painless genital ulcer is most commonly formed during the primary phase of syphilis. The infectious lesion forms about 21 days after first exposure to Treponema pallidum, the gram-negative spirochetes that cause syphilis, but ranges from 10 to 90 days. Without treatment, it can last for two to six weeks before treatment. Shankress transports syphilis through direct physical contact. The ulcer usually forms around the anus, mouth, penis, and vulva.

chancroid : a soft nonsyphilitic veneral sore caused by Haemophilus Ducreyi.

circumcision : surgical removal of the foreskin of the penis.

cryptorchism : failure of one of both of the testes to descend into the scrotum.

cystectomy : excision or resection of the urinary bladder.

cystitis : inflammation occurs due to bacterial infection in the bladder, which is responsible for storing and discharging urine

cystocele : herniation of the urinary bladder into the vagina.

cystoscopy : examination of the bladder by means of a cystoscope, a hollow metal tube that is introduced into the urinary meatus and passed through the urethra and into the bladder.

epididymectomy : excision of the epididymis.

epididymitis : Inflammation of the coil tubes (epid testicles) behind the testicles that store and transport sperm.

epididymoorchitis : inflammation of the epididymis and testis.

epispadias : The urethral hole in which the urine comes out is located above the normal position. An innate deformity in which the end of the urethra is located from the upper part of the penis to the pubic bone.

fistulectomy : surgical excision of a fistula

funiculitis : inflammation of the spermatic cord.

gonorrhea : It is a type of sexual disease caused by infection with gonorrhea. It is characterized by infection of the mucous membrane of the genitalia and causing purulent inflammation. In men, this gonorrhea causes urethritis, epididymis, and prostatitis, and in women, it causes urethritis, vaginitis, endometriitis, and peritonitis, which can cause infertility.

hydrocele : a collection of body fluids in the vaginal cavity of the testicles.

hydroureter : distention of the ureter with fluid, due to obstruction.

hypergonadism : abnormally inceased functional activity of the gonads.

hypospadias : Developmental abnormalities in which the urethra opens below the penis or in the perineum in men.

inguinal hernia : the protrusion of the contents of the abdominal cavity into the inguinal canal.

male hypogonadism : abnormally decreased functional activity of the gonads.

meatotomy : To enlarge, incisions the penis or urology meat.

oligospermia : deficiency of spermatozoa in the semen.

orchiectomy : surgery to remove one or both testicles.

orchiopexy : surgical fixation of an undescended testis in the scrotum.

Peyronie's disease : dysplasia of the covernous sheaths in the penis.

phimosis : a condition in which there is constriction in the tip of the foreskin resulting in inability to fully retract the foreskin over the glans penis.

polycystic kidney disease : a hereditary disease in which there is a massive enlargement of the kidney accompanied by the formation of cysts.

prostatectomy : surgery to remove part or whole of the prostate or part of tissue around the prostate

prostatitis : It refers to an inflammatory disease that occurs in the tissues around the prostate or fold line. Prostate is defined by being divided into four groups.

prostatography : the detection of calcareous deposits and, as shown by urinary retention, of prostatic enlargement.

scrotal varicocele : a collection of veins of the pampiniform plexus.

spermatocele : a benign cystic dilatation in the head of the epididymis that contains milky or watery fluid and spermatozoa.

spermatocelectomy : operative excision of a lesion of the epididymis.

syphilis : It is a type of venereal disease caused by syphilis. Both men and women are infected through the genitals, lips, mouth, or anus. Most occur due to sexual contact. If the mother is pregnant, she can also be young to the child. In the early stages of syphilis, it is small and there is little pain, but the lymph nodes swell. Later, if it becomes more severe, a rash on the skin can also occur. Due to complications of syphilis, a miscarriage can occur during pregnancy.

ureterectomy : surgical removal of all or part of a ureter.

ureteritis : an acute or chronic inflammatory process affecting the ureter.

ureterocolostomy : anastomosis of a ureter to the colon.

ureteroileostomy : Anastomosis of the ureter to the isolated loop of the ileum discharged through the ostomy of the abdominal wall.

ureterolithiasis : the presence of a calculus in the ureter of the kidney; this is most often composed of mineral salts and proteins.

ureterolithotomy : incision of a ureter for removal of calculus.

ureteroneocystostomy : surgical transplantation of a ureter to a different site in the bladder; ureterocystostomy.

urethritis : inflammation of the urethra.

urethroplasty : an operation for the repair of an injury or a defect in the walls of the urethra.

varicocele : a widening of the veins along the spermatic cord, leading to enlarged, twisted veins in the scrotum, and manifested clinically by a painless testicle lump, scrotal swelling, or bulge in the scrotum.

varicocelectomy : the excision of a part of the scrotum and the enlarged veins for varicocele.

vasectomy : It is an operation in which two tubes carrying sperm from the testicles are cut and tied to prevent sperm from coming out.

vasoligation : an elective surgical procedure that results in male sterilization, often as a means of permanent contraception.

vasovasostomy : a surgical procedure to restore the function of the vasectomy after vasectomy.

vesicorectal fistula : any abnormal, passage between the bladder and the rectum.

vesicovaginal fistula : any abnormal, tubelike passage between the bladder and the vagina.

Chapter 6

FEMALE REPRODUCTIVE SYSTEM

Chapter 6 FEMALE REPRODUCTIVE SYSTEM

Ⅰ. Female Reproductive (genital) organs

ovaries : a pair of germ glands where eggs are made. The ovaries are located in the pelvis, one on each side of the uterus.

Follicles secrete hormones : estrogens and progesterones.

ducts : blood vessels or tubes in the body that carry glands

uterus : It is a hollow, thick-walled muscle organ in the female pelvis. It consists of the fundus, which is the site of embryo transfer and fetal development. Beyond the isthmus, which is at the end of the perineum of the fundus, the cervix (neck) is open to the vagina. Beyond the isthmus, which is at the end of the upper abdomen of the fundus, there is a fallopian tube.

vagina : In female mammals, the organ that houses male reproductive cells, or sperm, is part of the acidity during birth. In humans, it also acts as a excretion tube for menstruation. In humans, the vagina is about 9 cm long on average; it is located in front of the rectum and behind the bladder. The upper part of the vagina is connected to the cervix. The vagina passage has the narrowest upper and lower ends. In most virgins, the outer entrance of the vagina is partially closed by thin tissue wrinkles known as hymen.

Bartholins glands : accessory mucous glands.

external genitals : organs of generation ; vulva or pudendum(labia majora and minora).

breasts : The thoracic region of the chest, in each case, is a modified line structure of some anterior chest and has parts unique to the nipple, pylorus, and breast.

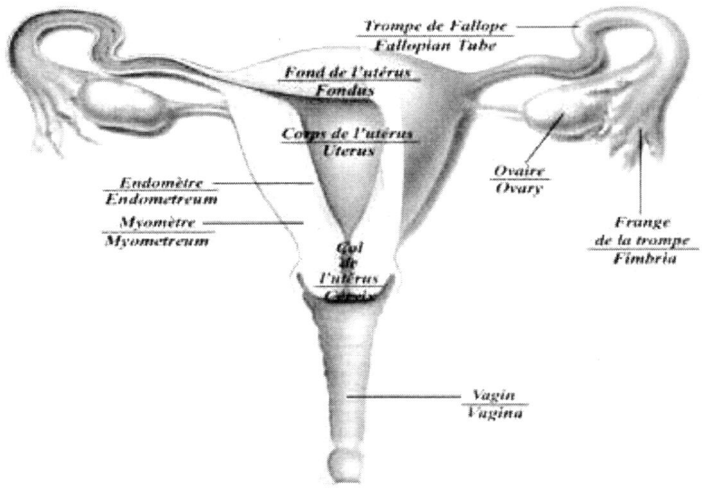

그림 6-1 Structures of the female reproductive system as seen from behind. The posterior walls of the vagina, the left side of the uterus, and the left uterine tube have been removed, as has the entire left broad ligament.

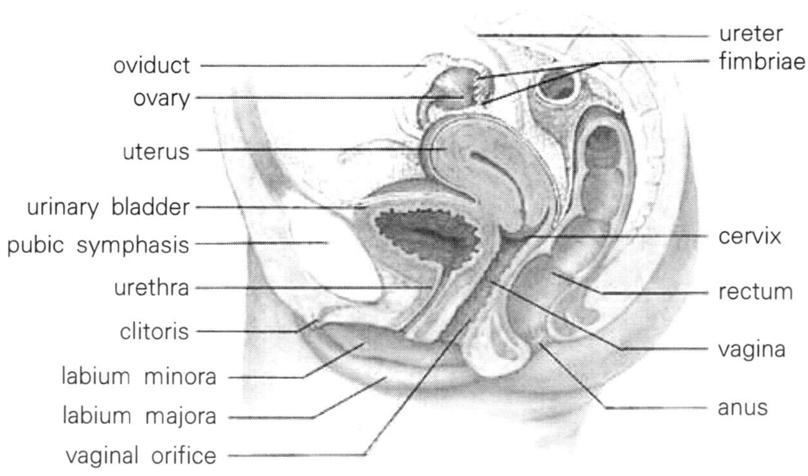

그림 6-2 Female organs of reproduction seen in sagittal section

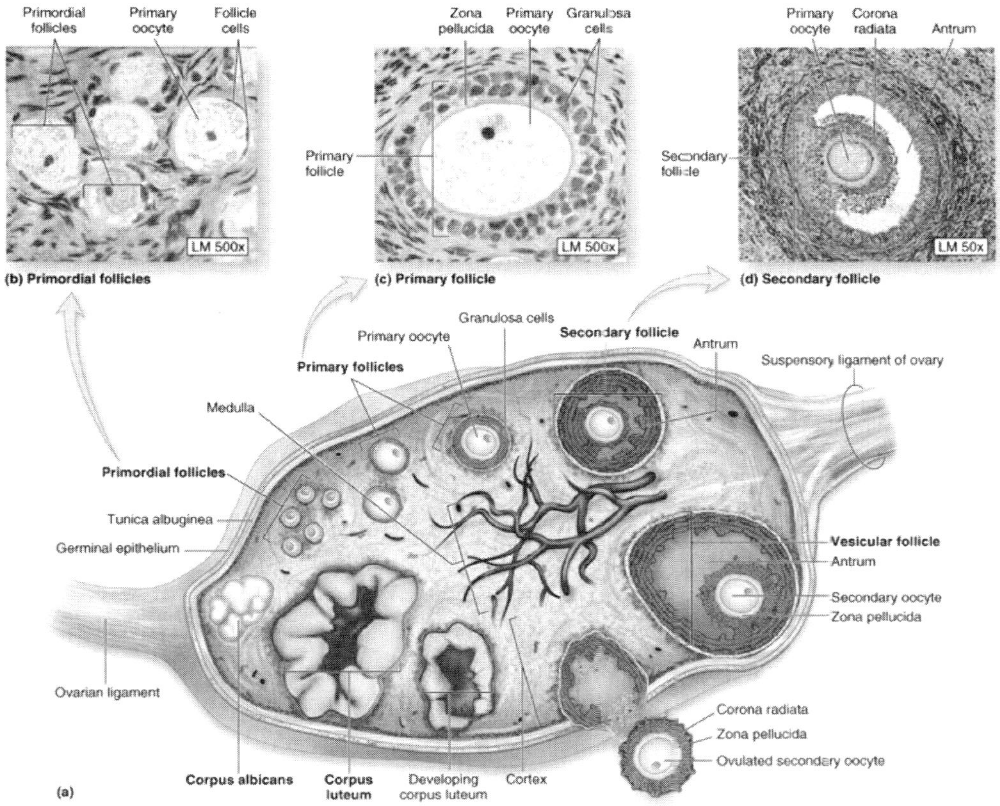

그림 6-3 Parts of the ovary seen in sectional view. The arrows indicate the sequence of developmental stages that occur as part of the ovarian cycle.

Ⅱ. Function of the system

1. Word root

amni/o	amnion
cervic/o, trachel/o	cervix
chori/o	chorion
colp/o, vagin/o	vagina
episi/o, pudend/o, vulv/o	vulva
gravid/o	pregnancy
hyster/o, metr/o, uter/o	uterus
lact/o	milk
mamm/o, mast/o	breast
men/o	menstruation
oo/o, ov/o	egg
ovari/o, oophor/o	ovary
perine/o	perineum
salping/o	fallopian tubes
thel/o	nipple
vulv/o, episi/o	vulva

2. Anatomical terms

(1) Vulva

Bartholin's gland	perineum
clitoris	prepuce
hymen	Skenes gland
labia majora	vagina
labia minora	vestibule
mons pubis	vulva
paraurethral duct	vulvovaginal gland

(2) Uterus

broad ligament	parametrium
cervix uteri	rectouterine pouch
endometrium	serosa
external os	uterine cavity
fundus uteri	uterovesical pouch
internal os	uterus
myometrium	

(3) Ovary

adnexa uteri	infundibulum
corpus albicans	menstruation
corpus luteum	ovary
fallopian tube	ovulation
fimbria	ovum
graafian follicle	primordial follicle

(4) Breast

alveolus tissue	lobe of mammary gland
areola	mammary duct
breast	mammary gland
lactiferous dust	

3. Medical terms

abdominal hysterectomy : that performed through the abdominal wall.

abortion : intentional termination of pregnancy through surgery or medication

adenomyosis : the benign invasion of endometrium into the myometrium.

amenorrhea : absence of the menses.

amniocentesis : surgical tansabdominal perforation of the uterus, to obtain amniotic fluid.

amniotomy : deliberate rupture of the fetal membranes.

Bartholin's adenitis : inflammation of the bartholin gland.

candidiasis : skin and mucous membrane infection with Candida species

carcinoma : malignant neoplasm consisting of epithelial cells. Cancinoma can occur in all types of epithelium. It is described as cancer, and accounts for the majority of malignant tumors.

cervical polyp : inflammatory tumor protruded from mucous membranes of the uterine cervix.

cervicectomy : excision of the cervix uteri.

cervicitis : cervicitis is infectious or noninfectious inflammation of the cervix.

colpitis : a non-infectious or infectious inflammatory process affecting the vagina.

condyloma : an elevated wartlike lesion of the skin.

condyloma acuminatum : a small, pointed papilloma of viral origin, usually occurring on the skin or mucous surfaces of the external genitalia or perianal region.

cryotherapy : a method of temporarily freezing local areas to destroy and treat problem tissues.

dilatation & curettage : expanding of the ostium uteri to permit scraping of the walls the uterus.

dysmenorrhea : uterine pain around the time of menses.

dystocia : slow or difficult obstetric labor or childbirth..

eclampsia : refers to a coma or convulsions that occur in a pregnant woman or a woman in postpartum period. It is associated with high blood pressure, swelling, and proteinuria.

ectopic pregnancy : pregnancy in which implantation occurs outside the endometrium and endometrial cavity.

endometrial hyperplasia : abnormal overgrowth of the endometrium.

endometriosis : A condition in which benign tissue, such as the lining of the uterus, grows in an abnormal area of the abdomen.

endometritis : Inflammation of the endometrium. Mainly caused by infection of the uterus.

erosion of cervix : destruction of the squamous epithelium of the vaginal portion of the cervix, due to irritation; the eroded area is covered by columnar epithelium.

fetus : the unborn young of any vertebrate animal, particularly of a mammal, after it has attained the basic form and structure typical of its kind.

gynecomastia : hypertrophy in the male breast.

hirsutism : abnormal stretch of hair refers to the pattern of male body hair (androgenic hair).

hydramnios : excessive amount of amniotic fluid.

hydrocolpos : dilation of the vagina due to fluid accumulation due to congenital vaginal obstruction.

hydrosalpinx : a collection of watery fluid in a uterine tube, occurring as the end stage of pyosalpinx.

hyperemesis grabidarum : malignant nausea and vomiting in the pregnant women.

hypermenorrhea : excessive uterine bleeding occuring at regular intervals.

hypomenorrhea : one of the abnormal types of menstruation. It refers to a menstrual condition in which the cycle is shorter or less than average.

hysterectomy : surgical removal of the uterus.

hysteropexy : fixing a uterus that has been replaced by a surgical operation.

immature infant : one weighing 500 to 999 grams at birth, usually before the twenty eighth week of gestation.

imperforate hymen : abnormally closed hymen.

induced abortion : abortion brought on intentionally.

induced labor : labor brought on by mechanical or other extraneous.

infertility : the inability to conceive and produce viable offspring.

labor : The act or process of giving birth to a child.

laparoscopy : laparoscopic internal examination of the abdomen.

leukorrhea : discharge of white mucous material from the vagina

mast-adenitis, mastitis : inflammation of the mammary gland.

mastalgia : having pain, tenderness or discomfort in the breast.

mastectomy : excision of the breast.

meconium : the first stools of the newborn. typically thick, viscous, sticky and dark green. Usually sterile and odourless.

Meigs's syndrome : ascites and hydrothorax associated with ovarian fibroma.

menarche : the beginning of the menstrual cycle; the first menstrual cycle in an individual.

menopause : the span of time during which the menstrual cycle wanes and gradually stops; called also climacteric.

menorrhagia : menstrual periods with abnormally heavy or prolonged bleeding.

metrorrhagia : uterine hemorrhage, usually normal amount, occurs at completely irregular intervals, and sometimes the cycle of flow is prolonged.

myoma : a tumor that develops from muscle tissue. It develops at a moderate rate and grows into an inflatable state by compressing the surroundings. Unless the site of occurrence is special, it does not cause self-awareness of symptoms, and it is not life-related in itself. It is uterine fibroids that commonly occur, and they also occur in the walls of the digestive tract, heart, and other internal organs. It is often due to abnormal proliferation of plain and connective tissue. It is divided into two types depending on whether it occurs in plain or transverse muscles, and the common one is plain fibroids, which occur frequently in the uterus or stomach. Transverse fibroids are extremely rare and are sometimes found on the tongue or heart, which are malignant and sometimes form part of systemic development abnormalities that suspect genetic relationships.

myoma uteri : a benign tumor of smooth muscle fibers in the uterus, also called uterine myoma.

retroflexion of uterus : the bending backward of the body of the uterus upon the cervix.

retroversion of uterus : the tipping backward of an uterus.

oligomenorrhea : infrequent menstrual periods.

oophorectomy : excision of one or both ovaries; called also ovariectomy.

oophoritis : an inflammation of the ovary or ovaries.

oophorocystectomy : excision of an ovarian cyst.

oophoropexy : Surgical fixation or suspension of an ovary

oophorosalpingectomy : surgical removal of a uterine tube and ovary.

Paget's disease of the breast : an inflammatory cancerous affection of the areola and nipple.

palpation : a method in which medical personnel actually touch the patient's body and examine the size, consistency, location, and tenderness of organs or body parts.

Papanicolaou test : examines exfoliated cells to detect malignant and premalignant condition of the female genital tract.

parametritis : inflammation of connective tissue adjacent to the uterus

pelvic inflammatory disease : include infection of the cervix(cervicitis), the uterus(endometritis), or the ovaries(oophoritis) as well.

pelvimetry : Measurement of the bone acid tube (to determine whether vaginal birth is possible)

perineorrhaphy : suture of the oerineum.

placenta previa : Implanting placenta inside or near the cervix.

placentitis : inflammation in the placenta.

placentography : radiological visualization of the placenta after the injection of a contrast medium.

polyp : an abnormal, noncancerous growth that protrudes from mucous membranes, like those found in the sinuses and colon lining.

preeclampsia : development of hypertension, albuminuria, or edema between the 20th week of pregnancy.

premature infant : born after the twenty seventh week and before full term, weighing 1000 to 2499 grams at birth.

prolapse of uterus : Displace the uterus downward so that the uterus is inside the vaginal orifice (1 degree escape), the uterus is outside the orifice (2 degree escape), or the entire uterus is outside the orifice.

puerperal infection : infection of genital tract occuring after the postpartum.

pyosalpinx : distention of a fallopian tube with pus.

quickening : the first recognizable movements of the fetus.

salpingectomy : excision of a uterine tube.

salpingitis : inflammation of the uterus, a fallopian tube shaped like a fallopian tube.

salpingostomy : an incision in a fallopian tube, such as to remove an ectopic pregnancy.

spontaneous abortion : abortion occuring naturally.

spontaneous labor : labor in which no artificial air is required.

sterility : defined as inability of a couple to conceive after 1 year of unprotected intercourse.

still-birth : the delivery of a dead child.

subtotal hysterectomy : the cervix remains in place.

total hysterectomy : when the uterus and cervix are completely resected.

toxemia of pregnancy : a group of pathogenic conditions occuring in pregnant women.

trichomoniasis : trichomoniasis is infection of the vagina or male genital tract with Trichomonas vaginalis. It can be asymptomatic or cause urethritis, vaginitis, or occasionally cystitis, epididymitis, or prostatitis.

uterine leiomyoma : benign tumor of the uterus derived from smooth muscle.

ultrasonography : an inspection method that propagates sound waves higher than the sound we can hear to the body and envisions reflective images with sound waves reflected from soft tissues in the body

vaginectomy, colpectomy : excision of the vagina.

vermix caseosa : an unctuous substance covers the skin of the fetus.

vulva dermatitis : dermatitis of vulva.

vulvovaginitis : inflammation that occurs in the vulva and vagina, which are the outer genitals of women, is characterized by abnormalities of secretion, burns, and pruritus.

Wertheim's operation : radical hysterectomy.

xeroradiography(soft tissue X-ray) : a dry, totally photoelectric process for recording X-ray images. Using metal plates coated with a semiconductor.

Chapter 7

NERVOUS SYSTEM

Chapter 7 NERVOUS SYSTEM

Ⅰ. Central nervous system(cns)

The CNS coordinates and controls all of the body's activities and, together with the endocrine system, helps to maintain homeostasis.

brain

It is the organ that controls the central nervous system of our bodies. The brain is responsible for the functions of cognition, emotion, memory, and learning, while preserving body homeostasis. Consisting mainly of nerve cells and nerve fibers, it is surrounded by abundant vascular tissues and three layers of the meninges of the dura mater, the dura mater, and the smokescreen.

cerebrum : It makes up the majority of the brain and is made up of two hemispheres: left and right. It performs functions such as sensory, perception, exercise, technology, imagination, reasoning, language ability, insight, as well as autonomic nervous system regulation, hormone regulation, and homeostasis.

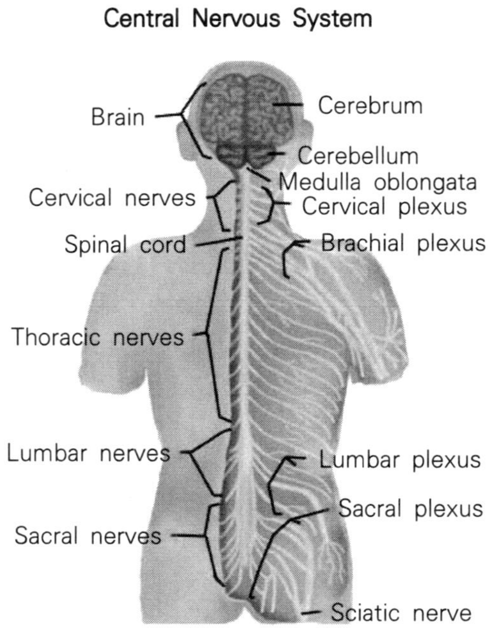

그림 7-1 The central nervous system consition of the brain and the spinal cord

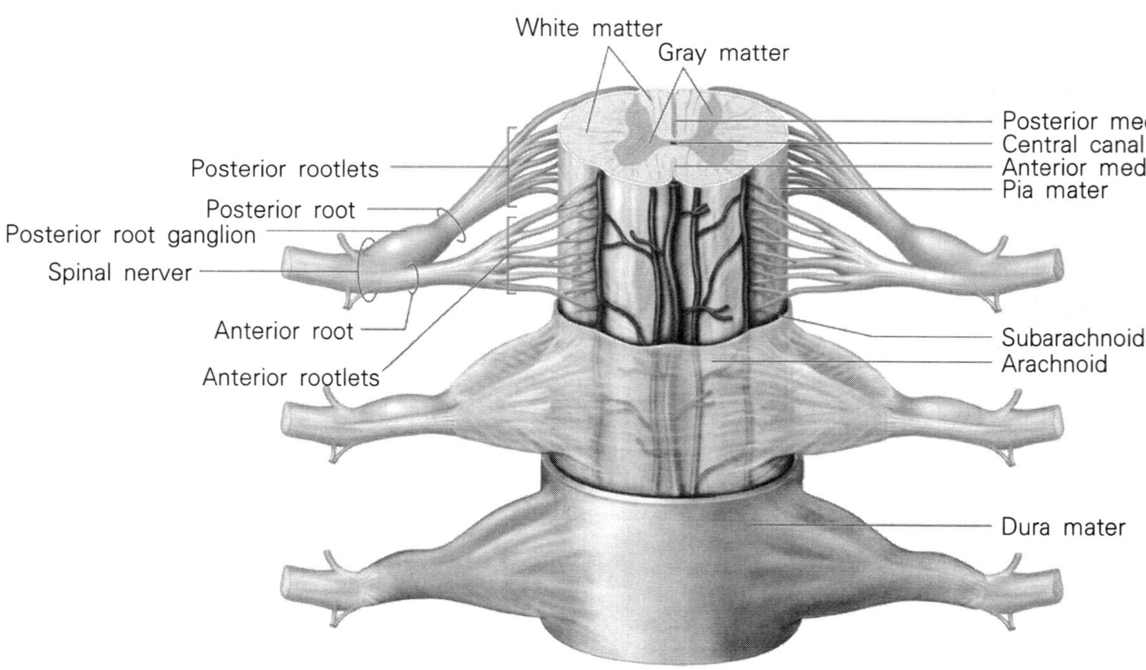

그림 7-2 The meninges that surround the spinal cord

cerebellum : It is located below the cerebrum and accounts for 10% of the entire brain. It corrects the body's posture and muscle tension, enabling more precise exercise, and is responsible for the sense of balance to maintain the posture.

brain stem : pons and medulla oblongata. An enlarged extension of the spinal cord. Contains the vital centers : cardiac, vasomotor, and respiratory centers. Function : controls rate and strength of heart beat, constriction and dilatation of blood vessels, and rate and depth of respirations.

spinal cord : It is a part of the central nervous system that has been connected to the medulla oblongata. It is an organ that receives information about changes inside and outside the body surrounded by the spine and sends it to the brain, which is the upper center, and in the brain, it analyzes and integrates information, and then transmits it back to each part through the peripheral nerve, and acts as the center of reflection.

meninges(singular is meninx) : are membranes that cover the spinal cord and brain.

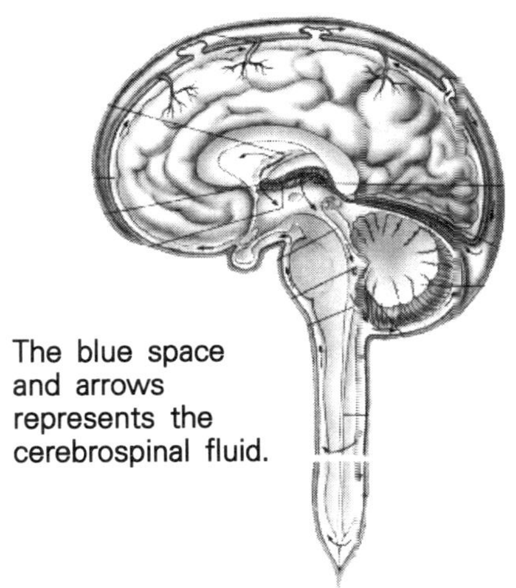

그림 7-3 The location of the cerebrospinal fluid that surrounds the brain and spinal cord. The arrow indicate the direction of the flow of the fluid.

dura mater : tough outer covering.

arachnoid : like a cobweb, covered with or consisting of soft fibres or hairs so entangled as to give a cobwebby appearance.

piameter : contains vessels, is the innermost layer of the three meningeal membranes

cerebrospinal fluid(CSF) : fluid that circulates around the cord and the brain, in the subarachnoid space.

Ⅱ. AUTONOMIC NERVOUS SYSTEM (Peripheral nervous system)

cranial nerves : 12 pairs.

1. Olfactory(sense of smell).
2. Optic(vision).
3. Oculomotor(movement of eyes).
4. Trochlear(muscle of eyes).
5. Trigeminal(facial movements).
6. Abducens(eye muscles that turn eye outward).
7. Facial(muscles of face, ears, scalp).
8. Auditory(hearing and equilibrium).
9. Glossopharyngeal(secretion of parotid gland, taste).
10. Pneumogastric, vagus(voice and swallowing).
11. Spinal(neck muscles).
12. Hypoglossal(tongue).

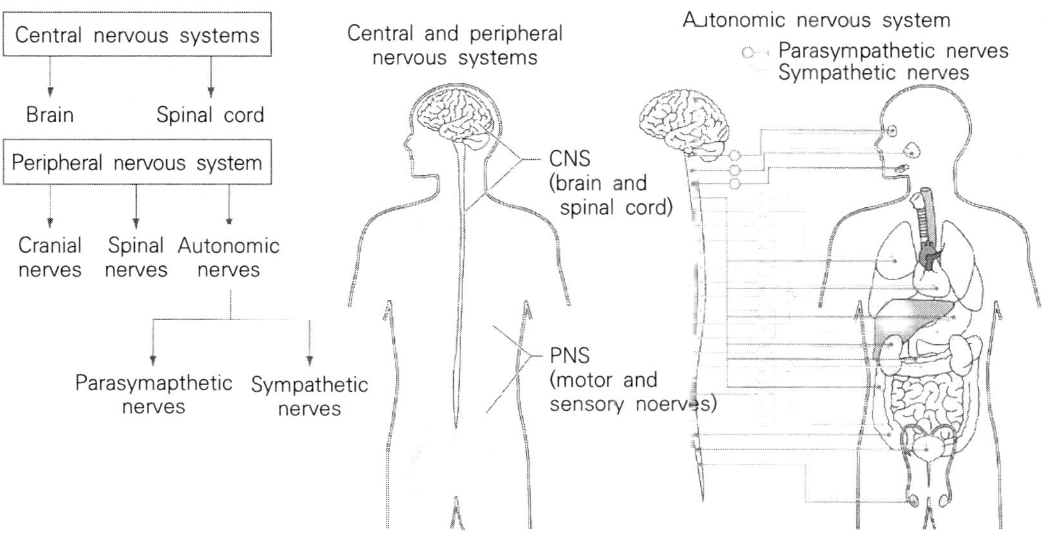

그림 7-4 Divisions of the nervous system

spinal nerves : It is a generic term for nerves that break apart from the spinal cord and spread to each part of the body. There are 31 pairs of spinal nerves in a human body. The forearm is a bundle of motor nerves (a bundle of motor fibers) from the forearm of the spinal cord to generate movement, and the posterior muscle is a bundle of sensory fibers (a bundle of sensory fibers) from the rear of the spinal cord to transmit senses.

plexus : a network of intersecting blood vessels, intersecting nerves, or intersecting lymphatic vessels. The autonomic nervous system is further divided into two divisions :

sympathetic : (cell bodies originate in thoracolumbar sections T-1 to L-2) assists the body in emergencies, defense, and survival. Adrenergic refers to sympathetic nerve fibers that produce an adrenalin-like substance.

parasympathetic : Nerves are divided into the central and peripheral nervous systems, which consist of the brain and spinal cord.

In general, these two divisions have opposing functions ; they are important in maintenance of the bodys homeostatic condition. Following are some examples of their action :

Sympathetic (adrenergic nerves)		**Parasympathetic** (cholinergic nerves)
Constrict	Cerebral arteries	Dilate
Dilate	Pupils	Constrict
Increased	Metabolic rate	No action
Dilate	Bronchi	Constrict
Constrict	Pulmonary arterioles	Dilate
Rate increased	Heart	Rate decreased
Decreased	Stomach/GI motility	Increased

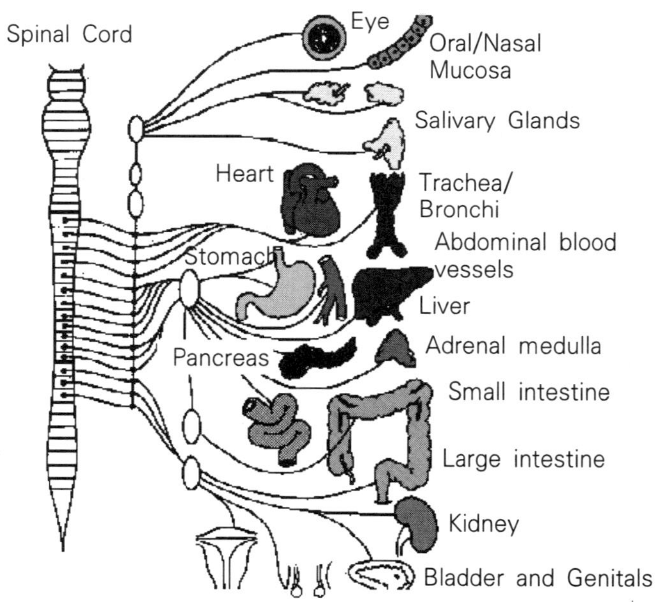

그림 7-5 The sympathetic nervous system

NERVE CELLS (NEURONS) : a cell that sends a message from the body to the brain through a weak current and then sends a message from the brain to the body.

SPECIALISTS : patients with neurological disorders or injury to the brain or cord are usually treated by neurologists and neuro- surgeons. Other involved specialists are internists, radiologists, psychiatrists, and physiatrists.

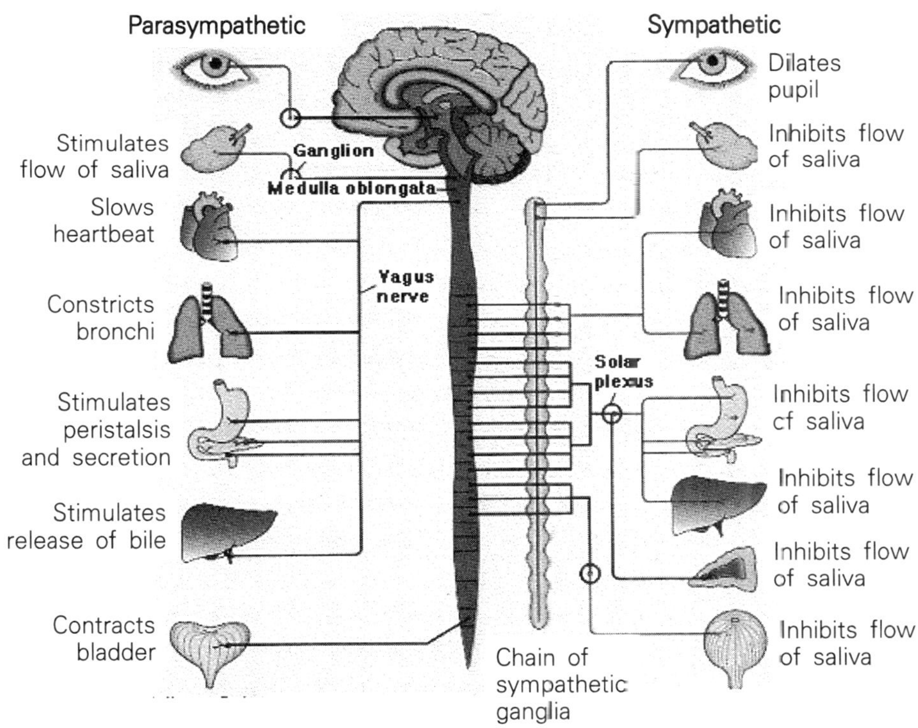

그림 7-6 The parasympathetic nervous system

THE NEUROLOGICAL EXAMINATION

mental status : intellect ; affect(mood or emotional state) ; orientation as to time/place ; disordered thought, such as delusions, hallucinations, illusions ; insight ; consciousness ; language function.

cranial nerves : tested separately for taste, touch, temperature, visual acuity, position sense, and so on.

spinal cord and peripheral nerves

1. Motor function : muscles, adequate strength, quick contraction, prompt relaxation ;flaccid and spastic paralysis.
2. Sensory function : touch, pain, position, vibration.
3. Complex functions : involved movement, coordination, reflexes (including Babinski), balance (Romberg).

III. Function of the system

1. Word root

arachn/o	arachnoid membrane
cerebell/o	cerebellum
cerebr/o	brain, cerebrum
chord/o	cord, chord
dur/o	dura, dura mater
encephal/o	brain
ganglio/o	ganglion
gyr/o	gyrus
mening/o	meninges
myel/o	spinal cord
neur/o	nerve
plex/o	plexus, network
poli/o	gray matter

pont/o	pons
thalam/o	thalamus
-algia, odynia	pain
-glia	neuroglia
-paresis	incomplete paralysis
-plegia	paralysis

2. Anatomical terms

(1) Nerve

axon	neurofibril
dentrite	neuroglia
ganglion	neuron
myelin sheath	Nissl's body
nerve cell, ganglion cell	synapse
nerve ending	

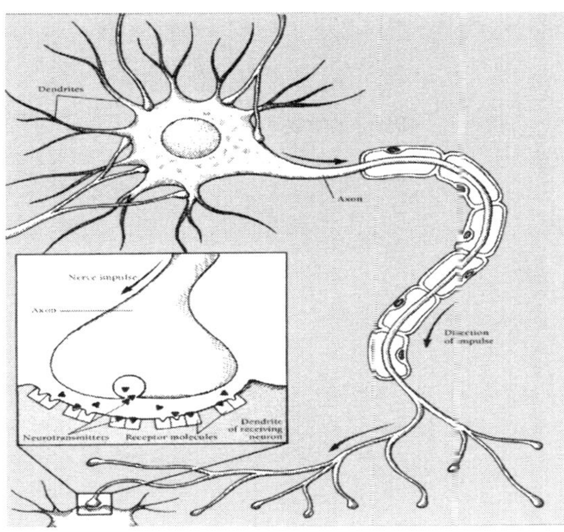

그림 7-7 Parts of a neuron and the pathway of a nervous impulse

(2) Nervous system

arachnoid	midbrain
brain stem	pachymeninges, dura mater
cerebellumparasym	pathetic nerve
cerebrospinal fluid	piamater
cerebrum	pons
gray matter	spinal cord
leptomeninges	sympathetic nerve
medulla oblongata	white matter

(3) Cranial nerve

Ⅰ. olfactory nerve	Ⅶ. facial nerve
Ⅱ. optic nerve	Ⅷ. vestibulocochlear nerve
Ⅲ. oculomotor nerve	Ⅸ. glossopharyngeal nerve
Ⅳ. trochlear nerve	Ⅹ. vagus nerve
Ⅴ. trigeminal nerve	Ⅺ. accessory nerve
Ⅵ. abducens nerve	Ⅻ. hypoglossal nerve

(4) Spinal nerve

cervical nerves	sacral nerves
thoracic nerves	coccygeal nerves
lumbar nerves	

(5) Classification of brain

diencephalon	hypothalamus
	thalamencephalon
mesencephalon	pedun culus cerebri
	thalamencephalon
mesencephalon	cerbellum
	pons
myelencephalon	medulla oblongata
telencephalon	corpus striatum
	hemispherium
	rhinencephalon

3. Medical terms

Alzheimer's disease : dementia of unknown etiology begining at middle age.

anencephaly : congenital abscence of the cranial vault, with the cerebral hemispheres completely missing or reduced small masses.

aphasia : a cognitive disorder caused by impaired ability to recognize, understand, and express language.

ataxia : It refers to a condition in which awkwardness occurs in motor behavior because complex exercise cannot be performed in an orderly manner despite the absence of muscle abnormalities.

Bells palsy : neuropathy of the facial nerve, resulting in paralysis of the muscles of the face, usually on one side.

brain death : it refers to a state in which brain activity is irreversibly stopped. It is in a coma, and all reflex activity is lost, and breathing is also stopped.

cerebral angiography : brain vasculature radiography after injection of contrast material into the arteries.

cerebral contusion : injury to tissues without breakage of skin; a bruise.

cerebral embolism : an embolus is a small mass of material circulating in the blood vessel. It can consist of air, fat, or other material introduced into the circulatory system.

cerebral meningitis : infections and inflammation of the fluid and membranes surrounding the brain and spinal cord are called meninges. Inflammation caused by meningitis typically causes symptoms such as a headache, fever, and sore throat. Most cases of meningitis in the United States are caused by a viral infection. But bacteria, parasites, and fungi can also cause it. Some cases of meningitis improve without treatment within a few weeks. Others can cause death and require urgent antibiotic treatment.

cerebral palsy : persistent qualitative motor disorders that appear before age 3 due to non-progressive damage to the brain.

cerebral thrombosis : blood clots, or clots, in blood vessels in the brain is by far the most common cause of stroke.

chordotomy : surgical division of the anterolateral tracts of the spinal cord.

coma : without a normal state of consciousness, unconscious. Consciousness is aware of itself and its surroundings, but if it is in a coma, it cannot respond appropriately.

convulsion : A disorder in which skeletal muscles contract involuntarily due to sudden adverse reactions in the brain or brain stem origin.

craniotomy : surgery to expose the brain by drilling a hole in the skull for treatment

decompression : relief of pressure on the intracraniumor the spinal cord by means of surgery.

dementia : progressive deterioration of intellectual capacity associated with the widespread loss of nerve cells and the shrinkage of brain tissue.

diplegia : paralysis of like parts on either side of the body.

encephalitis : Inflammation of the parenchyma of the brain caused by virus penetration directly into the brain. Hypersensitivity can occur by invasion of viruses or other foreign proteins, which can lead to immune complications.

[Diagnosis of encephalitis]

1. MRI
2. Cerebrospinal fluid (CSF) testing

[Symptoms and Signs]

1. Status epilepticus, particularly convulsive status epilepticus, or coma suggests severe brain inflammation and a poor prognosis.
2. Olfactory seizures, manifested as an aura of foul smells (rotten eggs, burnt meat), indicate temporal lobe involvement and suggest HSV encephalitis.

[Treatment of encephalitis]

1. Supportive care
2. Acyclovir for HSV or varicella-zoster virus encephalitis

Supportive therapy for encephalitis includes treatment of fever, dehydration, electrolyte disorders, and seizures. Euvolemia should be maintained.

encephalography : roentgenography demonstration the intracranial fluid-containing spaces after the withdrawal of cerebrospinal fluid and introduction of air or other gas; it includes pneumoencephalography and ventriculography.

encephalomyelitis : inflammation involving both the brain and the spinal cord.

endarterectomy : surgical excision of the atheromatous tunica intima of an artery.

epilepsy : Epileptic central nervous system disorders that cause brain activity to become abnormal, resulting in abnormal behavior, sensation, and sometimes loss of awareness during seizures or periods.

ganglionectomy : excision of a ganglion.

glioma : refers to a type of brain tumor that develops from the glial cells, which are specialized cells that surround and support neurons (nerve cells) in the brain.

hematoma : A collection of local vascular envelopes that usually coagulate in an organ.

hemiplegia : paralysis on one side of the body.

Huntingtons chorea : a rare hereditary disease characterized by quick involuntary movements, speech disturbances and mental deterioration to degenerative changes in the cerebral cortex and basal ganglia.

hydrocephalus : a condition characterized by the expansion of the skull caused by the abnormal accumulation of cerebrospinal fluid within the ventricular system.

hyperesthesia : sensitivity to stimuli increases. The threshold to respond to stimuli decreases or the response to stimuli increases.

hyperventilation : a state in which there is an increased amount of air entering the pumonary alveoli.

hypothermia : emergency situations in which the body loses heat faster than it produces heat, resulting in a low body temperature that is life-threatening

lethargy : decreased consciousness characterized by mental and physical inertness.

meningioma : a hard, usually vascular tumor occurring mainly along the meningeal vessels and superior longitudinal sinus invading the dura and skull.

meningitis : Inflammation of the meninges surrounding the brain and spinal cord

meningocele : hernial protrusion of meninges through a defect in the skull or vertebral column.

multiple sclerosis : It results in a chronic disorder characterized by dehydration of the white matter in the brain and spinal cord from scattered patches and visual impairment, weakness, tremors, and paralysis.

myasthenia gravis : muscular debility or weakness.

myelitis : the central nervous system that serves as the bridge between the brain and the terminal limb nerves, or inflammation of the nonspecific spinal cord caused by tumors

myelography : the radiographic examination of the spinal cord and nerve roots following the injection of a contrast medium into the spinal subarachnoid space.

neuralgia : Intense pain in the nerve is felt depending on where the peripheral nerve or brain nerve is distributed

neurectomy : the excision of a part of a nerve.

neuritis : inflammation of peripheral nerves or cranial nerves

neuroma : a tumor or new growth consisting mainly of nerve cells and nerve fibers.

neuromyelitis : inflammation of nervous and medullary substance.

nystagmus : repetitive and involuntary movement of the eyes.

paralysis agitans : called also Parkinson's disease and shaking palsy.

paraplegia : A complete paralysis of the lower body, including both legs. usually caused by spinal cord damage.

Parkinson's disease : a slowly progressive disease usually occuring in later life, characterized pathologically by degeneration within the nuclear masses of the extrapyramidal system, and clinically by masklike faces, tremor of resting muscle, a slowing of voluntary movements, a festinating gait, muscular weakness.

poliomyelitis : an acute infection caused by a poliovirus (an enterovirus).

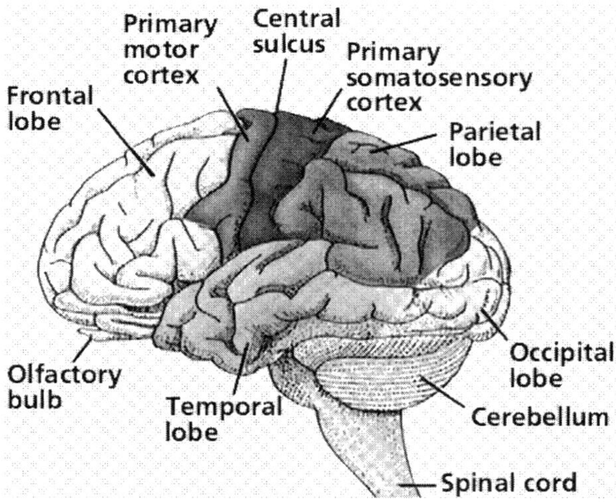

그림 7-8 Functional areas of the cerebrum

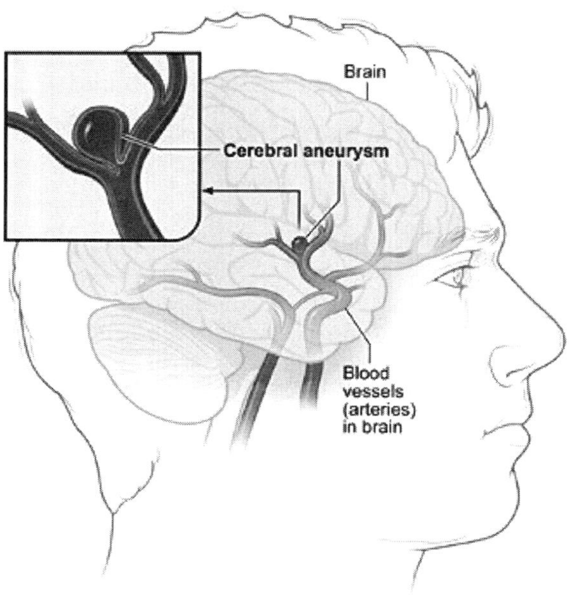

그림 7-9 Ventriculography

[Diagnosis of Poliomyelitis]

1. Lumbar puncture
2. Viral culture (stool, throat, and cerebrospinal fluid)
3. Reverse transcriptase–polymerase chain reaction of blood or cerebrospinal fluid
4. Serologic testing for poliovirus serotypes, other enteroviruses, and West Nile virus

[Symptoms and Signs]

Most (70 to 75%) poliovirus infections cause no symptoms (see Centers for Disease Control and Prevention: Epidemiology and Prevention of Vaccine-Preventable Diseases, Poliomyelitis). Symptomatic disease is classified as

1. Abortive poliomyelitis

Most symptomatic infections, particularly in young children, are minor, with 1 to 3 days of slight fever, malaise, headache, sore throat, and vomiting, which develop 3 to 5 days after exposure. There are no neurologic symptoms or signs, and physical examination is unremarkable except for the presence of fever.

2. Paralytic or nonparalytic poliomyelitis

About 1 to 5% of patients with poliovirus infection develop nonparalytic central nervous system involvement with aseptic meningitis(see Centers for Disease Control and Prevention: Epidemiology and Prevention of Vaccine-Preventable Diseases, Poliomyelitis). Patients typically have a stiff neck and/or back and headache that appear after several days of prodrome similar to abortive poliomyelitis. Manifestations last 2 to 10 days.

Paralytic poliomyelitis occurs in 〈 1% of all poliovirus infections. It can manifest as a biphasic illness in infants and young children with a paralytic phase occurring several days after resolution of abortive poliomyelitis symptoms. Incubation is usually 7 to 21 days.

[Treatment of Poliomyelitis]

1. Supportive care, particularly respiratory support
2. Wound debridement
3. Tetanus antitoxin
4. Benzodiazepines for muscle spasms
5. Antibiotics
6. Sometimes medications for autonomic dysfunction

polyneuritis : inflammation of many nerves simultaneously.

pyencephalus : the condition of having more than one head.

sciatica : a pain that appears along the hips, calves, and feet, which are related to the sciatic nerve.

spina bifida : developmental abnormalities characterized by defects in the osteoclasts of the spinal cord that may or may not protrude from the spinal cord and meninges.

syncope : loss of consciousness caused by insufficient blood supply to the brain

tetanus : a disorder that is caused by Clostridium tetani toxin, which is acquired from wound contamination.

[Diagnosis of Gingivitis]

1. An intact sensorium
2. Normal cerebrospinal fluid
3. Muscle spasms

[Symptoms and Signs]

1. Painful muscle spasms and stiff, immovable muscles (muscle rigidity) in your jaw
2. Tension of muscles around your lips, sometimes producing a persistent grin
3. Painful spasms and rigidity in your neck muscles

4. Difficulty swallowing
5. Rigid abdominal muscles

[Treatment of Gingivitis]

1. Supportive care, particularly respiratory support
2. Wound debridement
3. Tetanus antitoxin
4. Benzodiazepines for muscle spasms
5. Antibiotics
6. Sometimes medications for autonomic dysfunction

tetraplegia : paralysis of all four extremities; quadriplegia.

tremor : unintentional trembling or shaking of one or more body parts.

trigeminal neuralgia : pain arising from irritation of the fifth

ventriculography : a medical imaging test that involves injecting contrast media into the heart's ventricle(s) to determine a patient's cardiac function.

Chapter 8

PSYCHONEURAL SYSTEM

Chapter 8
PSYCHONEURAL SYSTEM

Ⅰ. Function of the system

1. Word root

anthrop/o	man, human
gnos/o	knowledge
hyster/o	hysteria
narc/o	stupor
neur/o	nerve
physi/o	physiology, nature
psych/o, ment/o, phren-	mind
schiz/o	division
somat/o, corpor-	body
somn/o, hypn/o	sleep
-mnesia	remember
-philia	abnormal fondness
-phobia	abnormal fear
-phoria	abnoral feeling
-somnia	sleep
-thymia	condition of mind

2. Medical terms

acrophobia : a morbid fear of great heights

affective psychosis : various forms of bipolar depression characterized by severe mood disorders.

agoraphobia : a type of anxiety disorder characterized by avoiding public places, especially places where people gather.

alcoholism : the extreme dependence on excessive amounts of alcohol, associated with a cumulative pattern of deviant behaviors.

amentia : acquired clinical syndrome in which cognitive functions in various areas such as memory, language, and judgment are reduced and daily life is not properly performed

amnesia : a problem occurs in the part that manages memory, and the part that cannot remember the past or creates new memories does not work normally.

anxiety : uncertainty and fear without obvious stimulation.

aphasia : cognitive impairment characterized by impaired ability to understand or express language in the form of letters or speech.

auditory halluciation : the hearing of unreal sounds.

aura : It refers to feelings such as chills and visual flashes that are felt just before a medical problem occurs, such as migraines and seizures.

autism : It is a neurodevelopmental disorder characterized by limited and repetitive behavior that has difficulty in communicating with the ability to interact socially.

automatism, automatic behavior : the performance of nonreflex acts without conscious volition.

behavioral therapy : a therapeutic approach in which the focus is on the patient's observable behavior.

compulsion : the urge to do or say something that might be better not to do or not to say

delirium : A state of mental confusion, of not knowing where one was heading. Also, of not being able to think and remember clearly. When you experience confusion, you may be in a very agitated state, hallucinating, or feeling extreme excitement.

delusion : Despite the facts of reality, the state of having false beliefs about the self or surrounding objects and situations other than the self.

dementia : organic loss of intellectual function.

depression : a morbid sadness, rejection, or melancholy, distinguished from grief, which is realistic and proportionate to a personal loss.

disorientation : confusion about where you are and how to proceed

electric shock(convulsive) therapy : a form of shock therapy that is most effective in the treatment of depression.

epilepsy : Repeated paroxysmal brain dysfunction due to sudden and irregular nerve discharge.

euphoria : abnormally excessive and unfounded elevation in mood.

exhibitionism : when severe leads to exposure of the genitals, sometimes accompanied by sexual gratification.

family therapy : group therapy in which the patient and his family are treated together.

fetishism : sexual awakening or satisfaction resulting from dealing with the fetus (or certain parts of the body other than the genital organs)

fever therapy : treatment of disease by induction of high body temperature.

focal seizure : a transitory disturbance in motor, sensory, or autonomic function resulting from abnormal neuronal discharges in a localized part of the brain, most frequently motor or sensory areas adjacent to the fissure of Rolando. Also called Jacksonian seizure.

grand mal seizure : epileptic seizures characterized by muscle stiffness and chronic convulsions following general involuntary muscle contractions and respiratory arrest.

hallucination : a sight, sound, smell, taste, or touch that a person believes to be real but is not real.

hypnotherapy : therapeutic intervention in which a person is induced through clinical guidance into a hypnotic state.

hypochondriasis : abnormal concern about ones health.

illusion : a misperception of a real external stimulus.

insomnia : inability to sleep.

insulin shock treatment : a form of shock therapy employed in the treatment of schizophrenia.

Korsakoff's syndrome : psychosis associated with chronic alcoholism and caused by vitamin B1 deficiency; characteristics include disturbances of orientation, memory defect, susceptibility to external stimulation and suggestion, hallucinations, and, usually, the signs of polyneuritis.

mannerism : individual behavioral attributes.

mania : a state of hyperactivity, both mentally and physically. A psychotic disorder in which behavior is disorderly and excited by the rise of mood.

melancholia : the inability to find pleasure in positive things combined with physical agitation, insomnia, or decreased appetite.

milieu therapy : daily participation in group psychiatric therapy at a hospital.

narci(ssi)sm : self love, which may or may not include genital excitation.

narcolepsy : a condition marked by an uncontrollable desire for sleep.

nightmare : a terrifying dream.

obsession : It refers to a state of continuous and frequent thinking about humans or specific objects in an unusual way.

pedophilia : a disorder that fantasizes about a child or child before puberty and tries to have sexual impulses and sexual behavior repeatedly

persecutory delusions : a morbid belief on the part of a patient that he is being injuried by secret enemies.

phobia : an anxiety disorder characterized by violent and irrational fear of things, activities, or situations.

psychoanalysis : How to explain and treat mental and emotional problems by having patients talk about dreams, feelings, memories, etc.

psychological test : any test to measure one's development, personality, intelligence, thought, etc.

sexual sadism : sexual perversion in which satisfaction is derived from hurting another.

social therapy : any treatment emphasizing socioenvironmental and interpersonal rather than intrapsychic factors.

somnambulism : ambulation or other complex motor behaviors after getting out of bed in a sleep-like state.

thematic apperception test : a projective test in which the subject tells a story based on each of a pictures.

transsexualism : a strong desire to change sex

Chapter 9

CARDIOVASCULAR SYSTEM

Chapter 9 CARDIOVASCULAR SYSTEM

HEART : It is a muscular organ located on the left side of the chest, which is essential for life support. The heart circulates oxygen-rich blood throughout the body and contracts 60 to 100 times per minute. The heart is made up of two atrium and two ventricles, with a valve between them to help prevent blood from flowing back.

valves : keep blood from backflowing.

tricuspid : between right atrium and right ventricle.

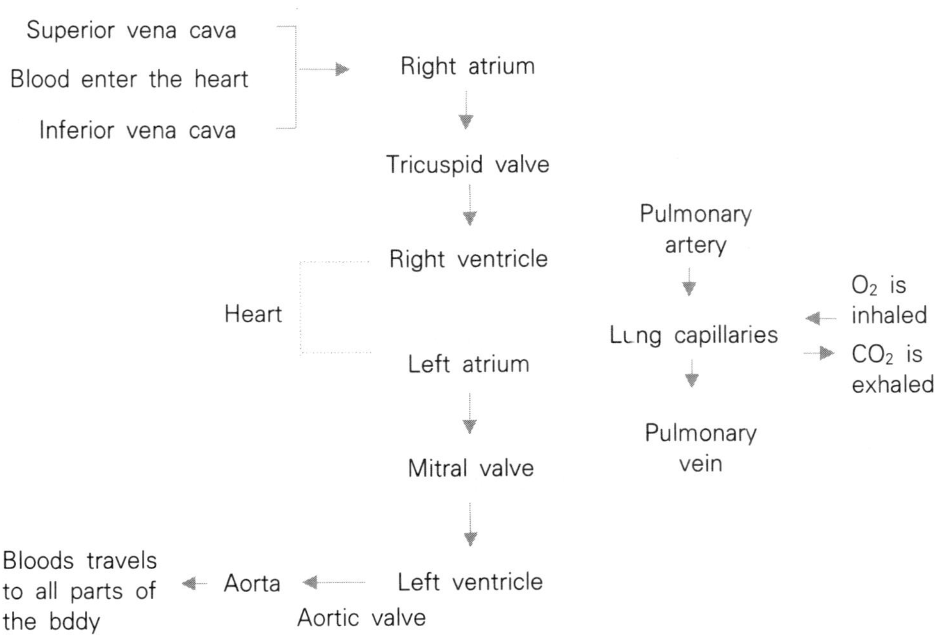

그림 9-1 Pathway of blood through the heart

pulmonary semilunar : between right ventricle and pulmonary artery.

mitral : one of the four heart valves. It has two cusps or flaps and lies between the left atrium and the left ventricle of the heart.

aortic : between left ventricle and aorta.

septum : a partition separating between the chambers of the heart.

muscle : muscle body which has as its parts the myocardium proper and the conducting system of the heart.

membranes : endocardium lines inside of heart chambers ; pericardium is the outer double membranous sac ; epicardium(visceral layer) ; and outer parietal layer.

CONDUCTION SYSTEM

sinoatrial node or SA node : this is the pacemaker(right atrium).

atrioventricular node : in septum.

bundle of His : conducting fibers.

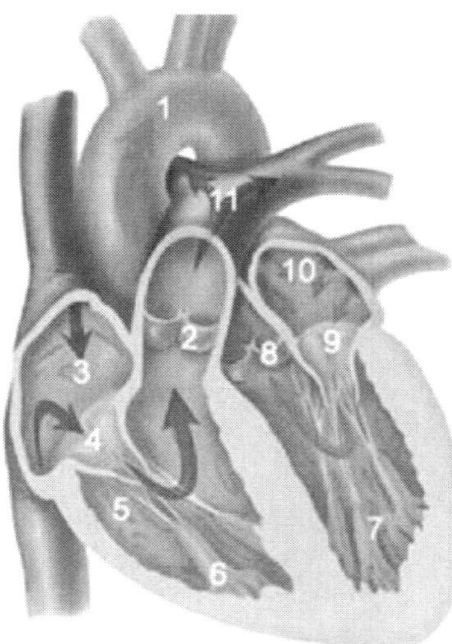

1. Aorta
2. Pulmonic Valve
3. Right Atrium
4. Tricuspid Valve
5. Right Ventricle
6. Supportive Structures
7. Left Ventricle
8. Aortic Valve
9. Mitral Valve
10. Left Atrium
11. Pulmonary Artery

그림 9-2 Circulation in the normal heart. The right side of the heart sends the blood to the: lungs(pulmonary circulation) ; the left side sends blood to the entire body(systemic circulation). Light areas contain oxygenated blood.

circulation : movement of the blood in a regular or circuitous course, enabling the transport of nutrients to the tissues and the removal of waste products.

pulmonary circulation : right side of heart_blood returning from the body is received in the right atrium, goes to right ventricle and through the pulmonary artery to the lungs. It returns to the left atrium by way of the pulmonary veins.

systemic circulation : from left atrium, blood flows to the left ventricle and is pumped out through the aortic valve to the aorta and goes to the entire body.

portal circulation : circulation from the intestines, stomach, pancreas and spleen to the liver.

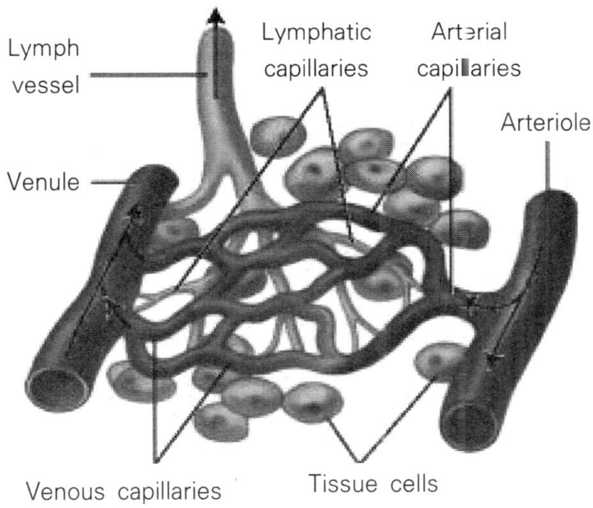

그림 9-3 Capillary bed showing lymphatic vessels and how tiny arterioles connect with tiny venules. The gaseous and nutrient exchanges take place in these capillary beds.

BLOOD VESSELS arteries, veins, capillaries.

arteries : a blood vessel that sends oxygen and nutrient-rich blood from the heart throughout the body

veins : distributed throughout the body as a blood vessel that returns blood to the heart with the help of surrounding smooth muscles and valves.

aorta : the largest artery, a strong, thick blood vessel that starts from the left ventricle of the heart. It is made up of the three layers of walls: the innermost membrane, the medial membrane mainly composed of muscles, and the outermost membrane.

vena cava : largest vein(superior and inferior venae cavae).

coronary arteries : supply the heart muscle with blood(arise from the base of the aorta). Occlusion of these causes heart attack (coronary occlusion).

Ⅰ. Heart

1. Word root

angi/o, vas/o	vessel
aort/o	aorta
arteri/o	artery
atri/o	atrium
cardi/o, coron/o	heart
cyan/o	blue
phleb/o, ven/o	vein
valv/o	valve
ventricul/o	ventricle

2. Anatomical terms

atrioventricular node(A-V node)	pulmonic valve
chorda tendineae	semilunar valve
coronary artery	sino-atrial node(S-A node)
diastole	systole
foramen ovale	tricuspid valve
mitral valve, bicuspid valve	

3. Medical terms

abdominal aortography : roentgenogrphy of arteries after injection of contrast material into the abdomanal aorta.

Adams-Stokes disease : a condition caused by heart block and characterized by sudden attacks of unconsciousness with or without convulsions; called also syncope.

angina pectoris : a paroxysmal thoracic pain caused most often by myocardial anoxia owing to atherosclerosis of the coronary arteries.

angiocardiography : Radiography of the heart and blood vessels after injection of contrast medium.

angioplasty : surgery to dilate narrowed or completely blocked blood vessels

aortic stenosis : a narrowing of the aortic orifice of the heart or of the aorta itself.

arrythmia : a disease in which the heart's current does not work properly, causing the heart to beat abnormally.

artificial cardiac pacemaker : a device designed to stimulate, by electrical impulses, contraction of the heart muscle at a certain rate.

artificial respiration : maintained by artificial means.

atrial fibrillation : atrial arrythmia characterized by rapid randomized contractions of the atrial myocardium, causing totally irregular, often rapid ventricular rate.

atrial flutter : a condition of cardiac arrythmia in which the atrial contractions are rapid (200 to 320 per minute), but regular.

Blalock-Taussig operation : the anastomosis of the subclavian artery to the pulmonary artery in order to shunt some of the systemic circulation into the pulmonary circulation.

bradycardia : a heart rate that's slower than normal. A heart rate that appears less than 60 times per minute

cardiac catheterization : To guide the heart into the heart by inserting a catheter into the vein or artery for the purpose of measuring cardiac output, determining the oxygen content of blood in the heart chamber, and evaluating the structural components of the heart.

cardiac massage : Repeated rhythmic compression of the heart applied directly, during surgery, or through the intact chest wall to maintain circulation after cardiac arrest or ventricular fibrillation.

cardiac pacing : Control of the rate of contraction of the heart muscle by an artificial heartbeat marker.

cardiocentesis : the surgery that incision or puncture into the heart.

cardiomegaly : A clinical finding that the heart is known to be larger than normal.

cardiopulmonary resuscitation : the reestablishing of heart and lung action as indicated for cardiac arrest..

septicemia : an infection that occurs when virulent microorganisms enter the bloodstream and spread.

coarctation of aorta : a localized malformation characterized by deformity of the tunica media of the aorta, causing narrowing, usually severe, of the lumen of the vessel.

congestive heart failure : heart disease characterized by breathlessness and abnormal sodium and water retention, resulting in edema.

coronary ateriography : roentgenography of arteries after injection of contrast material into the coronary artery.

cyanosis : It is a bluish discoloration of the skin caused by a lack of oxygen in the blood. Blueness occurs when oxygen-depleted (deoxygenated) blood, which is blue rather than red, circulates through the skin. Blueness can be caused by many types of serious lung or heart diseases that cause oxygen levels in the blood.

dextroposition of aorta : displacement to the right of the aorta.

echocardiography : Diagnosing the size, structure, and movement of the heart by composing images using higher frequencies than humans can hear.

electrocardiography : the graphic recording from the body surface of the potential of electric currents generated by the heart, as means of studying the action of the heart muscle.

endocarditis : an inflammatory change in the endocardium caused by a bacterial infection. Bacteria can enter the blood temporarily during dental treatment or surgery, but most healthy people have no problem because the bacteria are removed immediately. However, if there is a disease in the heart valve, an artificial valve is attached, or if there is an inherent problem with the heart structure, the bacteria can easily stick to the damaged endocardium or valve and cause a bacterial infection.

extracorporeal circulation : the circulation of blood outside the body as through a hemodialyzer for removal of substances usually excreted in the urine, or through a heart_lung machine for carbon dioxide_oxygen exchange.

hypothermia therapy : the reduction of a patients body temperature to counteract high prolonged fever caused by an infectious or neurologic disease, or, less frequently, as an adjunct to anesthesia in heart or brain surgery.

insufficiency : inability of an organ or body part to function normally.

murmur : an unusual sound that is felt in addition to the sound of the heartbeat that is heard

myocardial infarction : an occlusion of a coronary artery, caused by atherosclerosis or an embolus that results in a necrotic area in the vasculature myocardium.

myocarditis : inflammation of the myocardium, showing necrosis of myocardial cells. Neonomyositis can be caused by many diseases, not a single cause. Symptoms can vary and can include fatigue, dyspnea, edema, palpitations, and sudden death. Diagnosis is based on symptoms and clinical findings of abnormal electrocardiography (ECG), cardiac biomarkers, and cardiac imaging in the absence of cardiovascular risk factors. Endomyocardial biopsy confirms clinical diagnosis of myocarditis. Treatment depends on the cause, but general measures include drugs to treat heart failure and arrhythmias and rarely surgery (eg, intra-aortic balloon pump, left ventricular assist device, transplantation). Immunosuppression is of use in certain types of myocarditis (eg, hypersensitivity myocarditis, giant cell myocarditis, myocarditis caused by sarcoidosis).

open heart surgery : surgery that involves incision into one or more chambers of the hearts.

palpitation : sensation of an unduly rapid or irregular heart beat.

pancarditis : inflammation of the entire heart (the epicardium and the myocardium and the endocardium)

patent ductus arteriosus : abnormal persistance of an open lumen in the ductus arteriosus, between the aorta and the pulmonary artery, after birth.

pentalogy of Gasul : the four defects included in the tetralogy of Fallot, occurring in association with patent foramen ovale or atrial septal defect.

pericardial effusion : the escape of fluid into a cavity of pericardium.

pericardial punture : surgical punture into the pericardial spaces.

pericardiectomy : excision of pericardium.

pericarditis : an inflammatory process affecting the pericardium..

precordialgia : painful symptomatology, quite annoying and persistent, which affects the area that corresponds approximately to the sternum and its left.

puerperal fever : Fever lasting more than 24 hours within the first 10 days after a woman gives birth to a baby. puerperal fever is due to an infection, most often of the placental site within the uterus. If the infection involves the bloodstream, it constitutes puerperal sepsis.

pulmonary stenosis : The entrance between the pulmonary artery and the right ventricle narrows.

regurgitation : Blood flowing in the wrong direction, not the normal flow. For example blood flowing back to the heart or back to the heart, causing problems.

rheumatic heart disease : heart disease caused by rheumatic fever, consisting chiefly of valvular deformities.

rheumatic fever : a disease that causes inflammation of connective tissues such as joints and subcutaneous tissues, and is a kind of autoimmune disease. Heart complications can be caused by the aftereffects of streptococci present in our body.

stenosis : abnormal narrowing of the body's passages, such as blood vessels.

sternotomy : a surgery involving cutting the sternum from top to bottom in order to gain access to the anterior chest and heart.

tachycardia : an abnormally fast heartbeat, usually above 100 beats per minute.

valvulotomy : a surgery that incision into a stenoses cardiac valve to relieve the obstruction

ventricular septal defect : It is a congenital heart defect in which the ventricular septum does not completely close the ventricular hole, and the ventricular septum continues to appear in the muscle or fiber area. This defect causes blood to flow directly from one ventricle to another, bypassing lung circulation and varying degrees of cyanosis due to oxygen deficiency.

Ⅱ. Vascular system

1. Word root

aneurysm/o	aneurysm
angi/o, vas/o	vessel
arteri/o	artery
arteriol/o	small artery
hemangi/o	blood vessel
ox/o	oxygen
phleb/o, ven/o	vein
sphygm/o	pulse
steth/o	chest
valv/o, valvul/o	valve
varic/o	swollen vein
venul/o	small vein

2. Anatomical terms

aorta	right lymphatic duct
arteriole	sinusoid
artery	spleen
capillary	systemic circulation
greater circulation	thoracic duct

hilus lienis	tunica externa
lesser circulation	tunica intima
lymph node	tunica media
portal vein	vein
pulmonary circulation	vena cava
reticuloendothelial cell	venule

3. Medical terms

acrocyanosis : bluish discoloration of the hands caused by spasms in arterioles (small arteries) of the skin.

aneurysm : a symptom of balloon-like swelling due to a weakened arterial wall

aneurysmectomy : excision of an aneurysm.

angiospasm : spastic contraction of the blood vessels; called also vasospasm.

angiostomy : the surgery of an opening into a blood vessel especially through a cannula

arteriolitis : inflammation of the arterioles, which may complicate severe hypertension.

arteriosclerosis : It is a type of disease characterized by thickening and loss of elasticity of the arterial wall, commonly called arteriosclerosis.

arteritis : an inflammatory process affecting an artery.

atherosclerosis : A very common form of arteriosclerosis with deposits of yellow plaques (atheroms) containing cholesterol and other lipid substances.

bubo : an inflammatory swelling of a lymph gland especially in the groin

embolectomy : surgical removal of an embolus.

embolism : a foreign substance in the clotted blood or blood, leaves where it occurs and moves along the bloodstream, and blocks blood vessels, blocking blood flow.

endarterectomy : Ablation of the thickened atherosclerotic area of the innermost coat of the artery.

endarteritis : Inflammation of the arterial intima.

Hodgkins disease : Malignant disease characterized by painless and gradual enlargement of lymph nodes, spleen, and overall lymphoid tissue; other symptoms may include anorexia, obesity, weight loss, fever, pruritus, night sweats, and anemia.

Homan's sign : Inconvenience in the back of the knee against forced heel flexion; traces of blood clots in the calf vein.

hypertension : Consistently high blood pressure is measured in the arteries. When the systolic pressure is over 140 mm hg, or the diastolic pressure is over 90 mm hg, it is said to have abnormal and high blood pressure.

infarction : Necrosis of tissue caused by lack of oxygen due to insufficient blood supply due to blood clots, embolism, or twisting of blood vessels

Leriche's syndrome : a syndrome caused by obstruction of the terminal aorta, usally occuring in males.

lymphosarcoma : a general term applied to malignant neoplastic disorders of lymphoid tissue, but not including Hodgkins disease.

periarteritis : inflammation of the adventitia of an artery and of the around the artery.

phlebectasia : the extension of a vein.

phlebitis : an inflammation of a vein, usually in the legs.

phlebosclerosis : fibrous thickening of the walls of veins.

phlebotomy : the technique for extracting blood from a vein for diagnosis or treatment of certain blood diseases such as erythrocytosis, hemochromatosis, polycythemia vera, and porphyria cutanea tarda.

polyarteritis : a condition marked by multiple sites of inflammatory and destructive lesions in the arterial system.

Raynaud's phenmenon : spasm of arterioles, usally in the digits(and nose or ear), with intermittent pallor or cyanosis of the skin.

splenectomy : excision of spleen.

sympathectomy : removing or stopping a part of the sympathetic nervous system for treatment or research purposes.

thrombectomy : surgical removal of blood clots from blood vessels.

thromboangiitis : an acute or chronic inflammation that invades the veins of the limb, forming partial blood clots. In severe cases, it leads to tissue ischemia and gangrene.

thromboangitis obliterans : thromboangitis with contraction of the vessel about the clot leading to diminution of blood flow distal to the site; most frequently the lower extremities are affected called also Buergers disease.

toxic shock syndrome : a rare, acute, life-threatening, systemic. non-infectious disease caused by several associated staphylococcal exotoxins.

thrombophlebitis : inflammation of the veins caused by blood clots

thrombosis : blood clots found in blood vessels or blood clots that grow and occur.

typhoid fever : acute systemic febrile infection caused by salmonella typhi.

vasoconstriction : a decrease in the diameter of blood vessels, especially arteries, due to constriction of smooth muscle cells that line the vessels, and usually causing an increase in blood pressure.

vasodilatation : a condition in which blood flow is increased due to dilated blood vessels.

veinstripping : surgery to remove varicose veins in the legs.

venesection : penetrating a vein with a needle to draw blood

venipuncture : surgical puncture of a vein.

Chapter 10

BLOOD AND LYMPHATIC SYSTEM

Chapter 10
BLOOD AND LYMPHATIC SYSTEM

Ⅰ. BLOOD

red blood cells(RBCs) : It accounts for 45% of all blood cells and is a disk-shaped red blood cell that is cented in the middle of oxygen transportation to all cells in the body.

white blood cells(WBCs) : It is a cell that accounts for less than 1% of all blood cells and performs an immune function that protects the body against infection or external substances in the blood.

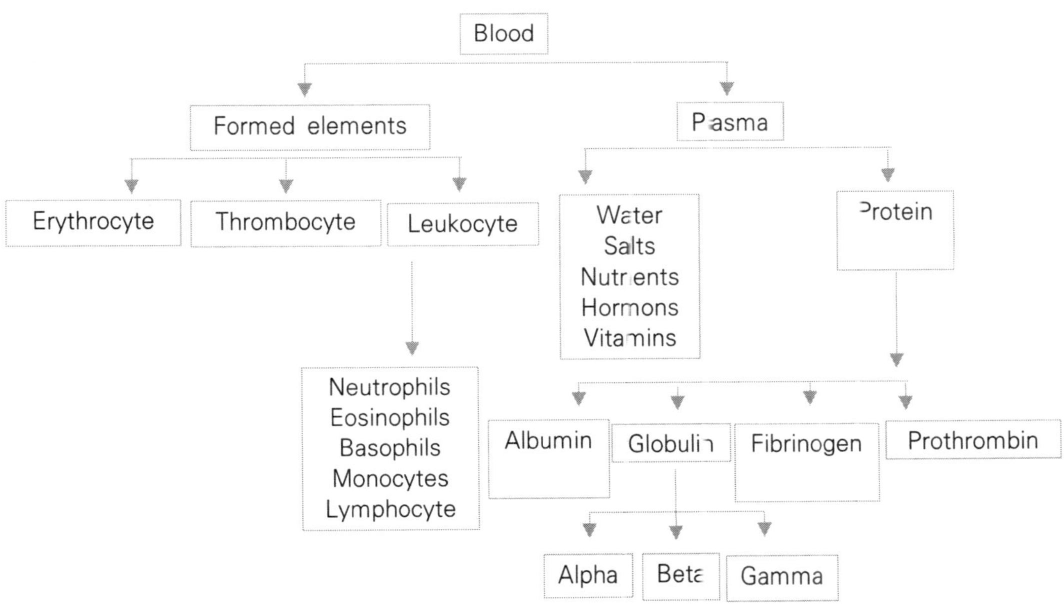

그림 10-1 Composition of blood

A. Granulocytes(have granules in cytoplasm) are formed in bone marrow. There are three types :

1. Neutrophils : also called polymorphonuclear leukocytes or PMNs because their nuclei have many shapes or forms. They defend the body by means of phagocytosis(ingesting invaders).
2. Eosinophils : are thought to be active and increased in allergic conditions.
3. Basophils : function is unclear.

B. Agranulocytes(have no granules in cytoplasm) are produced by spleen and lymph nodes. There are two types :

4. Lymphocytes : produce antibodies and destroy foreign material.
5. Monocytes : perform phagocytosis and destruction of invaders.

plasma : It is a neutral liquid that has a pale yellow color with liquid components excluding red blood cells, white blood cells, and platelets, which are tangible components in the blood. It delivers nutrients to various organ cells in the human body and also carries waste products made during the metabolic process. It plays an important role in maintaining normal blood pressure in the body.

serum : when the cell and coagulation components are removed when blood is stored in a container as part of plasma, only a pale yellow-transparent liquid remains, and this liquid is called serum. It contains immune antibodies, various nutrients, and waste products.

platelets : colourless, nonnucleated blood component that is important in the formation of blood clots (coagulation). platelets are found only in the blood of mammals.

platelets are formed when cytoplasmic fragments of megakaryocytes, which are very large cells in the bone marrow, pinch off into the circulation as they age. they are stored in the spleen. some evidence suggests platelets may also be produced or stored in the lungs, where megakaryocytes are frequently found.
reticulocyte : immature red blood cell, in bone marrow.

Blood type

Landsteiner types : a classification of human blood divided according to the presence or absence of antigens A and B carried on the surface of red blood cells. It is divided according to the genetic characteristics of red blood cells, and there are four types: type A, type B, type O, and type AB.

distribution : our population shows 3% AB, 10% B, 40% to 44% A, and 40% to 44% O. When incompatible bloods are mixed, clumping of cells occurs. Example : Type A red cells that are dropped into type B blood cause clumping or sticking together. These clumps could cause fatal injury as they pass through the heart or brain.

type and crossmatch(x-match) : before a transfusion is given, this is done to determine compatibility. Cells from the donor and serum from the recipient are mixed to see if clumping occurs. A second test may also done using the cells of the recipient and the serum of the donor. If no clumping occurs, it can be assumed that the two bloods are of the same type.

Because of possible complications resulting from even the most carefully handled transfusion, they are being done less frequently. Individuals who must still receive transfused blood, and who are able to prepare for their operations, may bank their own blood in advance.

Rh FACTOR : a method of classifying human blood according to the presence or absence of RH antigens observed in erythrocyte cell membranes.

The Rh factor acts like a foreign substance to anyone who is negative. If an Rh-negative person received Rh-positive blood, that persons own blood will make a substance called an antibody, which will act against the Rh-positive blood. If an Rh-negative woman mates with an Rh-positive man, their child may inherit the Rh factor from his father. The mothers blood may produce so many antibodies against it that the baby may die before or shortly after birth. This does not usually affect the first child of these parents because not enough antibodies are present, but will affect subsequent pregnancies.

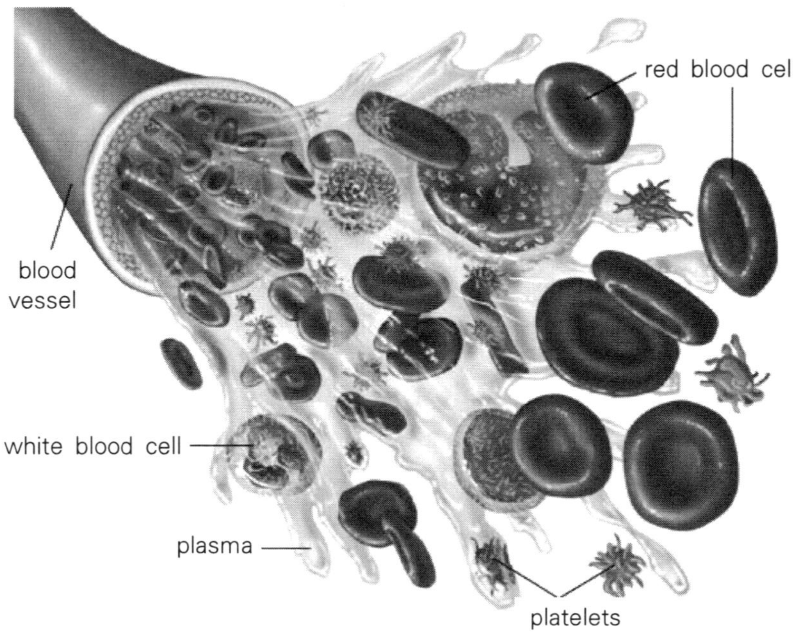

그림 10-2 Types of blood cells

Antibody titers(tests) done during pregnancy aid the doctor in determining when intervention is necessary.

If the titer rises rapidly, the pregnancy can be terminated early or preparation for exchange transfusion at time of delivery can be made.

RhoGAM can be given to the Rh-negative mother following her first delivery. This prevents Rh antibodies from forming.

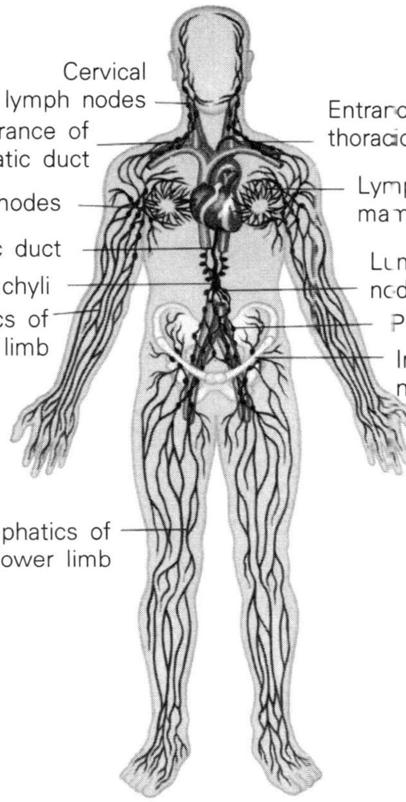

그림 10-3 Lymphatic system

Ⅱ. Lymphatic vessels, lymph nodes, spleen

Lymph fluid comes from the blood ; it filters out into the spaces between tissue cells, and returns to the blood via lymphatic vessels. Lymph nodes are numerous in certain parts of the body ; nodes are palpable in the neck(cervical nodes), in the axilla(axillary nodes), and in the groin(inguinal nodes) ; they help filter out harmful substances such as bacteria and cancer cells. The spleen is the largest lymphatic organ of the body. In youth it helps build up blood cells ; it also destroys old blood cells.

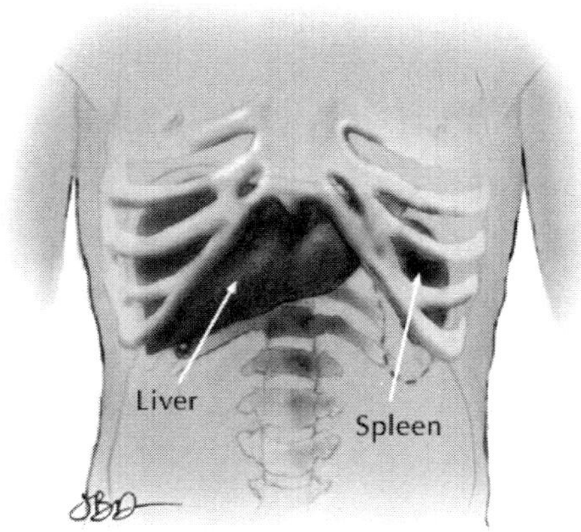

그림 10-4 The spleen and adjacent organs

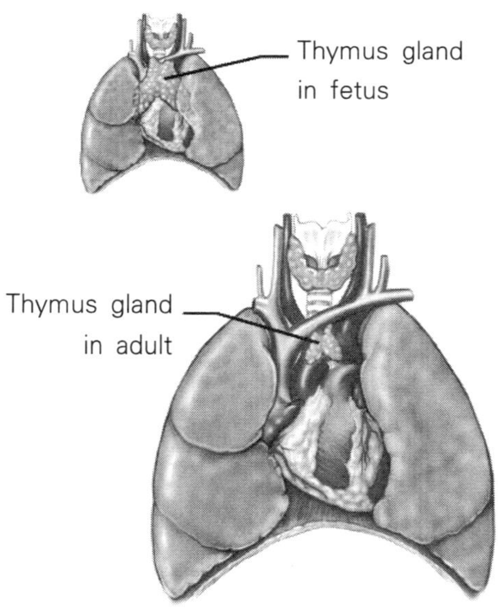

그림 10-5 The thymus gland

III. Function of the system

1. Word root

aden/o	gland
anis/o	unequal
blast/o	germ, immature cell
cyt/o	cell
erythr/o	red
granul/o	granules
hem/o, hemat/o	blood
hist/o, histi/o	tissue
is/o	same, equal
leuk/o	white
lymph/o	lymph
lymphangi/o	lymph vessel
myel/o	bone marrow
phag/o	eat, swallow
reticul/o	network
splen/o, lien/o	spleen
thromb/o	clot
thym/o	thymus gland
-emia	blood condition
-osis	abnormal increase
-penia	abnormal reduction
-poiesis	formation

2. Anatomical terms

agranulocyte	leukocyte
basophil	lymphocyte

eosinophil	monocyte
erythrocyte	neutrophil
fibrin	plasma
fibrinogen	platelet
granulocyte	prothrombin
hemoglobin	serum

3. Medical terms

agranulocytosis : a decrease in the number of granulocytes

anemia : the number of red blood cells decreases, and the blood cannot carry a sufficient amount of oxygen. Red blood cells contain a protein called hemoglobin, and oxygen is supplied to the lung tissue by the action of this hemoglobin. However, as the number of red blood cells decreases, it becomes difficult to supply oxygen, and symptoms such as dizziness and shortness of breath are felt.

anisocytosis : a state in which red blood cells are not the same in size, and large and small red blood cells are mixed.

aplastic anemia : Usually a form of anemia that does not respond to certain anemia treatments, often accompanied by granulocytosis and thrombocytopenia, and the bone marrow does not necessarily have to be cellular or hypoplastic but does not produce an appropriate number of blood urea.

basophilia : the condition of having greater than 200 basophils/μL in the venous blood.

blood transfusion : the direct flow of whole blood or blood components into the bloodstream.

Burkitt's lymphoma : a highly undifferentiated B cell lymphoma.

dyscrasia : cells in the body undergo abnormal changes. It may or may not evolve into cancer later.

elephantiasis : condition associated with the infectious diseases known collectively as filariasis. Elephantiasis results from a blockage of the lymphatic system, causing lymph fluid to accumulate in affected areas. This process results in the enlargement of certain body areas, typically the limbs and external genitals. Skin in affected areas may thicken and harden.

enlarged lymph nodes : increase in volume of lymph nodes.

eosionophilia : the presence of too many eosinophils in the body.

erythrocytosis : having a high concentration of red blood cells in your blood.

erythropenia : a condition characterised by an abnormal decrease in the number of red blood cells in the body.

folic acid deficiency anemia : anemia characterized by deficiency of folic acid. Folic acid deficiency may result from the inability of the blood to utilize the vitamin.

G6PD deficiency anemia : anemia characterized by deficiency of glucose -6-phosphate(an intermediate in carbohydrate metabolism).

hemochromatosis : a disorder of iron metabolism with excess deposition of iron in the tissues, bronze skin pigmentation, cirrhosis of the liver, and diabetes mellitus.

hemophilia : a deficiency or abnormality of a blood coagulation factor characterized by the tendency to hemorrhage. hemophilia is typically a hereditary disorder but, rarely, may be acquired. inherited coagulation factor-deficient hemophilias include hemophilia a or classic hemophilia (hereditary factor viii deficiency) hemophilia b or christmas disease (hereditary factor ix deficiency), and hemophilia c (hereditary factor xi deficiency). factor viii inhibitors may occur spontaneously as autoantibodies, resulting in acquired hemophilia known as acquired factor viii deficiency. approximately 10% of patients with acquired hemophilia have an underlying malignancy.

hemostasis : the mechanism that leads to cessation of bleeding from a blood vessel.

hereditary spherocytic anemia : form of hemolytic anemia characterized by spherocytosis.

infectious mononucleosis : a diagnostic name that refers to a series of symptoms (fever, tonsillitis, enlarged lymph nodes) that are mainly caused by the Epstein-Barr virus (EBV). It is also referred to as "kiss disease" because it is mainly transmitted through saliva.

iron deficiency anemia : occurs when body does not have enough iron.

leukemia : a blood cancer that occurs when normal blood cells in the bone marrow are converted into cancer cells for some reason and proliferate. Leukemia cells proliferate indefinitely, interfering with the production of normal white blood cells, red blood cells, and platelets, and reducing the levels of normal blood cells.

leukocytosis : an abnormally large number of white blood cells circulating in the blood.

leukopenia : an abnormal decrease in the number of circulating white blood cells. It can be caused by various causes such as drugs, viral infections, and immunocompromisedness. Severe white blood cell reduction may increase the risk of infection

lymphadenectomy : surgical excision of one or more lymph nodes.

lymphadenitis : inflammation of lymph nodes.

lymphadenotomy : incision of a lymph node.

lymphangiectomy : excision of an or more lymphatic vessels.

lymphangiography : roentgenography of the lymphatic vessels following the injection of contrast medium.

lymphangioma : a tumor composed of new formed lymph spaces.

lymphedema : accumulation of interstitial fluid as a result of stasis of lymph.

lymphocytic leukemia : Leukemia associated with hyperplasia and hyperactivity of lymphoid tissue.

lymphocytosis : increase in the number of normal lymphocytes in the blood or in effusion.

macrocytosis : the presence of macrocytes in the blood.

malignant lymphoma : malignant tumor of the lymphoid tissue.

megaloblastic anemia : anemia characterized by the presence of megaloblasts in bone marrow.

megaloblastosis : a form of macrocytic anemia, a blood disorder that happens when your bone marrow produces stem cells that make abnormally large red blood cells.

microcytosis : a condition in which the erythrocytes are smaller than normal.

monocytosis : increase of monocytes in the blood

neutropenia : occurs when you have too few neutrophils, a type of white blood cells.

neutrophilia : The number of neutrophils in the blood is higher than the normal reference range of absolute neutrophils.

pernicious anemia : a serious anemia that results from lack of secretion by the gastric mucous membrane of a factor(intrinsic factor) essential to formation of erythrocytes and absorption of vitamin B12.

pica : an abnormal desire to eat substances (such as chalk or ashes) not normally eaten

polycythemia : an increase in the total cell mass of the blood. Primary polycythemia(called also polycythemia vera) is a myeloproliferative disorder of unknown ethiology secondary polycythemia is a physiologic condidition resulting from a decreased oxygen supply to the tissues.

purpura : purplish or brownish red discoloration caused by hemorrhage into the tissues.

reticulocytosis : an excess of reticulocytes(a young erythrocyte showing a basophilic reticulum under vital staining) in the peripheral blood.

rouleau(pl. rouleaux) : a roll of red blood cells resembling a pile of coins.

sideroblastic anemia : a form of anemia characterized by a nucleated erythrocyte containing iron granules in its cytoplasm.

sickle cell anemia : one of a group of inherited disorders known as sickle cell disease.

spherocyte : small, abnormal spherical red blood cells with more than the normal amount of hemoglobin.

spherocytosis : the presence of spherocytes in the blood.

thrombocytopenia : decrease in number of platelets in the circulating blood.

thrombocytosis : thrombocytosis involves having an elevated level of platelets in your blood. platelets are blood cells that form clots to stop bleeding. there are two main types of thrombocytosis: essential thrombocythemia and reactive thrombocytosis. usually, thrombocytosis isn't serious. but too many platelets can cause complications like a stroke, heart attack or a clot in your blood vessels.

Chapter 11

RESPIRATORY SYSTEM

Chapter 11
RESPIRATORY SYSTEM

Ⅰ. Respiratory system to provide the body tissues with oxygen and to remove carbon dioxide.

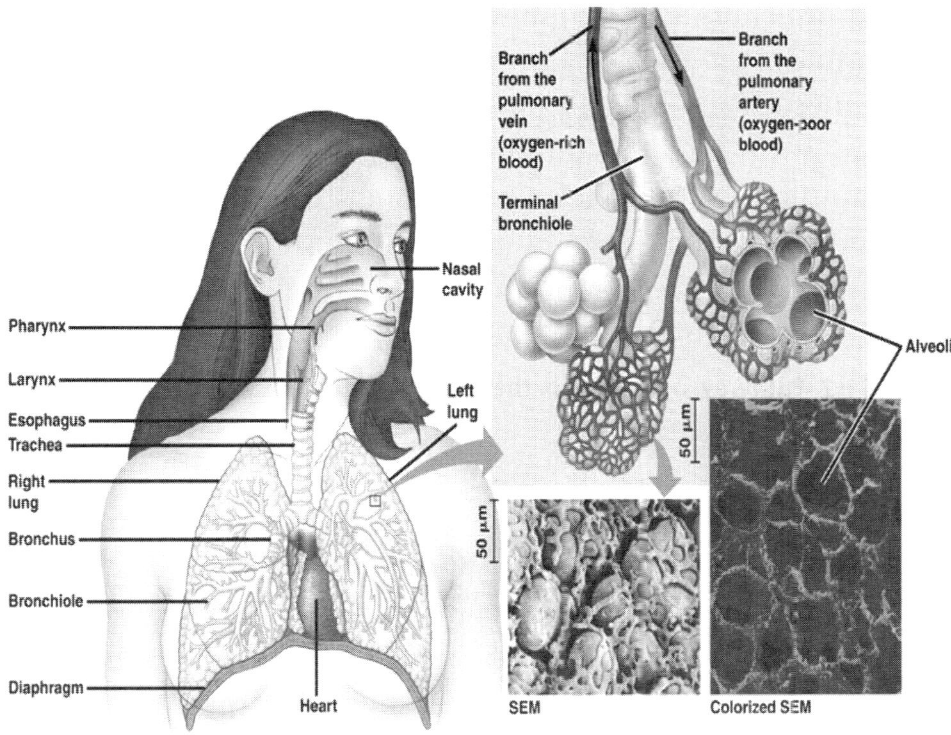

그림 11-1 Lungs and airways showing the structures through which air passes on its way to the lungs. Inset shows alveoli and capillaries.

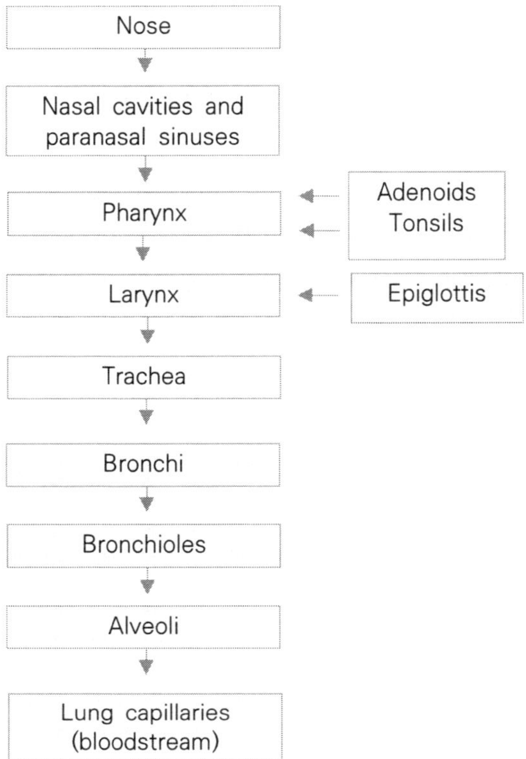

그림 11-2 Pathway of air from the nose to the capillaries of the lungs.

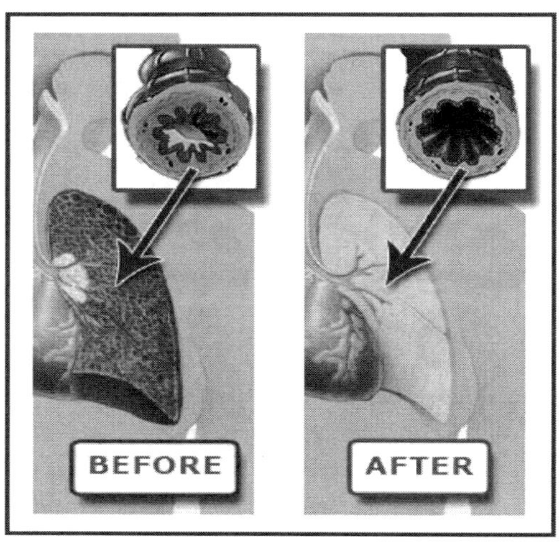

그림 11-3 Collapse

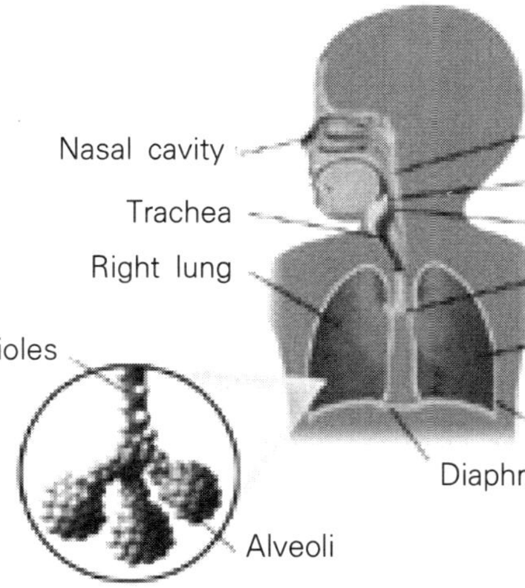

그림 11-4 Pneumonia

Ⅱ. Organs

nasal cavity : nose ; neres(naris is singular) ; nasal septum divides cavity.

pharynx : a passageway in the head and neck that is part of both the digestive system and the respiratory system.

larynx : located in the middle of the neck, between the pharynx and trachea, and performs the functions of breathing and vocalization.

trachea : a long, U-shaped tube that connects your larynx (voice box) to your lungs.

bronchi(bronchus) : one to each lung ; lined with cilia(hairlike pro- jections).

bronchioles : smaller divisions of bronchi.

alveoli(alveolus) : tiny air sacs at the ends of bronchioles that comprise lung tissue. In the alveoli, the gaseous exchanges take place (oxygen picked up, carbon dioxide dropped off).

lungs : It is the respiratory organ responsible for our body's breathing, which supplies oxygen and releases carbon dioxide. It is located in the thoracic cavity, a space in the chest, and ribs surround it. The lungs are divided into three parts on the right and two lobes on the left and are surrounded by two thin layers of membrane called the pleura.

Respiration breathing : consists of inspiration and expiration. Air enters the nasal cavity and oral cavity and travels through the preceding organs.

Diaphragm : dome-shaped muscle that separates the pleural cavity from the abdominopelvic cavity. It moves downward on inspiration, creating suction in the chest to draw in air, expand lungs.

Ⅲ. Accessory structures

eustachian tubes : tubes from pharynx to middle ear, they equalize pressure.

epiglottis : a leaf-shaped flap in the throat that prevents food and water from entering the trachea and the lungs..

inter costal muscles : muscles between ribs

paranasal sinuses : air spaces in cranium, connected to nasal cavity(frontal, maxillary, ethmoid, sphenoid).

pleura : two layers of shroud surrounding the lungs inside and outside. It consists of an internal chest membrane surrounding the lungs and a wall chest membrane surrounding the inside of the chest wall.

tonsils and adenoids : part of the lymphatic system ; act as filters.

uvula : a fleshy extension at the back of the soft palate that hangs above the opening of the throat.

Ⅳ. Function of the system

1. Word root

alveol/o	alveolus, air sac
antr/o, sin/o	antrum, sinus
bronch/o, bronchi/o	bronchial tube

bronchiol/o	bronchiole
laryng/o	voice box, larynx
nas/o, rhin/o	nose
osm/o	smell
pharyng/o	throat
phren/o	diaphragm
pleur/o	pleura
pne/o, spir/o	breathing
pneumon/o, pnenum/o	lung, air
pulmon/o	lung
thorac/o, steth/o	chest
tonsill/o	tonsils
trache/o	windpipe, trachea
turbin/o, conch/o	turbinate, concha

2. Anatomical terms

(1) Nose

choana	maxillary sinus
concha(pl, conchae)	meatus
ethmoid sinus	septum
external naris	sphenoidal sinus
frontal sinus	turbinate

(2) Pharynx

arytenoid cartilage	hyoid bone
auditary canal, Eustachian tube	laryngopharynx
corniculate cartilage	lingual tonsil
cricoid cartilage	nasopharynx
crypt	oropharynx

epiglottic cartilage	palatine tonsil
epiglottis	pharynx
fauces	thyroid cartilage
glottis	

(3) Trachea

apex pulmonis	lobe
alveolus	mediastinum
base of lung	parenchyma
bifurcation	segment
bronchiole	thorax
bronchus	trachea
hilus	

3. Medical terms

actinomycosis : an infectious process caused by bacteria of the actinomyces species. it is characterized by the formation of purulent and painful abscesses in the mouth, lungs and gastrointestinal tract.

adenoidectomy : surgical excision of the adenoids. The operation is usually performed in conjunction with tonsillectomy since both the adenoids and palatine tonsils tend to become enlarged after repeated infections of the throat.

adenoiditis : the inflammation of the adenoid tissue usually caused by an infection

adenoids : a triangular lymphatic tissue located on the upper and rear walls of the nasopharynx at the back of the nose. It is responsible for the primary immune function of the human body along with the palatine amygdala.

adenotonsillectomy : removal of the tonsils and adenoids.

allergic rhinitis : any allergic reaction of the nasal mucosa, occurring perennially(nonseasonal allergic rhinitis) or seasonally hay fever).

anosmia : the loss of the ability to detect one or more smells.

anthracosis : a lung disease due to inhalation of coal dust not containing silica.

antrotomy : incision of antrum.

aphonia : defined as the inability to produce voiced sound.

apnea : temporary cessation of breathing, especially during sleep.

asphyxia : conditions with a lack of oxygen in the blood and an increase in carbon dioxide in the blood and tissues.

asthma : It is a chronic respiratory disease in which the bronchial tubes are repeatedly narrowed by allergic inflammation or irritable reactions of the body. Symptoms of shortness of breath, coughing, colored sounds from the chest, and tightness in the chest are repeated repeated due to narrowing of the bronchial tubes. In some cases, bronchial spasms may occur, causing difficulty in breathing.

atelectasis : decay of the lungs or absence of air, which may be acute or chronic and may include all or part of the lungs.

atresia of choana : congenital absence of paired opening between the nasal cavity and the nasopharynx.

atrophic rhinitis : chronic rhinitis with wasting of the mucous membrane and glands.

auscultation : It is usually part of a medical diagnosis to listen to the sounds of the heart, lungs, or other organs using a stethoscope.

bradypnea, slow respiration : abnormal slowness of breathing.

bronchiectasis : a lung condition where your airways (tubes going into your lungs) get damaged and widen.

bronchiolectasis : dilatation of the bronchioles.

bronchiolitis : inflammation of the bronchioles; bronchopneumonia.

bronchitis : a condition that develops when the airways in the lungs, called bronchial tubes, become inflamed and cause coughing, often with mucus production.

bronchogenic carcinoma : carcinoma of the lung, so called because it arises from the epithelium of the bronchial tree.

bronchography : the radiographic visualization of the bronchi and their branches after injection of a radiopaque substance.

broncholithiasis : calculi in a part of the tracheobronchial tree.

bronchoscopy : a device used to see the inside of the airways and lungs.

bronchostenosis : stricture or cicatrical diminution of the bronchus.

bronchotomy : a tracheostomy, which is an incision.

Caldwell-Luc operation : Surgery to open the maxillary cavity of the opposite tooth of the anterior molar by incising it.

chest radiography : a projection of the thoracic viscera shows the lungs, trachea, aorta, pulmonary regions.

Cheyne-Stokes respiration : Breathing characterized by rhythmic waxing and weakening of breathing depth; the patient takes a short deep breath and then takes a very slight breath or stops breathing altogether.

congestion : excessive accumulation of blood.

cordectomy : excision of a vocal cord.

corditis : inflammation of vocal or spermatic cords.

coryza : an acute inflammatory contagious disease involving the upper respiratory tract

croup : refers to an infection of the upper airway, which becomes narrow, making it harder to breathe.

diphtheria : a gram-positive bacterial infection caused by corynebacterium diphtheriae. it usually involves the oral cavity, pharynx, and nasal cavity. patients develop pseudomembranes in the affected areas and manifest signs and symptoms of an upper respiratory infection. the diphtheria toxin may cause myocarditis, polyneuritis, and other systemic effects.

dysphagia : difficulty in swallowing.

dysphonia : a speech disorder resulting in impaired utterance of sounds by the vocal folds.

dyspnea : labored or difficult breathing.

effusion : abnormal collection of fluid in a body cavity.

emphysema : a pathologic accumulation of air in tissues or organs. The term is generally used to designate chronic pulmonary emphysema, a lung disorder in which the terminal bronchioles become plugged with mucus.

epiglottitis : a rapidly progressive bacterial infection of the epiglottis and surrounding tissues

epistaxis : nose bleeding, usually due to rupture of small blood vessels covering the anterior part of the cartilage nasal cavity; nosebleeds.

ethmoidectomy : excision of the ethmoid cells or of a portion of the ethmoid cell.

ethmoiditis : inflammation of the ethmoid bone or ethmoid sinuses.

eupnea : normal, good, healthy and unlabored breathing, sometimes known as quiet breathing or a resting respiratory rate.

exudate : fluid that leaks out of blood vessels into nearby tissues.

flu : an infection of the nose, throat and lungs, which are part of the respiratory system.

friction rub : sound caused by the rubbing together of two serous surfaces.

hemoptysis : the discharge of blood or blood-stained mucus through the mouth coming from the bronchi, larynx, trachea, or lungs. It does not necessarily involve coughing.

hemothorax : collection of blood in the pleural cavity.

hoarseness : a rough quality of voice.

hydrothorax : a noninflammatory collection of serous fluid within the pleural cavities.

hypercapnia, hypercarbia : excess of carbon dioxide in the circulating blood, with abnormally high carbon dioxide tension (Pco2) causing overstimulation of respiratory center.

hypertrophic rhinitis : that with thickening and swelling of the mucous membrane.

hyperventilation : apid or deep breathing, usually caused by anxiety or panic.

hypoxia : a low level of oxygen in the blood

laryngalgia : pain in the larynx.

laryngectomy : partial or total removal of the larynx by surgery.

laryngitis : inflammation of the larynx.

laryngography : radiography of the larynx after the injection of contrast medium into the larynx.

laryngoscopy : direct visual examination of the larynx with a laryngo- scope.

legionellosis : Legionella pneumophila is a gram-negative bacillus that causes the most pneumonia with extrapulmonary function. Specific growth media, serological or urine antigen tests, or polymerase chain reaction assays are required for diagnosis. Treatment uses macrolides, fluoroquinolones, or doxycycline.

lobectomy : excision of a lobe, as of the lung, or liver.

lung biopsy : the removal and examination, usually microscopic, of pulmonary tissue from the living body.

maxilloethmoidectomy : excision of the portion of the maxilla surrounding the maxillary sinus and of the cribriform plate and anterior ethmoid cells.

murmur : an atypical sound of the heart typically indicating a functional or structural abnormality

nasal polyps : focal accumulation of edema fluid in the nasal mucosa.

nasopharyngitis : inflammation of the nasopharynx.

orthopnea : shortness of breath when lying down that's relieved by standing or sitting up.

paroxysm : a sudden recurrence or intensification of symptoms.

percussion : the act of striking a part with short.

peritonsillar abscess : a localized accumulation of pus in the peritonsillar tissue subsequent to supprative inflammation of the tonsil ; called also quinsy.

pertussis : a highly communicable disease occurring mostly in children and adolescents and caused by the gram-negative bacterium Bordetella pertussis. Symptoms are initially those of nonspecific upper respiratory infection followed by paroxysmal or spasmodic coughing that usually ends in a prolonged, high-pitched, crowing inspiration (the whoop). Diagnosis is by nasopharyngeal culture, polymerase chain reaction testing, and serologic assays. Treatment is with macrolide antibiotics.

pharyngalgia : pain in the pharynx.

pharyngitis : inflammation of the back of the throat,

pharyngoplasty : plastic operation on the pharynx.

pleural effusion : the presence of liquid in the pleural space.

pleurectomy : surgery to remove part of the pleura

pleurisy, pleuritis : inflammation of the pleura; it may be a complication of lung diseases, particularly of pneumonia, tuberculosis, lung abscess, or influenza.

pleurodynia : refers to sudden and severe chest or upper abdominal pain, typically

pneumoconiosis : any of a group of lung diseases resulting from inhalation of particles in the lungs.

pneumonectomy : excision of lung tissue, of an entire lung(total pneumonectomy) or less(partial pneumonectomy), or of a single lobe (lobectomy).

pneumonia : a disease in which inflammation of the lung tissue under the bronchioles occurs due to bacterial or viral infection. In general, symptoms such as fever, cough, and phlegm appear. Suspected pneumonia symptoms can be found on chest X-rays.

pneumonitis : inflammation of lung tissue.

pneumothorax : accumulation of air or gas in the pleural cavity, resulting in collapse of the lung on the affected cavity.

polyp : a projecting growth of tissue from a surface in the body, usually a mucous membrane.

psittacosis : infectious disease of worldwide distribution caused by the bacterial parasite Chlamydia psittaci and transmitted to humans from various birds. The infection has been found in about 70 different species of birds. However, the principal sources of human infection are pet birds, such as parrots and parakeets (Psittacidae, from which the disease is named), as well as ducks and geese and poultry, particularly turkeys.

pulmonary edema : an effusion of serous fluid into the pulmonary interstitial tissues and air sacs.

pulmonary embolism : lodgment of a blood clot in a pulmonary artery with subsegunt obstruction of blood supply to the lung paren- chyma.

pulmonary hypertension : increased pressure within the pulmonary circulation.

pulmanary infarction : hemorrhagic consolidation of lung parenchyma.

pulmonary tuberculosis : an infectious, inflammatory, reportable disease that is chronic in nature and commonly affects the lungs. The causative agent is the tubercle bacillus(Mycobascterium tuberculosis).

pyothorax : the accumulation of septic suppurative inflammation within the pleural cavity.

rales : the small rumble or clicking sounds of foam in the lungs.

rhinalgia, rhinodynia : pain in the nose.

rhinitis : inflammation of the nasal mucosa.

rhinoplasty : plastic surgery of the nose.

rhinorrhea : the free discharge of a thin nasal mucus.

rhinotomy : incision into the nose.

rhonchus : an abnormal sound similar to snoring heard on auscultation of the bronchial airways, suggesting a partial obstruction due to thick secretions, a muscular spasm, or a neoplasm.

schick test : a skin test to see if a person is affected by diphtheria. It is to find out by injecting diphtheria toxin into the blood, but if it is not eradicated due to the lack of antibodies, the skin around the injection will rise red. If you are immune, you rarely experience swelling or seizures.

septal dermoplasty : dermoplasty of the nasal septum.

septectomy : excision of part of the nasal septum.

septoplasty : surgical reconstruction of the nasal septum.

siderosis : pathological condition of lung caused by long continued inhalation of the dust of iron or iron oxide.

silicosis : a long-term lung disease caused by inhaling large amounts of crystalline silica dust.

sinusitis : inflammation of one or more of the paranasal sinuses, often occurring during an upper respiratory infection, when infection in the nose spreads to the sinuses.

sneeze : A sudden violent spasmodic audible respiration, especially through the nose and mouth, as a reflexive action.

stridor : an abnormal, high-pitched respiratory sound produced by irregular airflow in a narrowed airway.

tachypnea : excessive rapidity of respiration.

thoracentesis : surgical puncture and drainage of the thoracic cavity.

thoracoplasty : surgical removal of ribs, allowing the chest wall to collapse a diseased lung.

thoracoscopy : examination of the pleura through a scope under general anesthesia.

thoracotomy : incision of the chest wall.

Chapter 12

MUSCULOSKELETAL SYSTEM

Chapter 12 MUSCULOSKELETAL SYSTEM

Ⅰ. Musculoskeletal system

FUNCTIONS

1. Supports and gives shape to body.
2. Protects internal organs.
3. Makes movement possible.
4. Forms blood cells(in red bone marrow, long bones).

SKELETON the following are the main divisions :

1. Axial : skull, thorax(ribs and sternum), vertebral column.
2. Appendicular : the appendages that hang from the axial skeleton ; upper and lower extremities(includes shoulder and pelvic girdle).

LARGE BONES OF THE BODY

clavicle : collar bone.

sternum : breast bone.

humerus : upper arm.

radius and ulna : forearm.

femur : thigh(longest bone in the body).

fibula and tibia : lower leg.

scapula : shoulder blade.

vertebral column : starting at the neck : cervical vertebrae(7), thoracic or dorsal(12), lumbar(5), sacral(5, fused), coccyx or tail bone(4).

CRANIAL BONES(also called skull or calvaria)

frontal : forehead(1).

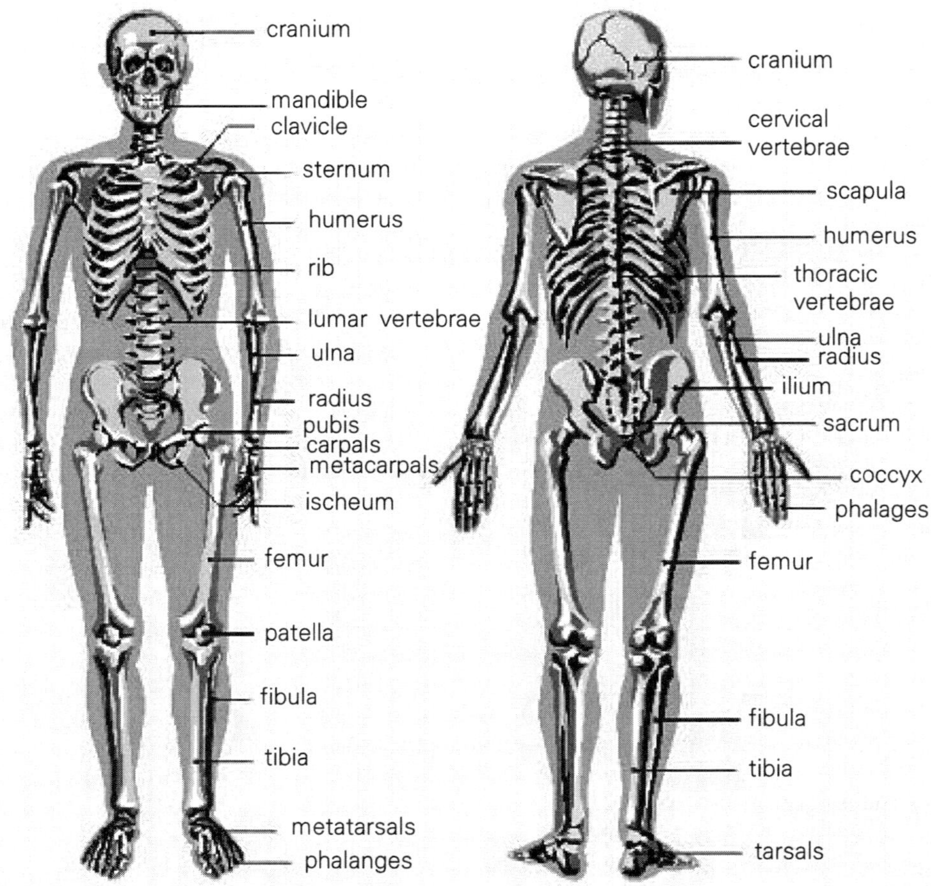

그림 12-1 Skeleton. Left, anterior view, showing large bones of the body. Right, posterior view, showing large bones and sections of vertebral column.

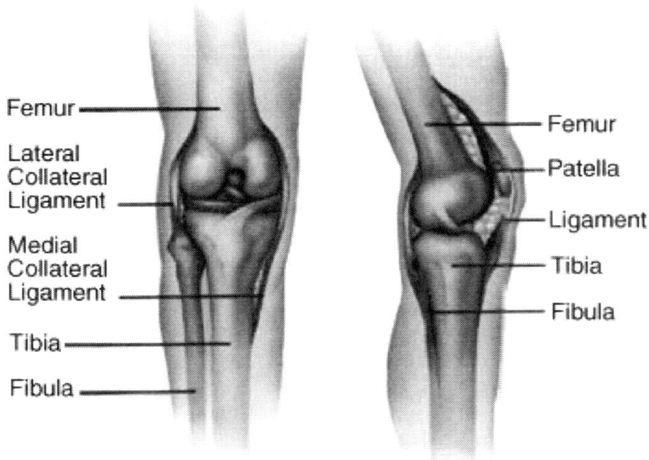

그림 12-2 Knee, anterolateral aspect, with synovial asc and adjacent bursae. Shows large bones of the leg, some tendons and ligaments.

parietal : top of head(2).

temporal : temples(2).

occipital : back of head(1).

ethmoid : upper nasal, between eyes(1).

sphenoid : behind eyes(base of skull), and laterally between parietal and temporal bones(1).

mandible : lower jaw(1).

maxilla : upper jaw(2).

turbinates : cone_shaped nasal bones(2).

malar : cheekbones(2) ; also called zygomatic.

Ⅱ. Joints and related structures

(articulations) hold bones securely.

aponeurosis : flattened tendon ; resembles a membrane.

ball and socket joint : hip and shoulder joints.

bursa(ae) : small sacs that serve to cushion joints ; between tendons and bones.

fascia(ae) : connective tissue sheath ; holds muscle fibers together ; covers, supports and separates muscles.

hinge joint : elbows, knees, fingers.

interphalangeal joints : fingers and toes ; DIP is distal interphalangeal and PIP is proximal interphalangeal.

intervertebral disks(discs) : cartilaginous substance between vertebrae.

lamina(ae) : the flattened part of the vertebral arch(thinnest part of a vertebra).

ligament : a fibrous connective tissue that attaches bone to bone

meniscus(ci) : cartilage of the knee, lateral and medial, on the superior surface of the tibia(articulates with femur).

sutures : an immovable junction between two bones, such as those of the skull.

synovial fluid : clear fluid present in joints(lubrication).

temporoman dibular joint(TMJ) : the 2 joints that connect lower jaw to skull.

tendon : a tough band of dense fibrous connective tissue that connects muscle to bone.

theca : covering or sheath of a tendon.

SKELETAL DIFFERENCES female skeleton has a wider pelvis. The infant skeleton has a larger head(for the size of its body), consists partly of cartilage so is softer than adults, and infant skull bones have spaces between them (fontanels or soft spots).

III. Terms used to describe projections, openings, and indentations in bones

acetabulum : a large socket on the lateral face of the hip bone that articulates with the head of the femur to form the hip joint.

foramen(pl. foramina) : holes in a bone for large vessels and nerves to pass through, for example, foramen magnum.

fossa(ae) : depressions or hollows.

grooves : shallow linear depressions in bone(or tooth).

malleolus : the bony prominence on each side of the human ankle.

olecranon : the bony projection of the ulna behind the elbow joint.

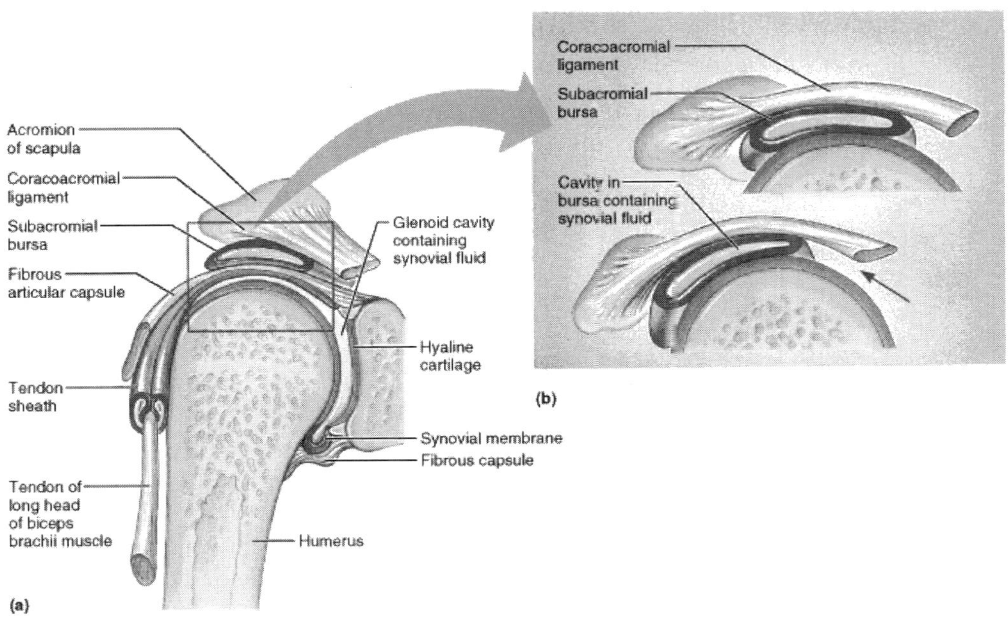

그림 12-3 Bony tissue

sinuses : an inflammation of the tissues in your sinuses (spaces in your forehead, cheeks and nose usually filled with air). It causes facial pain, a stuffy or runny nose, and sometimes a fever and other symptoms. It's usually caused by the common cold, but other viruses, bacteria, fungi and allergies can also cause sinusitis.

MUSCLES

tissue responsible for the body movements and the shape and size changes of internal organs. muscle tissue is composed of specialized contractile cells.

1. skeletal muscle is what most people think of as muscle, the type that can be contracted to move the various parts of the body. Skeletal muscles are bundles of contractile fibers that are organized in a regular pattern and appear as stripes under a microscope (hence, they are also called stripes or striped muscles). Skeletal muscles vary in their rate of contraction. The skeletal muscles responsible for posture and movement are attached to the bones and arranged in opposite groups around the joints. For example, the muscles that bend the elbow (biceps) are counteracted by the muscles that straighten it (triceps). These counter-movements are balanced. Balance helps to prevent damage to the musculoskeletal system by softening the movement.

2. smooth muscles control certain bodily functions that are not readily under a person's control. smooth muscle surrounds many arteries and contracts to adjust blood flow. it surrounds the intestines and contracts to move food and feces along the digestive tract. smooth muscle also is controlled by the brain but not voluntarily. the triggers for contracting and relaxing smooth muscles are controlled by the body's needs, so smooth muscles are considered involuntary muscle because they operate without a person's conscious control.

Ⅳ. Function of the system

1. Word root

arthr/o, articul/o	joint
brachi/o	arm
chondr/o	cartilage
cost/o	rib
digit/o, dactyl/o	finger, toe
dors/o	dorsum
gnath/o	jaw
leiomy/o	smooth, visceral muscle
ligament/o, syndesm/o	ligaments
man/o	hand
ment/o	mentum, chin
my/o, myos/o	muscle
myel/o	bone marrow
oste/o	bone
plant/o	foot sole
ped/o, pod/o	foot
rhabdomy/o	skeletal, striated muscle
sarc/o	flesh
spin/o, rachi/o	spinal column, vertebrae
ten/o, tend/o, tendin/o	tendons
vertebr/o, spondyl/o	vertebrae

2. Anatomical terms

(1) Cranium

anterior or bregmatic fontanelle	nasal bone
cranium	occipital bone

ethmoid bone	palatine bone
foramen magnum	parietal bone
frontal bone	posterior or occipital fontanelle
hyoid bone	sphenoid bone
lacrimal bone	temporal bone
mandible	vomer
maxilla	zygomatic bone

(2) Vertebrae

atlas	lumbar vertebrae
cervical vertebrae	rib
cervical curvature	sacrum
coccyx	sternum
costal cartilage	thoracic curvature
false ribs	thoracic vertebrae
floating ribs	thorax
intervertabral disk	true ribs, vertebrosternal ribs
lumbar curvature	

(3) Extremity

acetabulum	patella
carpal bone	phalanx(pl. phalanges)
clavicle	radius
femur	scapula
fibula	tarsal bone
humerus	tibia
metacarpal bone	ulna
metatarsal bone	

(4) Hip bone

acetabulum	pelvic outlet
false pelvis	pelvis
hip bone	pubic arch
ilium	pubis
ischium	true pelvis
pelvic inlet	

(5) Articulation and Muscle

aponeurosis	smooth muscle
articular capsule	striated muscle
articulation	synovia
involuntary muscle	tendon
ligament	voluntary muscle
skeletal muscle	

3. Medical terms

amelia : a congenital anomaly characterized by the complete absence of one or more limbs

anencephalia : The embryo has no brain, scalp, skull-like areas in its head.

arthralgia : pain in a joint.

arthrocentesis : puncture and aspiration of a joint.

arthroscopy : examine the inside of the joint with an arthroscope.

bone graft : A piece of bone used to replace a removed bone or bone defect.

chondrectomy : excision of the cartilage.

chondroma : a benign tumor containing the structural elements of cartilage.

chondromalacia : abnormal softening of cartilage.

chondrotomy : the dissection or the surgical division of cartilage.

closed fracture : fracture that does not produce an open wound, simple fracture.

Colle's fracture : the type of fracture in the distal forearm where the broken end of the radius bends back.

comminuted fracture : a fracture in which the bones are split or crushed.

compression fracture : fracture produced by compression.

coxa valga : deformation of the hip joint as the angle of inclination between the neck and axis of the femur increases.

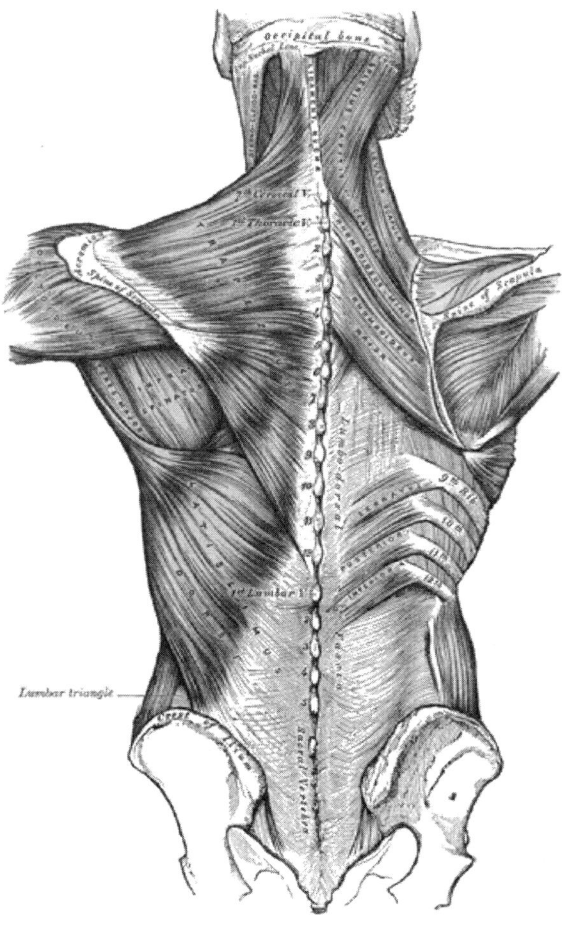

그림 12-4 Shoulder dissection from rear (muscles, tendons, fascia, and bursa)

coxa vara : deformity of the hip joint with decrease in the angle of inclination between the neck and shaft of the femur.

cramp : a painful involuntary spasmodic contraction of a muscle

craniomalacia : abnormal softness of the bones of the skull.

craniostosis : congenital ossification of the cranial sutures.

crepitation : a crackling or rattling sound

depressed fracture : a fracture of the skull in which the shrapnel is recessed.

dislocation : displacement of one or more bones at a joint

electromyography : recording the electrical activity evoked in a muscle by electrical stimulation.

Ewing's tumor : a type of cancer that forms in bone or soft tissue.

exostosis : a benign bony growth projecting outward from the surface of a bone.

fracture : a partial or complete breakage of the continuity of a bone.

genu valgum : a deformity in which the knees are abnormally close together and the space between the ankles is increased.

genu varum : bow leg.

greenstick fracture : fracture in which one side of a bone is broken, the other being bent.

kyphosis : exaggerated anterior convexity of the thoracic vertebral column.

hallux valgus : The angle at which the big toe is tilted toward the other toe of the foot.

hemathrosis : leeding that happens inside one of your joints.

hammer toe : a condition in which the proximal phalanx of the toe is extended and the second and distal phalanges are flexed, causing a clawlike appearance.

herniation : to protrude through an abnormal body opening

herniation of nucleus pulposus : rupture or prolapse of the nucleus pulposus into the spinal canal, or against the spinal cord.

hydrathrosis : Inflammation and swelling of the movable joint due to excessive synovial fluid.

hyperkinesia : abnormally increased motor function or activity.

hypophosphatasia : a rare, serious metabolic disorder caused by mutations in the gene encoding tissue non-specific alkaline phosphatase (tnsalp) activity. it is characterized by low activity of tnsalp in the serum.

incomplete fracture : a fracture that does not include a complete section of the bone.

impacted fracture : a fracture in which one piece is firmly directed to the other.

Kocher's operation : a method of excising the ankle joint by a cut.

laminectomy : surgical removal of the posterior arch of a vertebra as to relieve compression of a spinal nerve root

lordosis : abnormally exaggerated forward curvature of the lumbar and cervical regions of the spine resulting in a concave back when viewed from the side

lumbago : pain in the lower part of the back.

Lund's operation : elimination of Astragalos for talisman correction.

multiple myeloma : malignant plasma cell neoplasm that occurs in the bone marrow.

muscle biopsy : removal and examination of muscle tissue from living body, usually fine.

nonunion : failure of the fragments of a broken bone to knit together

open fracture : A fracture in which a wound through adjacent soft tissue or the soft tissue on it communicates with the fracture site.

ostealgia : It is a state of physical discomfort with unpleasant pain such as stabbing or throbbing in the bone.

ostectomy : surgical removal of all or part of a bone

osteitis, ostitis : inflammation of a bone.

osteocamp : an instrument for bending the femur.

osteochondritis : inflammation of both bone and cartilage.

osteochondroma : a benign tumor consisting of projecting adult bone capped by cartilage.

osteoclasis : the breaking of a bone as a step in the correction of a deformity

osteodysplasty : abnormal development of bone.

osteodystrophy : defective bone formation.

osteoma : a tumor composed of bone tissue.

osteomyelitis : inflammation of bone caused by a pyogenic organism.

osteoplasty : plastic surgery of the bones.

osteoporosis : the weakening of bones due to the decrease in bone density and mass. It is a disease that is more likely to appear as it ages.

osteosarcoma : It is a type of bone cancer that occurs in large bones of the arm or leg.

osteotomoclasis : correction of curvature of bone by partial division with the osteotome.

pathologic fracture : fractures due to weakening of bone structure by pathological processes such as nephropathy, osteomalacia, or osteomyelitis.

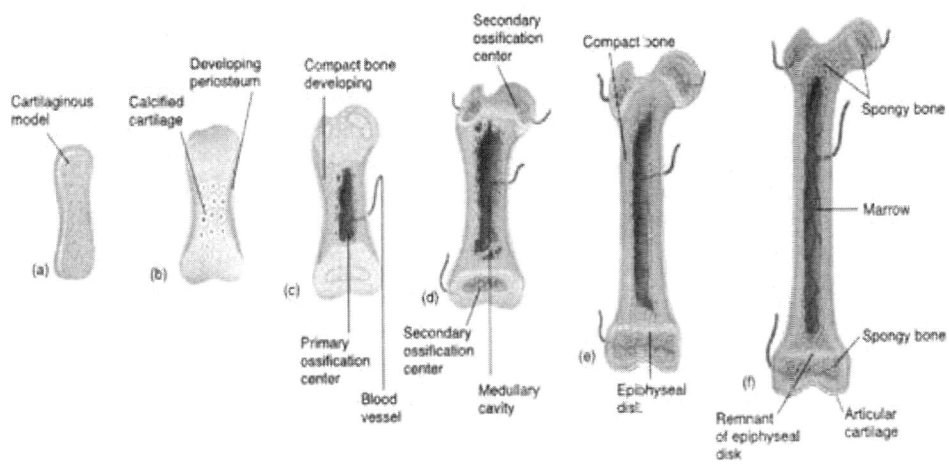

그림 12-5 Ossification

Pott's disease : ertebral body osteomyelitis and intervertebral discitis from tuberculosis (tb). the spine is the most frequent location of musculoskeletal tuberculosis, and commonly related symptoms are back pain, kyphotic deformity of the spine, lower limb weakness, and paraplegia.

reduction : the correction of a fracture, luxation, or hernia.

rheumatoid arthritis : a chronic disease marked by inflammatory changes in the synovial membrane and articular strutures.

rickets : a condition of infancy and childhood caused by deficiency of vitamin D, which leads to altered calcium and phosphorus metabolism and consequent disturbance of ossification of bone.

scoliosis : lateral deviation in the normally straight vertical line of the spine ; it may not include rotation or deformity of the vertebrae.

scurvy : deficiency of vitamin C in the diet.

sequestrum : a piece of dead that has become separated during the process of necrosis from sound bone.

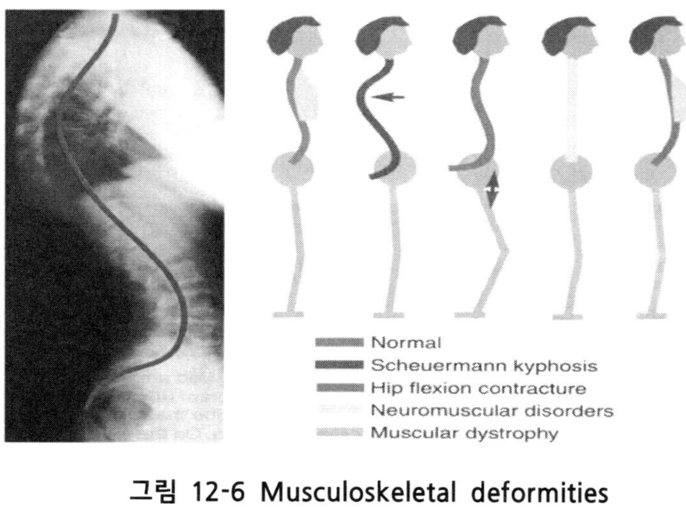

그림 12-6 Musculoskeletal deformities

spasm : sudden contraction of muscles or groups of muscles.

spina bifida : It is a defective closure that overlaps the bones of the spinal cord.

spiral fracture : the bone has been twisted apart.

spondylitis : inflammation of the vertebrae (vertebral bodies) or spine.

sprain : wrenching or twisting of a joint, with partial rupture of its ligament.

strain : bodily injury from excessive tension, effort, or use

subluxation : incomplete or partial dislocation.

synarthrosis : an immovable articulation in which the bones are united by intervening fibrous connective tissues

syndactylia : the most common congenital anomaly of the hand, marked by the persistence of the webbing between adjacent digits, so they are more or less completely attached. The anomaly may also occur in the foot.

talipes : deformity in which the foot is misaligned with respect to the talus in the ankle joint. while mostly congenital, as in clubfoot, acquired deformities are included.

transverse fracture : a fracture at right angles to the axis of the bone.

Chapter 13

ENDOCRINE SYSTEM

Chapter 13 ENDOCRINE SYSTEM

Ⅰ. Endocrine system

FUNCTION OF THE ENDOCRINE

to regulate body activity and, together with the nervous system, help maintain homeostasis.

All of the organs in the endocrine system are glands.

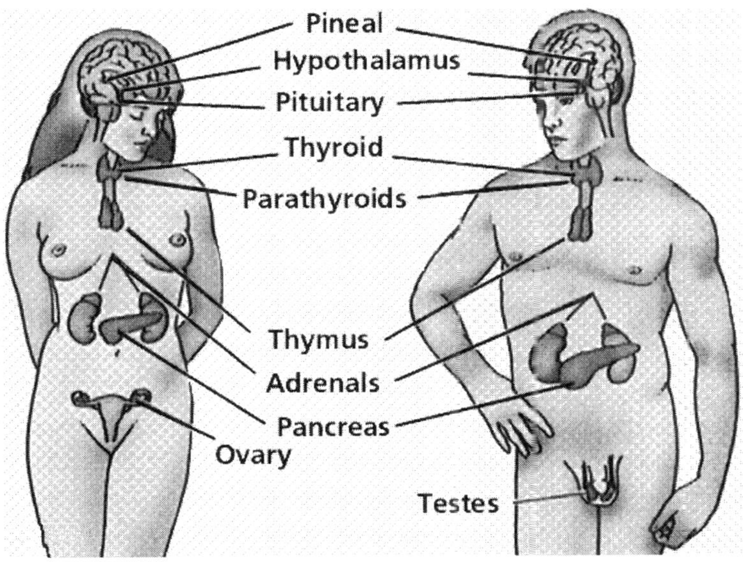

그림 13-1 Endocrine glands, small but very important ductless glands that secrete hormones directly into the bloodstream. Hormones produced are shown in parentheses.

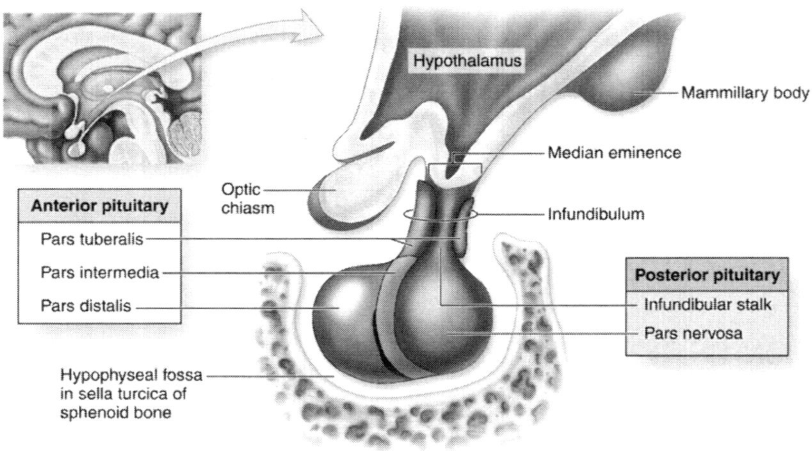

그림 13-2 Pituitary gland

They are called ductless glands(or glands of internal secretion) because they have no ducts. (A duct is a narrow tube that carries secretions.)

Ductless glands secrete hormones internally, directly into the blood stream, instead of into ducts. Hormones affect many body functions.

Endocrine glands : Location, Function

pituitary(hypophysis ; anterior and posterior) : deep in cranial cavity ; called master gland, as it affects all others.

thyroid(shaped "like a shield") : a gland located beneath the larynx (voice box) that makes thyroid hormone and calcitonin. the thyroid gland helps regulate growth and metabolism.

parathyroids(four) : behind thyroid ; regulate calcium and phosphorus content of blood and bones.

adrenals(cortex, outer ; medulla, inner) : one atop each kidney ; secrete steroids(corticoids) and help body cope with stress.

pancreas : a digestive organ in the abdomen that has both endocrine and exocrine functions .

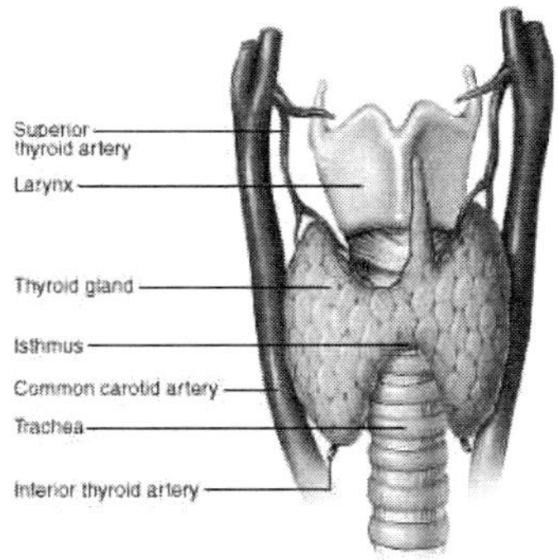

그림 13-3 Ventral view of thyroid gland

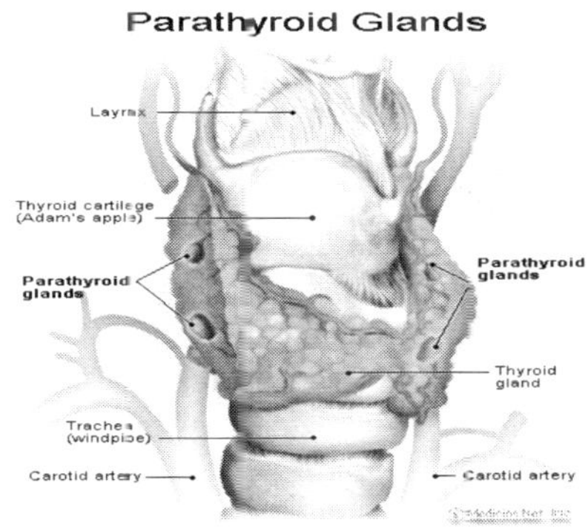

그림 13-4 Dorsal view of parathyroid glands

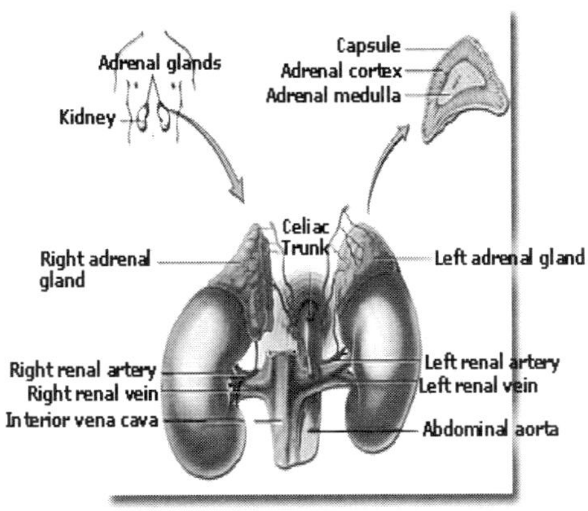

그림 13-5 The adrenal glands

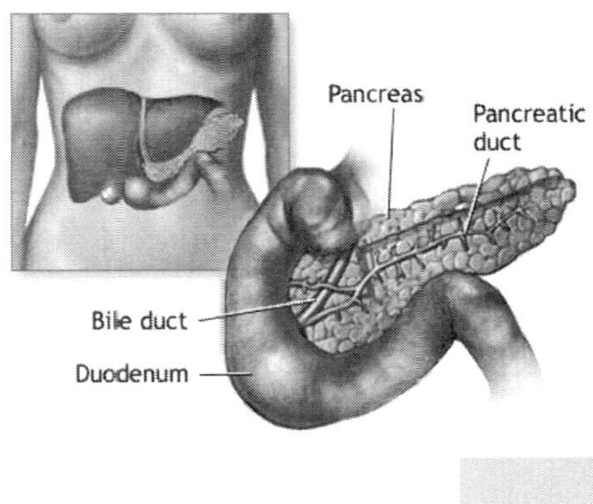

그림 13-6 Pancreas

sex glands(gonads) : ovaries secrete estrogens and progesterone ; testes secrete testosterone.

pineal gland : base of brain(little is known about it).

thymus : an immune system located in front of the mediastinum in the chest. It produces T lymphocytes.

II. Function of the system

1. Word root

adren/o, adrenal/o	adrenal gland
crin/o	secretion
gigant/o	huge
glyc/o, gluc/o	sugar
immun/o	immune
lact/o, galact/o	milk
myx/o	mucus
parathyroid/o	parathyroid gland
pineal/o	pineal body
somat/o	body
thym/o	thymus gland
thyroid/o, thyr/o	thyroid gland

2. Anatomical terms

adrenal gland	pineal body
endocrine gland	pituitary gland, hypophysis
exocrine gland	testis
ovary	thymus gland
pancreas	thyroid gland
parathyroid gland	

3. Medical terms

acromegaly : abnormal enlargement of the extremities of the skeleton nose, jaws, hands, and feet resulting from hypersecretion of growth hormone from pituitary gland.

Addison's disease : a disease caused by abnormalities in the production of cortisol and aldosterone, steroid hormones produced by the triangular pyramid-shaped adrenal cortex present in the kidneys.

adrenalectomy : surgical excision of an adrenal gland. This procedure is indicated when a disorder of the adrenal gland, such as Cushing's syndrome.

adrenogenital syndrome : hyperfunction of the adrenal cortex.

aldosteronism : an abnormality of electrolyte balance caused by excessive secretion-of aldosterone; called also aldosteronism.

Basedow's disease : exophthalmic goiter.

crenitism : arrested physical and mental development with dystrophy of bones and soft tissues, due to congenital lack of thyroid gland secretion from hypofunctioning or absence of the gland.

Cushing's syndrome : it is a disease that occurs when our body is more exposed to a hormone called saccharide than necessary. Saccharide corticoid is a hormone produced by the endocrine organ called the adrenal gland that exists above the kidney. Cushing syndrome occurs when the adrenal glands produce more saccharide than necessary, or when large amounts of saccharide corticoid are introduced into the body from outside for various reasons. When Cushing syndrome occurs, the shape of the face becomes round like a moon, and subcutaneous fat accumulates excessively behind the neck and shoulders. In addition, musculoskeletal symptoms may also appear, such as osteoporosis or weakness of muscle strength.

dehydration : the condition that result from excessive loss of body water.

diabetes : one of various abnormal conditions characterized by the secretion and excretion of excessive amounts of urine.

diabetes insipidus : a disorder characterized by a urinary output of from 2 to 10 liters per day, and an increased intake of fluid that does not match the output.

diabetes mellitus : It is a type of metabolic disease caused by a lack of insulin secretion or the inability of insulin to function normally. It is characterized by an increase in glucose concentration in the blood because insulin does not function properly.

dietotherapy : treatment of the diabetes mellitus by regulation of the diet.

dwarfism : the state of being a dwarf ; under development of the body.

exophthalmos : abnormal protrusion of the eye.

Froehlich's syndrome : a condition associated with lesions of the hypothalamus and pituitary gland, ncreased or excessive eating that leads to obesity, small testes and a delay in the onset of puberty.

gigantism : abnormal overgrowth of the body or a part ; excessive size and stature.

glucosuria : the presence of glucose in the urine.

goiter : In general, hyperthyroidism is caused by lack of iodine, hyperthyroidism, or thyroid nodule in diet. Symptoms include difficulty breathing and difficulty swallowing.

Graves disease : an autoimmune disease in which the thyroid gland is overactive and produces excessive amounts of thyroid hormones.

hirsutism : abnormal hairiness, especially in women.

hyperglycemia : abnormally high blood sugar content.

hyperparathyroidism : abnormally increased activity of the parathyroid gland which may be primary or secondary.

hyperpituitarism : excessive production of growth hormones by the pituitary gland

hypoadrenalism : deficiency of adrenal activity, as in Addisons disease.

hypoglycemia : a syndrome of abnormally low blood glucose level.

hypothyroidism : deficiency of thyroid gland activity, with under- production of thyroxine, or the condition resulting from it.

hypoparathyroidism : the condition produced by greatly reduced function of the parathyroid glands or by the removal of these bodies.

hypophysectomy : excision of the hypophysis, or pituitary gland.

hypopituitarism : the condition resulting from diminution or cessation of hormonal secretion by the pituitary gland, especially the anterior pituitary.

myxedema : skin symptoms caused by severe hypothyroidism. Due to the lack of thyroid hormones, mucus accumulates in the dermis under the skin due to the inability to break down mucopolysaccharides in the dermis, and the skin becomes swollen and hard.

osteitis fibrosa cystica : rarefying osteitis with fibrous degeneration and the formation of cysts and the presence of fibrous nodules on the affected bones, due to osteoclastic activity secondary to hyperparathyroidism.

palpitation : an unduly rapid or irregular heart beat.

parathyroidectomy : excision of a parathyroid gland.

pheochromocytoma : vascular tumor of the adrenal medulla.

pinealoblastoma : a pineal species with poorly differentiated cells.

progeria : a very rare genetic disorder caused by mutations in the lmna gene. it is characterized by premature aging. signs and symptoms include failure to thrive, limited growth, alopecia, wrinkled skin, small face, development of atherosclerosis, and heart disease. there is no cure for this condition.

Simmonds disease : panhypopituitarism in which cachexia is a prominent feature; called also pituitary cachexia. It follows the destruction of the pituitary gland by surgery, infection, injury, or tumor.

tetany : sudden and involuntary contraction of a muscle of group of muscles due to hypocalcemia.

thymectomy : excision of the thymus.

thymoma : a tumor derived from the epithelial or lymphoid elements of the thymus.

thyroidectomy : surgical excision of the thyroid gland.

thyrotoxicosis, Basedow's disease : a condition resulting from overactivity of the thyroid gland.

virilism : the presence of male characteristics in the female.

Chapter 14

INTEGUMENTARY SYSTEM

Chapter 14 INTEGUMENTARY SYSTEM

Ⅰ. Functions of skin

protection : a waterproof overcoat that keeps body fluids in and harmful elements out(bacteria and sun, for example).

sensory organ(receptor) : for sensations of touch, pain and temperature.

temperature regulator : for cooling and heating(perspiration and goose flesh).

waste elimination : disposal of wastes.

skin : He receives sensory stimulation from the external environment and covers or integrates body surfaces that provide protection.

epidermis : non-vascular outer layer of skin ; consists of four layers : epithelial tissue. Cells on the surface are deal cells.

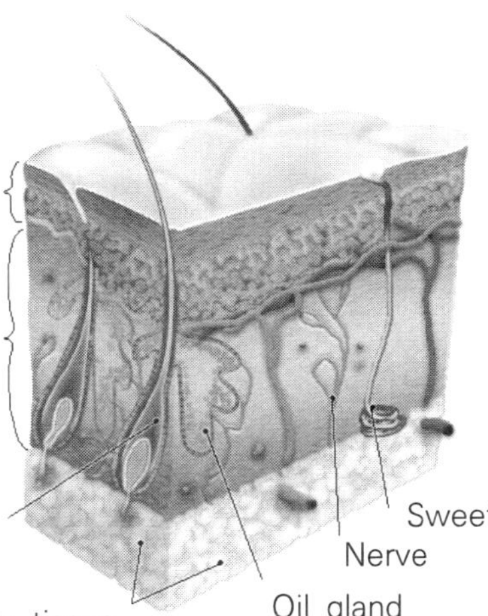

그림 14-1 Cross section of normal skin showing epidermis, dermis (corium) and subcutaneous tissues. Note important structures in dermis : blood vessels, sweat glands, and sebaceous glands.

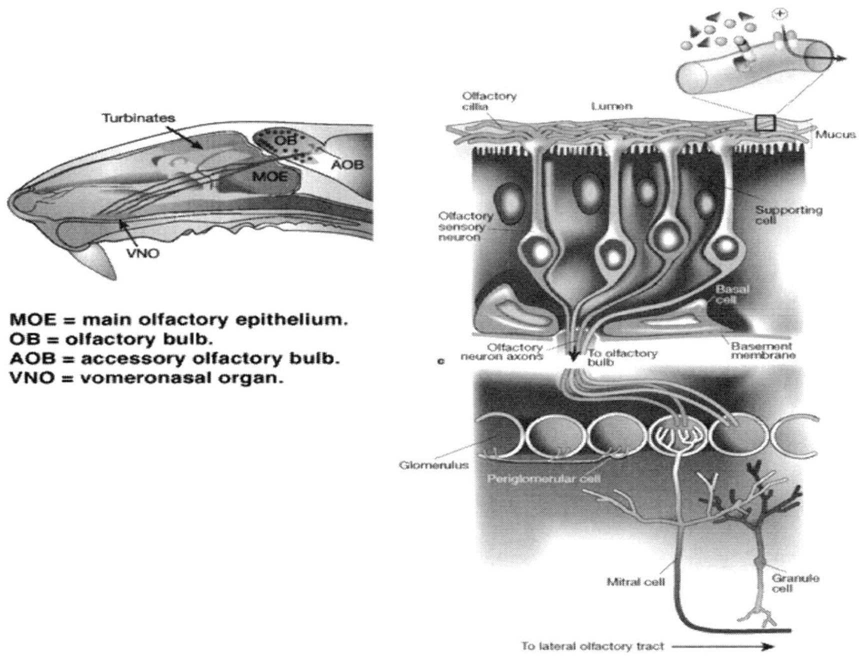

그림 14-2 Accessory organs of the skin

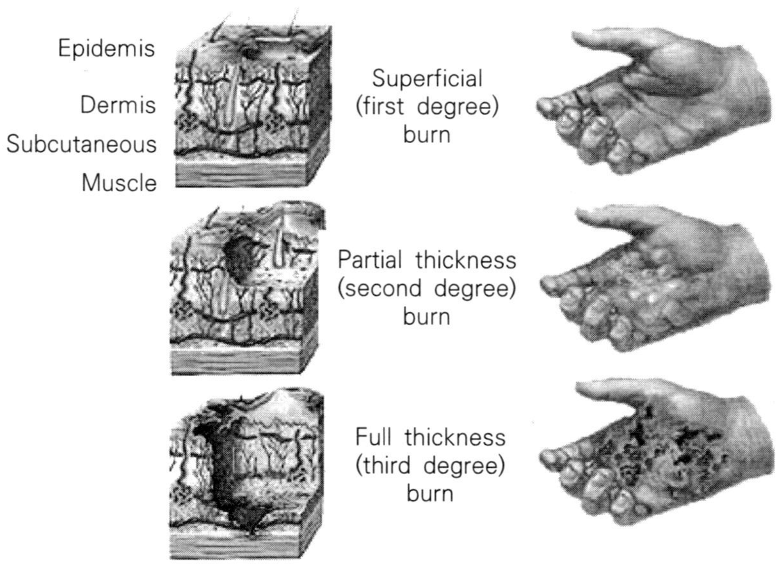

그림 14-3 Types of skin lesions - Primary Lesions

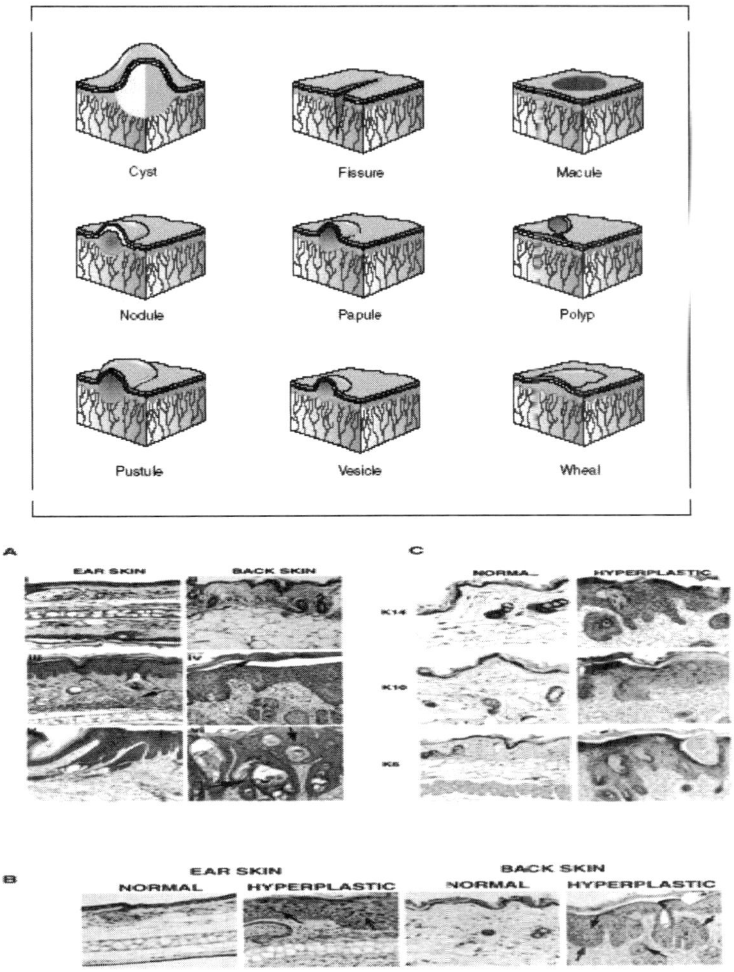

그림 14-4 Types of skin lesions - Secondary Lesions

DERMIS or CORIUM : deeper layer (two layers ; connective tissue containing nerves, nerve endings, blood vessels, sebaceous glands(sebum=oil), and sweat glands (sudoriferous).

HAIR and NAILS : appendages of skin.

SUBCUTANEOUS : under the skin ; contains adipose tissue, connective tissue, vessels, and nerves.

Ⅱ. Function of the system

1. Word root

actin/o	ray
adip/o, lip/o	fat
albin/o, alb/o, leuk/o	white
caus/o	burns
derm/o, dermat/o, cutane/o	skin
hidr/o	sweat
hydr/o	water
kerat/o, corn/i	horny, hard
leuk/o, albin/o, alb/o	white
lip/o, steat/o, stear/o	fat
melan/o	black
onych/o, ungu/o	nail
seb/o	sebum, sebaceum
squam/o	scale
syring/o	tube, fistula
top/o	place
trich/o, pil/o	hair
vesic/o	vesicle
xanth/o	yellow
xer/o	dry

2. Anatomical terms

dermis, corium	stratum corneum
epidermis	stratum germinativum
hair	stratum granulosum
papillary layer	stratum lucidum

reticular layer	stratum spinosum
sebaceous gland	sweat gland
sebum	

3. Medical terms

acne vulgaris : a chronic skin disorder usually occurring in adolescents and young adults, in which there is increased production of sebum from sebaceous glands and the formation comedones that plug the pores.

acne : A skin disease that causes sebum to build up in hair follicles due to excessive sebum production, resulting in inflammation of the sebaceous glands

albinism : congenital abscence of normal pigmentation in the body(hair, skin, eyes).

allergic dermatitis : Familiar examples of the allergic type are poison ivy, oak, and sumac. These include rubber and plastics, indu- strial chemicals, cosmetics, clothing, dyes, costume jewelry, some animals and plants, detergents, insecticides and paints.

alopecia : loss of hair, baldness.

anesthesia : loss of feeling or sensation.

anhidrosis : abscence of sweating.

athlete's foot : a chronic superficial fungal infection of the skin of the foot, especially of that between the toe and on the sole.

atopy : Genetic predisposition to the occurrence of immediate (type i) hypersensitivity reactions to common environmental antigens (atopic allergies); the most common clinical symptoms are allergic rhinitis; bronchial asthma, atopic dermatitis and food allergies also occur.

bleb : a large flaccid vesicle, usually at least 1cm in diameter.

burn : injuries to body tissues feeling hot and damaged by heat, chemicals, electricity, sunlight or radiation

cellulitis : diffuse inflammation of the soft or connective tissue due to infection.

chloasma : hyperpigmentation in circumscribed areas of the skin; called also melasma.

cicatrix : the fibrous tissue left after the healing of a wound, scar.

comedo : a blackhead, a plug of keratin and sebum within the dilated orifice of a hair follicle frequently containing the bacteria.

common baldness : alopecia, especially absence of hair from the scalp.

contact dermatitis : there are two types; allergic contact dermatitis and primary irritant dermatitis.

cosmetic operation : operation patient's appearence by plastic improved restoration, correction.

crust, scab : dried serum, blood or pus.

cutaneous candidiasis, moniliasis : it isususlly a superficial infection of the moist cutaneous areas of the body.

dandruff : scaly white or grayish flakes of dead skin cells especially of the scalp

debridement : the removal of necrotic tissue from adjacent to a infected lesion until surrounding healthy tissue is exposed.

decubitus ulcer : An ulcer caused by interference from a local circulation, also called pressure sores and pressure sores. An ulcer usually occurs over a bony projection, such as a sacrum, hip, heel, shoulder, or elbow.

dermabrasion : planing of the skin done by mechanical means.

dermatitis : It refers to inflammation of the skin. This includes itching, red rashes, and blisters.

dermatome : an instrument for cutting thin skin slices for skin grafts.

diascopy : examination with the diascope.

dry gangrene : dry gangrene occurs gradually and results from slow reduction of the blood flow in the arteries. There is no subsequent bacterial decomposition; the tissues become dry and shriveled. It occurs only in the extremities, and can occur with arteriosclerosis, in old age, or in advanced stages of diabetes mellitus. Buergers disease can also sometimes cause dry gangrene.

ecchymosis : it is a hemorrhagic spot larger than Petekia in the skin or mucous membrane, which is round or irregular without rising and forms blue or purple spots.

eczema : a form of dermatitis characterized by red, itchy, scaly, or crusty patches that can be chronic or intermittent.

epidermal cyst : an epithelial cyst of the skin.

epidermolysis bullosa : disease of the skin, marked by the development of bullae and vesicles.

erosion : Breaking down or eating external human tissues such as skin, teeth, and mucous membranes.

erysipelas : a superficial cellulitis caused by Streptococci.

erythema : Skin reactions caused by various external and internal stimuli. It is characterized by a lot of blood accumulating in the lower part of the skin, and the skin turns red and the blood vessels expand.

escharotomy : surgical incision through tight burn eschar.

exanthema : any cutaneous eruptive disease or fever.

excoriation : any superficial loss of substance, caused by scratching, rubbing.

folliculitis : inflammation of the follicle.

gangrene : a type of necrosis caused by insufficient blood supply to the cell or infection of the cell

gas gangrene : gas gangrene occurs in wounds infected by anaerobic bacteria, among which are various species of clostridium, break down tissue by gas production and by toxins.

herpes : any of several inflammatory diseases of the skin caused by herpesviruses and characterized by clusters of vesicles

herpes simplex : either of two diseases caused by herpesviruses (species Human herpesvirus 1 and Human herpesvirus 2 of the genus Simplexvirus) and marked especially by watery blisters on the skin or mucous membranes of the lips, mouth, face, or genital region

herpes zoster : varicella zoster virus infection that is caused by the reactivation of virus, which can be latent within dorsal root ganglia; zoster is characterized by vesicular lesions clustered unilaterally in a dermatomal distribution of one or more adjacent sensory nerves. neuralgic pain can occur and can be severe.

homografts : a graft of tissue between individuals of the same species.

hydrotheraphy : remove the topical agent and clean the burned area.

hyperhidrosis : excessive perspiration due to overactivity of the sweat gland.

hyperpigmentation : abnormally increased pigmentation.

hypertrichosis : excessive hair growth in areas usually not hairy.

ichthyosis : skin disorders due to hypertrophy of scaliness.

impetigo : a bacterial skin infection characterized by red sores or blisters that progress to a honey colored crust.

juvenile melanoma : a type of disease in which pigmented spots suddenly appear suddenly, and you can see the pattern of developing nevus within the complex nevus or dermis. The nevus is as hard as 1-2 cm and sometimes appears on the face. Swelling and vasodilation appear in the upper dermis.

keloid : a sharply elevated, irregularly shaped, progressively enlarging scar, due to excessive collagen formation in the corium during connective tissue repair.

keratosis follicularis, darier's disease : itching crusting, verrucous papular growths.

keratosis pilaris : hyperkeratosis limited to the hair follicles.

leprosy : a bacterial granulomatous infection caused by mycobacterium leprae. it is a progressive disease affecting the skin, peripheral nerves, and limbs. if untreated, it causes permanent tissue damage leading to autoamputations.

leukoderma : an acquired condition with localized loss of pigmentation of the skin.

lichenification : thickening of the epidermis, with exaggeration of its normal markings so that striae form a criss-cross pattern, enclosing flat-topped, shiny, smooth quadrilateral facets between them.

macule : a flat, distinct, discolored area of skin less than 1 cm wide that does not involve any change in the thickness or texture of the skin.

malignant melanoma : a malignant tumor, usually developing from a nevus and consisting of black masses of cells with a marked tendency to metastasis.

melanoderma : an abnormally increased amount of melanin in the skin due to either an increase in production of melanin by the melanocytes normally present or to an increase in the number of melanocytes, with production of hyperpigmented patches.

melanoma : any tumor composed of melanin-pigmented cells.

miliaria, prickly heat : a syndrome associated with sweat occuring in the skin.

moist gangrene : moist gangrene is caused by sudden stoppage of blood, resulting from burning by heat or acid, severe freezing, physical accident that destroys the tissue, a tourniquet that has been left on too long, or a clot or other embolism. At first, tissue affected by moist gangrene has the color of a bad bruise, is swollen, and often blistered.

necrolysis : a life-threatening skin disorder characterized by a blistering and peeling of the skin.

panniculitis : inflammation of the panniculus apiposus.

papule : a small circumscribed, superficial, solid elevation of the skin.

paronychia : an inflammation of the tissue surrounding the nail plate.

pediculosis : infestation with lice of the family pediculidae.

petechia : small, not exactly raised, perfectly rounded, purple red spots caused by intradermal or submucosal bleeding, later turning blue or yellow.

porokeratosis : disease of the skin, usually of the hand and feets, characterized by hypertrophy of the horny layer about the ducts of the sweat glands.

psoriasis : The skin has clear boundaries, and silver scales of various sizes are accompanied by red skin with papules and plates. Psoriasis is a chronic skin disease that repeatedly worsens and improves.

purpura : small blood vessel hemorrhage into the skin and/or mucous membranes presenting as red or purplish patches.

pustule : a small, elevated, circumscribed, pus-containing lesion of the skin.

pruritis : itching, It is common in many types of skin disorders, especially allergic inflammation and parasitic infestations.

pyoderma : a purulent infection of the skin.

rash, eruption : It is a skin disease that swells up due to sudden irritation. When the rash comes up, it is itchy, swollen and red, and you can feel irritation on your skin, and in severe cases, you can also feel pain.

ringworm : a group of fungal disease of the skin of man and domestic animals caused by dermatophytes.

scales : a small thin dry lamina shed from the skin

scar, cicatrix : left behind on skin after a wound has healed.

skin carcinoma : malignant epithelioma of the skin.

skin ulcer : a local, superficial defect, or excavation, of the surface of tissue by the cellular necrosis.

solar keratosis : any horny growth, such as a wart or callosity, and is caused by excessive exposure to the sun.

steatoma, sebaceous cyst : a fatty mass retained within a sebaceous gland.

syphilis : a type of venereal disease caused by Treponema pallidum bacteria. Syphilis is often spread mainly by sexual intercourse, but sometimes it spreads from the mother to the fetus. Transmission is transmitted through the genitals, anus lips, and mouth, but bacteria can cause inflammatory diseases in body organs.

syringoma : a benign sweat gland neoplasm usually affecting the lower eyelids and upper cheeks.

tinea : superficial skin lesions caused by a highly specialized group of fungi called dermatophytes that live and multiply on the surface of the skin and feed on keratin, the horny protein constituting the major part of the outermost layer of the skin and of the hair and nails.

tinea versicolor : a chronic, noninflammatory and usually symptomless disorder.

tingling : a pricklike thrill caused by striking a nerve.

urticaria : a vascular reaction of the skin marked by transient appearance of slightly elevated patches which are redder or paler than the surrounding skin and often attended by severe itching; called also hives.

vesicle : a small sac formed by a membrane and filled with liquid. vesicles inside cells move substances into or out of the cell.

warts, verruca : a disease that proliferates on the skin or mucous membrane due to human papillomavirus infection.

wheal : A local edema area on the surface of the body, often accompanied by severe itching and usually lost.

xeroderma : a disease of the skin characterized by dryness and roughness and a fine scaly desquamation.

Chapter 15

AUDITORY SYSTEM

Chapter 15
AUDITORY SYSTEM

Ⅰ. Ears

The auditory organ that detects sound and the sensing organ ears necessary for balance. Ears are divided into three parts: outer ear, middle ear, and inner ear, and outer ear is divided into the ear wheel and the ear canal.

external ear : auricle, or pinna, and ear canal.

middle ear : lined with mucous membrane ; three bones : malleus, incus, stapes.

inner ear : vestibule, semicircular canals and cochlea.

tympanic membrane : ear drum or myringa ; separates middle ear from external ear.

cerumen : wax in ear canal.

eustachian tubes : from middle ear to pharynx(throat) ; equalize pressure.

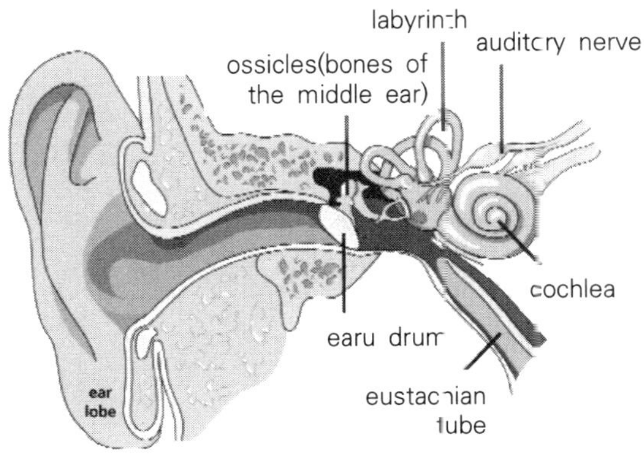

그림 15-1 Diagram of the ear showing outer ear canal, eardrum (tympanic membrane), middle ear, inner ear, and eustachian tube.

II. Function of the system

1. Word root

aer/o	air, gas
audi/o, acous/o, acou/o	hearing
mastoid/o	mastoid process
meat/o	meatus
myring/o, tympan/o	eardrum, tympanic membrane
ot/o, aur/o, aur/i	ear
salping/o	eustachian tube
son/o, phon/o	sound

2. Anatomical terms

auricle	membranous labyrinth
cerumen	middle ear
cochlea	osseous labyrinth
endolymph	ossicle
external auditory meatus	oval window
external ear	perilymph
eustachian tube	round window
incus	semicircular canal
internal ear	stapes
labyrinth	tympanic cavity
malleus	tympanic membrane
mastoid process	vestibule

3. Medical terms

acoustic neuroma : benign tumor within the auditory canal arising from the acoustic nerve.

audiometer : an instrument used in measuring the acuity of hearing.

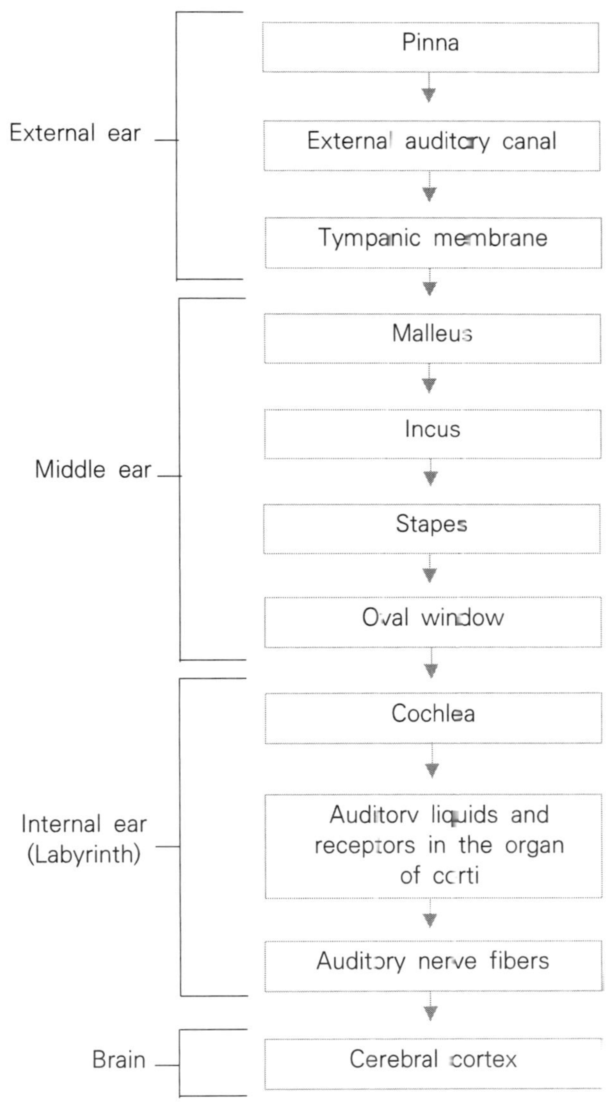

그림 15-2 Pathway of sound vibrations

audiometry : measurement of hearing, as by means of an audiometer.

aural atresia : absence or closure of the external auditory canal.

cerumen : Soft yellow wax secreted from the glands of the ear canal.

cholesteatoma : A disease in which small skin tissues such as pearls are abnormally formed inside the eardrum.

chronic mastoiditis : an chronic inflammation of the mastoid antrum and cells.

conjunetivitis : a common eye infection that causes inflammation of the tissues lining the eyelid (conjunctiva). It's caused by allergens, irritants, bacteria and viruses, such as coronaviruses that cause the common cold or COVID-19. Treatment depends on the specific cause and includes eye drops, ointments, pills, water flushes and comfort care.

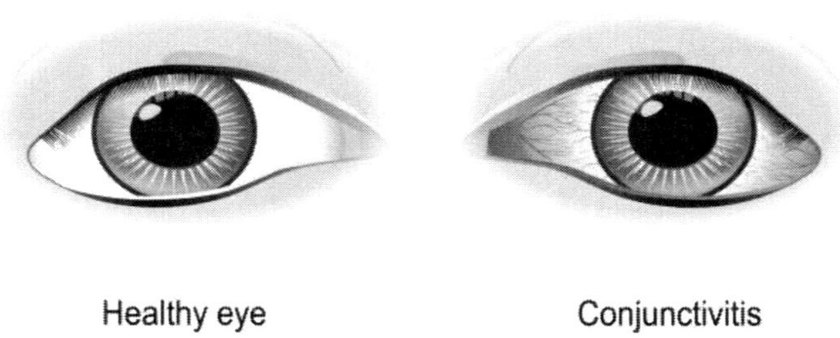

그림 15-3 Healthy eye and conjunctivitis

deaf mutism : the absence both of the sence of hearing and of the faculty of speech.

deafness : Inaudible condition in one or both ears. This condition can occur genetically or acquired.

dizziness : a condition in which a feeling of photoderma or movement occurs in the head.

eustachian curettage : the removal of growths or other material from the orifice of a eustachian tube, as with a curet.

eustachian salpingitis : inflammation of the auditory tube.

fenestration : the surgical creation of a new opening in the labyrinth of the ear for the restoration of hearing in otosclerosis.

hematotympanum : hemorrhagic exudation into the middle ear.

labyrinthitis : inflammation of the labyrinth ; otitis interna.

mastoidectomy : surgical removal of mastoid cells. The most frequent indication for mastoidectomy is chronic infection in the mastoid process occurring as a complication of chronic of diseased portions of the mastoid process as well as the incus and malleus of the middle ear and the tympanic membrane.

mastoiditis : a bacterial infection that occurs in the breast. It is caused by bacteria invading from the wound of the nipple and the growth of bacteria in the stagnant milk..

Menieres disease : It is a disease that causes dizziness, hearing loss, tinnitus. Most cases of dizziness appear paroxysmal and last for more than 20 minutes and less than 24 hours. In addition, hearing is temporarily lost and tinnitus is heard, which is associated with dizziness. It is one-sided in a way that the hearing loss becomes severe just before the dizziness occurs, and when the dizziness disappears, the symptoms are alleviated.

microtia : abnormal smallness of the external ear

myringitis, tympanitis : inflammation of the tympanic membrane.

myringoplasty : surgical restoration of a perforated tympanic membrane by grafting.

myringorupture : forcible tearing of tympanic membrane.

myringotomy, tympanotomy : incision of the tympanic membrane.

nystagmus : involuntary, rapid, rhythmic movement of the eyeball.

ossiculectomy : surgical removal of the ossicle of the ear.

otalgia : a disease that causes physical discomfort and pain in the ear

otitis : an ear infection, also called acute otitis media, is a sudden infection in your middle ear. the middle ear is the air-filled space between your eardrum and inner ear. it houses the delicate bones that transmit sound vibrations from your eardrum to your inner ear so you can hear.

othematoma : a collection of blood, usally clotted, in the ear.

otitis external : inflammation of the external ear.

otitis media : inflammation of the middle ear.

otoplasty : plastic surgery of the ear.

otorrhea : a discharge from the external ear

otosclerosis : a disease of the bone of the otic capsule that causes an abnormal accumulation of new bone within the oval window. this limits the movement of the stapes bone, which results in hearing loss.

otoscopy : examination of the ear by the otoscope.

presbycusis, senile deafness : a progressive, bilaterally symmetrical perceptive hearing occuring with age.

salpingitis : inflammation of a uterine tube or the eustachian tube.

stapedectomy : excision of stapes.

tinnitus : a noise in the ears, as ringing, buzzing, or roaring, which may at times be heard by others than the patient.

vertigo : one of the symptoms of dizziness. It refers to a symptom of feeling like oneself or things around you are spinning. Among dizziness, this is a word to distinguish between dizziness that feels like rotating.

Chapter 16

VISUAL SYSTEM

Chapter 16 VISUAL SYSTEM

Ⅰ. Eyes

The human eye is a sensory organ that can receive visual information. The eyes receive visual information and transmit it to the brain. it is protected from injury by being surrounded by a skull.

PARTS OF THE EYE

sclera : outer covering(rear part is the white of the eye ; clear front part is the cornea).

conjunctiva : mucous membrane covering of eye ; also lines eyelids.

choroid : the membrane that forms the middle layer of the eyeball wall. There are many blood vessels and melanocytes distributed, It prevents light entering the eyeball from being dispersed.

iris : colored band of choroid surrounding the pupil.

pupil : an empty space in the inner center of the iris, and the amount of light entering the eyeball is determined by the size.

lens : transparent, colorless structure encapsulated and held in place behind the pupil by a ligament attached to the ciliary muscle.

aqueous humor : watery liquid in anterior chamber in front of the lens ; it circulates through the anterior and posterior chambers of the eye.

vitreous humor : jellylike transparent substance inside eyeball.

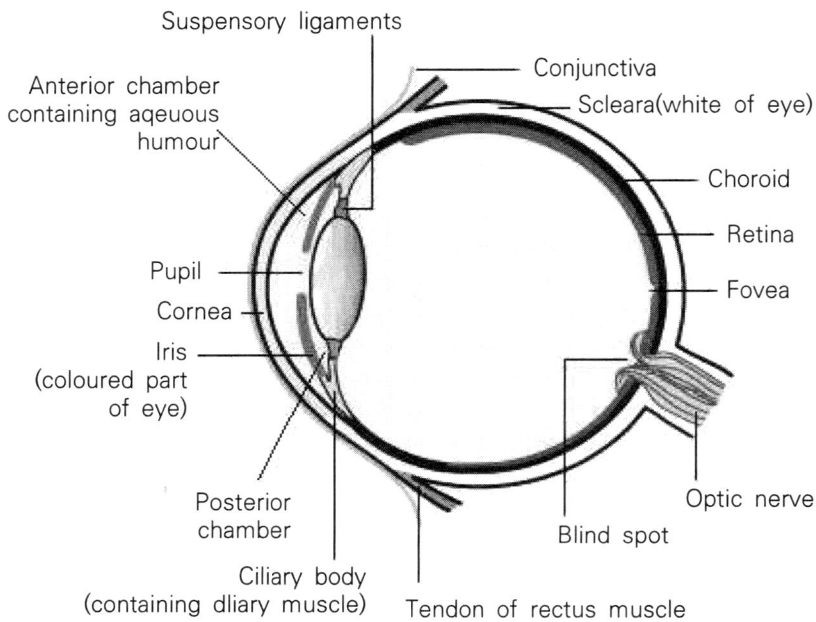

그림 16-1 Nomal eye

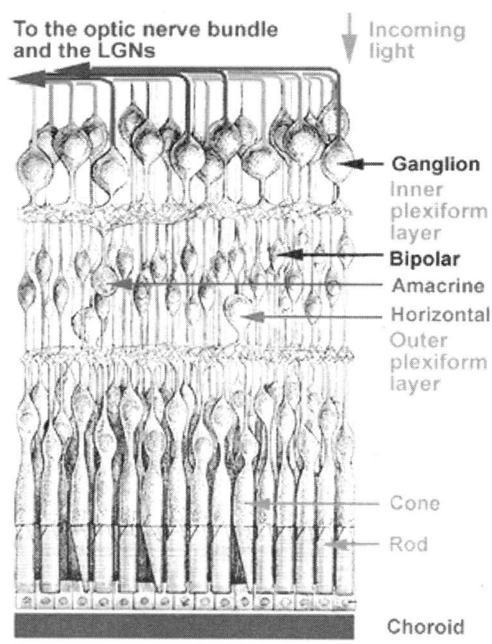

그림 16-2 Diagram of the microscopic structure of the retina

retina : the transparent nerve tissue that covers the innermost part of the eyeball. It converts light information into electrical information and transmits it to the brain.

Muscles attached to the outside of the eyeball provide eye movements. The optic nerve transmits images to the brain. Lacrimal glands and ducts(tear glands) are located at the outer upper aspect of the eyes(called the lacrimal apparatus).

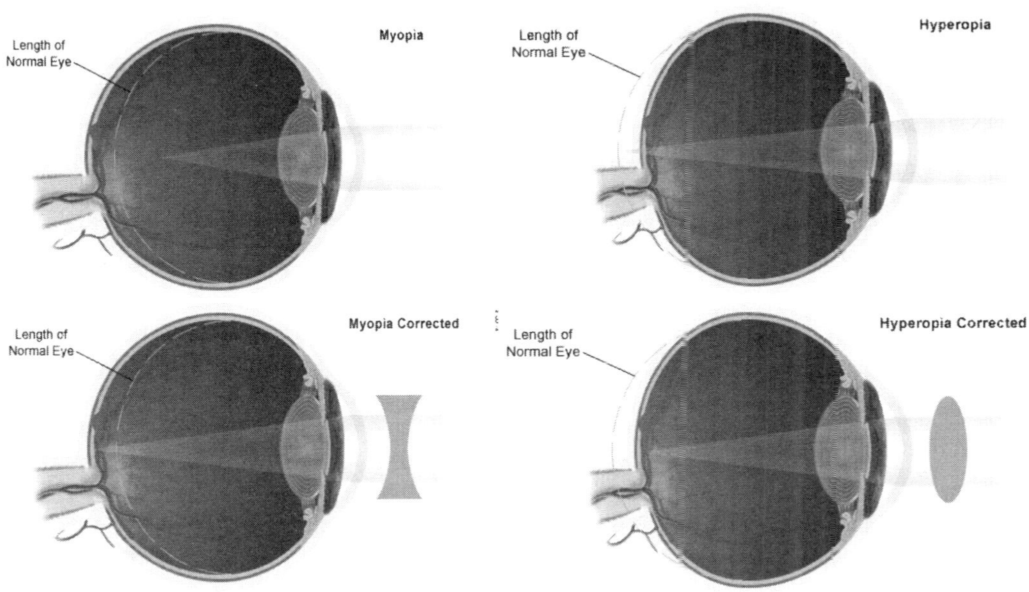

그림 16-3 Myopia and hyperopia

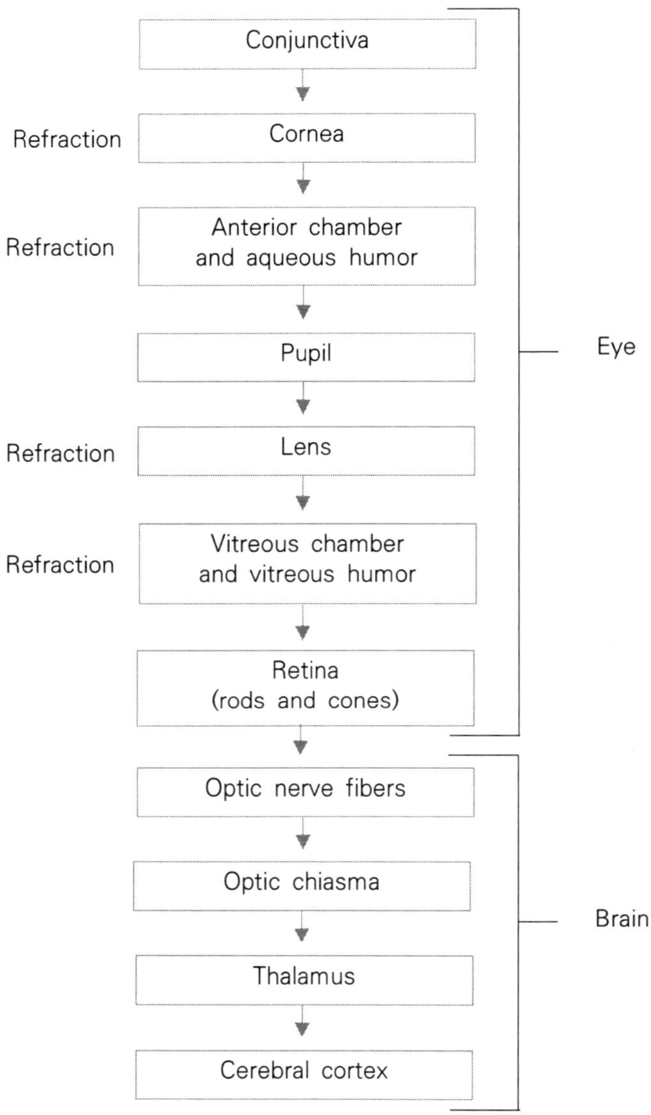

그림 16-4 Pathway of light rays

Ⅱ. Function of the system

1. Word root

blephar/o, palpebr/o	eyelid
corne/o, kerat/o	cornea
cycl/o	ciliary body of the eye
dacryocyst/o	lacrimal sac
dacry/o, lacrim/o	tears, lacrimal duct
ir/o, irid/o	iris
kerat/o, corne/o	cornea, horny tissue
lacrim/o, dacry/o	tear, lacrimal duct
opt/o	eye, vision
ophthalm/o, ocul/o	eye
phac/o, phak/o	crystalline lens
phot/o	light
presby/o	old age
pupill/o, cor/o	pupil
retin/o	retina
scler/o	sclera
tars/o	edge of the eyelid
typhl/o	blindness

2. Anatomical terms

anterior chamber	lacrimal duct
aqueous humor	lacrimal gland
blind spot	macula lutea
canthus	Meibomian gland
choroido	ptic disc or optic papilla
ciliary body	orbit

cilium	posterior chamber
conjuctiva	pupil
cornea	retina
crystalline lens	sclera
eyelid	tarsal plate
fovea centralis	uvea
iris	vitreous body

3. Medical terms

achromatopsia : the quality or the condition to being achromatic.

amaurosis : loss of sight without apparent lesion of the eye, as from disease of the optic nerve.

amblyopia : one-sided or bilateral decrease in vision that cannot be determined by physical examination of the eye.

amblyoscope : an instrument for training an amblyopic eye.

anisocoria : in aquality of the pupils in diameter.

astigmatism : It is a disease in which the light that enters the eye cannot be focused at a single point due to uneven surface of the eyeball. Because the surface of the cornea is irregular, the degree of refraction of light is different, making it difficult to focus to a single point and appear blurred.

bepharoptosia : droping of an upper eyelid due to paralysis.

blepharitis : inflammation of the eyelids near the eyelashes.

blepharophimosis : abnormal narrowness of the palpebral fissures in the horizontal direction.

blepharoplasty : plastic surgery of a eyelid.

blepharospasm : tonic spasm of the oribicularis oculi muscle, producing more or less complete closure of the eyelids.

blindness : The condition of not being able to feel and see visual stimulation. It can be affected by brain disease, eye disease, visual path, and optic nerve disease.

blue sclera : a condition of unusual blueness of the sclera.

canthoplasty : plastic surgery of a canthus.

cataract : an opacity or clouding that develops in the crystalline lens of the eye or in its capsule.

cataract extraction : the surgical removal of a cataractous lens.

choroiditis : an inflammatory condition of the choroid membrane of eye.

chemosis : excessive edema of ocular conjuctiva.

chromop(s)ia : a visual defect in which colorless object appear to be tinged with color.

conjunctivitis : inflammation of the conjunctiva.

corneal laceration : tearing of the cornea.

cover-uncover test, cover test : a test for determining the type of phoria.

cryoextraction : extraction of a cataract through use of a cryoprobe whose refrigerated tip adheres to and freezes tissue of the lens permitting its removal

dacryoadenitis : inflammation of a lacrimal gland.

dacryocystectomy : excision of the wall of the lacrimal sac.

dacryocystitis : inflammation of the lacrimal sac.

dacryocystorhinostomy : Communication between the lacrimal sac and the nasal cavity.

diathermy : form of physical therapy in which deep heating of tissues is accomplished by the use of high-frequency electrical current.

diplopia : the perception of two images of one object.

ectropion : the turning outward of an margin of the eyelid.

enophthalmos : a backword displacement of the eyeball into the orbit.

epiphora : an abnormal overflow of tears down the cheek, mainly due to stricture of the lacrimal passages ; called also illacrmation.

exophthalmos : abnormal protrusion of the eyeball.

funduscopy : examination or inspection of the fundus of the eye.

glaucoma : a disease in which visual field defects occur due to diseases in the optic nerve, one of the organs responsible for transmitting visual information received from the eye to the brain. In the past, only cases in which the intraocular pressure was raised were mainly explained, but recently, glaucoma was found and the definition changed even though the intraocular pressure was normal.

hordeolum, stye : a purulent inflammation of sebaceous glands of the eyelids.

hyperopia : refractive anomalies characterized by a clear view of distant objects, while nearby objects appear blurred.

hypertensive retinopathy : any noninflammatory disease of the retina associated with malignant hypertension.

iridectomy : surgical excision of part of the iris.

iritis : Inflammation of the iris. Typically, symptoms such as congestion, palpitations, glare, dim eyes, and urticaria appear.

keratitis : infectious keratitis refers to microbial invasion of the cornea causing inflammation and damage to the corneal epithelium, stroma, or endothelium. Noninfectious keratitis is, for the most part, rare.

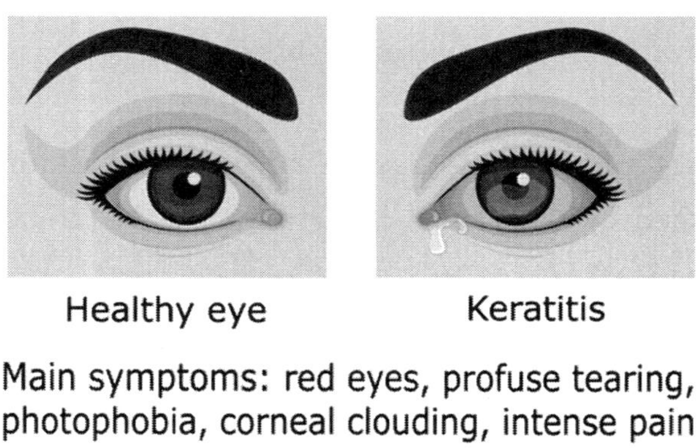

그림 16-5 Healthy eye and Keratitis

keratomalacia : softening of the cornea.

keratometer : an instrument for measuring the curves of the cornea.

keratoplasty, corneal graft : plastic surgery of the cornea.

keratotomy : surgical incision of the cornea.

leucoma cornea : a dense white opacity of the cornea.

macropsia : false perception that objects are larger than they really are.

Maddox rods : a set of parallel cylindrical glass rods used in testing for heterophoria.

metamorphopsia : a disturbances of vision in which objects are seen as distorted in space.

micropsia : false perception that objects are smaller than they really are.

mydriasis : extreme dilatation of the pupil.

myopia : an abnormality of refraction characterized by the ability to see objects nearby clearly, while objects in the distance appear blurry.

nyctalopia : a disease that can be seen well when the day is fine, but is invisible due to incomplete vision when there is only faint light or no light at night

nystagmograph : an instruments for recording the movements of the eyeball in nystagmus.

nystagmus : involuntary, rapid, rhythmic movement of the eyeball.

ocular enucleation : removal of the eyeball.

ocular headache : pain in the head occuring around the eye.

ocular hypertension : persistently elevated intraoccular pressure.

ocular pain : It is a physically uncomfortable sensation felt in the eyes. Pain such as tingling or throbbing is felt.

ocular pro(s)thesis : an artificial substitute for the eyeball.

ophthalmitis : inflammation of the eye

ophthalmodynamometry : determination of the retinal arterial pressure.

ophthalmoscopy : the examination of that interior of the eye with the ophthalmoscope.

optic neuritis : inflammation of the optic nerve.

orbital tumor : tumors that appear in the tissue around the eye, in the orbital cavity.

papilledema : edema and hyperemia of the optic disk, usually associated with increased intracranial pressure; called also choked disk.

phorometer : an instrument for detecting and measuring imbalance in the extrinsic muscles of the eyes

photometer : a device for measuring the intensity of light.

photophobia : abnormal visual intolerance of light.

photopsia : a sensation of sparks or flashes of light across the visual field.

presbyopia, old sight : hyperopia and impairement of vision due to advancing years.

pupillometer : an instrument for measuring the width or diameter of the pupil.

redness, congestion : excessive or abnormal accumulation of blood in the eye.

reduced vision : loss of the act or facult of seeing.

refractive error test : measurement about the refractive error.

refractometer : a refractometer for clinical use is a device intended to determine the amount of solute in a solution by measuring the index of refraction (the ratio of the velocity of light in a vacuum to the velocity of light in the solution).

retinal detachment : a condition in which the retina are separated from the choroid.

retinitis : inflammation of the retina of the eye..

retinoblastoma : a malignant tumor arising from the retina.

retinopathy : any non-neoplastic pathologic conditions of the retina, including non-neoplastic structural anomalies.

retinoscope : an instrument for evaluation and diagnosting refractive errors of the eyes.

scleral staphyloma : a localized defect in the eye wall with protrusion of uveal tissue due to alterations in scleral thickness and structure.

scleritis : a severe, destructive, vision-threatening inflammation involving the deep episclera and sclera.

sclerograft : transplant of the sclera.

strabismus : a misalignment of the eyes so that the visual axes deviate from bifoveal fixation.

synechia : adhesion, as of the iris to the cornea or to the lens.

trachoma : a chronic conjunctivitis caused by Chlamydia trachomatis and is characterized by progressive exacerbations and remissions. It is the leading cause of preventable blindness worldwide. Initial symptoms are conjunctival hyperemia, eyelid ecema, photophobia, and lacrimation. Later, corneal neovascularization and scarring of the conjunctiva, cornea, and eyelids occur. Diagnosis is usually clinical. Treatment is with topical or systemic antibiotics.

transilluminator : a device for the passage of light through the eye.

trichiasis : condition of ingrowing hairs about an orifice.

Chapter 17

ONCOLOGY SYSTEM

Chapter 17
ONCOLOGY SYSTEM

Ⅰ. Function of the system

1. Word root

aden/o	gland
astr/o	star
carcin/o	carcinoma
epitheli/o	epithelium
lymph/o	lymph
onc/o	tumor
sarc/o	flesh
vas/o, angi/o	vessel, blood vessel
-carcinoma	carcinoma
-oma	tumor
-sarcoma	sarcoma

2. General terms

anatomic staging : the classification of neoplasms according to the extent of the tumor.

benign : Tumor but a condition that is not cancerous. This means that it is a tumor that does not spread to other nearby tissues of the body. Sometimes, a condition is called benign to suggest it is not dangerous or serious.

cancer : a disease in which cells in living tissues multiply indefinitely, causing malignant tumors. Our bodies form new cells to replace cells that will die. However, sometimes this goes wrong. It is the case a new cell grows when it is not needed, or the cell does not die despite its old age. In this case, the extra cells form a mass called a tumor, which 'positive tumors' do not cause problems, but malignant tumors do. Because cells caused by malignant tumors invade nearby tissues or they separate and spread to other organs, leading to death of the body.

carcinoma : Malignant neoplasm composed of epithelial cells. It can occur anywhere in epithelial tissue, such as the epithelium of the skin, mucous membrane, or various adenocarcinoma.

malignant : tending to produce death or deterioration

metastasis : the transfer of disease from one organ or part to another directly connected with it.

radiosensitivity : sensitivity of the skin or other skin tissue to radiant energy.

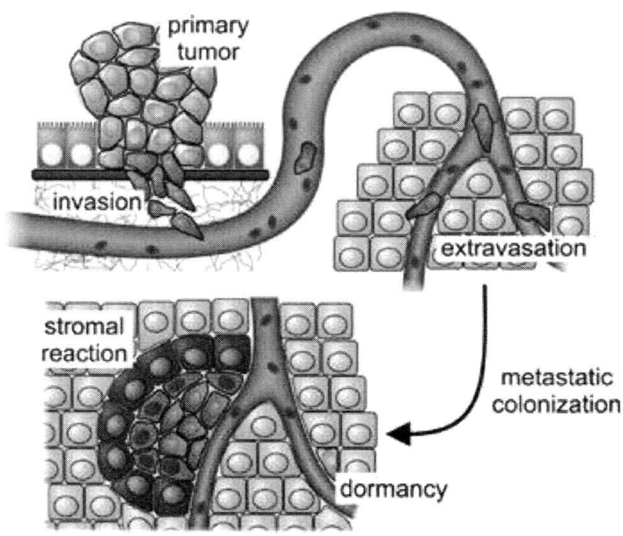

그림 17-1 Development type of tumor

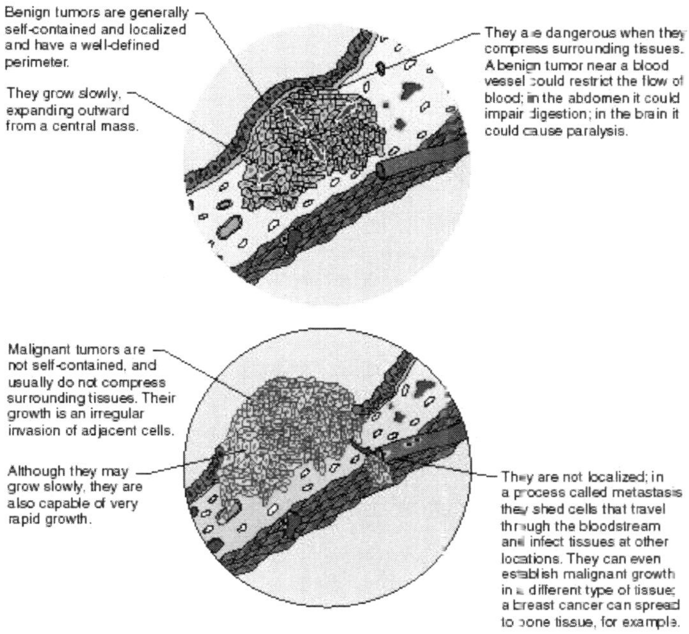

그림 17-2 Benign tumor and malignant tumor

sarcoma : a malignant tumor made up of a aubstance like the embryonic connective tissue.

TNM, staging TNM : staging of tumors according to three basic components ; primary tumor(T), regional lymphnodes(N), and metastasis(M).

ulcer : Lesions damaged by missing or recessed parts of the skin, mucous membrane, or other surface. Frequently occurs with inflammation, infection, or cancer growth.

3. Metastasis of tumors

pathways of spread(metastasis)

(1) lymphatic, lymphogenous metastasis : metastasis arising through the lymphatic vessel.

(2) hematogenous metastasis : metastasis from one tissue to another through the blood vessel.

(3) disseminated, seeding metastasis : when the malignant tumor penetrate into the natural open field of the body.

(4) transplantation metastasis : metastasis brought about by transfer of tumor cells by fluid and their implantation in a distant location.

4. Therapeutic and operative terms

(1) Chemotherapy for cancer : the treatment of cancer by chemical agents.

(2) Immunotherapy : treatment by the active immunity, passive imm- unity, immunopotentiatory and immunosuppressive.

(3) Radiotherapy : the treatment of disease by ionizing radiation.

(4) Surgical operation : any act performed with instruments or by the hands of a surgeon.

1) **radical operation** : one involving extensive resection of tissue for the complete extirpation of disease.

excisional biopsy : biopsy of an entire lesion removed by excision.

incisional biopsy : biopsy of a selected portion of a lesion.

needle biopsy : biopsy of tissue by the punture of a tumor.

2) **specific surgical operation**

cryosurgery : destruction of tissue by the extreme cold.

electrocoagulation : coagulation of tissue by means of a biterminal high frequency electric current.

laser peration : destruction of tissue by the laser.

5. Classification of tumors

(1) the anticipated behavior

(2) the histogenesis or cytogenesis

Histologic Derivation	Benign Neoplasms	Malignant Neoplasms	Site of Predilection
Connective tissue	Chondroma	Sarcomas Chondrosarcoma	Bones
	Lipona-benign neoplasm composed of adipose tissue(fat)	Liposarcoma sarcma composed of adipose tissue	Fat
	Fiboma-benign mass or firm nodule of fibroblasts or fibrocytes	Fibrosarcoma	Fibrous tissue
	Leiomyoma	Leiomyosarcoma malignant neoplasm of smooth muscle tissue	Smooth(visceral) muscle
	Rhabdomyoma-benign tumor arising in skeletal muscle	Rhabdomyosarcoma-malignant, poorly differentiated, bizzare mass in striated muscle	Striated(skeletal) muscle
	Osteoid osteoma-benign tumor derived from osteoblastic tissue	Osteosarcoma, Osteogenic sarcoma	Long bones
Embryonal tissue		Choriocarcinoma	Uterus, testes, and mediastinum
	Testicular adenoma	Embryonal carcinoma of testis	Testes
		Seminoma	Testes, epididymis, pelvic and paraaortic lymph nodes, and others

Histologic Derivation	Benign Neoplasms	Malignant Neoplasms	Site of Predilection
	Teratoma, mature-mixed tumor composed of any type of embyonic and adult tissue, as teeth, hair, bone, cartilage, and others.	Malignant teratoma, immature-mixed tumor malignant in one or the other tissue elements.	Testes,ovaries, and retroperitoneal and sacrococcygeal regions.
Epithelial tissue 1) Covering epithelium	Squamous cell papilloma	Carcinomas Epidermoid carcinoma Squamous cell carcinoma	Skin, buccal mucosa, tongue, salivary gland, lip, larynx, lung, blandder, anus, and others
		Oat cell carcinoma	Lung, esophagus and other sites of low incidence
		Basal cell carcinoma	Skin, especially face
2) Glandular epithelium	Adenoma	Adenocarcinoma	Breast, bronchi, digestive tract, pancreas, endocrine glands, prostate, and others
	Cystadenoma	Cystadenocarcinoma	Ovary, salivary gland, breast, and thyroid
	(a) serous type	(a) serous type-(rare)	Ovary
	(b) pseudomucinous type	(b) pseudomucinous type	Ovary
Hematopoietic or hematologic tissue		Leukemias	Blood

Histologic Derivation	Benign Neoplasms	Malignant Neoplasms	Site of Predilection
Lymph-forming or lymphoid tissue		Lymphomas Hodgkin's lymphoma	Lymphocytes Lymphocytes
Nerve tissue or other tissue found in nervous system		Glioma group (a) Astrocytoma (b) Ependymoma (c) Glioblastoma multiforme (d) Oligodendroglioma Medulloblastoma Meningeal sarcoma	Brain Cerebellum Meningeal tissue
Nerve tissue	 Ganglioneuroma Neurilemoma-arising from periheral nerve Neurofibroma-tumor of peripheral nerve sheaths	Neuroblastoma Ganglioneuroblastoma Neurofibrosarcoma	Embryonic nerve tissue Mediastinum and retroperitoneum Nerve Nerve
Pigment forming tissue	Nevus	Malignant melanoma	Skin, eye, and extremities
Reticuloendothelial tissue		Ewing's sarcoma-malignant tumor of reticuloendothelial tissue Multiple myeloma, Plasma cell myeloma-malignant tumors derived from plasma cells of bone marrow	Bones Bones
Vascular tissue	Angioma Hemangioma-tumor of blood vessels Lymphangioma-tumor of the lymphatic vessels	Angiosarcona Hemangiosarcoma Lymphangiosarcoma	Blood vessel tissue Lymphatic vessels, neck, and others

Essential Medical English

2024년 5월 20일 초판 인쇄
2024년 5월 28일 초판 발행

지은이 / 최명식
펴낸이 / 이상태
펴낸곳 / 청구문화사
주 소 / (03706) 서울특별시 서대문구 성산로11길 15
전 화 / 02) 332-0541(代) **팩스** / 02) 337-9577
등 록 / 1990년 11월 2일 제9-247호

가격 20,000원

ISBN 978-89-5616-930-9 93510